关节磁共振成像与关节镜图谱

MRI-Arthroscopy Correlations:
A Case-Based Atlas of the Knee，Shoulder，Elbow and Hip

原　著　Stephen F. Brockmeier
主　译　雷光华　肖文峰　李宇晟
副主译　魏利成　高曙光　李良军　杨　华　熊依林

北京大学医学出版社

GUANJIE CIGONGZHEN CHENGXIANG YU GUANJIEJING TUPU

图书在版编目（CIP）数据

关节磁共振成像与关节镜图谱 /（美）斯蒂芬·布罗克迈尔（Stephen F. Brockmeier）原著；雷光华，肖文峰，李宇晟主译 . —北京：北京大学医学出版社，2022.7

书名原文：MRI-Arthroscopy Correlations：A Case-Based Atlas of the Knee，Shoulder，Elbow and Hip

ISBN 978-7-5659-2360-9

Ⅰ.①关… Ⅱ.①斯…②雷… Ⅲ.①关节疾病－核磁共振成像－图谱②关节镜－图谱 Ⅳ.① R684-64

中国版本图书馆 CIP 数据核字（2021）第 021689 号

北京市版权局著作权合同登记号：**图字：01-2018-5715**

First published in English under the title

MRI-Arthroscopy Correlations：A Case-Based Atlas of the Knee，Shoulder，Elbow and Hip

edited by Stephen F. Brockmeier，edition：1

Copyright © Springer Science ＋ Business Media New York，2015

This edition has been translated and published under licence from

Springer Science ＋ Business Media，LLC，part of Springer Nature.

Springer Science ＋ Business Media，LLC，part of Springer Nature takes no responsibility and shall not be made liable for the accuracy of the translation.

Simplified Chinese translation Copyright © 2021 by Peking University Medical Press.

All Rights Reserved.

关节磁共振成像与关节镜图谱

主　　译：雷光华　肖文峰　李宇晟
出版发行：北京大学医学出版社
地　　址：（100191）北京市海淀区学院路 38 号　北京大学医学部院内
电　　话：发行部 010-82802230；图书邮购 010-82802495
网　　址：http://www.pumpress.com.cn
E-m a i l：booksale@bjmu.edu.cn
印　　刷：北京信彩瑞禾印刷厂
经　　销：新华书店
责任编辑：袁朝阳　　责任校对：靳新强　　责任印制：李　啸
开　　本：889 mm×1194 mm　1/16　印张：29.75　字数：915 千字
版　　次：2022 年 7 月第 1 版　2022 年 7 月第 1 次印刷
书　　号：ISBN 978-7-5659-2360-9
定　　价：298.00 元
版权所有，违者必究
（凡属质量问题请与本社发行部联系退换）

译者名单

主　译
雷光华　中南大学湘雅医院
肖文峰　中南大学湘雅医院
李宇晟　中南大学湘雅医院

副主译
魏利成　长沙市中医医院
高曙光　中南大学湘雅医院
李良军　南华大学附属长沙中心医院
杨　华　益阳市中心医院
熊依林　中南大学湘雅医院

译　者（按姓名汉语拼音排序）

蔡梓俊　中南大学湘雅医院
程　超　益阳市中心医院
崔　洋　中南大学湘雅医院
邓鑫佳　中南大学湘雅医院
邓桢翰　深圳市第二人民医院
丁　翔　中南大学湘雅医院
何　苗　中南大学湘雅医院
胡　政　长沙市中医医院
黄民标　怀化市第一人民医院
姜　未　深圳市人民医院
蒋石德　永州市中心医院
靳宏福　中南大学湘雅医院
旷世达　湖南中医药大学中医学院
李衡真　中南大学湘雅医院
李　辉　中南大学湘雅医院
李嘉添　中南大学湘雅医院
李　昆　中南大学湘雅医院
李轩岸　湖南省肿瘤医院
刘彭飞　常德市第一人民医院
刘伟杰　中南大学湘雅医院
刘之晨　中南大学湘雅医院
柳　笛　中南大学湘雅医院

龙慧中　中南大学湘雅医院
鲁文浩　中南大学湘雅医院
罗　伟　中南大学湘雅医院
孟繁强　中南大学湘雅医院
潘林嫄　中南大学湘雅医院
彭娴婧　中南大学湘雅医院
钱宇轩　中南大学湘雅医院
苏　超　中南大学湘雅医院
苏大治　株洲市中心医院
田　健　中南大学湘雅医院
涂　敏　荆门市第二人民医院
王昊晨　中南大学湘雅医院
王伊伦　中南大学湘雅医院
吴紫莺　中南大学湘雅医院
肖盛世　株洲市中心医院
谢东兴　中南大学湘雅医院
谢名晟　南方医科大学附属南方医院
谢文清　中南大学湘雅医院
徐　备　中南大学湘雅医院
徐　迈　青岛市市立医院
杨　拓　中南大学湘雅医院
杨　烨　福建医科大学附属第一医院

杨韫韬　中南大学湘雅医院　　　　张　屹　中南大学湘雅医院

禹登杰　中南大学湘雅医院　　　　赵　鑫　成都市第一人民医院

曾　超　中南大学湘雅医院　　　　朱鹤远　娄底市中心医院

张方杰　中南大学湘雅医院　　　　朱剑熹　中南大学湘雅医院

作者简介

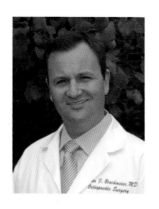

Stephen F. Brockmeier 博士是获得美国骨科医师认证委员会认证的骨外科医师，同时也是运动医学领域的专家。2010 年开始，他就职于弗吉尼亚大学骨外科学系，目前是一名副教授，专业领域是运动医学和肩关节重建外科，主要从事膝关节和肩关节关节镜检查和重建手术，以及上肢运动损伤的临床和基础研究。他既是弗吉尼亚大学和詹姆斯麦迪逊大学田径队的队医，也是弗吉尼亚大学运动医学专科培训主任。

Brockmeier 博士本科就读于弗吉尼亚大学，在乔治城大学完成医学教育和骨科的住院医师培训，之后在纽约特种外科医院 Russell Warren 博士、David Altckek 博士及运动医学领域其他领军人物的指导下完成了运动医学和肩关节外科的专科学习。然后，他在北卡罗来纳夏洛特完成了 3 年的运动医学、关节镜和肩关节外科的专科医师培训，并成为夏洛特山猫队的队医。

Brockmeier 博士在包括美国骨科运动医学学会（American Orthopaedic Society for Sports Medicine，AOSSM）等多个国家级学会都非常活跃，目前他在 AOSSM 代表理事会和教育委员会任职。他还是美国肩肘学会（American Shoulder and Elbow Society，ASES）会员、*Shoulder and Elbow Surgery* 杂志和 *The Orthopaedic Journal of Sports Medicine* 杂志编委。

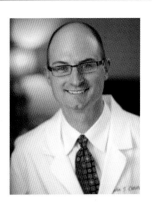

John J. Christoforetti 是德雷塞尔大学医学院助理教授，同时也是美国宾夕法尼亚州匹兹堡阿勒格尼健康网络的一名医师。他是匹兹堡海盗队、匹兹堡河狗队、罗伯特·莫里斯大学以及美国奥林匹克地区医疗中心髋关节损伤顾问；他是美国髋关节研究所（位于伊利诺伊州芝加哥）的外聘教师。Christoforetti 博士的专业领域是髋关节、肩关节和膝关节的关节镜治疗。

Christoforetti 本科就读于美国圣母大学，医学就读于乔治城大学医学院，之后在乔治城大学医学院骨科做住院医生。2004 年，在 Rocky Tuan 博士的指导下，他在美国国立卫生研究院软骨和间充质干细胞实验室进行了基础科学研究。2006 年，Christoforetti 在 AO 北美外科手术深造学院（位于美国加州马姆莫斯湖）研究了保髋手术，其导师是 Jeffrey Mast 博士和 Michael Karch 博士。他在 Steadman-Hawkins 诊所完成正式实习，其导师是 Richard J. Hawkins 博士（卡罗来纳州）和 Marc J Philippon 博士（科罗拉多州维尔）。

2008 年，因为他们开创性地对职业棒球投手的髋臼撞击征进行 X 线成像方面的研究，Christofotti 博士及其合著者获得美国骨科学会颁发的临床医学 Aircast 奖。他目前是北美关节镜协会髋关节关节镜方面的导师和 *Journal of Arthroscopic and Related Surgery* 编辑委员会成员。他是阿勒格尼健康网络运动员髋关节损伤中心主任，可以对非关节炎性髋关节疾病进行多学科评估。他的研究包括关节保留手术的临床结果、医疗创新以及人类髋关节组织和运动模式的生物力学和应用研究。

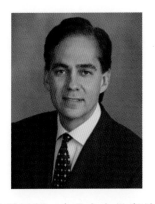

Larry D. Field 是运动医学骨科医师，专业方向是肩关节和肘关节，担任 ACGME 认证的密西西比运动医学中心的运动医学和关节镜培训项目（位于密西西比州杰克逊）主任。他在密西西比州大学完成了骨科手术培训，在瑞士茵特拉肯完成研究生学习，其导师是 Bruno Noesberger 博士和德国斯图加特的 Ulrich Holz 教授。Field 博士在纽约特种医院完成运动医学专科训练项目。Field 博士正在从事与肩关节和肘关节疾病有关的临床研究，并撰写了数

本与这些疾病有关的书籍。此外，他还发表了 150 多篇有关肩关节和肘关节方面的同行评审的原创论文、综述和书籍章节，并进行过国家级和国际级的讲座。Field 博士是 ISAKOS、AOSSM、ASES、AOA、AAOS 和 AANA 等很多学会的理事会成员，还是 *Journal of Shoulder and Elbow Surgery* 和 *Techniques in Shoulder and Elbow Surgery* 的编辑委员会成员。

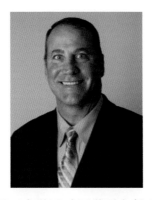

Mark D. Miller 博士是弗吉尼亚大学运动医学系主任和骨科教授。他是空军学院和美国军队卫生服务大学爱德华·赫伯特医学院优秀毕业生，是美国空军高级退休上校，曾担任过美国空军学院医师。目前担任詹姆斯麦迪逊大学（位于弗吉尼亚州哈里森堡）队医。Miller 博士著有超过 25 部骨科教科书，其中最畅销的一本为《骨科评论》（现为第 7 版），并发表了 200 多篇同行评议论文，是颇受欢迎的"米勒评论课程"的创始人 / 主任，也是一位炙手可热的演讲家。

Miller 医师是美国骨科运动医学学会（American Orthopaedic Society for Sports Medicine，AOSSM）等多个学会的成员，曾担任过三个不同委员会的主席。他是美国骨科协会北美研究员，同时也是 AOSSM 旅行研究计划的研究员和创始人，多次被地区、国家和国际项目评为"顶级医生"。Miller 医生因为在膝关节手术方面非常专业而出名，同时在肩部外科手术方面也很有成就，是一名运动医学专家。

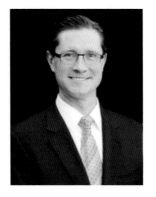

Michael J. O'Brien 在 2003 年获得杜兰大学医学院医学学位，在马里兰大学骨科完成实习并在费城托马斯杰斐逊大学罗斯曼研究所完成肩肘重建专科培训后，2009 年回到新奥尔良，成为杜兰大学的临床骨科助理教授。他通过了美国骨科外科委员会认证，是美国肩肘外科学会（American Shoulder and Elbow Society，ASES）、北美关节镜协会（Arthroscopy Association of North America，AANA）、南方骨科协会（Southern Orthopaedic Association，SOA）、路

易斯安那州骨科协会（Louisiana Orthopaedic Association，LOA）和美国骨科外科医师学会（American Academy of Orthopaedic Surgeons，AAOS）的活跃成员。Brien博士在AANA研究和技术委员会、杜兰eCW指导委员会和杜兰质量董事委员会任职。他是路易斯安那州SOA顾问、美国医学院医生协会和学术学会理事会杜兰成员。著有25篇文章和书籍章节，在地区、国家和国际上多次演讲。他的研究方向包括肩关节和肘关节镜、肩袖疾病、肩肘重建（包括全肩置换和全肘关节置换）、运动医学、膝关节韧带重建、成人和儿童骨折治疗。他在新奥尔良北部的杜兰运动医学研究所执业，担任美国橄榄球联盟新奥尼尔VooDoo队、洛约拉大学和杜兰大学的队医。

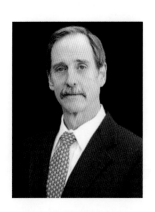

    Felix H. Savoie Ⅲ博士是享有国际声誉的肩肘外科和运动医学专家，在骨科和运动医学方面取得了ABOS认证。1982年，他毕业于路易斯安那州立大学医学院（位于新奥尔良），在杰克逊密西西比大学医学中心完成实习和住院医师学习。之后，在瑞士完成AO研究生学习，在美国完成手部和微血管手术和关节镜研究生学习，在杰克逊私人诊所执业，在密西西比大学担任骨外科副教授。在卡特里娜飓风之后，2007年，他继续担任密西西比大学骨外科副教授的同时，还担任杜兰大学医学院临床骨科教授、运动医学部主任和杜兰大学运动医学研究所所长，一年后被任命为骨科系副主任。

    他目前担任美国肩肘外科医生学会副主席，曾担任北美关节镜协会主席和托管人，NCAA竞争保障和运动医学委员会成员，路易斯安那州高中体育协会运动医学咨询委员会成员。Savoie博士还在多个同行评议期刊编辑和评论委员会任职，并在多个国际、国家、区域和地方协会任职。

    Savoie博士发表过100多篇同行评议论文和72个章节，同时做过6本教科书的主编。他还是一名很受欢迎的讲师，在美国和20多个其他国家进行演讲1600余次。他经常为VuMedi和骨科音频文摘（*Audio-Digest Orthopaedics*）供稿，帮助发展互联网医学教学，并多次参与世界各地的现场手术直播。

    他非常喜欢研究，正在进行多个项目的研究。他对骨科的各个方面都感兴趣，包括细胞层面的工作、外科器械和技术的改进以及手术的安全性。

译者前言

　　磁共振成像和关节镜技术的进步极大地推动了骨科与运动医学的发展，尤其在关节疾病诊治方面。关节镜外科是骨科与运动医学领域中发展极为迅速的一门学科。关节镜下手术既可以在动态情况下直视关节损伤与病灶，从而有针对性地解决病变，又能保证关节的正常解剖结构不受破坏，术后最大限度恢复关节功能。同时，影像技术的飞速发展大大拓宽了骨关节影像诊断的深度和广度，磁共振成像作为关节伤病最重要的辅助诊断方法，具有高软组织对比、无创、无痛、多轴面与多切面等优点。这两大技术的结合犹如琴瑟和鸣，让广大骨科医师与运动医学医师在关节疾病临床诊疗和科研教学的舞台上得心应手，技道并进，使其诊治范围不断扩大，诊治理念不断更新，诊疗技术不断突破，相关应用不断拓展。

　　但是，目前还缺少通过病例将 MRI 影像与关节镜下表现结合对比的专业书籍。列夫·托尔斯泰说："理想的书籍，是智慧的钥匙。"我们书海拾贝，在众多的外文专著中挑选了 Stephen F. Brockmeier 等编写的这本书呈现给中国的读者，希望该书中文版本的面世能在临床、科研及教学中给予大家帮助，使大家从中获益。

　　本书主要介绍了膝、肩、肘和髋这四大关节的典型病变在 MRI 和关节镜下的表现特征。每种疾病均介绍详实，通过典型病例将 MRI 影像和关节镜图片进行对比，且有相关讨论，这有助于发现重要的疾病特征，提高对疾病的认识水平，规范诊疗。

　　"众人拾柴火焰高"。感谢参与本书翻译的每一位译者，感谢他们在工作之余花时间进行精推细敲、反复斟酌原文和译文。感谢参与本书的编辑，感谢他们对本书的编写多次给予的具体指导。

　　本书虽然经过多次修改，但疏漏之处在所难免，恳请各位专家和读者不吝赐教和指正。

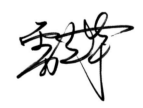

原著前言

磁共振成像（magnetic resonance imaging，MRI）的出现和关节镜手术技术的发展使运动医学发生了革命性变化。这两大技术涉及骨科学和放射学两个专业领域，能够不断增加诊断的精确性，改善治疗过程，最终提高疗效，促进患者康复。

本书将 MRI 图像与关节镜所见进行了对比分析，讲述内容是患者日常治疗的一个缩影。通过将最常见的关节疾患的 MRI 表现与关节镜下的诊断结果相比较，使读者能够将这两种影像结果整合起来，应用于临床、放射科或手术室。在笔者所在医院，我们发现将这两种影像手段结合起来，能够提高学习和继续教育的效率，促进跨学科研究合作，为患者提供良好的诊疗服务。此外，我们还发现，基于病例的 MRI 与关节镜结合诊疗可用于病例教学和讨论，医学生对这种教学方法的接受程度好，且该教学方法非常有效。

本书共分为四个部分，分别对应膝关节、肩关节、肘关节和髋关节。这四个关节是运动医学中最常用到 MRI 和关节镜检查的关节。四个部分的主编分别是：Dr. Mark D. Miller（膝关节），Dr. Felix H. "Buddy" Savoie Ⅲ、Dr. Larry D. Field 和 Dr. Michael J. O'Brien（肘关节），Dr. John J. Christoforetti（髋关节）和笔者（肩关节）。作者们都是运动医学相关领域公认的权威专家、教师和领军人物。在每个部分对相关疾病都进行了阐述，内容全面。每章开始先是对某个疾病的概述，之后是作者精选的具有代表性的病例，这些病例能够很好地说明疾病以及需要关注的病变，还会重点强调 MRI 和关节镜检查结果。

在此，笔者感谢 Drs. Miller、Savoie、Field、O'Brien 和 Christoforetti，感谢他们为本书出版所做的努力，同时也感谢各个章节的作者，感谢他们为本书的出版花费大量时间，提供专业知识建议和病例。

我们希望您有兴趣阅读本书，且发现这本书的教育意义，并希望对您的医疗实践和研究中给予帮助。

Stephen F. Brockmeier
Charlottesville，VA，US
雷光华　译

原著者名单

Elaine J. Ahillen, MD Department of Orthopedic Surgery, TRIA Orthopedic Center, Bloomington, MN, USA

Mark W. Anderson, MD Department of Radiology and Medical Imaging, University of Virginia, Charlottesville, VA, USA

Asheesh Bedi, MD Department of Orthopedic Surgery, University of Michigan School of Medicine, Ann Arbor, MI, USA

Jonathan P. Braman, MD Department of Orthopedic Surgery, University of Minnesota Medical School, Minneapolis, MN, USA

Karen K. Briggs, MPH Steadman Philippon Research Institute, Vail, CO, USA

Stephen F. Brockmeier, MD Department of Orthopedic Surgery, University of Virginia, Charlottesville, VA, USA

M. Tyrrell Burrus, MD Department of Orthopedic Surgery, University of Virginia Health System, Charlottesville, VA, USA

Brian Busconi, MD Department of Orthopedics, UMass Memorial Medical Center, Worcester, MA, USA

J.W. Thomas Byrd, MD Department of Orthopedics and Rehabilitation, Vanderbilt University School of Medicine, Nashville, TN, USA

Jonathan Capelle, MD Department of Orthopedics, Mississippi Sports Medicine and Orthopedic Center, Jackson, MS, USA

Austin W. Chen, MD Department of Orthopedic Surgery, University of Illinois Hospital at Chicago, Chicago, IL, USA

E. Michael Chester, MD Department of Radiology, Duke University Medical Center, Durham, NC, USA

John J. Christoforetti, MD Department of Orthopedic Surgery, Sports Medicine Division, Allegheny Health Network, West Penn Hospital, Pittsburgh, PA, USA

Austin J. Crow, MD Department of Orthopedic Surgery, University of Virginia Hospital, Charlottesville, VA, USA

Healthy J. Desai, MD Department of Orthopedics, Ridgecrest Regional Hospital, Ridgecrest, Ridgecrest, CA, USA

Department of Orthopedics, Long Beach Memorial Medical Center, Long Beach, CA, USA

David R. Diduch, MD, MS Department of Orthopedic Surgery, University of Virginia Health System, Charlottesville, VA, USA

Benjamin G. Domb, MD American Hip Institute, Westmont, IL, USA

Adventist Hinsdale Hospital, Hinsdale, IL, USA

Brian C. Domby, MD Department of Orthopedics, Sports Medicine, University of Colorado Hospital, Boulder, Boulder, CO, USA

Kevin F. Dunne, BS American Hip Institute, Westmont, IL, USA

Rami Joseph Elkhechen, MD Orthopedic Care Specialists of North Palm Beach, North Palm Beach, FL, USA

Gregory C. Fanelli, MD GHS Orthopedics, Danville, PA, USA

Fernando Portilho Ferro, MD Department of Orthopedic Surgery, Hospital de Acidentados, Goiânia, Brazil

David Paul Fessell, MD Department of Radiology, University of Michigan School of Medicine, Ann Arbor, MI, USA

Larry D. Field, MD Mississippi Sports Medicine and Orthopedic Center, Jackson, MS, USA

Jason W. Folk, MD Department of Orthopedic Surgery and Sports Medicine, Greenville Health System—Steadman Hawkins Clinic of the Carolinas, University of South Carolina School of Medicine, Greenville, SC, USA

Seth C. Gamradt, MD Keck Medical Center of USC, University of Southern California, Los Angeles, CA, USA

Michael B. Gerhardt, MD Institute for Sports Science, Cedars-Sinai Medical Center, Santa Monica, CA, USA

Steven A. Giuseffi, MD Department of Orthopedic Surgery, Mississippi Sports Medicine and Orthopedic Center, Jackson, MS, USA

Justin W. Griffin, MD Department of Orthopedic Surgery, University of Virginia Health System, Charlottesville, VA, USA

Lawrence V. Gulotta, MD Department of Sports Medicine and Shoulder Service, Hospital for Special Surgery, New York, NY, USA

F. Winston Gwathmey, MD Department of Orthopedic Surgery, University of Virginia Health System, Charlottesville, VA, USA

Wendell M.R. Heard, MD Department of Orthopedic Surgery, Division of Sports Medicine, Tulane University School of Medicine, Tulane Medical Center, New Orleans, LA, USA

E. Rhett Hobgood, MD Mississippi Sports Medicine and Orthopedic Center, Jackson, MS, USA

Evan W. James, BS Steadman Philippon Research Institute, Center for Outcomes-Based Orthopedic Research, Vail, CO, USA

Shawn Evette Johnson, MD Department of Sports Medicine, Ochsner Clinic, Jefferson, LA, USA

Abdurrahman Kandil, MD Department of Orthopedics, University of Virginia Medical Center, Charlottesville, VA, USA

Scott T. King, DO Orthopedic and Spine Specialists, York, PA, USA

Gabrielle Konin, MD Department of Radiology and Imaging, Hospital for Special Surgery, New York, NY, USA

Peter R. Kurzweil, MD Department of Orthopedics, Long Beach Memorial Medical Center, Long Beach, CA, USA

Chris M. LaPrade, BA Department of Biomedical Engineering, Steadman Philippon Research Institute, Vail, CO, USA

Robert F. LaPrade, MD, PhD The Steadman Clinic, Vail, CO, USA

William James Malone, DO Musculoskeletal Radiology Division, Department of Radiology, Geisinger Medical Center, Danville, PA, USA

Eric C. McCarty, MD Department of Orthopedics, University of Colorado School of Medicine, Boulder, CO, USA

Department of Integrative Physiology, University of Colorado, Boulder, CO, USA

Department of Orthopedics, Sports Medicine, University of Colorado Hospital, Boulder, CO, USA

Department of Athletics, University of Colorado, Boulder, CO, USA

Benjamin S. Miller, MD Mississippi Sports Medicine and Orthopedic Center, Jackson, MS, USA

Mark D. Miller, MD Department of Orthopedic Surgery, University of Virginia Health System, Charlottesville, VA, USA

Department of Orthopedic Surgery, Head Team Physician, James Madison University, Charlottesville, VA, USA

Ryan A. Mlynarek, MD Department of Orthopedic Surgery, University of Michigan School of Medicine, Ann Arbor, MI, USA

Julie A. Neumann, MD Department of Orthopedic Surgery, Duke University Medical Center, Durham, NC, USA

Michael J. O'Brien, MD Department of Orthopedic Surgery, Division of Sports Medicine, Tulane University School of Medicine, Tulane Medical Center, New Orleans, LA, USA

Patrick M. O'Brien, MD Mississippi Sports Medicine and Orthopedic Center, Jackson, MS, USA

Michael P. Palmer, MD 88th Medical Group, Surgical Operations Squadron, Wright Patterson Air Force Base, Wright Patterson AFB, OH, USA

Marc J. Philippon, MD The Steadman Clinic and Steadman Philippon Research Institute, Vail, CO, USA

John M. Redmond, MD American Hip Institute, Westmont, IL, USA

Craig M. Roberto, DO Williamsville, NY, USA

James R. Ross, MD Department of Orthopedic Surgery, Broward Orthopedic Specialists, Fort Lauderdale, FL, USA

Gary Salvador, MS, PA-C Sports Medicine North, Peabody, MA, USA

Felix H. Savoie III, MD Department of Orthopedic Surgery, Tulane University School of Medicine, Tulane Medical Center, New Orleans, LA, USA

David L. Schub, MD Department of Orthopedic Surgery, Kaiser Permanente Hospital—San Diego, San Diego, CA, USA

Jesse Seamon, MD Department of Orthopedic Surgery, Saint Louis University Hospital, St. Louis, MO, USA

Kathryne J. Stabile, MD, MS Department of Orthopedic Surgery, Duke University Medical Center, Durham, NC, USA

James S. Starman, MD Department of Orthopedic Surgery, University of Virginia Hospital, Charlottesville, VA, USA

Misty Suri, MD Department of Sports Medicine, Ochsner Clinic, Jefferson, LA, USA

Robert Z. Tashjian, MD Department of Orthopedic Surgery, University of Utah, Salt Lake City, UT, USA

Dean C. Taylor, MD Department of Orthopedic Surgery, Duke University Medical Center, Durham, NC, USA

Stephen R. Thompson, MD, MEd, FRCSC Department of Orthopedics, Eastern Maine Medical Center, Bangor, ME, USA

Marc Tompkins, MD Department of Orthopedic Surgery, University of Minnesota Medical School, Minneapolis, MN, USA

Joshua A. Tuck, DO, MS Department of Orthopedic Surgery, LECOM Wellness Center, LECOM Orthopedic and Sports Medicine, Lake Erie College of Osteopathic Medicine, Erie, PA, USA

Bastian Uribe-Echevarria Marbach, MD Institute for Orthopedic Sports Medicine and Rehabilitation, University of Iowa Hospitals and Clinics, Iowa City, IA, USA

Wade C. VanSice, MD, MPH Department of Orthopedic Surgery, Tulane University School of Medicine, Tulane Medical Center, New Orleans, LA, USA

Ryan J. Warth, MD Department of Orthopedic Surgery, University of Texas Health Sciences Center, Houston, TX, USA

Brian C. Werner, MD Department of Orthopedic Surgery, University of Virginia, Charlottesville, VA, USA

Bryan Whitfield, MD Department of Orthopedic Surgery and Sports Medicine, Greenville Health System—Steadman Hawkins Clinic of the Carolinas, Greenville, SC, USA

Phillip Williams, MD Department of Orthopedic Surgery, Hospital for Special Surgery, New York, NY, USA

Richard B. Williams, MD Department of Orthopedics, Sports Medicine, University of Colorado Hospital, Boulder, CO, USA

Jeffrey B. Witty, MD Acadiana Orthopaedic Center at Lafayette General, Lafayette, LA, USA

Brian R. Wolf, MD, MS Department of Orthopedics and Rehabilitation, University of Iowa, Iowa City, IA, USA

Bojan Zoric, MD Sports Medicine North, Peabody, MA, USA

致　谢

感谢我的妻子 Kristin，她是我最爱的人。

感谢我的孩子们，感谢他们让我更脚踏实地，感谢他们给我带来的快乐，感谢他们让我感到生命的意义。

感谢我之前和现在的导师，感谢他们给予我的指导和灵感，感谢他们让我变得谦卑。

目 录

第四部分　髋关节

骨科医师必备磁共振成像知识

1

Mark W. Anderson　著

彭娴婧　译　雷光华　曾　超　校

概述

　　磁共振成像（magnetic resonance imaging，MRI）是重要的骨科影像诊断工具。MRI 显示正常组织与病理组织细节的能力无与伦比，随着硬件和软件技术的发展，其提供给临床医师的诊断信息不断完善。通过提出下列问题，本章为骨科医师提供了一个关于 MRI 的概述，帮助骨科医师更好地理解 MRI 是如何工作的，以及 MRI 在骨科患者检查流程中的作用。

- MRI 仪的构成及工作原理
- MRI 成像机制
- 正常肌骨结构的 MRI 表现
- 常见的肌骨系统疾病的 MRI 表现
- MRI 的价值及选择其他成像方法的时机
- MRI 的前景

　　通过这一基本的介绍有望为阅读 MR 图像提供足够的信息。欲了解更详细的信息，请参考文末的参考文献[1-5]。

MRI 仪的构成及工作原理

　　MRI 成像原理不同于其他成像方法。MRI 仪的外形和计算机断层扫描（computed tomography，CT）的扫描机相似，患者的检查床都是位于机器的管状孔径内，但和 CT 不同的是，MRI 利用的不是 X 线。

M.W. Anderson, MD (✉)
Department of Radiology and Medical Imaging, University of Virginia, Charlottesville, VA, USA
e-mail: Mwa3a@hscmail.mcc.virginia.edu

　　MR 装置的基本部件包括一个大磁体和一个无线电波源。人体内有大量氢原子，包含孤电子，进入磁场后氢原子的反应类似小条形磁铁。当身体位于扫描仪内部，氢质子趋向于与磁场方向平行排列。机器发射脉冲，能量以脉冲无线电波的形式到达人体，体内质子吸收能量、跃升进入更高能级状态。当脉冲关闭时，这些质子弛豫回到低能级状态并以无线电波的形式释放能量，这可被机器检测到，用来生成 MR 图像（图 1.1）。

　　大多数 MRI 装置使用超导磁体，由缠绕在机器扫描孔四周的导线构成。需要使用制冷剂如液氦保持导线处于超低温状态以降低电阻。因此，机器始终处于"开"的状态，工作人员必须注意不能携带任何铁磁性物体进入扫描间。因为铁磁性物体如果被吸入磁体的扫描孔，可能致命。

　　临床 MR 机器场强为 0.2～3 T，大部分为 1.5 T 或 3 T。一般来说，场强越高，图像质量越好，但并非所有情况都如此。而低场强机器即使使用优化过的技术，仍不能生成很高分辨率的图像。有些患者因幽闭恐惧症而不能接受相对小孔径的常规机器扫描，可以使用某些特殊设计的大孔径（称作"开放式"磁体）MR 扫描仪和小一些的"肢体"扫描仪，后者仅需将接受检查的肢体置于机器内。该类型机器主要的缺点是不能用于扫描更接近躯干的关节，例如肩关节和髋关节。

　　除了给患者使用围绕扫描孔、藏于磁体内部的大的"体"线圈外，大部分肌骨 MRI 检查使用的是小一些的"表面"线圈，更适配、更接近受检查部位（图1.2）。由于表面线圈可以放置于接近成像组织的位置最大化探测到的信号，故能生成高分辨率的图像。

　　根据 MR 扫描仪的原理和构造，在预约 MRI 检

S.F. Brockmeier (ed.), *MRI-Arthroscopy Correlations: A Case-Based Atlas of the Knee, Shoulder, Elbow and Hip*,
DOI 10.1007/978-1-4939-2645-9_1, © Springer Science+Business Media New York 2015

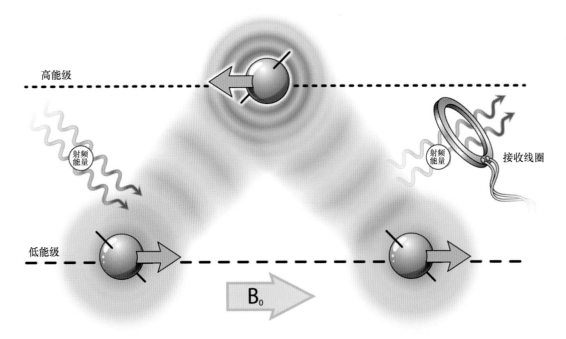

图 1.1　MRI 工作原理。氢质子吸收射频能量，跃升进入高能级状态。当射频脉冲被关闭时，质子弛豫回到低能级状态，并以无线电波的形式释放能量。这些无线电波被探测到并用于生成 MR 图像（B_0＝主磁场方向）

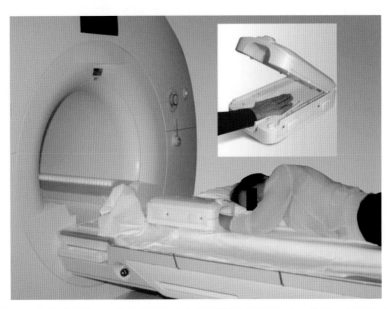

图 1.2　表面线圈。腕关节 MRI 扫描前摆位时，将患者的手放入表面线圈（插图）中。然后，在扫描时将线圈置于磁体扫描孔内

查前应考虑两个与患者相关的因素。第一，因为磁场强度大，必须对患者进行筛查，确定有无特殊的体内置入物，例如起搏器或某些颅内动脉瘤夹以及眼内金属物。这些物体可能受磁场影响，引起致死性损伤。

　　另外，因为许多机器的孔径相对较小，会引起某些患者幽闭恐惧而不能完成检查，解决方案包括使用大孔径的"开放式"磁体或专用的"四肢"扫描仪，或扫描前及扫描过程中使用镇静药。

MRI 成像机制

T1 和 T2

　　质子受组织局部分子环境影响。因此，处于某一种组织中的质子与另一组织中的质子在磁场中的反应不同，这种差异是 MRI 图像具有优良的软组织对比的基础。MR 扫描时某种组织中的质子的反应方式可以用

"T1"和"T2"两种特征来描述，这两种特征对于每种组织来说都具有特异性。改变既定的扫描参数，生成的图像可偏重于强调"T1"或"T2"值的差异，即所谓"T1 加权"（T1W）或"T2 加权"（T2W）图像。比较 T1W 和 T2W 图像上组织的表现，常可通过信号特征推断出其为何种组织。

例如，液体的信号强度在 T1W 图像上非常低，在 T2W 图像上非常高（图 1.3 a,b）。因此每次 MRI 检查都是由几个扫描参数不同的影像"序列"组成。了解肌骨系统最常用的脉冲序列对正确判读图像非常重要。

脉冲序列

进行 MRI 检查时，通常会扫描几个不同的"序列"，人体组织在不同的序列上会表现为不同的信号。肌骨影像最常用的序列包括 T1、T2、质子密度、反转恢复、梯度回波。了解每个序列扫描的细节并不是最重要的，但会有助于理解不同组织在不同序列上的正常表现（见下一节"正常肌骨结构的 MRI 表现"和表 1.1）。

钆对比剂

钆对比剂常用于 MRI 检查。T1W 图像上钆对比剂可使组织信号强度增加，钆对比剂的使用方式包括静脉内注射（类似于 CT 增强检查使用的碘对比剂）或稀释后直接注射进入关节腔行 MR 关节造影（后者被认为是超出美国食品药品监督管理局说明书使用范围，但在大多数临床实践中已经成为常规操作）。

静脉注射

任何组织一旦血运增加都会摄取静脉内的钆剂，在 T1W 图像上显示为高信号（图 1.4 a）。静脉内注射钆剂常用于怀疑软组织或骨感染、软组织肿块评估，或肿瘤术后的病例。

关节腔内注射（MR 关节造影）

关节腔用液体扩张后，关节内结构显示更加清晰，一般往关节腔注射单纯的生理盐水和稀释的钆

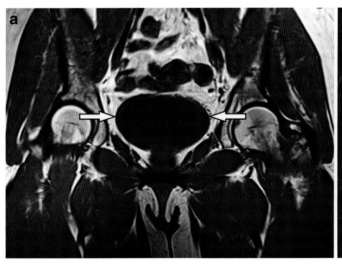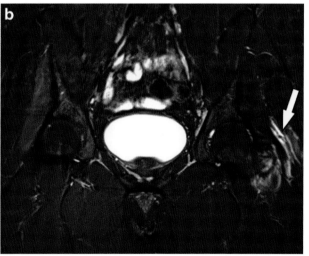

图 1.3 （a,b）液体。（a）冠状位 T1 加权图像显示膀胱内的液体呈低信号（箭）；（b）相应的冠状位 STIR（T2W）图像显示膀胱内液体信号增高，左侧臀中肌 / 臀小肌肌腱沿股骨大转子撕裂（箭）

表 1.1 **MR 脉冲序列上不同组织的表现**

	脂肪	液体	纤维软骨	透明软骨	肌腱、韧带	黄骨髓	红骨髓
T1	高	低	低	中等	低	高	中等
T2	高	高	低	中等~低	低	高	高
质子密度（Proton density，PD）	高	中等	低	中等	低	高	中等~高
反转恢复（STIR），脂肪饱和 T2	低	高	低	低	低	低	高
梯度回波	可变	可变	低	通常为高信号	中等~低	可变	可变

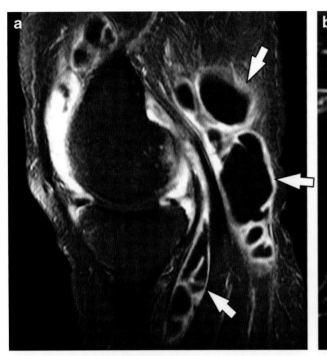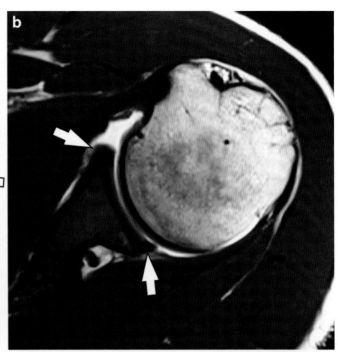

图 1.4 （a, b）使用钆对比剂的图像。（a）静脉注射钆对比剂后的矢状位脂肪和 T1 加权图像显示，整个关节滑膜明显增厚伴强化，并可见多房性腘窝（Bocker's）囊肿（箭）。内部液体未见强化。（b）MR 关节造影轴位 T1 加权图像，高信号的钆稀释液关节膨胀，勾勒出盂唇（箭）

溶液后行 T1W 成像（图 1.4 b）。MR 关节造影最常应用于肩关节、髋关节，但也可用于其他任何关节，能更好地评价关节软骨或其他结构，例如修补过的半月板或盂唇。

脂肪饱和

肌骨系统 MRI 另一常用的技术为"脂肪饱和"（fat saturation，FS）技术。该技术能够将高信号的脂肪转为低信号；由于大部分图像整体上呈低信号，脂肪饱和序列通常很容易识别。多种原因使得该技术极具优势。

由于大多数病理状态都会导致受影响的组织液体成分增加，这些区域在 T2W 图像上将表现为高信号。如果使用脂肪饱和技术抑制脂肪信号，病理区域显示更加清楚（图 1.5 a, b）。此外，当静脉注射钆对比剂后，所有血运增加的组织将摄取对比剂，在 T1W 图像上表现为信号增高；如果同时施加脂肪饱和，强化的区域将更易识别（图 1.4 a）。

正常肌骨结构的 MRI 表现（表 1.1）

液体

如前所述，液体在 MRI 具有特征性表现。T1W 序列上，液体表现为均匀的低信号（低于骨骼肌），而在 T2W 图像上，液体信号非常高（图 1.3 a, b）。如果能识别某些充满液体的结构，例如膀胱或硬膜囊，就可以根据液体信号是低（T1）还是高（T2）确定图像为 T1W 还是 T2W。而且，大多数病变组织液体成分增多，而液体在脂肪抑制的暗背景上非常明显，因此病变在脂肪饱和 T2W 序列上最易被识别。

纤维软骨

纤维软骨性结构，例如膝关节半月板或关节盂唇，在所有序列上均显示为低信号（图 1.6）。

透明软骨

透明软骨在不同的 MR 成像序列上表现不一样。

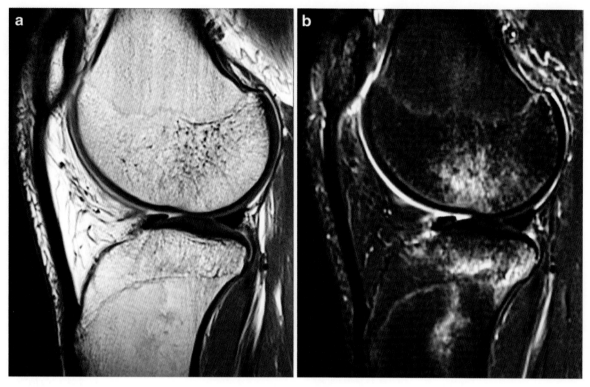

图 1.5 （a, b）骨髓挫伤。（a）矢状位质子密度加权图像显示股骨远端和胫骨近端骨髓无明显异常；然而，相应的矢状位 STIR 图像（b）显示脂肪被抑制后，在骨髓损伤的部位可见明显的高信号水肿 / 出血

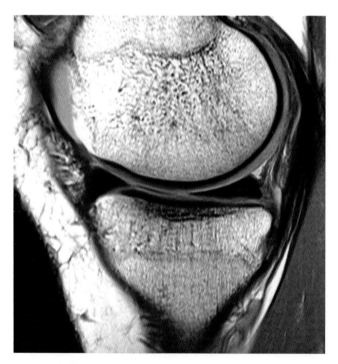

图 1.6　正常半月板。矢状位质子密度加权图像显示正常内侧半月板前后角呈弥漫性的低信号，为纤维软骨的特征性表现。注意半月板实质内少许中等信号，往往提示轻度黏液样变性

评估关节软骨最重要的是使用能提供软骨和液体之间良好对比的序列。最常用的技术包括质子密度或脂肪饱和 T2 加权（或短时间反转恢复序列，short time inversion recovery，STIR）序列，在这些序列中，关节软骨的信号低于邻近关节腔内液体的信号（图 1.7）。

肌腱 / 韧带

　　总的来说，肌腱和韧带在所有脉冲序列上均呈弥漫性低信号。但也存在个别例外情况，如股四头肌肌腱远端和前交叉韧带，它们通常表现为条纹样结构（图 1.8 a, b）。

肌肉

　　MRI 上骨骼肌具有特征性表现。T1W 和 T2W 图像上正常骨骼肌均呈中 – 低信号，通过纵贯其中的高信号的脂肪条索很容易识别骨骼肌。在 T1W 图像上最易识别（图 1.9）。

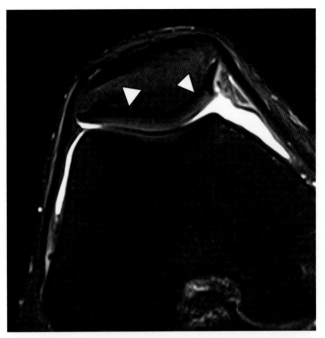

图 1.7　正常的关节软骨。通过髌股关节的轴位脂肪饱和 T2 加权图像显示关节液呈高信号，透明软骨呈中等信号，薄层软骨下骨板（箭头）呈低信号，三者之间具有良好的组织对比

骨 / 骨髓

正常骨髓

长骨和椎体含有不同含量的黄（脂肪）骨骼和红（造血）骨髓。儿童时期，多数部位以红骨髓为主，但随着年龄增长，整体转化为黄骨髓，成人仅在中轴骨和肱骨、股骨近端保留红骨髓。老年人，即使在中轴骨和肱骨、股骨近端，也趋于转化为黄骨髓。

黄骨髓在 MR T1W 图像上呈高信号，脂肪饱和序列上呈低信号，易于识别。由于红骨髓细胞数较多，其在 T1W 图像上表现为薄雾状低信号的组织，在脂肪饱和 T2W 图像上呈相对高信号。然而，大多数骨髓疾病，例如损伤、肿瘤或感染的信号特征相似，因此了解如何区分这些疾病很重要。

可根据信号与分布区分红骨髓与肿瘤。提示为正常红骨髓而非肿瘤的表现包括：① T1W 图像上信号强度等于或高于骨骼肌（由于红骨髓内脂肪和造血细胞混合存在）；②通常分布于干骺端，一般不超过骺线（图 1.10 a,b）。

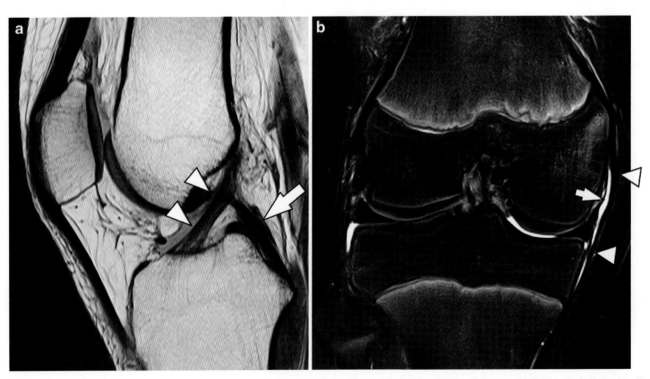

图 1.8　（a,b）正常的肌腱韧带。（a）矢状位质子密度加权图像显示股四头肌肌腱和髌腱正常状态呈低信号。注意前交叉韧带（箭头）正常情况下呈轻度条纹状改变，与之相比，后交叉韧带（箭）呈更加均匀的低信号。（b）冠状位脂肪饱和 T2 加权图像显示正常的内侧副韧带呈低信号（箭头），其下方的内侧副韧带滑囊内的液体呈高信号（箭）

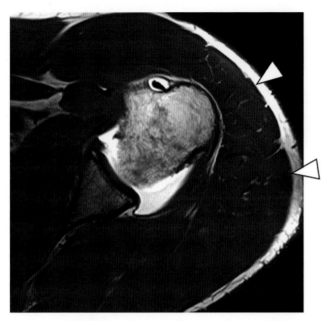

图 1.9　正常的肌肉。轴位（关节造影）T1 加权图像显示肩部肌肉正常情况下呈"大理石花纹"状表现，这是由其内高信号的脂肪条纹造成的。后外侧三角肌（箭头）内最为明显

常见的肌骨系统疾病的 MRI 表现

纤维软骨

　　膝关节正常的半月板在 MR 断层图像上显示为光滑的、边缘清楚的三角形低信号，与肩胛盂唇及髋臼唇表现类似。随着年龄增长，实质内退变加剧，导致 T1W 和 T2W 图像上半月板或盂唇内出现中等信号，与液体的高信号不同。只有当异常信号延伸至一侧关节面时才能诊断为真性撕裂（图 1.11）。

透明软骨

　　关节软骨的形态学异常在能提供良好的软组织对比［如关节液、软骨、软骨下骨间对比］的脉冲序列上显示最佳。高信号积液衬托出软骨的纤维化、裂隙和局灶性缺损（图 1.12）。骨 / 软骨界面的线状液体样高信号提示软骨剥脱（图 1.13 a,b），而关节镜下则可能表现不明显。评估透明软骨成分的 MRI 新技术将在本章末尾部分提及。

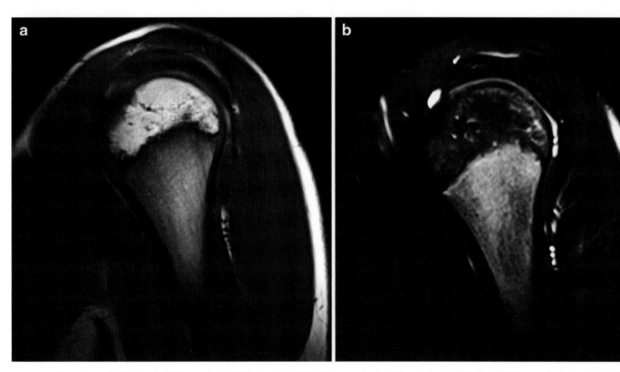

图 1.10　（a,b）正常骨髓。矢状位 T1 加权图像（a）和脂肪饱和 T2 加权图像（b）显示肱骨近端骨干正常造血（红）骨髓和骨骺内正常脂肪（黄）骨髓。值得注意的是，脂肪骨髓在 T1 加权图像上显示为信号增高，但在图 b 中信号被抑制（呈低信号），类似于皮下脂肪，而红骨髓因含水量较高，在 b 图中表现为信号增高

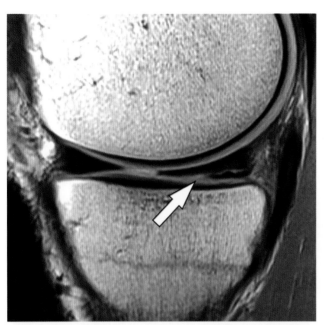

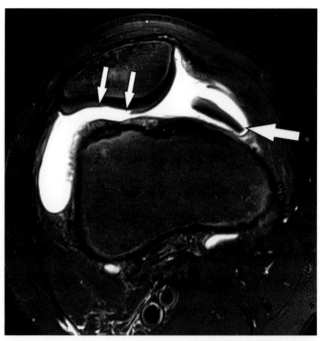

图 1.11　半月板撕裂。矢状位质子密度图像显示内侧半月板后角的水平撕裂延伸至后角的下关节面（箭）

图 1.12　软骨损伤。轴位脂肪饱和 T2 加权图像显示髌骨轻度外侧半脱位，髌骨外侧关节面（小箭）非全层软骨缺损，同时外侧髌股关节隐窝可见移位的软骨碎片，被高信号的关节液包围（大箭）

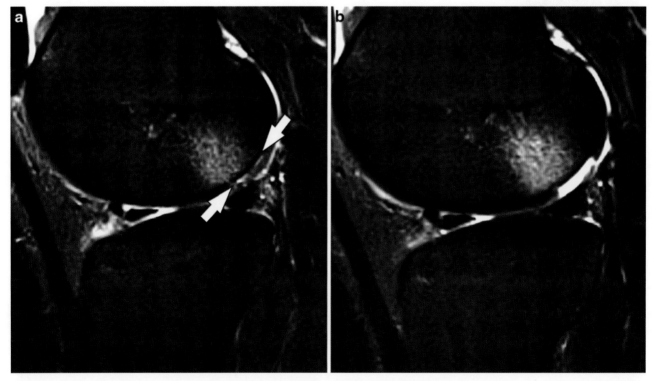

图 1.13　（a,b）软骨损伤。（a）高校篮球运动员，膝关节外伤，矢状位 STIR 图像显示局灶性软下骨骨挫伤和其表层软骨的部分剥脱（箭）；（b）两周后复查，矢状位 STIR 图像显示剥脱处关节软骨节段性缺损

肌腱和韧带

评估韧带或肌腱时，应注意"魔角"伪影可类似韧带或肌腱异常。这一伪影见于以高度有序排列的胶原为主的结构（例如韧带或肌腱）与主磁场方向呈55°角时。表现为肌腱或韧带在特定的MR脉冲序列（T1，PD，GRE）上呈中等信号，类似病理状态。可通过观察该结构在相应的T2W序列上的信号来识别伪影，正常的韧带或肌腱在T2W图像上假信号消失，显示为低信号（图1.14 a，b）。

真性韧带损伤包括韧带扭伤或拉伤、部分或完全撕裂。扭伤常导致韧带邻近的软组织水肿，T2W图像上信号增高。部分撕裂导致韧带部分纤维断裂，而全部纤维断裂则可诊断为完全撕裂（图1.15 a，b）。同样，由于损伤组织液体含量增加，这类损伤在T2W图像上观察最佳。

肌腱内黏液样变性在所有序列上表现为肌腱内部出现中等信号，由于并无炎性浸润，应称为"肌

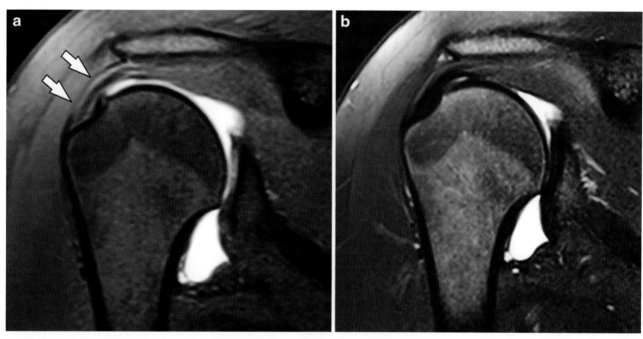

图 1.14　（a，b）魔角伪影。（a）MR关节造影的斜冠状位脂肪饱和T1加权图像显示冈下肌肌腱远端呈中等信号（箭）。（b）在相应的脂肪饱和T2加权图像上，该伪影消失，肌腱呈正常的低信号

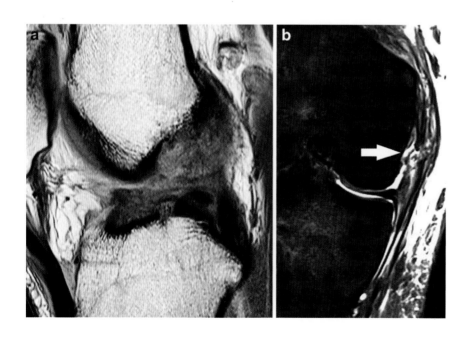

图 1.15　（a，b）韧带损伤。（a）矢状位质子密度加权图像显示前交叉韧带完全断裂，未发现完整的纤维束；（b）另一名患者的冠状位脂肪饱和T2加权图像显示内侧副韧带近端完全撕裂（箭）

腱病"而不是"肌腱炎"。当部分纤维显示断裂时，一般是在 T2W 图像上，诊断肌腱部分撕裂（图 1.16 a，b）。肌腱完全断裂在 MRI 上通常很容易诊断。

肌肉

损伤

骨骼肌急性损伤将导致受损组织内出现高信号液体和（或）出血。1 级损伤（扭伤）表现为肌纤维完整，肌纤维之间羽毛状、水肿样信号。2 级损伤（部分撕裂）表现为出现肌肉内液体和不同程度的肌纤维断裂，而 3 级损伤（完全撕裂）显示撕裂部位肌纤维完全断裂（图 1.17 a,b）。

萎缩

陈旧性损伤、去神经化、慢性缺血或糖尿病等诸多病因都可能引起肌肉萎缩。MRI 上易于识别，表现为 T1W 图像上正常呈低信号的骨骼肌纤维被高信号脂肪取代（图 1.18）。

骨损伤

对于骨损伤，MRI 是特别有价值的评估手段。骨损伤的程度从挫伤（骨髓出血和骨小梁骨折）到完全骨折。对于怀疑骨折的患者，X 线是很好的初筛手段，但 X 线对于大部分的骨损伤并不敏感。MRI 因为可直接显示骨小梁和骨髓腔内的创伤后异常，对于发现 X 线隐匿性损伤特别敏感。

MRI 上骨挫伤表现为骨髓内边界不清的异常信号。在脂肪饱和 T2W 或者 STIR 图像上，由于伴随的水肿和出血在低信号脂肪的黑色背景衬托下表现为非常高的信号，骨挫伤因而非常明显（图 1.19 a）。T1W 图像敏感性稍差，水肿在高信号黄骨髓的衬托下表现为边界不清的低信号。如果患者无关节内紊乱的表现，而 MRI 上关节周围挫伤的表现可以解释患者的症状，可避免不必要的关节镜检查。

如果 T1W 或脂肪饱和 T2W 图像上在骨髓水肿的区域见到线状异常信号，可诊断骨折（图 1.19 b）。除非骨折线延伸累及骨皮质，X 线（甚至 CT）一般不能发现该类骨折，但 MRI 上容易发现。因此 MRI

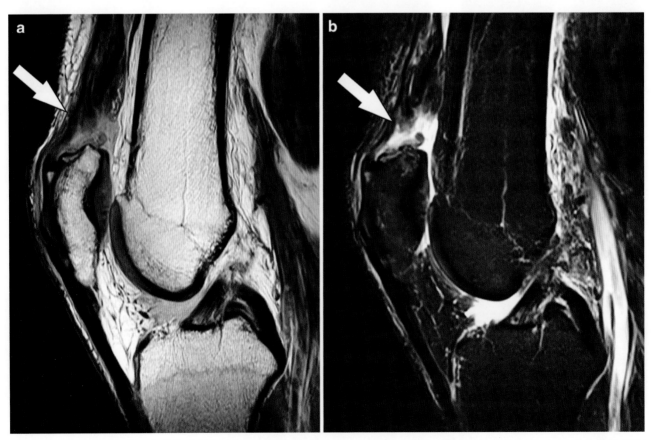

图 1.16 （a,b）肌腱损伤。矢状位质子密度（a）和矢状位 STIR（b）图像显示股四头肌肌腱远端高级别、几乎完全撕裂（箭）

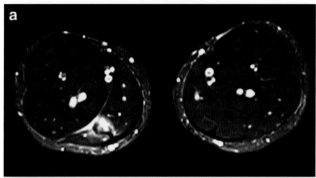

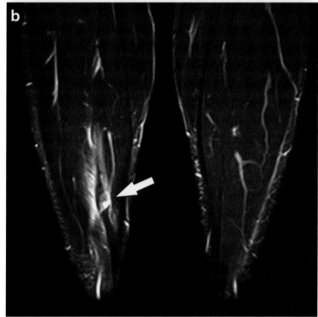

图 1.17 （**a,b**）肌肉损伤。小腿轴位（**a**）和冠状位（**b**）的 STIR 图像显示右侧比目鱼肌肌肉-肌腱连接处有部分撕裂，伴肌肉-肌腱连接处和肌肉内部高信号水肿 / 出血，以及肌腱的部分撕裂（箭）

对于评估高度怀疑骨折而 X 线无阳性发现的患者特别有用。比如老年患者出现急性髋痛，是让其住院固定还是出院回家，MRI 的评估就尤为重要。

感染

肌骨系统的感染可累及软组织或骨。通过临床体格检查确定感染的累及范围可能非常困难，而影像学检查会有所帮助，MRI 在其中起着重要作用。

软组织感染包括蜂窝织炎、筋膜炎、肌炎和脓肿。蜂窝织炎表现为弥漫性水肿样信号，累及皮下脂肪组织而不累及深层组织，在脂肪饱和 T2W 图像上观察最佳（图 1.20 a,b）。该表现不具有特异性，也可能与静脉或淋巴阻塞或低蛋白状态及其他情况

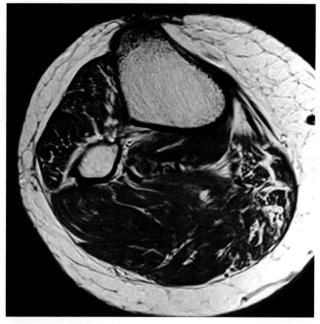

图 1.18　肌肉萎缩。轴位 T1 加权图像显示腓肠肌内侧头局部脂肪含量增加，提示部分性的脂肪性萎缩

引起的单纯性皮下水肿有关。感染性筋膜炎表现为液体沿深筋膜分布，邻近肌肉常伴水肿样信号；脓性肌炎引起肌肉内局灶性脓肿，典型表现为 T1W 图像上低信号，T2W 图像上高信号，静脉注射钆对比剂后脂肪饱和 T1W 增强图像上外周壁强化呈高信号，内部液体不强化（图 1.21 a-c）。

某些疾病，例如创伤性挫伤、慢性应激性反应或疼痛性骨髓水肿综合征（painful bone marrow edema syndrome），在 MRI 上髓内也可以产生类似感染的表现，因此 MRI 诊断骨髓炎比较困难。T1W 图像上典型的骨髓炎表现为成片的低信号（与肌肉信号一样低），而其他疾病多表现为薄雾状、羽毛状异常信号，因此 T1W 图像上骨髓的表现对鉴别如上疾病最有帮助。其他提示骨髓炎的表现包括皮质破坏（T1W 和 T2W 上低信号的皮质边缘局部缺失）、邻近脓肿或皮肤窦道向骨内病变部位延伸，或皮肤溃疡直接与骨相通（图 1.22 a-c）。

肿瘤

骨

与 X 线和 CT 及核素骨扫描依赖于骨内的继发性改变来发现骨肿瘤不同，MRI 能够直接显示骨髓内的肿瘤组织，对于发现原发和继发性骨肿瘤特别

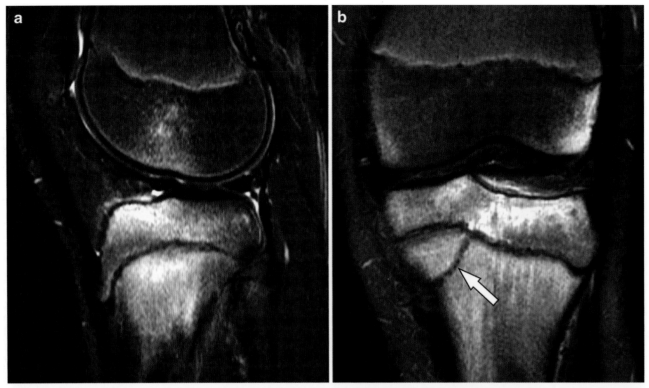

图 1.19 （a,b）骨损伤。（a）13 岁男孩，膝部过伸性损伤，膝关节矢状位 STIR 图像显示胫骨近端和股骨髁内广泛的、边界不清的高信号，为骨髓挫伤区域。（b）冠状位脂肪饱和 T2 加权图像显示伴有干骺端骨折（箭）

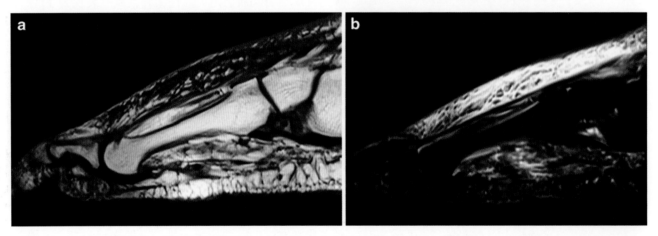

图 1.20 （a,b）蜂窝织炎，患者临床表现明显。矢状位 T1（a）和矢状位 STIR（b）图像显示，足背部皮下脂肪广泛水肿

敏感。除了成骨性病变因含硬化性成分在所有序列上均表现为低信号外，大部分的肿瘤在 T1W 图像上呈低信号、T2W 图像上信号不同程度增高。虽然 MRI 敏感性高，但大部分原发性骨肿瘤的 MR 表现相对无特异性，而传统的 X 线检查常能提供关于肿瘤类型和侵袭程度的准确信息。由于 MRI 能精确显示病变在骨内、骨外的累及范围（图 1.23 a-c），MRI 主要用于评估肿瘤的局部分期。

软组织

MRI 能为大部分软组织肿块提供特异性的诊断。良性的脂肪瘤在所有脉冲序列上皆呈均匀的脂肪信号（图 1.24 a-c），易于识别。同样，单纯性囊肿、纤维性病变、血管畸形、血肿和色素沉着绒毛结节性滑膜炎具有特异性的 MRI 表现，可以做出明确的诊断。

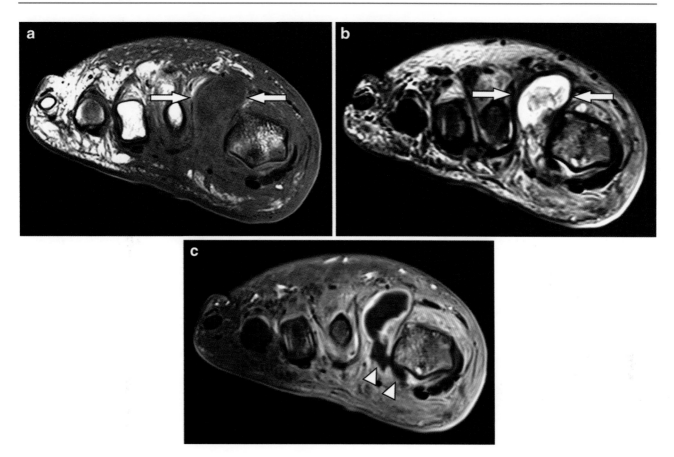

图 1.21 （**a-c**）脓肿。短轴位 T1（**a**）和 STIR（**b**）图像显示前足广泛的软组织水肿，以及第一跖骨和第二跖骨之间的局灶性脓肿（箭）。（**c**）静脉注射钆对比剂后短轴位脂肪饱和 T1 加权图像。注意，脓肿向第一趾关节延伸，在增强图像上显示得更为清楚（箭头）

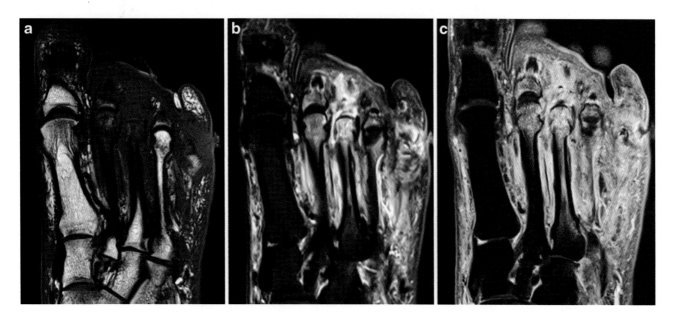

图 1.22 （**a-c**）骨髓炎。长轴位 T1 加权（**a**）、脂肪饱和 T2 加权（**b**）和注射钆对比剂增强后脂肪饱和 T1 加权（**c**）图像显示在第二及第三跖骨远端广泛的、融合的异常信号及强化，符合骨髓炎表现

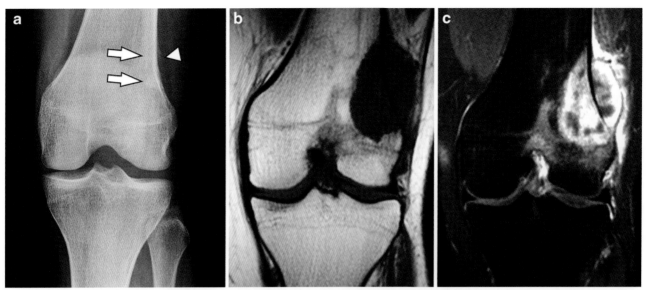

图 1.23 （a-c）骨肿瘤。（a）膝关节正位片显示股骨远端外侧干骺端轻微的骨内膜硬化（箭）和边界不清的骨膜反应（箭头）。冠状位 T1（b）和 STIR（c）图像显示为较大的骨肿瘤，骨外成分明显，活检证实为骨肉瘤

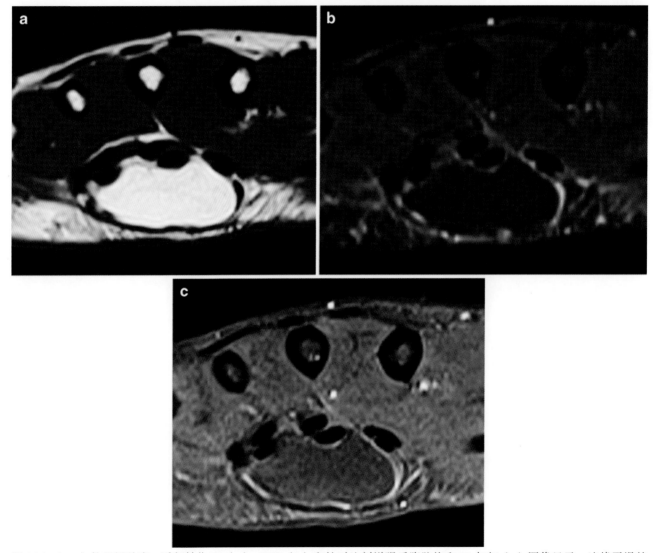

图 1.24 （a-c）软组织肿瘤。手部轴位 T1（a）、STIR（b）和钆对比剂增强后脂肪饱和 T1 加权（c）图像显示一边缘平滑的肿块，位于手掌中部的屈肌腱浅面，呈均匀的脂肪信号，符合良性脂肪瘤

表 1.2　影像学检查方法的选择

适应证		首选检查方法	次选检查方法	备选检查方法
急性损伤	骨	X 线	MRI	CT
				骨扫描
	软组织	X 线	MRI	超声
应力性损伤	骨	X 线	MRI	骨扫描
软骨		MRI	MR 关节造影	CT 关节造影
感染	骨	X 线	MRI	骨扫描
	软组织	MRI	超声	X 线（如怀疑有产气杆菌感染）
肿瘤	骨	X 线	MRI 局部分期	CT- 远处转移或原发部位
	软组织	X 线	MRI	超声

MRI 的价值及选择其他影像检查方法的时机

如上所述，MRI 可准确的评估多种肌骨系统疾病。即便如此，传统的 X 线检查具有快速、性价比高的优点，仍应作为大多数疾病首选的筛查方法。MRI 常常作为 X 线之后的选择，但也有可能因为患者置入起搏器或其他禁忌证而无法进行 MRI 检查。此外，对于某些特殊的疾病，可能需要选择其他的检查方法。表 1.2 为不同类型肌骨疾病如何选择影像学检查方法提供了建议。

MRI 的前景

3D 成像

有几种新技术可以一次采集 MRI 容积成像数据，而不是采集一系列单层图像。容积成像数据可以用于重建薄层的图像，图像内像素等距（三个方向上测量距离相等），因此可使用一套数据创建几乎任何方位的具有同等分辨率的重建图像。只需一次

3D 采集，无需多方位扫描，可以节约大量的时间，提高诊断效率。未来这些技术将成为临床常规。

软骨成像

除了评估关节软骨的形态异学常外，已有新的 MRI 技术（T2-mapping，dGEMRIC，T1-rho，弥散加权成像）可用于评估软骨的成分，例如糖胺聚糖、水和胶原网络，但目前尚未成为临床常规，还需要进一步的临床研究才能广泛推广。

参考文献

1. Helms CA, Major NM, Anderson MW, Kaplan PA, Dussault R. Musculoskeletal MRI. 2nd ed. Philadelphia, PA: Saunders; 2009. p. 1–19. Chapter 1, Basic principles of musculoskeletal MRI.
2. Westbrook C. MRI in practice. 4th ed. West Sussex: Wiley; 2011.
3. Jacobs MA, Ibrahim TS, Ouwerkerk R. MR imaging: brief overview and emerging applications. Radiographics. 2007;27: 1213–29.
4. Bitar R, Leung G, Perng R, et al. MR pulse sequences: what every radiologist wants to know but is afraid to ask. Radiographics. 2006;26:513–37.
5. Crema MD, Roemer FW, Marra MD, et al. Articular cartilage in the knee: current MR imaging techniques and applications in clinical practice and research. Radiographics. 2011;31:37–62.

第一部分

膝关节

Mark D. Miller　著

膝关节镜检及镜下解剖

2

M. Tyrrell Burrus 和 Mark D. Miller 著
雷光华 王昊晨 译 李宇晟 谢文清 校

概述和简史

早在 1918 年 Kenji Takagi 就利用膀胱镜评估膝关节结核，而目前膝关节镜设备和技术已经得到了显著的进步[1]。数字高清摄像机、光纤光源、更小且更耐用的关节镜器械、麻醉学的进步以及对无菌术的掌握，使膝关节镜已经成为骨科医生的有力工具。虽然早期也有怀疑，但膝关节镜手术如今已是常见的骨科手术。2006 年，有近百万人进行关节镜手术，且 99% 是在门诊进行的[2]。这数据说明从 1996 到 2006，关节镜手术量增长了 49%。关节镜手术数量的爆发式增长证明其是治疗多种膝关节内病变的金标准。与开放手术相比，膝关节镜手术存在有力手段，例如切口小、不会损伤伸肌功能、恢复时间短、神经血管损伤和感染风险低、手术时间短和失血少等。

当考虑关节镜手术时，外科医师必须进行全面的病史采集和体格检查，查阅术前影像资料，并制定详细的手术计划。该计划不仅包括实际操作本身，还应包括合适的麻醉方式、手术室配置、患者体位和静脉通路置入方案。本章将对这些问题进行讨论，目的是指导骨科医师安全、有效地开展膝关节镜手术。

M.T. Burrus, MD (✉)
Department of Orthopedic Surgery, University
of Virginia Health System, Charlottesville, VA, USA
e-mail: Mtb3u@hscmail.mcc.virginia.edu

M.D. Miller, MD
Department of Orthopedic Surgery, University
of Virginia Health System, Charlottesville, VA, USA

Department of Orthopedic Surgery, Head Team Physician,
James Madison University, Charlottesville, VA, USA
e-mail: Mdm3p@hccmail.mcc.virginia.edu

麻醉方式

与大多数骨科手术一样，关节镜手术可以使用多种麻醉方式。通常会经喉罩（laryngeal mask airway，LMA）等进行全身麻醉使患者放松从而让术者在患者肢体上操作。对于时间更长和更复杂的关节镜手术，如前交叉韧带（anterior cruciate ligament，ACL）或内侧髌股韧带（medial patellofemoral ligament，MPFL）重建术，麻醉医师可在术前进行区域阻滞麻醉。大多数区域阻滞麻醉必须涵盖坐骨神经和股神经区域[3]。此外，可根据外科医师的选择，在切皮前或手术完成时在手术入路附近进行局部麻醉[4]。而低剂量腰麻虽然并不常见，但其或可应用于日间手术[5]。

房间设置和体位摆放

手术前外科医生应合理规划手术房间设置。手术房间需要容纳关节镜设备，并且麻醉医师和洗手护士必须在床的两端洗手护士必须有足够的空间。一般来说，关节镜相关设备（显示器，液体泵，刨削刀和凝刀主机等等）应位于外科医师的对侧（图 2.1）。而器械台则位于术者一侧，并将刨削刀、电凝设备、摄像头和管线固定于此。在铺单之前，需确保一切都已准备好，包括将刨削刀踏板放在外科医师的脚边，从而提高手术效率。

膝关节镜手术一般可在仰卧位完成。如果需要额外建立外侧或内侧膝入路，可考虑完成将髋部垫起。

S.F. Brockmeier (ed.), *MRI-Arthroscopy Correlations: A Case-Based Atlas of the Knee, Shoulder, Elbow and Hip,*
DOI 10.1007/978-1-4939-2645-9_2, © Springer Science+Business Media New York 2015

19

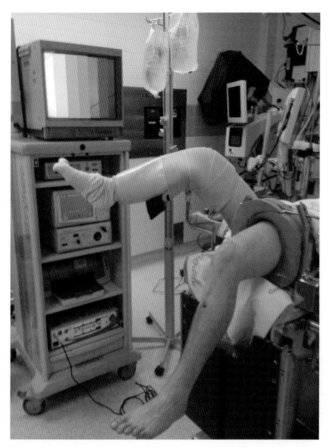

图2.1　将患者术肢置于圆形腿部固定器中，并将对侧下肢置于支架上使髋关节外展、屈曲。将手术床的末端完全折叠让出手术操作空间。同时需要注意应将关节镜仪器柜和其他附件置于术肢的对侧

如果计划进行术中透视（intraoperative fluoroscopy），则需要将患者移动到床的远端以完成侧位 X 线片（lateral radiograph）。在使用腿部支架时，患者的定位也很重要，因为需要将床的折叠处定位在膝关节附近。

根据外科医师的习惯，可将手术床附件固定在侧轨上，以提供稳定的可作用力，从而更好观察膝关节间室。一般常使用侧柱，侧柱方置的位置应可以使肢体外展，保证医师有足够的空间站在肢体内侧。或者，当有腿部固定器时，可将手术床远端放下，对侧下肢固定在腿上，使对侧骨宽保持外展、屈曲（图2.1）。更多的手术步骤可能需要额外的附件，则须妥善放置，以防止阻挡膝关节入路。大多数外科医师习惯使用非无菌的止血带，那么就需要将其放置在术侧大腿根部的位置，以保证膝关节充分暴露。

标记解剖

在选择合适的入路之前，外科医师应使用无菌标记笔勾画相关的膝关节解剖结构。标记解剖结构轮廓时，应保证膝关节屈曲在 60°～90°，因为这是建立膝关节入路的体位，并且屈曲状态可使骨性结构更加突出、更易触诊。此外，了解局部神经血管结构也是必要的，特别是后侧入路。一般来说，术者需要对髌骨、髌腱（patellar tendon）、内外侧胫骨关节线（tibial joint lines）以及内外侧股骨髁进行标记。

主要入路

前外侧和前内侧入路，是膝关节镜的两个主要入路（图 2.2a-c）。这两个入路不会损伤重要的神经血管、易于定位，可用于各种手术：膝关节镜检（diagnostic arthroscopy）、半月板切除、软骨成形、微骨折（microfracture technique）、游离体取出，以及全内半月板缝合。一般纵向切口可使器械上下的活动性更强，而横向切口则可提供更多的横向活动度。

前外侧入路

通常前外侧入路是第一个建立的入路，并作为主要的观察入路。该入路在髌骨下缘延长线与髌骨外侧缘延长线的相交点。亦可通过髌韧带的外侧缘与胫骨平台上方 1 cm 交点处定位。定位的标志点应是一个柔软的区域。

前内侧入路

前内侧入路通常是第二个建立入路。与前外侧入路不同，前内侧入路通常是在直视下建立的。该入路基本上与前外侧入路对称分布：位于髌骨下缘 1 cm 与髌骨内侧缘延长线交点。亦可通过骨突韧带内侧缘与胫骨平台上方 1 cm 交点处定位。但在实际操作中，可根据病变需要调整入路位置。对于内侧半月板后角的撕裂，要能够在股骨内侧髁下方滑动刨削刀和咬钳，这可能需要此平常入路稍低一点。相反，外侧半月板撕裂则需要稍高的内侧入路，以便在凸起的胫骨棘上滑动。建立入路时可使

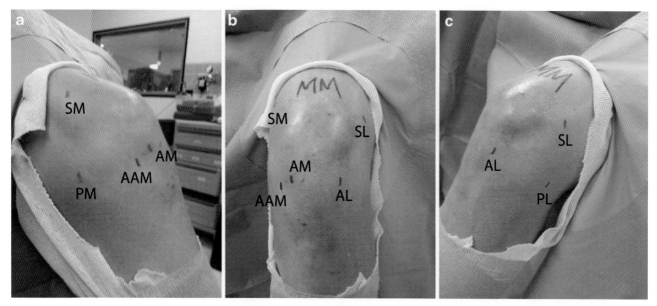

图 2.2 （**a-c**）常用的主要和次要关节镜入路的位置。AM：前内侧入路；AL：前外侧入路；AAM：辅助前内侧入路；SM：极内侧入路；SL：极外侧入路；PM：后内侧入路；PL：后外侧入路

用 18 号针头进行定位，然后用 11 号手术刀刺破关节囊，并用直钳进入关节。大多数关节镜器械将通过此入路。

次要入路

下列入路为根据不同膝关节镜手术的需要，用于辅助操作而建立的（图 2.2 a-c）。

辅助前内侧入路

随着 ACL 解剖重建（ACL reconstruction）技术的出现，此入路常用于定位股骨隧道的起点[6]。用腰穿针从此处进入关节，观察其能否在股骨内侧髁前方滑动，并到达拟建立的 ACL 股骨隧道位置。在膝关节极度屈曲位，即可进行隧道钻孔，移植物通过并固定。在该入路操作时，必须非常小心，以避免医源性股骨内髁损伤。

后内侧入路

该入路在内侧髁远端约 2.5 cm，后部约 2.5 cm 处。屈膝至 90° 时，此入路距关节线 1～2 cm。利用改良 Gillquist 操作手法，可更准确地定位此入路和后外侧入路。在这一操作中，将关节镜鞘和钝性闭孔器放置在对侧前侧入路（anterior portal）中，并沿着同侧髁滑动直到"弹入"膝后侧。更稳妥的

操作也可以在关节镜直视下保持视野不动轻柔地进行。当关节镜位于正确的位置，就可以关闭无影灯，这样关节镜的光线就可以照亮预设的位置（图 2.3 a）。一般建议使用 70° 关节镜进行此操作。利用关节镜光源的另一个好处是，可看见神经血管所形成的暗线。用 18 号腰穿针定位正确的位置（图 2.3 b,c），接着用"刺入和钝性分离"方法，以避免伤害隐神经和大隐静脉[7]。McGinnis 等发现膝后内侧软点上方 1 cm 处是安全的入路位点，但其下方 1 cm 处有隐神经通过[8]。此入路便于后内侧结构的显露和操作，如内侧半月板后角和后交叉韧带（posterior cruciate ligament，PCL）[9]。

后外侧入路

一般来说，该入路位于股二头肌腱的前方（位于腓总神经前方）和髂胫束（IT）的后方。如上所述，膝关节屈曲时使用腰穿针进行 Gillquist 操作准确定位入路[7]（图 2.3 d）。尸体研究发现，膝关节屈曲 90° 时，腓总神经在此入路后方约 25 mm 处行走，而在膝关节伸直时，腓总神经距入路 20 mm[10]。

极内侧入路

该入路位于髌骨上极上方 2～3 cm，于股四头肌腱的内侧，并在腰穿针定位后伸直位建立该入路。

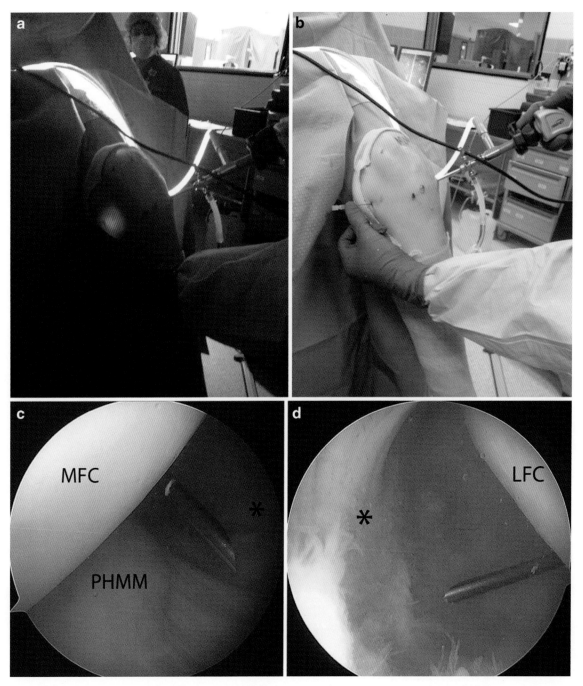

图 2.3 （a）利用改良的 Gillquist 操作将关节镜置于膝后侧之后，可关闭无影灯以显示后内侧入路位置。（b）将 18 号腰穿针插入该位置并通过关节镜确认。此时，关节镜位于前外侧入路。（c）在膝后侧时，很容易看到 18 号腰穿针，且这一路径可用于解决后内侧病变。（d）同样的技术也应用于建立后外侧入路，但关节镜应置于前内侧入路中。MFC：股骨内侧髁；LFC：股骨外侧髁；PHMM：内侧半月板后角；*：膝后侧关节囊

通常用于关节镜液体的流入和流出，目前，由于技术的进步和器械的改良，很少需要单独为此多建立一个入路。

极外侧入路

该入路基本上是极内侧入路的镜像，也可用于关节镜液体的流入和流出，并观察髌骨轨迹和进行关节镜下外侧支持带松解术。

髌腱入路

该入路位于髌骨下极远端 1 cm 处。此入路并不常用，但对于观察或抓取游离体或半月板碎片非常有用。

如果计划进行骨-髌腱-骨 ACL 自体韧带移植，则应避免建立此入路，因为此入路会难以避免对髌腱造成轻微损伤。

近端极内侧入路

该入路位于髌骨内侧极点上方 4 cm 处，可用于评估髌骨轨迹以及观察双侧半月板前角和 ACL 胫骨附着点[11]。

远端外侧／内侧入路

术者可根据需要建立其他辅助入路，但需注意周围的神经血管结构。这些入路可用于观察上述入路无法探及的区域。

膝关节镜检

下文将对膝关节镜检的基础知识进行阐述。在操作过程中，外科医师必须系统、彻底地检查膝关节。如果仅关注术前 MRI 上的病变，而不进行彻底的膝关节镜检查则可能会遗漏病变而导致手术失败。在刚开始进行膝关节镜检时，外科医师可能会看到病变就马上开始，而不是在完成所有膝关节镜检后再返回到相关病变位置。两种操作顺序都可以，但一定要注意全面探查整个膝关节。

屈膝并做好标记后，使用 11 号刀片刺破皮肤及关节囊，建立前外侧入路。刀片应朝向髁间窝，以免损伤股骨外侧髁软骨。通常在关节线周围的入路，最好将刀片朝上插入并向近端延伸切口，以免盲目切割损伤半月板。在建立入路后，将鞘管及内芯插入关节并在伸膝时滑入髌上囊。注意避免内芯插入关节时造成关节软骨损伤。

当鞘管位于髌上囊时，移除内芯，插入带有光纤光源的 30°白平衡关节镜，且其他管线已连接完毕（液体流入和流出）。根据病变的位置和术者的喜好，流液体可通过重力加压或 60 mmHg 的液体泵加压。一切就绪后，则开始检查髌股关节面和髌骨轨迹，并记录有无软骨软化（图 2.4 a，b）。在此可以观察到游离体或滑膜炎，之后应继续检查外侧沟或隐窝。游离体往往会聚集在此处，轻轻触击皮肤可以将它们移到视野中。然后将镜头抬起并越过股骨外侧髁，越过滑车槽进入内侧沟或隐窝，然后缓慢弯曲膝关节并观察是否存在股骨髁关节软骨损伤或皱襞。

当膝关节稍微弯曲时，关节镜可进入到内侧间室。通过腿部支架或助手的帮助施加外翻应力，以打开该间室并对其后部进行评估（图 2.5）。另外，屈曲和伸直膝关节可以观察到内侧股骨髁的不同部分，伸直然后屈曲膝关节有助于观察半月板后角。在检查此间室之前，可选择先建立前内侧入路，用于插入器械以更好地评估关节内病变（intra-articular

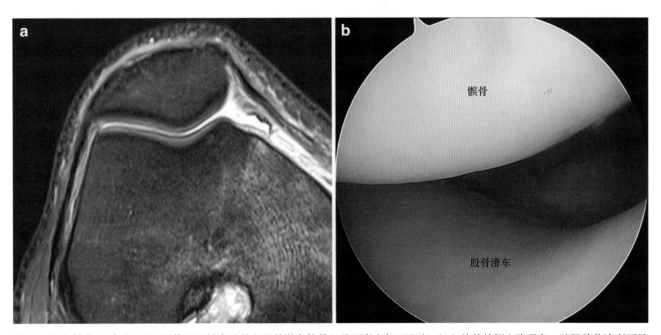

图 2.4 （a）轴位 T2 加权 MRI 图像显示健康髌骨和股骨滑车软骨以及两者良好匹配度；（b）从前外侧入路观察，髌股关节清晰可见

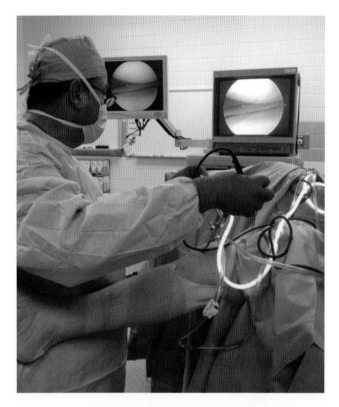

图 2.5　为了对内侧间室进行关节镜检查，可使用腿部支架或支柱，也可由外科医师用髋部在患者膝关节上施加外翻应力；或者让助手施加此力

pathology）。通过插入关节镜探钩并确定半月板撕裂和软骨损伤（图 2.6 a-c）。正常半月板的边缘应是光滑的，尽管内侧边缘有时会出现褶皱。通过探钩检查半月板移位、撕裂深度或是否存在上下翻折的破裂半月板组织。此外，应在关节软骨上滑动探钩，以探查有无软化或裂开。如果发现任何病变，则可以通过前外侧入路使用刨削刀、刮匙、微骨折锥或其他器械进行治疗。

内侧间室检查完毕后，可将关节镜和探钩探入髁间窝，并在屈膝位进行观察。ACL 和 PCL 的张力可用探钩牵拉来进行评估（图 2.7 a-d）。通过伸膝，可以评估是否存在 ACL 髁间窝撞击。

髁间窝检查完毕后，可将关节镜抬高并观察黏膜韧带（又名髌下滑膜皱襞）。值得注意的是，一些医师会选择对黏膜韧带和脂肪垫进行局部清理，而有些医师因为担心术后疼痛和出血而选择避开其进行操作。屈膝 90° 后，将镜头置于 ACL 的外侧，以便将膝关节摆成 "4" 字位，在内翻应力作用下镜头可顺利滑入外侧间室（图 2.8）。此时，可通过下压股骨远端和上抬足部来增加内翻力（varus force）。对于操作不熟悉者，这部分会较为困难，因为操作平面与屏幕上的

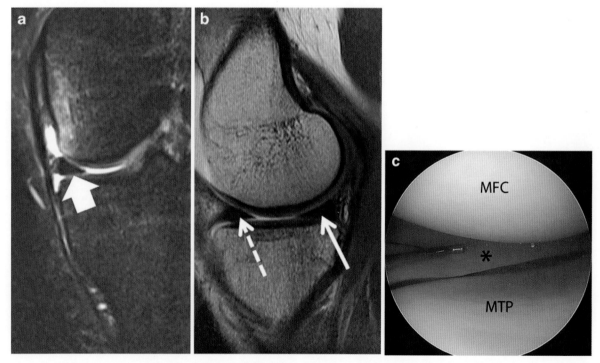

图 2.6　（a，b）冠状位和矢状位 T1 加权 MRI 可对内侧间室关节面和半月板进行评估。注意，当成像切面与半月板垂直时，半月板呈三角形。换句话说，半月板体部在冠状面上呈三角形，而前角和后角在矢状面上呈三角形。（c）在膝关节上施加外翻力时，可用关节镜从前外侧入路观察内侧间室的半月板和关节软骨。粗实线箭：内侧半月板体部；虚线箭：内侧半月板前角；细实线箭：内侧半月板后角；MFC：股骨内侧髁；MTP 内侧胫骨平台；*：内侧半月板

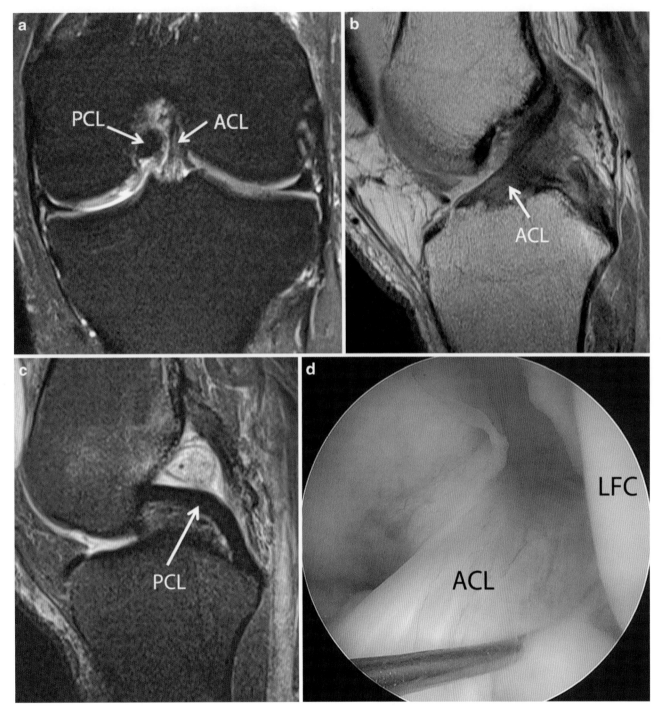

图 2.7　（**a**）冠状位 T2 加权 MRI 显示 ACL 和 PCL 及髁间窝；（**b**）矢状位 T1 加权图像，ACL 的正常观；（**c**）矢状位 T2 加权像显示更清晰的 PCL；（**d**）关节镜下髁间窝图像，探钩勾住 ACL。ACL：前交叉韧带；PCL：后交叉韧带；LFC：股骨外侧髁

平面相垂直。除半月板撕裂（meniscal tears）和软骨损伤外，外侧间室关节镜检还应包括对腘肌腱和腘肌腱裂孔的检查（图 2.9 a,b）。

应注意的是，虽然前外侧入路是最常用的观察入路，但在下述情况中，应考虑从前内侧入路观察：

- 通过辅助前内侧入路进行 ACL 重建时，应考虑从前内侧入路定位股骨隧道（femoral tunnel）起点。

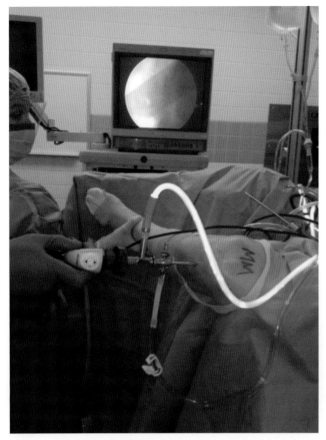

图 2.8 对外侧间室进行关节镜评估，需将膝关节置于"4"字位并施以内翻力。请注意，必须将镜头旋转 90° 才能在屏幕上显示水平图像

- 当切除内侧半月板前角时，经前外侧入路进行操作可给半月板咬钳提供更好的角度。
- 对于股骨外侧髁的重度软骨软化，经前外侧入路操作可使微骨折锥与软骨下骨及关节面垂直。

总结

由于适应证的拓宽和关节镜技术的不断发展，如今的骨科医师必须掌握基本的膝关节镜手术技巧。与既往开放式相比，关节镜已成为治疗各种膝关节内病变的有效手段。因此，手术医师必须对关节镜入路相关的膝关节解剖结构有深刻理解，从而减少医源性血管神经损伤。通过掌握好手术适应证和手术技巧，膝关节镜手术可以显著减轻疼痛，恢复膝关节功能。

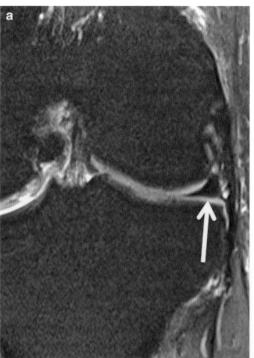

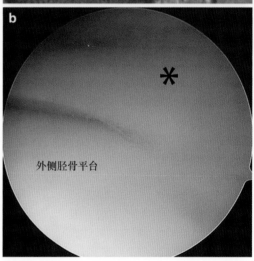

外侧胫骨平台

图 2.9 （a）冠状位 T2 加权 MRI 显示外侧半月板体部。（b）关节镜检查可评估外侧间室关节面和半月板

参考文献

1. Jackson RW. A history of arthroscopy. Arthroscopy. 2010;26:91–103.
2. Kim S, Bosque J, Meehan JP, Jamali A, Marder R. Increase in outpatient knee arthroscopy in the United States: a comparison of national surveys of ambulatory surgery, 1996 and 2006. J Bone Joint Surg Am. 2011;93:994–1000.
3. Montes FR, Zarate E, Grueso R, Giraldo JC, Venegas MP, Gomez A, Rincon JD, Hernadez M, Cabrera M. Comparison of spinal anesthesia with combined sciatic-femoral nerve block for outpatient knee arthroscopy. J Clin Anesth. 2008;20:415–20.

4. Shaukat Y, Malik E, El-Khateeb H, Koeweiden E. The role of local anaesthesia in knee arthroscopy. J Orthop. 2013;10:193–5.

5. Krul-Sterk A, Klip H, Kuizenga K, Schiere S. Drugs used for spinal anaesthesia in patients undergoing ambulatory knee arthroscopy: a survey of Dutch anaesthesiologists. Eur J Anaesthesiol. 2009; 26:82–3.

6. Tompkins M, Milewski MD, Brockmeier SF, Gaskin CM, Hart JM, Miller MD. Anatomic femoral tunnel drilling in anterior cruciate ligament reconstruction: use of an accessory medial portal versus traditional transtibial drilling. Am J Sports Med. 2012;40:1313–21.

7. Kramer DE, Bahk MS, Cascio BM, Cosgarea AJ. Posterior knee arthroscopy: anatomy, technique, application. J Bone Joint Surg Am. 2006;88 Suppl 4:110–21.

8. McGinnis MD, Gonzalez R, Nyland J, Caborn DN. The posteromedial knee arthroscopy portal: a cadaveric study defining a safety zone for portal placement. Arthroscopy. 2011;27:1090–5.

9. Gold DL, Schaner PJ, Sapega AA. The posteromedial portal in knee arthroscopy: an analysis of diagnostic and surgical utility. Arthroscopy. 1995;11:139–45.

10. Ahn JH, Lee SH, Jung HJ, Koo KH, Kim SH. The relationship of neural structures to arthroscopic posterior portals according to knee positioning. Knee Surg Sports Traumatol Arthrosc. 2011;19: 646–52.

11. Schreiber SN. Proximal superomedial portal in arthroscopy of the knee. Arthroscopy. 1991;7:246–51.

半月板损伤

3

Healthy J. Desai 和 Peter R. Kurzweil　著

徐　迈　肖文峰　李宇晟　谢文清　校

概述

膝关节镜已成为广泛开展的骨科操作[1]。膝关节是最先引入关节镜检查的关节，许多关节镜下的操作原则均起源于膝关节。膝关节镜自20世纪80年代开始在美国流行，并在过去的几十年中取得了突破性进展。

自20世纪80年代引入MRI以来，MRI设备和技术的发展为人体膝关节解剖和病理的准确描述提供了很大的帮助。现在，MRI可以帮助许多有膝关节体征和症状的患者提供临床决策和手术规划，作为临床决策的关键工具，MRI已被广泛接受[2-4]。在诊断膝关节疾病时，MRI常常是不可或缺的诊断工具，并且已证明MRI有助于完善手术计划[5-6]。

成功修复半月板的关键取决于撕裂的位置和形状。纵向的和一些斜行的半月板撕裂是可修复的，而放射状的、水平的和复杂的半月板撕裂通常不易修复。血供也对修复结果有影响。当半月板撕裂位于有血供的半月板边缘时，撕裂修复是最成功的，最好是撕裂距半月板边缘宽度小于4 mm[7-8]。

既往研究通过使用MRI评估半月板撕裂的形状和位置来预测其可修复性，但结果并不统一[9-10]。

H.J. Desai, MD (⊠)
Department of Orthopedics, Ridgecrest Regional Hospital,
Ridgecrest, CA, USA

Department of Orthopedics, Long Beach Memorial Medical
Center, Long Beach, CA, USA
e-mail: info@dr-healthy.com

P.R. Kurzweil, MD
Department of Orthopedics, Long Beach Memorial Medical
Center, Long Beach, CA, USA
e-mail: Pkurzweil@aol.com

在本章中，我们将探讨不同类型半月板撕裂在MRI和关节镜下的表现及二者之间的联系。

正常半月板

半月板由纤维软骨构成，内侧半月板为C形结构，外侧为O形结构，占据股骨和胫骨之间关节间室的外周区域。半月板分为前角、体部和后角。在冠状面上，半月板呈三角形或楔形，最外围最厚，逐渐变细至中央游离缘的一点。这种三角形外观在冠状面、矢状面和冠状面MRI上均可见。通过体部的矢状面图像和通过前角和后角的冠状面图像可以显示出半月板在MRI上的领结外观（图3.1 a-f）。

内侧半月板较大、较长，在横断面上看，后角比前角更大。外侧半月板更圆，其前、后角在横断面的尺寸上几乎相同。相较外侧半月板，内侧半月板更易附着在胫骨和关节囊上，推测这可能是导致内侧半月板撕裂发生率增加的原因[8,11-12]。

前角和后角的根部牢固地附着在胫骨上。内侧半月板的前根附着于胫骨平台的前中线，抑或有时位于稍低于平台表面的胫骨前侧。内侧半月板的后根胫骨附着点，恰好位于后交叉韧带（posterior cruciate ligament，PCL）的前内侧。外侧半月板前根的胫骨附着点，正好位于中线，且位于前交叉韧带（anterior cruciate ligament，ACL）纤维的后面。外侧半月板的后根部（posterior root of the lateral meniscus，PRLM）沿着胫骨髁间隆起的后方附着（图3.2 a-c）[8,12-14]。

S.F. Brockmeier (ed.), *MRI-Arthroscopy Correlations: A Case-Based Atlas of the Knee, Shoulder, Elbow and Hip*,
DOI 10.1007/978-1-4939-2645-9_3, © Springer Science+Business Media New York 2015

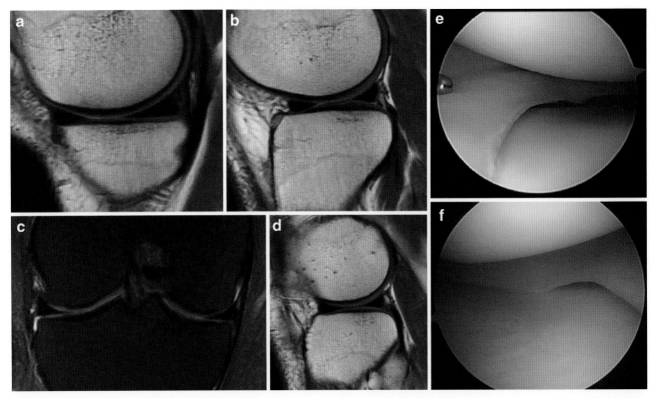

图 3.1 （**a-f**）正常半月板。通过正常的内侧（**a**）和外侧（**b**）半月板在矢状位质子密度（PD）图像证实前角和后角的正常外观为黑色三角形。（**c**）中位冠状抑脂 T2 图像显示了两个半月板体部正常的三角形外观。（**d**）穿过（半月板）边缘的外侧半月板矢状位图像显示领结样外观。正常内侧（**e**）和外侧（**f**）半月板的关节镜图像显示其光滑的表面和边缘

半月板撕裂的 MRI：标准和准确性

当遵循以下指南优化信噪比时，MRI 诊断半月板撕裂得到了改善：首选高磁场强度磁体（1.5 T 和更强）；应使用高分辨率表面线圈；视野应该只包括必要结构，且通常不超过 16 cm；图像切片不宜太厚（3～4 mm）；矩阵大小应至少为 256×192 或更高[15]。一些作者认为，很多半月板撕裂在回波时间较短的序列中更易被发现，即 T1 加权和质子密度（proton density，PD）序列[15]。然而，依本文作者经验看来，在 T2 图像上半月板撕裂往往更好。这可能与 T2 序列上的液体更明显并随即凸显了半月板撕裂处的液体填充空隙有关。

正常半月板在所有序列上均呈低信号。但儿童由于血供丰富，有时在半月板内见高信号，但通常信号不会到达关节表面。在解读 MRI 时了解患者的年龄非常重要。否则，儿童的丰富血供有时会导致假阳性，被误读为半月板撕裂。半月板的黏液变也会在半月板内产生与关节腔无法相通的异常信号，

这种情况也不应与半月板撕裂混淆，可描述为 2 级信号[12,16-17]（图 3.3）。

MRI 诊断半月板撕裂的最常用标准是以线或带形式延伸至关节面的高信号。另一个标志是半月板异常的大小或形状，表明半月板受损伤[12,16-17]。Kaplan 及同事[18]和 De Smet 及同事[19]的研究表明，异常信号必须明确到达半月板表面。尽管看起来从 MRI 上解读半月板撕裂可能很容易，但实际上有时很难区分异常信号是接近关节表面还是已经接触到了关节表面。

为了提供更好的准确性，De Smet 提倡 "两层面接触法则"。为了确诊撕裂，应该至少在两个层面（矢状位或冠状位）上看到高信号触及半月板的关节面。作者认为，仅在一个层面上看到累及关节表面的高信号应被解读为 "疑似撕裂"。仅有一个异常层面的病例中，55% 与关节镜下内侧半月板撕裂相关，30% 与外侧半月板撕裂相关[19]；一项至少随访 13 年的研究中，仅 43% 的内侧半月板撕裂和 18% 的外侧半月板撕裂为单一异常层面病例[20]。

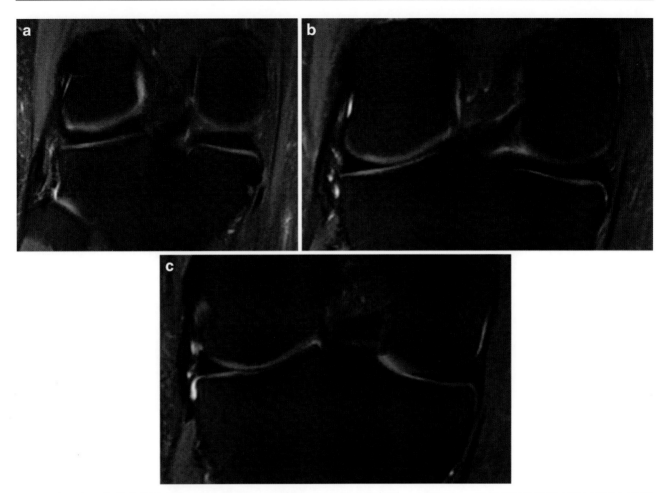

图 3.2　（**a-c**）正常的半月板后根。从后侧（**a**）向前侧（**c**）的冠状位抑脂 T2 图像显示，半月板后角沿后交叉韧带在韧带根部附着处嵌入胫骨

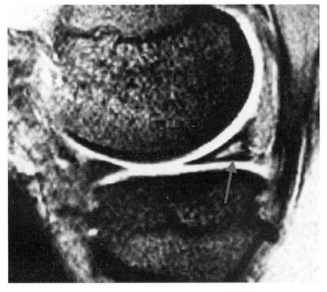

图 3.3　14 岁患者的矢状位抑脂 T2 图像显示内侧半月板后角（PHMM）的 2 级信号。需注意该信号不触及关节表面

用这些标准诊断半月板撕裂的准确性一直很好。一项 2003 年的文献系统回顾中，符合严格纳入标准的 29 份已发表的文献显示：混合加权敏感性和特异性在内侧半月板分别为 93.3% 和 88.4%，在外侧半月板分别为 79.3% 和 95.7%[21]。随后的研究表明上述数字持续攀升[20-22]。

大多数半月板撕裂很明显，在矢状面上看得最清楚。这是因为大部分撕裂发生在后角[12]。然而一项研究显示，某些撕裂在冠状面上更容易发现，或只能在冠状面上看到[23]。最近，少数报道提示，经过半月板的非常薄的轴位相可提高撕裂描述的准确度[24]。幸运的是，MRI 扫描包括所有三个平面的图像，因此对三个平面都应仔细观察。具体的撕裂方向各异，并且可能在三个平面中仅有一个最清楚。

半月板撕裂的形态

撕裂半月板的修复取决于撕裂的形态、位置以及半月板组织的质量。在本部分，我们将描述半月板的主要撕裂形态在 MRI 和关节镜下的图像。目前还没有普遍接受的半月板撕裂形态分类系统。此处我们使用由国际关节镜学会、膝关节外科学会和整形外科运动医学会[25-26]开发的分类系统（ISAKOS 分类系统），并提供相关的通用名。这些形态包括纵向垂直、桶柄状、水平、放射状、垂直瓣状、水平瓣状以及复杂的撕裂[25-26]。

纵向撕裂：病例 1（图 3.4 a-d）

23 岁女性，蹲起时膝关节疼痛伴交锁 2 个月。体格检查示外侧关节间隙压痛和 McMurray 征阳性。MRI 显示外侧半月板后角的纵向撕裂。关节镜检查发现外侧半月板周缘（红白区）的纵向撕裂。患者接受了外侧半月板全内缝合手术。

纵向（纵向的、周缘–垂直的）撕裂沿其纵轴与半月板周缘平行，将半月板分成中央和周边部分（图 3.4 a-d）。可与半月板关节面相通。纵向撕裂通常是特定损伤的结果，如伴随 ACL 撕裂，并且往往位于后角[11-12]。这些损伤多发生在半月板周缘，并通常为可修复型。

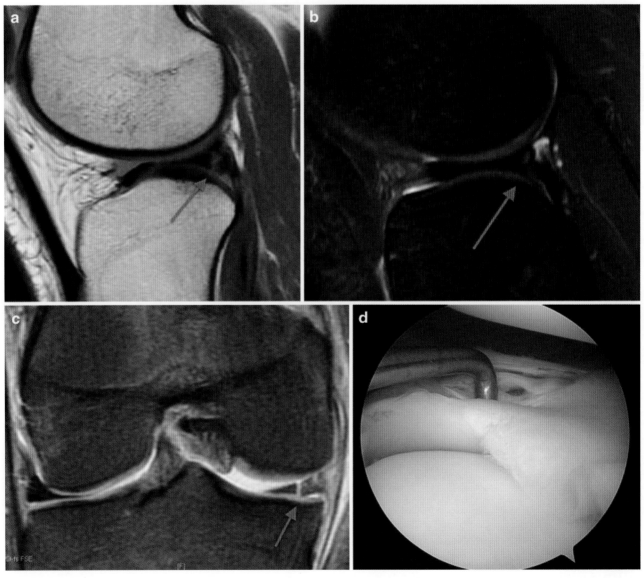

图 3.4 纵向垂直撕裂。矢状位质子密度（**a**）和抑脂 T2（**b**）图像显示了外侧半月板后角（PHLM）的纵向撕裂（箭头）；（**c**）显示纵向撕裂的冠状抑脂 T2 图像；（**d**）显示探钩所指为该患者纵向 PHLM 撕裂关节镜图像

在 MRI 上，纵向撕裂表现为触及关节面的异常信号垂直线。它们与半月板的外周多保持平行距离[17]。

桶柄状撕裂：病例 2（图 3.5 a-d）

一名身高 177.8 cm、体重 95 kg 的 16 岁男子在踢足球时左膝受伤。几个月后因左膝不稳就诊。体格检查示少量积液，Lachman 试验（1＋），轴移试验阳性，内、外侧关节间隙轻压痛。

MRI 显示 ACL 完全撕裂，合并内侧半月板桶柄状撕裂移位。

术中见，半月板的撕裂部分位于髁间窝内，因破损严重已不能修复。患者接受了内侧半月板部分切除术和 ACL 重建术。

如果有水平撕裂涉及较长的半月板，则位于中间的（游离缘）碎片可能由半月板外周向中央移位[17,27]。从上往下俯视，它类似于桶上的手柄。撕裂片段主要向前移位，通常移入髁间窝内[16]。MRI 可能会看到部分移位的半月板信号。

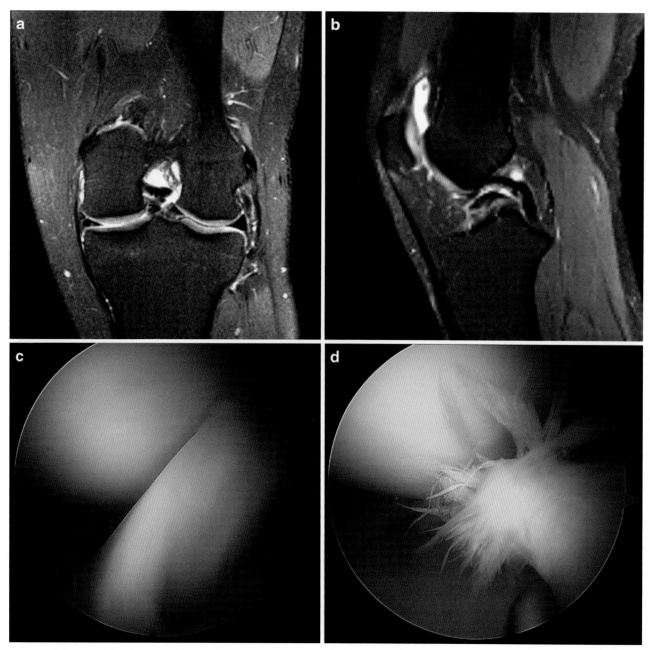

图 3.5　移位的桶柄状撕裂：（**a**）冠状位抑脂 T2 图像显示内侧半月板体部截断，破裂的半月板进入髁间窝；（**b**）矢状位抑脂 T2 图像显示双后交叉征，代表移位有半月板碎片位于 PCL 下方；（**c,d**）关节镜图像显示半月板碎片移位至髁间窝

桶柄状撕裂（bucket handle tear，BHT）经常引起疼痛和机械症状，如交锁感（locking）[16]、打软腿。半月板 BHT 在内侧半月板较外侧多见，并常合并 ACL 撕裂[27-29]。

BHT 的 MRI 常具有以下特征性外观，包括：①髁间窝内碎片征（fragment in the notch sign）；②双前角征（double anterior horn sign），提示关节前侧的原始半月板前角上方存在额外的半月板碎片；③领结征（bow tie sign）缺失；④双后交叉征（double PCL sign），提示中心位移碎片位于 PCL 正前方，且与 PCL 平行，呈现两个 PCL 的外观；⑤冠状面截断征（coronal truncation sign），提示半月板体部游离缘在冠状面图像上被截断（图 3.5 a-d）[30-32]。

水平撕裂：病例 3（图 3.6 a-d）

64 岁女性，无明显外伤史，在健身房锻炼后首次发现膝关节疼痛、肿胀和交锁。体格检查显示关节积液和内侧关节线压痛。

负重位膝关节 X 线片显示内侧关节间室狭窄50%。MRI 显示内侧半月板后角（posterior horn of the medial meniscus，PHMM）水平撕裂伴早期退变。患者经保守治疗和可的松注射治疗，疗效不显著。

关节镜检查提示内侧半月板后角的水平撕裂，

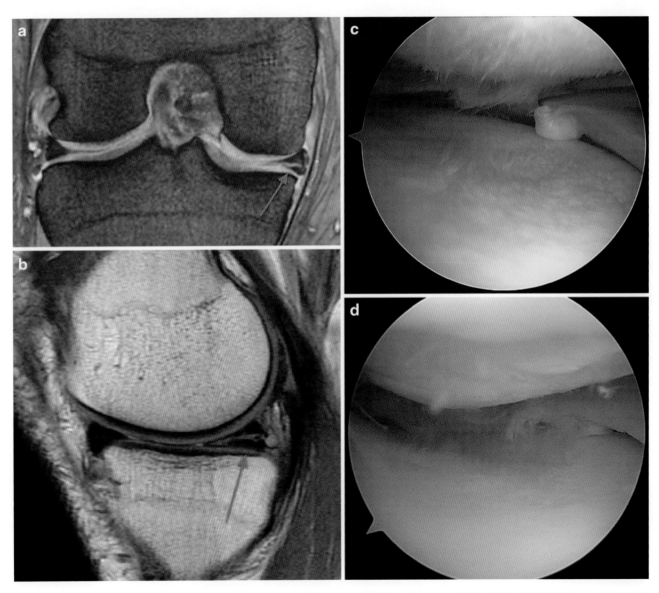

图 3.6　水平撕裂。矢状位（**a**）和冠状位（**b**）质子密度图像显示水平撕裂（箭）；（**c**）该患者的关节镜图像显示水平内侧半月板后角撕裂；（**d**）另一患者的关节镜图像显示水平内侧半月板后角撕裂

该患者接受了内侧半月板部分切除术。

水平（退行性）撕裂行径与胫骨平台相对平行。大多数水平撕裂可延伸到下关节面。这类撕裂本质上多为是退行性变，无明确外伤史[12,16]。型撕裂可能发生在后角、体部或前角。

在 MRI 上，撕裂表现为与半月板游离缘附近的下关节表面（或上表面，但不常见）接触的异常水平线性信号。它们将半月板分成上半部分和下半部分（图 3.6 a-d）[11-12]。

放射状撕裂：病例 4（图 3.7 a-c）

一名 44 岁的轻度超重男性因在海滩上跑步后出现持续数月的膝内侧疼痛而就诊。体格检查示明显的内侧关节线压痛和大量积液。在接受非甾体类抗炎药、运动疗法和运动方式调整的保守治疗失败后，他接受了 MRI 检查。扫描显示一个放射状内侧半月板撕裂。患者随后接受了内侧半月板部分切除术，手术成功。

在报道中，放射状撕裂约占半月板撕裂的15%[33-34]。它们起始垂直，但垂直于半月板的纵轴延伸。放射状撕裂开始于半月板的游离缘，沿半径方向延伸可或一直延伸到关节囊边缘[17]。这些撕裂通常出现在内侧半月板后角的中央，或者是外侧半月板前角与体部的交界处[12]。

放射状撕裂的 MRI 上表现为游离缘处呈线性的垂直异常高信号裂隙（图 3.7 a-c）。对于斜向起源的放射状撕裂，我们可以观察到相应的裂隙征，这是由于异常高信号的垂直裂隙位置会随扫描层面逐渐迁移[12,33]。放射状撕裂处往往充满关节液，在抑脂 T2加权图像上更突出[34]。轴位片对于鉴别某些放射状撕裂特别有帮助，并能对撕裂深度进行估计[12]。由于撕裂可能位于两图像切片之间，所以放射状撕裂不适用于"两层面接触法则"。

垂直瓣状撕裂：病例 5（图 3.8 a-c）

52 岁男性运动员，一直热衷于跑步，出现膝关节内侧疼痛和弹响感，无特殊膝关节损伤史。体格检查内侧关节线压痛，McMurray 征阳性。MRI 显示

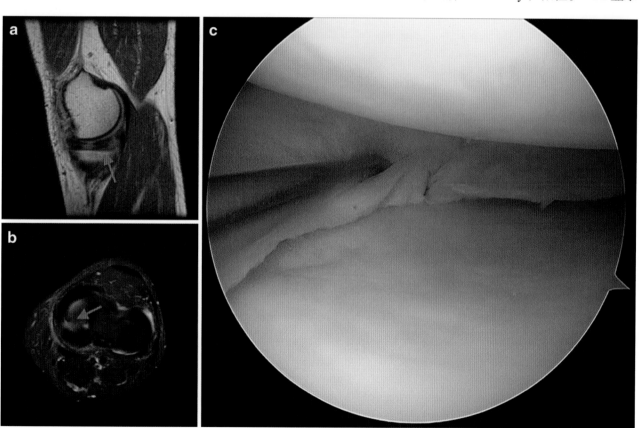

图 3.7　放射状撕裂。矢状位质子密度（**a**）和轴位抑脂 T2（**b**）图像显示放射状撕裂（箭）；（**c**）该患者的关节镜图像显示此放射状撕裂

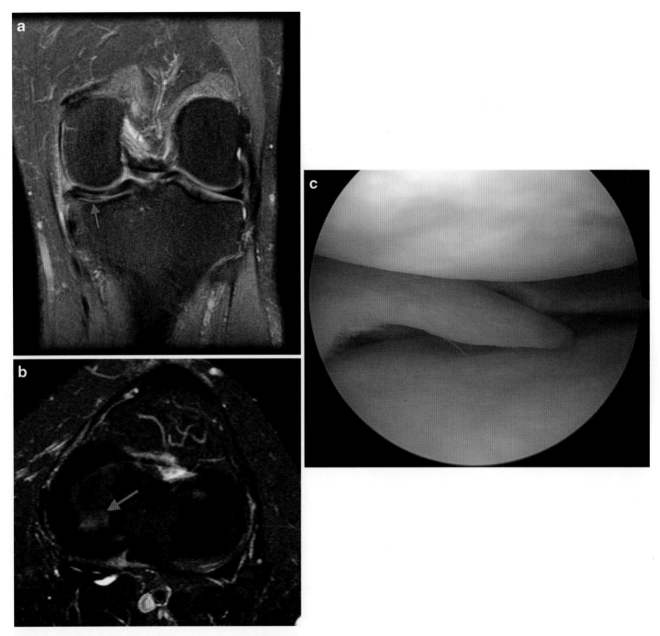

图 3.8　垂直瓣状（斜行）撕裂。（**a**）冠状位抑脂 T2 图像显示撕裂的放射状部分；（**b**）轴位抑脂 T2 图像具体显示撕裂的形状（箭）；（**c**）该患者的关节镜图像显示了这种垂直瓣状撕裂

内侧半月板垂直瓣状（斜行）撕裂。患者接受了内侧半月板部分切除术，鼓励患者进行低碰撞性运动。

　　垂直瓣状（斜行、瓣状、鹦鹉嘴状）撕裂是不稳定的撕裂，多发生于年轻患者，通常由急性损伤造成[16]。该型类似于放射状撕裂：一般起源于半月板游离缘的垂直裂，随即呈放射状延伸；但该型撕裂的放射状延伸平行于半月板[16]。半月板撕裂出现的不稳定部分类似于鹦鹉的喙。

　　在 MRI 上，它们类似于放射状撕裂，在游离缘可见呈线性裂隙的异常信号。然而，撕裂平面在其

撕裂过程中改变方向。在此种情况下，薄层或定位良好的轴位图像可确定撕裂并非简单的放射状撕裂，而是垂直瓣状撕裂（图 3.8 a-c）。

水平瓣状撕裂：病例 6（图 3.9 a-d）

　　56 岁女性，摔倒时膝盖着地。患者因膝盖弥漫性疼痛和肿胀就诊，并诉说有交锁感。经保守治疗 2 个月后症状未缓解。行 MRI 检查显示内侧半月板水平瓣状撕裂。关节镜检查示内侧半月板不稳定瓣状撕

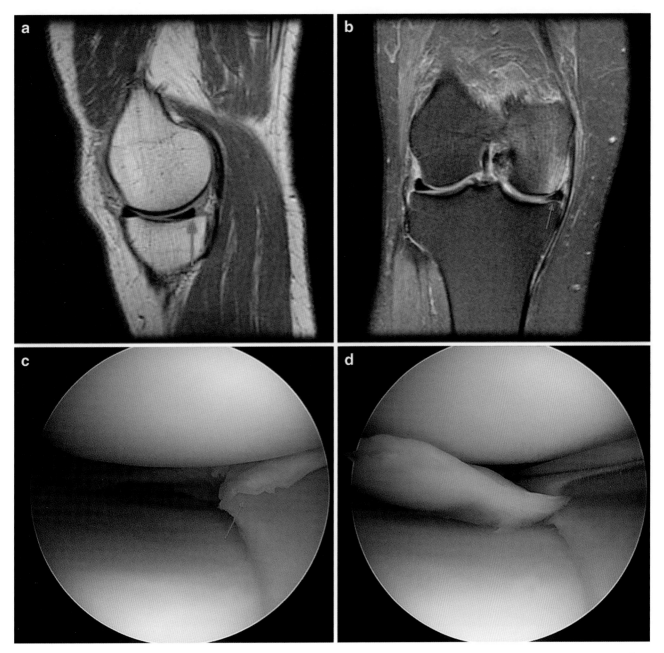

图 3.9 水平瓣状撕裂。（**a**）矢状位质子密度图像显示内侧半月板后角截断后的不规整外观（箭）；（**b**）冠状位抑脂 T2 图像显示异常截断的内侧半月板（箭）；（**c,d**）关节镜图像显示瓣状结构向周缘移位（箭，**c**），随即探查瓣状结构（**d**）

裂并移位，手术切除不稳定半月板，术后症状缓解。

　　水平瓣状撕裂本质是水平撕裂累及半月板的一小部分，即撕裂的小部分半月板不稳定并向外周移位[25,32,35]（图 3.9 a-d）。这些撕裂往往会引起机械症状[36]。

　　MRI 上显示半月板截断或水平撕裂[37]；有时，半月板瓣移位并不明显。当这些撕裂出现在半月板体部时，不稳定的碎片可能会移入内侧副韧带下方的凹陷上部（或凹陷下部，但不常见）；外侧半月板体部

撕裂移位不常见[37]。位于内侧凹陷下部处的碎片很难在常规关节镜检查中看到，只有当探钩滑动至外周半月板下表面时才明显[35]。同样，外侧半月板后角（posterior horn lateral meniscus，PHLM）的水平瓣状撕裂可能会移位到半月板的后切迹或腘肌腱裂孔[36-37]。

复杂撕裂：病例 7（图 3.10 a-d）

　　60 岁男性运动员，因膝关节疼痛、交锁就诊，

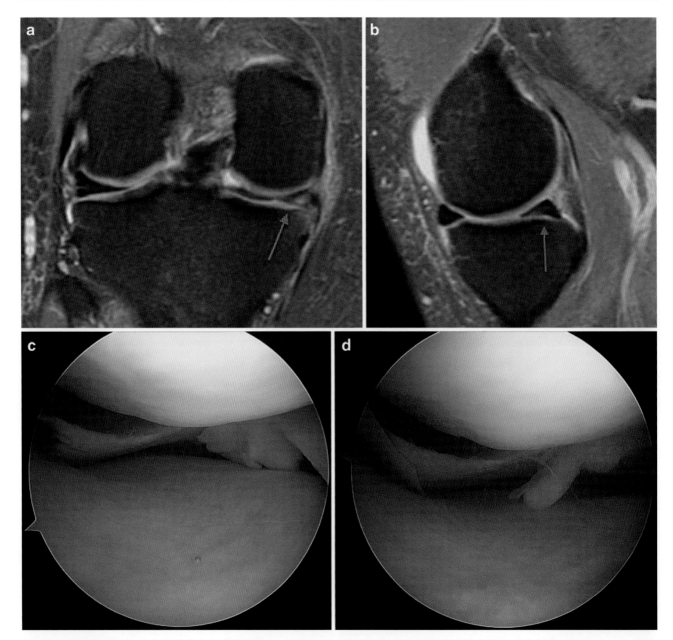

图 3.10 复杂撕裂。(a,b) 冠状位和矢状位抑脂 T2 图像显示内侧半月板后角复杂撕裂的水平和垂直部分 (箭);(c,d) 该患者复杂撕裂的关节镜图像

疼痛可因慢跑而加剧，并在过去 3 个月内加重。MRI 显示内侧半月板后角的复杂撕裂。关节镜检查中证实内侧半月板后角的复杂撕裂。患者接受了内侧半月板部分切除术，症状消失。

复杂的半月板撕裂往往是多平面的。这种撕裂往往是退行性撕裂，多发于老年患者，通常不适合修复。在 MRI 上，半月板结构明显破坏，在冠状面和矢状面上有多条异常信号 (图 3.10 a-d) [12,25]。

根性撕裂：病例 8 (图 3.11 a-d)

一名健康、运动量较多的 47 岁男性在打网球时突发膝关节疼痛和肿胀。疼痛始于发球时扭转膝关节。体格检查示内侧关节线压痛，少量积液，McMurray 征阳性。MRI 显示内侧半月板的后根撕裂。关节镜检查发现内侧半月板后根部分撕裂及关节软骨 2 度退变。予以修整半月板不稳定部分。术后 4 个月，患者报告症状消退并可参加运动。

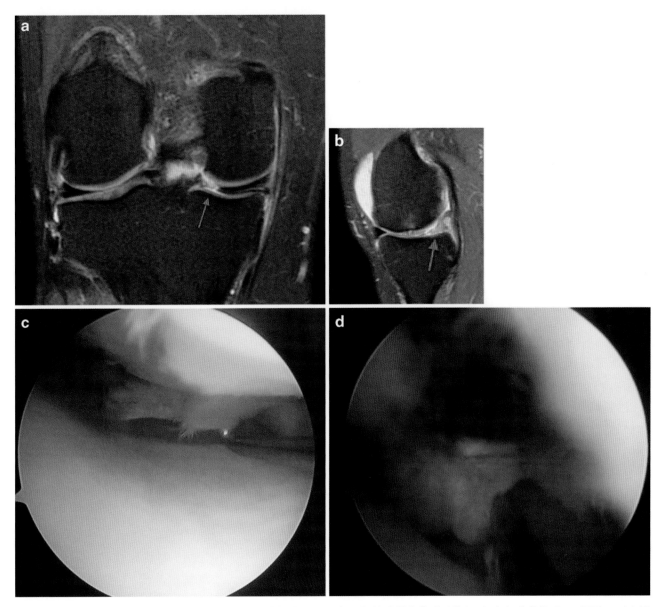

图 3.11　后根撕裂。（**a**）冠状位抑脂 T2 图像显示内侧半月板后角根部的放射状撕裂（箭）；（**b**）矢状位抑脂 T2 图像显示鬼影（缺失）半月板征（箭）；（**c,d**）关节镜图像显示探钩探及邻近根性撕裂

　　半月板根性撕裂不属于 ISAKOS 分类的半月板撕裂[25]。通常认为这种撕裂难以在关节镜检查中发现[11,38]，并且在 MRI 上也常被忽视[39]。然而，更好地理解其在 MRI 上的表现可提高放射学诊断水平[40]。

　　大多数根性撕裂是放射状撕裂，且位于后部[40]。内侧半月板后根撕裂更常见的是由退行性变导致，并且通常发生于 40 岁以上的患者；而外侧半月板后根撕裂通常与年轻患者的 ACL 撕裂相关[26,38,41]。

　　在 MRI 上，必须仔细检查冠状位和矢状位图像，仔细跟踪其根部（在胫骨上的）嵌入点。由于

液体（关节液）深入到放射状根性撕裂中，液体敏感序列往往是最有价值的[11]。放射状根性撕裂在冠状面图像上表现为液体样裂隙，并常在连续矢状面图像上表现为“鬼影半月板（ghost meniscus）”，即：半月板后根在一个层面上为正常黑色信号，但在下一个层面上却看不见（图 3.11 a-d）[12]。

　　外侧半月板后根撕裂可能会显示比典型的裂隙和鬼影半月板更多的异常信号[26]。在年龄小于 30 岁的患者，外侧半月板后根升高的信号意味着半月板撕裂，还可能合并前交叉韧带撕裂；对于大于 40 岁，没有外伤史的患者，往往是半月板退变

的表现[12]。

根性撕裂在冠状面上的另一信号，特别是对于内侧半月板后根，是挤出征[39]。挤出征定义为在中位冠状面 MRI 上半月板体延伸至胫骨平台边缘外 3 mm 以上（图 3.12）。然而，挤出征并不是一个特异性征象。在半月板严重放射状撕裂和复杂撕裂时，挤出征也很常见[42-44]。挤出征亦可见于关节炎，特别是当站立位 X 线片提示受累关节间室狭窄时。

半月板撕裂的次级 MRI 征象

在 MRI 上可以注意到许多次级半月板撕裂征象。急性损伤患者的半月板正下方存在胫骨骨挫伤，提示上方半月板撕裂[12]（图 3.12）。在 1999 年的一项研究中，Kaplan 及同事[45] 在 25 例 ACL 撕裂患者的 MRI 检查中发现，24 例有半月板与关节囊分离或内侧胫骨骨挫伤信号上有半月板后角外周撕裂。

半月板周缘囊肿是紧邻半月板周缘的包含液体的病理改变。这些囊肿提示潜在的半月板撕裂，关节液渗出至撕裂处形成囊肿（图 3.13 a-d）[46]。

半月板横韧带

大多数膝关节有一条横贯内外半月板的韧带（膝横韧带）将两个半月板的前角相互连接在一起。半月板横韧带附着在外侧半月板前角处，MRI 可能显示一条升高的信号，易与半月板撕裂相混淆。在连续的矢状面图像上识别该位置，可发现横韧带逐渐远离该点，可以帮助人们区别半月板的正常结构与撕裂伤（图 3.14 a,b）[12]。

盘状半月板

盘状半月板较正常半月板更长、更厚，向关节中心延伸更远。日本人和韩国人较西方人盘状半月板更常见；盘状半月板可能是完全型，就像一块厚板；可能是不完全型，即虽然增大，但仍然有几分

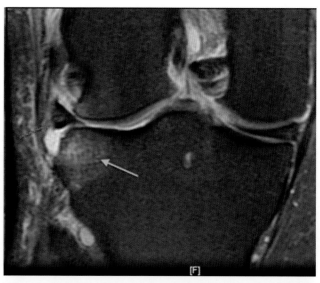

图 3.12 挤出的半月板。冠状位抑脂 T2 图像显示挤出的外侧半月板（红色箭）以及下面的胫骨骨挫伤（绿色箭）

三角形状；或罕见的 Wrisberg 变异，即主要附着点为板股韧带代替实质的胫骨附着[47]。外侧盘状半月板的数目大约是内侧盘状半月板的 10 倍[48-49]。

在 MRI 上诊断盘状半月板最简单的方法是测量冠状位图像上半月板体部最短的横向宽度，当此值大于 14 mm 时，定性为盘状半月板（图 3.15 a-c）[50]。在矢状位序列上，三个或更多的"领结征"也提示盘状半月板[49]。相对于非盘状半月板，MRI 诊断盘状半月板撕裂的准确性是否下降这一问题在既往文献中的观点大相径庭。尽管累及半月板关节面的异常信号和形态不规则对某些[51] 盘状半月板撕裂具有高度的预测性，但在其余研究中其准确性有所降低[12,48]。

总结

半月板撕裂有多种治疗选择。其治疗方式和结果取决于撕裂形状、是否移位和稳定性等多种因素。MRI 半月板撕裂的描述和影像及相应的关节镜图像将对应学习，帮助医生在影像学上更好地识别半月板撕裂。

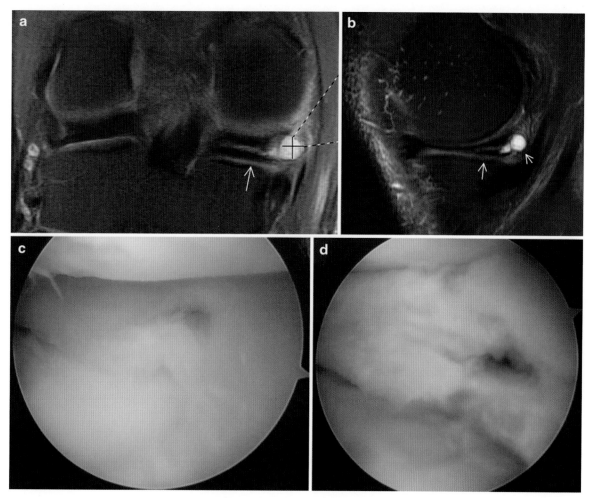

图 3.13　次级征象：半月板周缘囊肿。冠状位抑脂 T2 图像（**a**）和矢状位抑脂 T2 图像（**b**）显示内侧半月板后角（实心箭和长箭）的水平撕裂以及邻近半月板周边的高信号液体聚集（虚线和小箭头），符合半月板周缘囊肿；（**c**）关节镜下图像显示半月板撕裂；（**d**）半月板部分切除术后的关节镜图像显示半月板周缘囊肿的开口

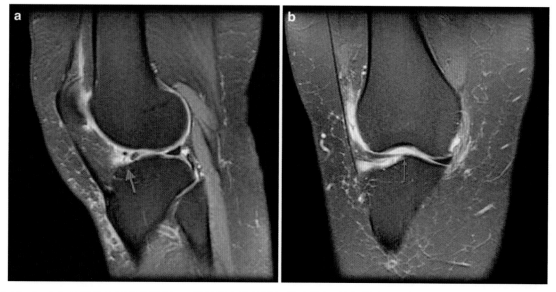

图 3.14　（**a,b**）矢状位和冠状位抑脂 T2 像显示半月板横韧带（箭），该韧带有时可能与外侧半月板前角撕裂相混淆

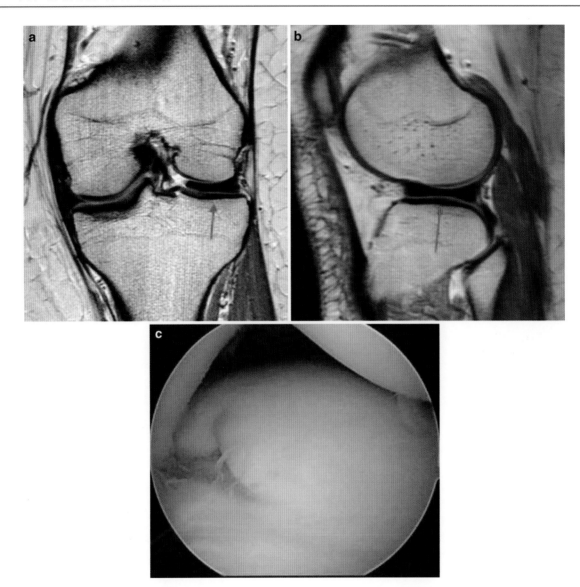

图 3.15　盘状半月板。外侧完全盘状半月板（Ⅰ型）的中冠状位图像质子密度（**a**）图像和矢状位质子密度（**b**）图像显示，外侧半月板体部大于正常（箭）；（**c**）关节镜图像显示盘状半月板几乎覆盖整个外侧胫骨平台

参考文献

1. Higuchi H, Kimura M, Shirakura K, et al. Factors affecting long-term results after arthroscopic partial meniscectomy. Clin Orthop Relat Res. 2000;377:161–8.

2. Weinstabl R, Muellner T, Vecsei V, et al. Economic considerations for the diagnosis and therapy of meniscal lesions: can magnetic resonance imaging help reduce the expense? World J Surg. 1997;21(4):363–8.

3. McNally EG, Nasser KN, Dawson S, et al. Role of magnetic resonance imaging in the clinical management of the acutely locked knee. Skelet Radiol. 2002;31(10):570–3.

4. Elvenes J, Jerome CP, Reikeras O, et al. Magnetic resonance imaging as a screening procedure to avoid arthroscopy for meniscal tears. Arch Orthop Trauma Surg. 2000;120(1–2):14–6.

5. Feller JA, Webster KE. Clinical value of magnetic resonance imaging of the knee. ANZ J Surg. 2001;71(9):534–7.

6. Yan R, Wang H, Yang Z, et al. Predicted probability of meniscus tears: comparing history and physical examination with MRI. Swiss Med Wkly. 2011;141(w13314):1–7.

7. Tenuta JJ, Arciero RA. Arthroscopic evaluation of meniscal repairs. Factors that effect healing. Am J Sports Med. 1994;22(6):797–802.

8. Rath E, Richmond JC. The menisci: basic science and advances in treatment. Br J Sports Med. 2000;34(4):252–7.

9. Jee WH, McCauley TR, Kim JM, et al. Meniscal tear configurations: categorization with MR imaging. AJR Am J Roentgenol. 2003;180(1):93–7.

10. Nourissat G, Beaufils P, Charrois O, et al. Magnetic resonance imaging as a tool to predict reparability of longitudinal full-thickness meniscus lesions. Knee Surg Sports Traumatol Arthrosc. 2008;16(5):482–6.

11. Rosas HG, De Smet AA. Magnetic resonance imaging of the meniscus. Top Magn Reson Imaging. 2009;20(3):151–73.

12. De Smet AA. How I diagnose meniscal tears on knee MRI. AJR Am J Roentgenol. 2012;199(3):481–99.

13. Brody JM, Hulstyn MJ, Fleming BC, et al. The meniscal roots: gross anatomic correlation with 3-T MRI findings. AJR Am J Roentgenol. 2007;188(5):W446–50.

14. Kohn D, Moreno B. Meniscus insertion anatomy as a basis for meniscus replacement: a morphological cadaveric study. Arthroscopy. 1995;11(1):96–103.
15. Fox MG. MR imaging of the meniscus: review, current trends, and clinical implications. Magn Reson Imaging Clin N Am. 2007; 15(1):103–23.
16. Huysse WC, Verstraete KL, Verdonk PC, et al. Meniscus imaging. Semin Musculoskelet Radiol. 2008;12(4):318–33.
17. Anderson MW. MR imaging of the meniscus. Radiol Clin N Am. 2002;40(5):1081–94.
18. Kaplan PA, Nelson NL, Garvin KL, et al. MR of the knee: the significance of high signal in the meniscus that does not clearly extend to the surface. AJR Am J Roentgenol. 1991;156(2):333–6.
19. De Smet AA, Norris MA, Yandow DR, et al. MR diagnosis of meniscal tears of the knee: importance of high signal in the meniscus that extends to the surface. AJR Am J Roentgenol. 1993; 161(1):101–7.
20. De Smet AA, Tuite MJ. Use of the "two-slice-touch" rule for the MRI diagnosis of meniscal tears. AJR Am J Roentgenol. 2006;187(4):911–4.
21. Oei EH, Nikken JJ, Verstijnen AC, et al. MR imaging of the menisci and cruciate ligaments: a systematic review. Radiology. 2003; 226(3):837–48.
22. Sampson MJ, Jackson MP, Moran CJ, et al. Three Tesla MRI for the diagnosis of meniscal and anterior cruciate ligament pathology: a comparison to arthroscopic findings. Clin Radiol. 2008;63(10): 1106–11.
23. Magee T, Williams D. Detection of meniscal tears and marrow lesions using coronal MRI. AJR Am J Roentgenol. 2004; 183(5):1469–73.
24. Gokalp G, Nas OF, Demirag B, et al. Contribution of thin-slice (1 mm) axial proton density MR images for identification and classification of meniscal tears: correlative study with arthroscopy. Br J Radiol. 2012;85:e871–8.
25. Anderson AF, Irrgang JJ, Dunn W, et al. Interobserver reliability of the International Society of Arthroscopy, Knee Surgery and Orthopaedic Sports Medicine (ISAKOS) classification of meniscal tears. Am J Sports Med. 2011;39(5):926–32.
26. De Smet AA, Blankenbaker DG, Kijowski R, et al. MR diagnosis of posterior root tears of the lateral meniscus using arthroscopy as the reference standard. AJR Am J Roentgenol. 2009;192(2):480–6.
27. Rao N, Patel Y, Opsha O, et al. Use of the V-sign in the diagnosis of bucket-handle meniscal tear of the knee. Skelet Radiol. 2012; 41(3):293–7.
28. Sparacia G, Barbiera F, Bartolotta TV, et al. Pitfalls and limitations of magnetic resonance imaging in bucket-handle tears of knee menisci. Radiol Med. 2002;104(3):150–6.
29. Magee TH, Hinson GW. MRI of meniscal bucket-handle tears. Skelet Radiol. 1998;27(9):495–9.
30. Dorsay TA, Helms CA. Bucket-handle meniscal tears of the knee: sensitivity and specificity of MRI signs. Skelet Radiol. 2003; 32(5):266–72.
31. Ververidis AN, Verettas DA, Kazakos KJ, et al. Meniscal bucket handle tears: a retrospective study of arthroscopy and the relation to MRI. Knee Surg Sports Traumatol Arthrosc. 2006;14(4):343–9.
32. Ruff C, Weingardt JP, Russ PD, et al. MR imaging patterns of displaced meniscus injuries of the knee. AJR Am J Roentgenol. 1998;170(1):63–7.
33. Harper KW, Helms CA, Lambert III HS, et al. Radial meniscal tears: significance, incidence, and MR appearance. AJR Am J Roentgenol. 2005;185(6):1429–34.
34. Magee T, Shapiro M, Williams D. MR accuracy and arthroscopic incidence of meniscal radial tears. Skelet Radiol. 2002;31(12):686–9.
35. Lecas LK, Helms CA, Kosarek FJ, et al. Inferiorly displaced flap tears of the medial meniscus: MR appearance and clinical significance. AJR Am J Roentgenol. 2000;174(1):161–4.
36. Vande Berg BC, Malghem J, Poilvache P, et al. Meniscal tears with fragments displaced in notch and recesses of knee: MR imaging with arthroscopic comparison. Radiology. 2005; 234(3):842–50.
37. McKnight A, Southgate J, Price A, et al. Meniscal tears with displaced fragments: common patterns on magnetic resonance imaging. Skelet Radiol. 2010;39(3):279–83.
38. Brody JM, Lin HM, Hulstyn MJ, et al. Lateral meniscus root tear and meniscus extrusion with anterior cruciate ligament tear. Radiology. 2006;239(3):805–10.
39. Ozkoc G, Circi E, Gonc U, et al. Radial tears in the root of the posterior horn of the medial meniscus. Knee Surg Sports Traumatol Arthrosc. 2008;16(9):849–54.
40. Lee YG, Shim JC, Choi YS, et al. Magnetic resonance imaging findings of surgically proven medial meniscus root tear: tear configuration and associated knee abnormalities. J Comput Assist Tomogr. 2008;32(3):452–7.
41. Koenig JH, Ranawat AS, Umans HR, et al. Meniscal root tears: diagnosis and treatment. Arthroscopy. 2009;25(9):1025–32.
42. Choi CJ, Choi YJ, Lee JJ, et al. Magnetic resonance imaging evidence of meniscal extrusion in medial meniscus posterior root tear. Arthroscopy. 2010;26(12):1602–6.
43. Lerer DB, Umans HR, Hu MX, et al. The role of meniscal root pathology and radial meniscal tear in medial meniscal extrusion. Skelet Radiol. 2004;33(10):569–74.
44. Costa CR, Morrison WB, Carrino JA. Medial meniscus extrusion on knee MRI: is extent associated with severity of degeneration or type of tear? AJR Am J Roentgenol. 2004; 183(1):17–23.
45. Kaplan PA, Gehl RH, Dussault RG, et al. Bone contusions of the posterior lip of the medial tibial plateau (contrecoup injury) and associated internal derangements of the knee at MR imaging. Radiology. 1999;211(3):747–53.
46. De Smet AA, Graf BK, del Rio AM. Association of parameniscal cysts with underlying meniscal tears as identified on MRI and arthroscopy. AJR Am J Roentgenol. 2011;196(2):W180–6.
47. Kim YG, Ihn JC, Park SK, et al. An arthroscopic analysis of lateral meniscal variants and a comparison with MRI findings. Knee Surg Sports Traumatol Arthrosc. 2006;14(1):20–6.
48. Ryu KN, Kim IS, Kim EJ, et al. MR imaging of tears of discoid lateral menisci. AJR Am J Roentgenol. 1998;171(4):963–7.
49. Rohren EM, Kosarek FJ, Helms CA. Discoid lateral meniscus and the frequency of meniscal tears. Skelet Radiol. 2001;30(6):316–20.
50. Araki Y, Yamamoto H, Nakamura H, et al. MR diagnosis of discoid lateral menisci of the knee. Eur J Radiol. 1994; 18(2):92–5.
51. Yoo WJ, Lee K, Moon HJ, et al. Meniscal morphologic changes on magnetic resonance imaging are associated with symptomatic discoid lateral meniscal tear in children. Arthroscopy. 2012; 28(3):330–6.

软骨损伤

4

Brian C. Domby，Richard B. Williams 和 Eric C. McCarty　著
熊依林　杨　烨　译　李宇晟　谢文清　校

概述

关节软骨的损伤是引发膝关节功能不良的一个常见因素。对于关节软骨损伤这一疾病来说，种类多样，轻者如孤立的软骨缺损，重者如弥漫性的软骨缺失及骨关节炎。关节软骨主要由 II 型软骨（也称为透明软骨）组成，软骨无血管分布并且缺乏自我修复的能力。当损伤范围扩大到软骨下骨板时会引起出血、骨髓细胞浸润以及纤维软骨性愈合反应。然而，纤维软骨的主要成分为 I 型胶原，较组成有序的 II 型透明软骨抗磨损性能弱[1]。而未深入到软骨下骨的软骨损伤除非受到额外刺激，一般较少发生愈合反应[2]。

Outerbridge 分级（Outerbridge classification）是目前最常见的用于关节软骨损伤的分级系统。0 级表示正常软骨；I 级表示软骨的软化和肿胀；II 级表示伴有裂纹的部分缺损，但裂纹未延伸到软骨下骨；III 级表示裂纹延伸到软骨下骨；IV 级表示软骨缺损伴软骨下骨外露。

关节软骨损伤的患者常表现出活动相关的膝痛和肿胀。典型的膝痛局限于膝关节一个间室并且可能还有机械力学症状，患者跛行，并伴有膝关节积液。典型表现还有受累间室的关节线压痛。患者也可能合并肢体对线不良和韧带不稳，如果存在该症状必须予以纠正[2]。髌骨不稳是髌骨关节软骨损伤的常见原因。

膝关节的 X 线影像检查包括负重位前后位片、膝关节屈曲 45° 后前位片（Rosenberg 位）、侧位片和髌骨轴位片（Merchant 位或 Skyline 位）。当需要量化下肢对线不良时，应拍摄站立位双下肢全长片[2]。MRI 用于评价关节软骨和软骨下骨情况，以及是否伴有半月板和韧带损伤或缺陷。然而在测量软骨损伤程度的准确性上，目前仍存争议，有学者指出 MRI 会低估损伤的范围。

膝关节软骨缺损的非手术治疗方式包括减少负重、理疗、锻炼、佩戴支具、关节腔药物注射（糖皮质激素和透明质酸补充治疗）、调整活动方式和抗炎治疗等。

如果非手术治疗无效，可以考虑手术治疗。术式可分为传统术式和改进术式。传统术式包括病灶清理术（debridement）（也称软骨成形术）和骨髓刺激术。骨髓刺激术包括软骨打磨成形术、钻孔术和微骨折术。这些术式穿透软骨下骨板，引起出血反应和骨髓细胞溢出，从而在缺损处形成血凝块。凝块重塑为纤维软骨组织，但纤维软骨组织较正常的 II 型透明软骨的抗磨损性要差[2,5]。

改进的软骨修复术式（cartilage repair techniques）可以分为软骨重建术和软骨置换术。软骨重建术包括自体软骨细胞移植（autologous chondrocyte implantation，ACI）、基质诱导的自体软骨细胞移植（matrix-associated ACI，MACI）和同种异体幼年关节

B.C. Domby, MD (✉) • R.B. Williams, MD
Department of Orthopedics, Sports Medicine, University of Colorado Hospital, Boulder, CO, USA
e-mail: bdomby@gmail.com; Richard.williams@ucdenver.edu

E.C. McCarty, MD
Department of Orthopedics, Sports Medicine, University of Colorado Hospital, Boulder, CO, USA

Department of Orthopedics, University of Colorado School of Medicine, Boulder, CO, USA

Department of Integrative Physiology, University of Colorado, Boulder, CO, USA

Department of Athletics, University of Colorado, Boulder, CO, USA
e-mail: Eric.mccarty@ucdenver.edu

S.F. Brockmeier (ed.), *MRI-Arthroscopy Correlations: A Case-Based Atlas of the Knee, Shoulder, Elbow and Hip*,
DOI 10.1007/978-1-4939-2645-9_4, © Springer Science+Business Media New York 2015

软骨碎块移植（juvenile allogeneic cartilage，DeNovo）。软骨置换术包括自体骨软骨移植（osteochondral autograft transplantation，OATS）和同种异体骨软骨移植。软骨修复的术式选择决定于许多因素，包括损伤的大小、损伤处下方的骨质情况、损伤的位置、既往手术史和患者对手术的期望等。

本章将以病例的形式来分析膝关节软骨损伤在 MRI 和关节镜下表现的关联，探讨每例患者的诊断和治疗方案。共有 7 个病例，包括：

1. 微骨折术治疗股骨髁 II 级和 IV 级软骨损伤
2. 镶嵌式 OATS 治疗股骨髁 IV 级软骨损伤
3. 关节镜下膝关节不稳定非典型剥脱性骨软骨炎（osteochondritis dissecans，OCD）固定术
4. 开放式膝关节不稳定典型 OCD 固定术
5. 同种异体骨软骨移植治疗软骨成形术失败后的股骨髁软骨 II～III 级损伤
6. 同种异体骨软骨移植治疗股骨髁伴骨缺损的 IV 级软骨损伤
7. ACI 治疗髌骨 IV 级软骨损伤

病例 1：微骨折术治疗股骨髁 II 级和 IV 级软骨损伤

病史 / 体格检查

男性，19 岁，大学足球运动员，以"右膝疼痛肿胀 1 周"为主诉就诊于骨科诊室。右膝内侧和外侧关节线处疼痛，无明显外伤史，疼痛和肿胀症状随着季节不同，进展恶化，偶发与疼痛相关的弹响。否认有膝关节交锁或不稳定。

体格检查示右膝皮肤完整，未见红斑（erythema）或皮温升高。中度积液，内侧和外侧关节线有压痛。McMurray 征轻度阳性。内外翻应力试验稳定。Lachman 征、前抽屉实验和后抽屉实验均为阴性。

影像学

患者进一步行 MRI 检查评估半月板和软骨情况。图像包括快速 T2 抑脂像横断面、矢状位和冠状位图像以及 T1 像矢状位图像。

MRI 检测出一处直径为 8 mm 的全层软骨缺损，累及股骨外侧髁后方的负重区，并伴有轻度的骨髓水肿。见图 4.1 a-c。右膝内、外侧半月板完整，韧带结构完整，未见异常。值得注意的是，在 T2 像上股骨内侧髁信号增高，但内侧间室表面的软骨是完整的。

由于患者在季节末症状持续存在，特别是外侧关节线的疼痛和肿胀，而且 MRI 发现有股骨外侧髁负重区的全层软骨缺损，因此考虑采用外科治疗。评估了手术风险和收益之后，患者选择行诊断性关节镜探查，必要时对软骨缺损行微骨折手术。

关节镜

将患者安置于手术室后，取仰卧位，行标准的右膝诊断性关节镜探查。术中见多个小型的软骨游离体，直径小于 2 mm，见图 4.2 a,b。于股骨外侧髁发现一处小面积的 IV 级软骨损伤，直径 4 mm，并且周围包绕近 4 mm 宽的 II 级软骨损伤区，见图 4.2 c。最后还发现外侧半月板有一处小的水平撕裂，撕裂处部分可翻转至髁间窝，见图 4.3 a,b。镜下发现的软骨缺损与 MRI 结果很一致。

采用 4.0 mm 关节镜刨削刀轻松地去除了关节内小型的软骨游离体。然后采用半月板咬钳和刨削刀对外侧半月板的水平撕裂进行部分切除成形术，见图 4.3 c。最后，处理股骨外侧髁的软骨缺损，先对软骨缺损处进行清理，至软骨下骨层面，注意保持缺损周围软骨的稳定性。然后以微骨折锥钻孔，孔深至软骨下骨。关闭关节镜灌洗液，确认微骨折孔处出血，见图 4.4 a,b。

病例 2：镶嵌式 OATS 治疗股骨髁 IV 级软骨损伤

病史 / 体格检查

男性，33 岁，左膝反复疼痛 6 个月。患者因从汽车上搬动发动机组件时膝关节过伸而扭伤。当时患者感到膝关节弹响和外侧疼痛，并在伤后数小时出现膝关节肿胀，保守治疗后疼痛和肿胀消退。然而，随着症状消退，患者感到关节不稳。关节不稳导致再一次膝关节过伸损伤，并伴有膝外侧锐痛和

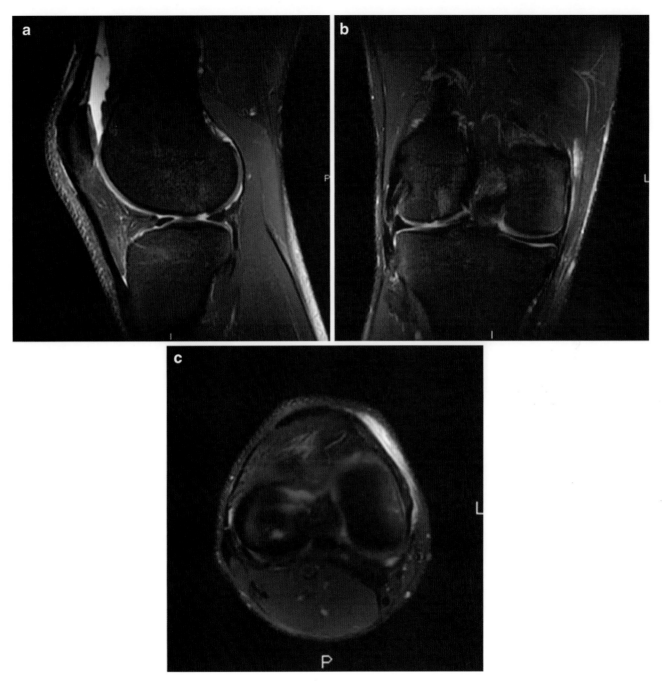

图 4.1 （**a-c**）右膝 3-T MRI 非增强矢状位、冠状位和横断面 T2 像示股骨外侧髁有一 8 mm 的 4 级软骨损伤，缺损处软骨下骨有少量高信号，未见囊肿形成或骨缺损

关节肿胀。自第二次受伤后，膝关节外侧疼痛、肿胀和关节不稳症状持续存在。

体格检查示左膝皮肤完整，未见红肿和皮温升高。关节中度积液，外侧关节线压痛呈阳性。左膝主动屈伸活动度为 15°～90°，被动屈伸活动度为 10°～100°。极度屈膝时可诱发膝关节外侧疼痛。McMurray 征提示有外侧卡锁和疼痛。膝关节内外翻应力试验阴性。Lachman 征、前后抽屉试验均阴性。

肢端血运和神经功能正常。

影像学

左膝前后位和 Rosenberg 位 X 线示膝关节间隙正常，且前后位和侧位 X 线未见明显透亮影，见图 4.5 a，b。

患者进一步行 MRI 检查评估半月板和软骨情

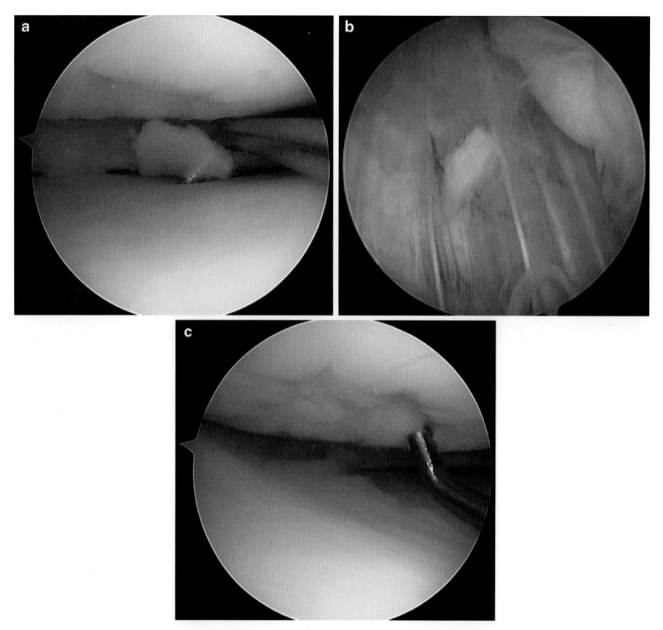

图 4.2 （a-c）两处关节镜视野中发现直径 2 ~ 4 mm 的游离软骨碎片，股骨外侧髁发现一直径约 8 mm 的软骨缺损区

况。图像包括快速 T2 抑脂像横断位、矢状位和冠状位图像以及 T1 像矢状位图像。

MRI 提示股骨外侧髁后方有骨髓水肿，骨髓水肿处的软骨在 T2 像上有异常高信号。在软骨和软骨下骨交界面有线性的高信号，提示存在分层或活瓣，前后位上分层的范围约 1.4 cm。膝关节同时合并有少量的关节积液，见图 4.6 a,b。其他结构未见异常。

鉴于患者的膝关节有持续性外侧疼痛和肿胀，考虑行关节镜手术和软骨修复术。评估手术风险和收益后，患者决定接受手术。

关节镜

将患者安置于手术室，取仰卧位，行标准的左膝诊断性关节镜探查。在屈膝 45° 时发现股骨外侧髁有一（9×15）mm 大小的Ⅳ级软骨缺损区域，缺损区前方变窄，伴有活动的软骨瓣，见图 4.7 a,b。关节镜下表现与 MRI 结果相符。

采用关节镜刨削刀清理软骨损伤区域至软骨下骨层面，并以自体骨软骨移植系统量取大小，见图 4.8 a-c。术中选取股骨滑车内上方为自体骨软骨供区，在此

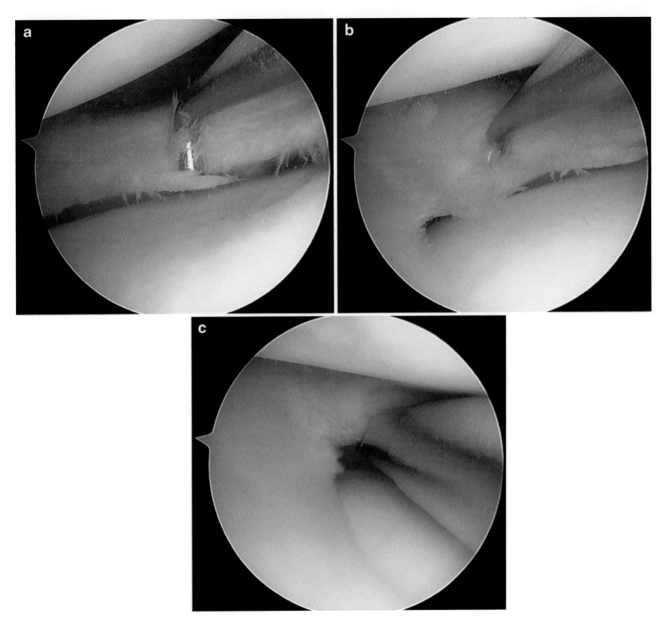

图 4.3 （a-c）关节镜下发现外侧半月板水平撕裂，撕裂处可用探针探及不稳定活瓣，采用 4.0 mm 关节镜刨削刀对撕裂处进行清理

区域取两块软骨栓，大小分别为（10×14）mm 和（6×14）mm。移植受区移去大小分别为（10×12）mm 和（6×12）mm 的骨核。将两块骨软骨栓先后置入相应的孔洞中，见图 4.9 a-c。

关于微骨折术和镶嵌式 OATS 的讨论

软骨损伤在 T1 和 T2 像上都很明显。这些损伤表现为软骨变薄、裂隙或全层缺损。在 T2 像上，由于缺损处填有关节液，容易识别软骨全层缺损，表现为软骨缺损处的高信号延伸至软骨下骨的低信号层面。缺损下方的骨质可在 T2 像上表现出骨髓水肿高信号，这取决于缺损处的长度、大小和肢体整体对线情况。

关节镜下软骨损伤可表现为许多不同类型。Outerbridge 分级系统有助于定义软骨损伤的严重程度。Ⅰ 级软骨损伤表现为软骨软化和（或）起泡；Ⅱ 级软骨损伤表现为软骨轻度变薄和可能存在的裂隙，并且裂隙未延伸至软骨下骨；Ⅲ 级软骨损伤表现为软骨变薄和裂隙延伸到软骨下骨；最后，Ⅳ 级

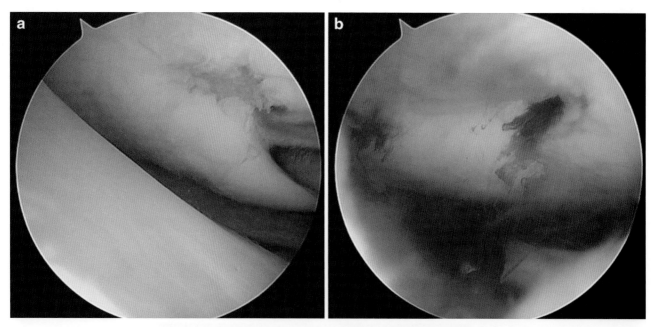

图 4.4 （a，b）关节镜下显示清理后保留周围稳定软骨的软骨缺损区，Ⅳ级软骨损伤区直径约为 4 mm，周围有近 4 mm 宽的Ⅱ级软骨损伤区包绕。以微骨折锥行微骨折术，关闭灌洗液，可见血液自微骨折洞处流出

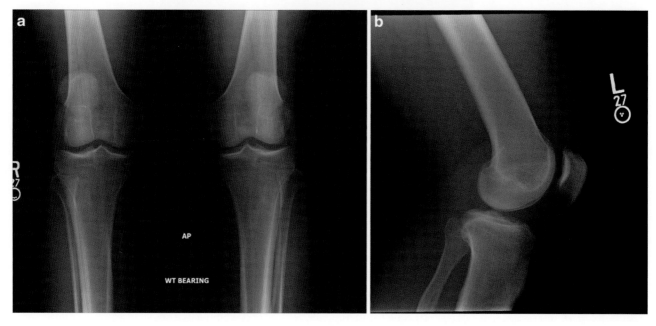

图 4.5 （a，b）左膝前后位及侧位片示关节间隙正常，未见透亮影

损伤表现为全层软骨缺损，软骨下骨外露。

在治疗这些软骨损伤时，Ⅰ级软骨损伤可不予处理。Ⅱ级损伤行清理术至正常和变薄软骨之间的稳定移行区。Ⅲ级和Ⅳ级软骨缺损需要更积极的治疗方式。首先清理损伤处至显露出稳定的软骨缘，接着移去钙化软骨层，暴露出软骨下骨，再根据软骨损伤程度决定进一步的手术方式。

微骨折术（microfracture）和其他骨髓刺激术（bone marrow-stimulating techniques）在软骨损伤小于 2 cm^2 时疗效不错，短期效果很好。但是，由于纤维软骨生物机械力学性能不如透明软骨，填入缺损处的纤维软骨寿命在长期研究中受到质疑。

OATS 适用于小于 10 mm^2 或均匀的软骨损伤，见病例 2。镶嵌式成形术可适用于更大的损伤。这些

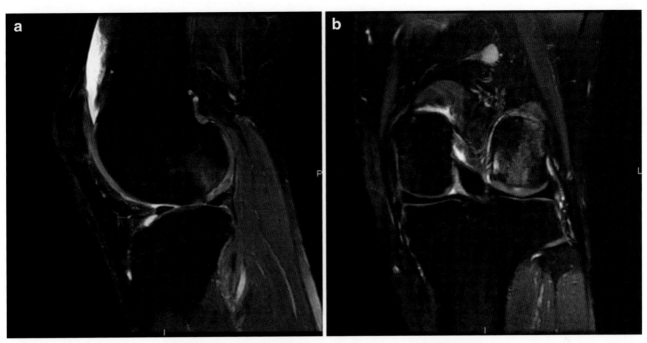

图 4.6 （a，b）左膝 3-T MRI 非增强矢状位、冠状位的 T2 像示股骨外侧髁后方的软骨缺损。在软骨和软骨下骨之间有液体高信号，提示软骨损伤有活瓣结构。缺损区域面积约为（9×15）mm。骨质内有水肿高信号，但未见囊肿或骨缺损

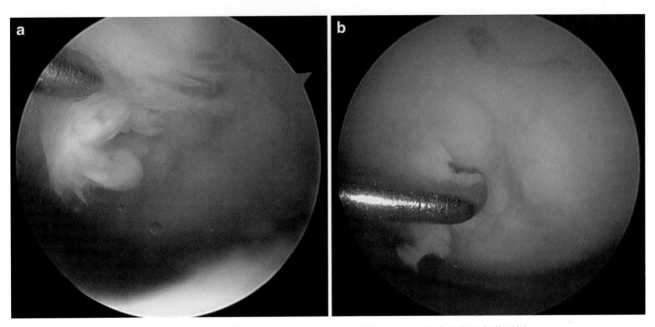

图 4.7 （a，b）关节镜下屈膝 45°可见股骨外侧髁后方有一较大的软骨损伤活瓣

术式的优势是软骨缺损可以被透明软骨填充，仅在骨软骨栓和周边软骨之间形成小的条带样纤维软骨。缺点在于，一是导致膝关节非负重区（供区）的软骨损伤，二是在行镶嵌式成形术时，骨软骨栓之间可能会填充较多的纤维软骨。

病例 3：关节镜下膝关节不稳定非典型 OCD 固定术

病史 / 体格检查

女性，13 岁，右膝疼痛 3 周。患者在球类活动

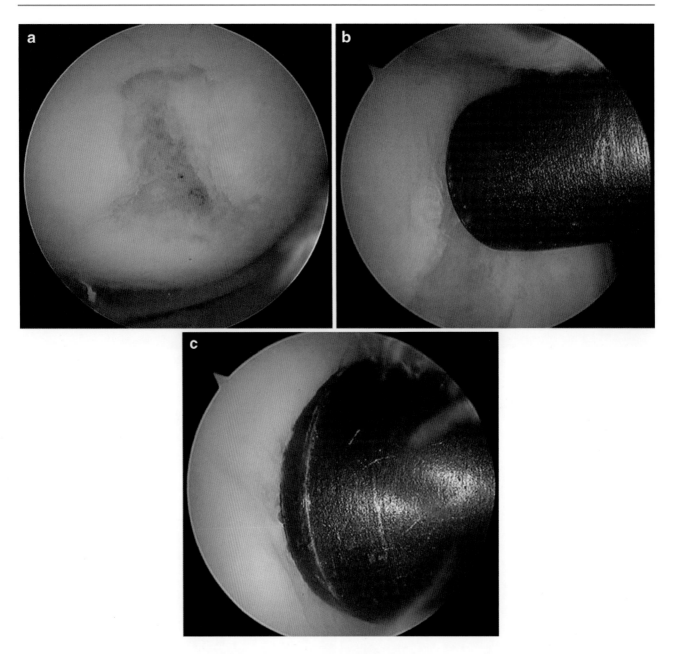

图 4.8 （**a-c**）关节镜下清理软骨损伤后可见两个直径分别为 6 mm 和 10 mm 的缺损区域

量增加后出现疼痛。疼痛局限于右膝外侧深处，屈膝及跑跳时加重，同时伴膝关节肿胀、弹响和关节铰锁。患者诉右膝平均每天有 2 次打软腿的现象。冰敷有助于缓解症状，但非甾体类抗炎药无效。值得注意的是，患者的姐姐有剥脱性骨软骨炎的病史。

体格检查示右膝皮肤完整，轻度积液肿胀。右膝内外侧关节线均有压痛。内外翻应力试验阴性。Lachman 征、前后抽屉试验均为阴性。McMurray 和 Wilson 试验也为阴性。

影像学

前后位和 Rosenberg 位 X 线示右膝关节间隙正常，未见透亮影。在髌骨轴位片上，滑车外侧可见透亮影，侧位片上也可见到该透亮影，见图 4.10 a,b。

患者进一步行 MRI 检查评估半月板和软骨情况。图像包括快速 T2 抑脂像横断位、矢状位和冠状位图像以及 T1 像矢状位图像。

MRI 示滑车上外侧一处（16×19）mm 骨软骨损伤。在骨软骨损伤上方有分散的硬化碎片，积液

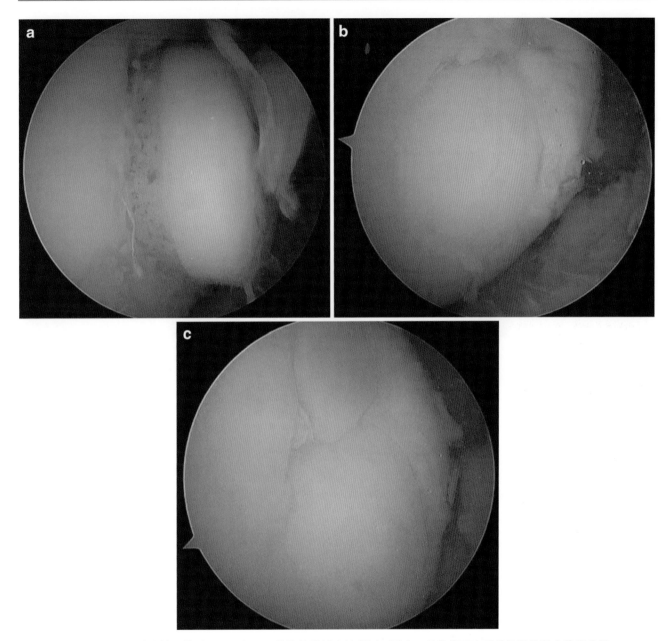

图 4.9　（a-c）关节镜下将（10×14）mm 骨软骨栓插入缺损区至平齐。最终将两个骨软骨栓均置入恰当位置

深入碎片并且碎片下方有骨髓水肿，见图 4.11 a-c。髌骨内外侧间室表面软骨正常，内外侧半月板及韧带结构无明显异常。

　　MRI 提示右膝滑车上外侧有一处不稳定剥脱性骨软骨炎病损。在讨论了手术风险和收益后，患者及其家人期望采用骨软骨固定术。

关节镜

　　将患者安置于手术室后，取仰卧位，行标准的右

膝诊断性关节镜探查。镜下见滑车上外侧一长 12 mm 松动软骨片，软骨片最上方仅有一小部分软骨相连，其下软骨下骨暴露，见图 4.12 a-c。软骨片很容易复位，遂决定行软骨片固定术。软骨片基底部分通过髌骨侧面辅助入路以刮匙刮净，并行骨髓刺激术，见图 4.13 a-c。软骨片复位后采用腰椎穿刺针临时固定。在髌骨上外侧行另一辅助入路。克氏针固定软骨片，以 1.7 mm 钻花手动钻孔后用 2 mm 空心螺钉将软骨片固定，见图 4.14 a,b。再额外置入两颗空心螺钉形成三角固定，见图 4.14 c。固定后，软骨片获

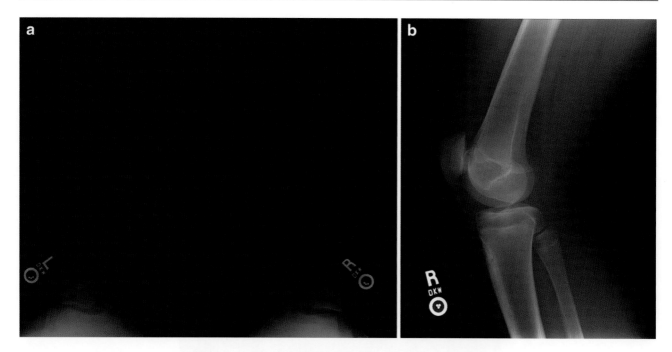

图 4.10 （a,b）右膝髌骨轴位及侧位片示滑车外侧透亮影

得稳定。螺钉头恰好埋在关节软骨表面以下。接着将关节内的游离碎片清理干净。由于 OCD 损伤没有累及负重区，患者的负重状态未受限。术后 12 周取出螺钉。

病例 4：开放式膝关节不稳定典型 OCD 固定术

病史 / 体格检查

男性，15 岁，左膝疼痛数月。患者无明显诱因出现左膝疼痛，无创伤史。自述疼痛位于膝关节深处，在高强度运动和极度屈膝时加重。同时伴有关节肿胀、僵硬感以及关节内有卡锁感。

体格检查示左膝皮肤完好，未见红肿和皮温升高。关节中度积液。仅髌韧带内侧有压痛。内外翻应力试验阴性。Lachman 征、前后抽屉试验均为阴性。McMurray 征和威尔逊试验可诱发左膝内侧疼痛。肢端血运和神经功能完好。

影像学

患者提供了已有的 MRI。额外进行了 MRI 检查

以进一步评估半月板和软骨情况。图像包括快速 T2 抑脂像横断位、矢状位和冠状位图像以及 T1 像矢状位图像。

MRI 显示股骨内侧髁后外侧面有一大块 OCD 损伤病灶。损伤部位分裂为两块碎片。在 T2 像上，损伤软骨和下方骨质之间有液体信号，见图 4.15 a,b。两碎片联合测量大小为（34×22）mm。T1 像显示软骨表面分层伴有下方骨质不规则信号，见图 4.15 c。余结构未见异常。

MRI 提示 OCD 损伤是不稳定的。与患者及其家属详细讨论了病情并分析了手术风险及获益后，患者及家属选择行软骨损伤固定术。

关节镜

将患者安置于手术室后，取仰卧位，行标准右膝诊断性关节镜探查。于右膝内侧间室，镜下可见一累及股骨内侧髁外侧部的大裂隙，见图 4.16 a。在近环形位置，裂隙延伸，仅前方部分附着，以探针探查，裂隙已深达软骨下骨，见图 4.16 b,c。掀起损伤软骨块时，可见一（35×20）mm 大小缺损区域，见图 4.16 d。缺损骨质以两个大碎片附着于软骨瓣。膝关节其他结构未见异常。

在内侧髌旁切口切开关节，暴露股骨内侧髁并

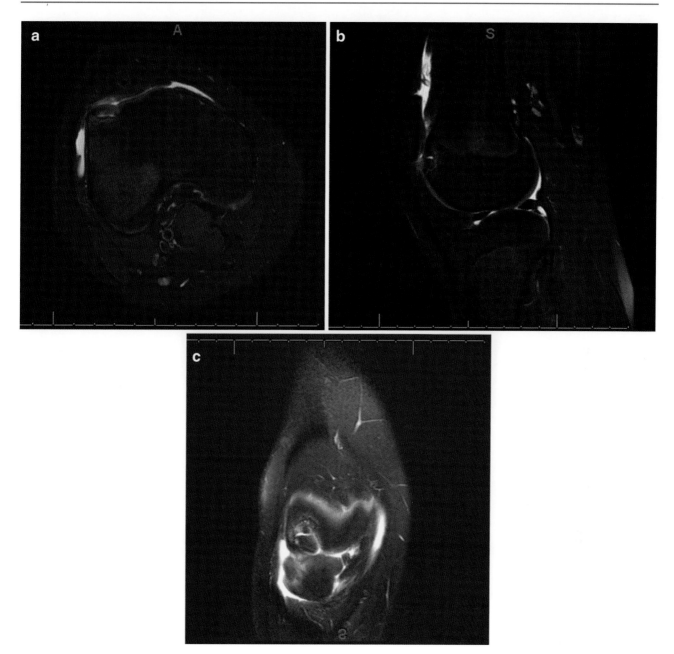

图 4.11　（**a-c**）右膝 3-T MRI 非增强横断位、矢状位、冠状位 T2 像示右膝滑车外侧有一处不稳定 OCD 损伤，软骨片大小为（16×19）mm

确认 OCD 损伤，见图 4.17 a。将 OCD 损伤骨床处的纤维组织清理干净。软骨块及其附着的骨质复位于骨床。应用 3 颗 2.0 mm 螺钉固定 OCD 损伤，螺钉头埋入关节软骨表面以下，见图 4.17 b。被动活动膝关节无异常，逐层缝合手术切口。

关于 OCD 的讨论

　　膝关节 OCD 损伤常见于青少年。典型损伤累及股骨内侧髁的后外侧部分，见病例 4。然而 OCD 损伤也可累及膝关节的其他部位，如病例 3 中的滑车前外侧。青少年 OCD 损伤的治疗方案取决于生长发育状态和损伤的稳定性。损伤的稳定性常以 MRI 评估。在 T1 和 T2 像上都可以发现损伤的信号。在 T1 像，稳定性好的 OCD 损伤软骨可表现正常，但由于 OCD 损伤累及软骨和软骨下骨，损伤软骨下方的骨质会表现出不规则表面。T2 像更有助于判定损伤的稳定性。在病例 3 和病例 4 中，OCD

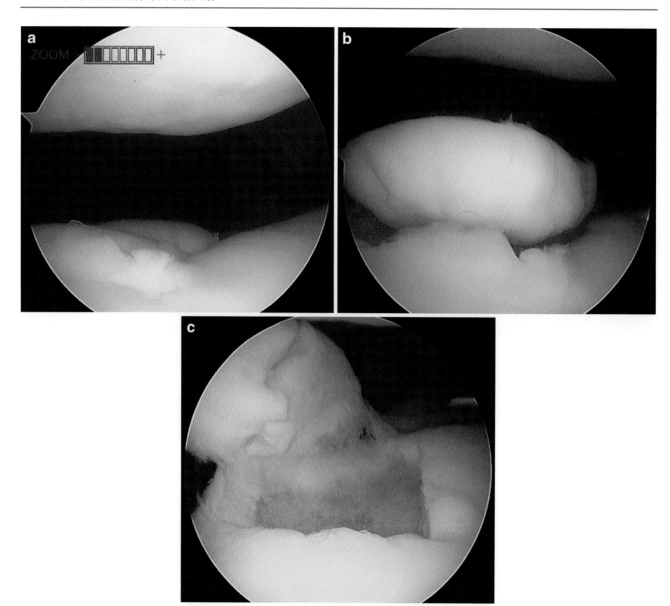

图 4.12 （a-c）关节镜下见右膝滑车上外侧不稳定 OCD 损伤。损伤处可见较大软骨瓣，上方仅以一小束软骨连接。两骨块附于软骨瓣下方

损伤是不稳定的，可见到渗入损伤下方骨质间的关节液白色高信号。MRI 结果和关节镜术中发现是相符的。若损伤大于 5 mm，且损伤具有可修复性，最好采用开放复位内固定；而小于 5 mm 的损伤可尝试行关节镜下复位固定术（arthroscopic reduction and fixation）。尽可能地尝试固定 OCD 损伤很重要，因为保留了患者原有的透明软骨和骨质。复位固定成功可以维持关节软骨的一致性，消除机械性症状并减轻疼痛。

病例 5：同种异体骨软骨移植治疗软骨成形术失败后的股骨髁软骨 II ～ III 级损伤

病史 / 体格检查

男性，42 岁，右膝内侧持续性疼痛。患者 1 年前曾行右膝前叉韧带重建和股骨内侧髁软骨成形术，未诉关节不稳感或机械性症状。患者热爱运动，希望可以继续骑车、滑雪和徒步锻炼。由于内侧膝痛

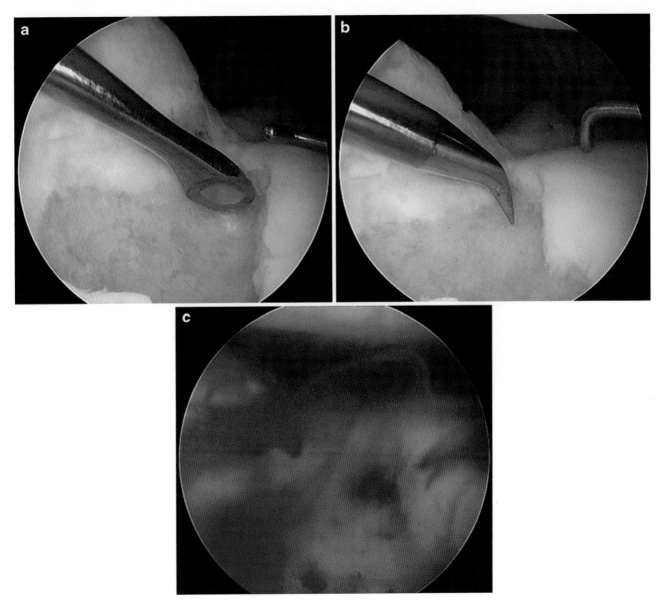

图 4.13　（a-c）关节镜下将软骨损伤下方的骨质清理干净并行微骨折术至创面出血

明显，患者无法进行奔跑，仅在佩戴支具时，疼痛得到轻微缓解。

体格检查可见患者因疼痛而致的异常步态，下肢对线无异常。双侧股四头肌对称，无萎缩，膝关节活动度正常，无明显肿胀。Lachman 试验及轴移试验均阴性。右膝内侧关节线和股骨内侧髁上方压痛阳性，其余体征未见异常。

X 线示骨隧道位置良好，未见明显退行性改变。下肢全长片示下肢对线良好。进一步行 MRI 检查评估股骨内侧髁软骨损伤。

影像学

右膝行 3-T 非增强 MRI。获取轴向质子加权脂肪饱和像，冠状位和矢状位 T1、T2 加权像。股骨内侧髁可见一Ⅱ～Ⅲ级软骨损伤，大小约（13×14）mm（图 4.18 a-f），损伤下方软骨下骨水肿，未见骨囊肿（图 4.18 b-e）。

关节镜

患者经过长时间理疗和佩戴支具等非手术治疗无效，考虑实施膝关节镜探查，术中进行分期软骨

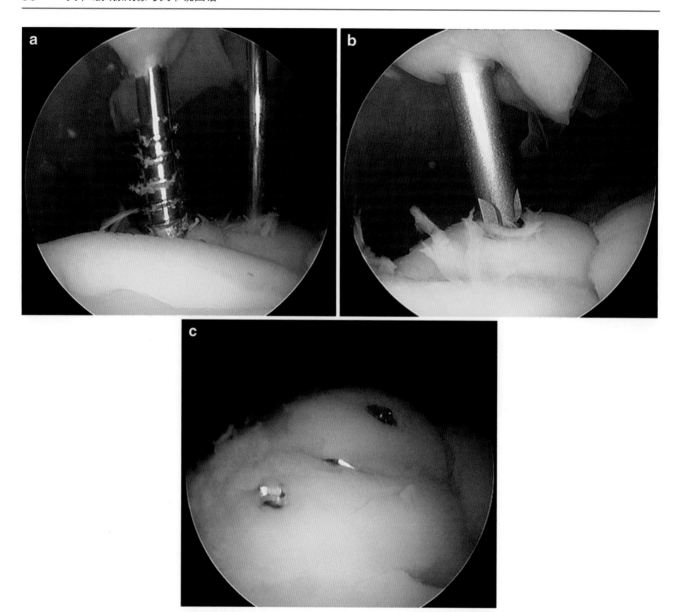

图 4.14 （a-c）关节镜下采用腰椎穿刺针稳定软骨块，空心螺钉顺着克氏针旋入固定，最终以三颗 2.0 mm 空心螺钉固定软骨块

重建术。在评估了手术风险和获益后，患者选择接受手术。

麻醉下，检查无明显异常。关节镜图像见图 4.19 a-c。诊断性关节镜探查示前交叉韧带、外侧间室和髌股关节面无异常。内侧间室示半月板正常，股骨内侧髁负重区中央有一（18×18）mm 的圆形软骨缺损。缺损处经探针检查，基底有纤维软骨形成，但质地软，且有多个深达软骨下骨裂隙。胫骨平台软骨正常。

综合损伤大小，并考虑到周围软骨及半月板正常，且软骨成形术失效等情况，讨论建议行软骨重建术。最终患者选择行股骨内侧髁同种异体骨软骨移植术，并在 4 个月后接受了手术（图 4.20 a-c）。

讨论

该患者 MRI 除了股骨内侧髁软骨下骨水肿外，其余影像未见明显异常。然而该患者存在一个近 4 cm² 的软骨损伤，损伤处被纤维软骨填充，但有多个深达软骨下骨裂隙。此病例证明关节镜下探查术能够更好地了解软骨损伤范围。该患者对骨软骨异体移植反应良好，内侧膝痛有极大改善。根据患者的下肢对线正常，无须行高位胫骨截骨术。

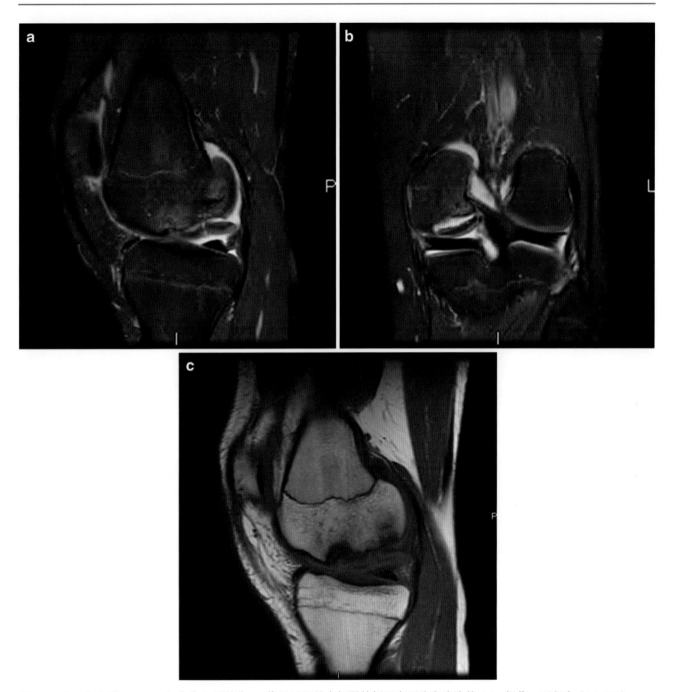

图 4.15 （**a-c**）左膝 3-T MRI 矢状位和冠状位 T2 像显示股骨内侧髁外侧面有不稳定碎片状 OCD 损伤，面积为（34×22）mm。矢状位 T1 像示损伤处下方骨质有不规则信号

病例 6：同种异体骨软骨移植治疗股骨髁伴骨缺损的Ⅳ级软骨损伤

病史 / 体格检查

　　男性，20 岁，大学足球队运动员，诉踢球时感右膝外侧疼痛肿胀。否认外伤史。疼痛时不能负重，膝关节不能完全伸直。既往膝关节外侧有轻微疼痛，但不影响踢球。否认膝关节有明显肿胀或机械性症状病史。

　　体格检查示右膝关节中度积液，有 15° 的伸膝障碍。外侧关节线有压痛，内侧无压痛。韧带稳定。在尝试负重时感觉明显疼痛。下肢对线无异常。

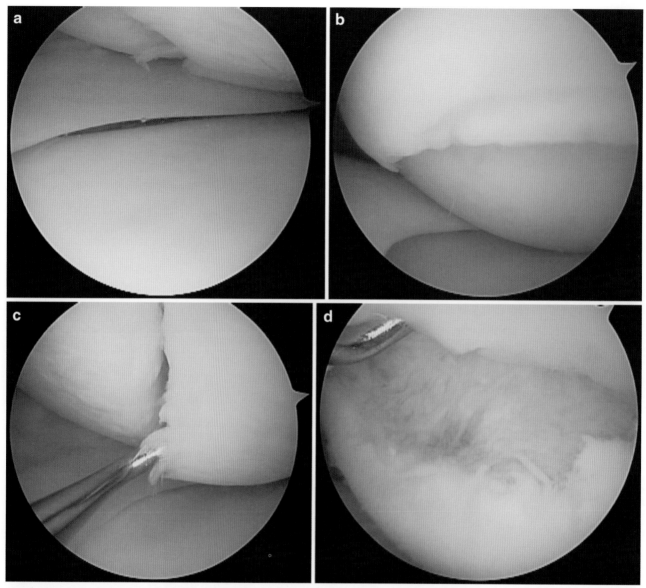

图 4.16　（a-d）关节镜下见股骨内侧髁外侧部，OCD 损伤近乎环形，仅以一小块软骨瓣连接。下方骨质有薄层纤维组织覆盖。损伤面积为（35×20）mm

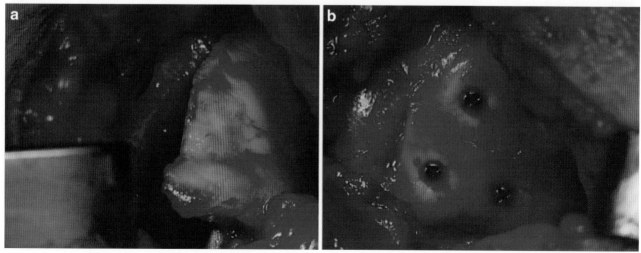

图 4.17　（a，b）髌旁内侧入路切开关节，暴露损伤处。骨床新鲜化后以三颗 2.0 mm 螺钉固定软骨块

影像学

右膝 X 线片示股骨外侧髁中央一分界清楚的局部缺损，软骨下骨不规则并有缺损信号。结合症状和 X 线片结果，进一步行 MRI 检查评估损伤范围。

行右膝 3-T 非增强 MRI，获取轴向质子加权脂肪饱和像，冠状位和矢状位 T1、T2 加权像。MRI 示股骨外侧髁一较大的 Ⅳ 级骨软骨缺损（图 4.21 a,b）。损伤范围大但界限清晰，软骨下骨水肿并有囊性变。在冠状位和矢状位 T2 加权像上同样可以发现对应的损伤信号，见图 4.21 a,b。交叉韧带、侧副韧带以及内外侧半月板形态均正常。胫股关节内侧间室和髌股关节间室软骨无明显异常。

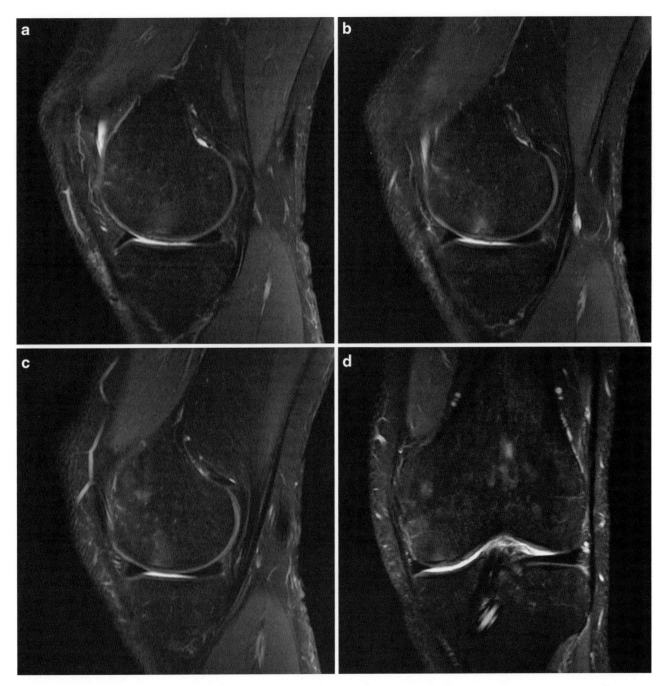

图 4.18　（a-f）右膝非增强 3-T MRI 矢状位和冠状位示股骨内侧髁一处 Ⅱ～Ⅲ级软骨损伤，大小约（13×14）mm。损伤下方软骨下骨水肿，未见囊肿和骨质缺损

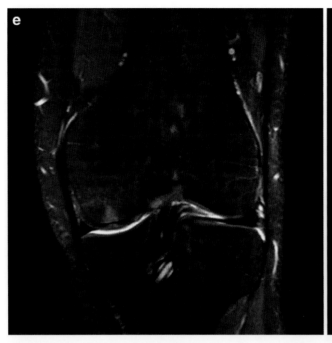 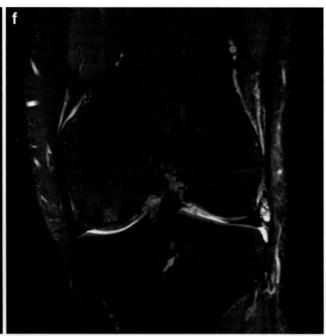

图 4.18 （续）

关节镜

综合患者症状和影像学表现，考虑行诊断性关节镜探查术、关节清理术、游离体清除术，二期行同种异体骨软骨移植。完善患者的相关影像学测量后将患者列入移植手术名单等候手术。

诊断性关节镜探查术中示膝关节内侧间室和髌股间室正常，外侧间室见股骨髁处一骨软骨缺损（图 4.22 a-c）。损伤周围软骨和胫骨平台软骨基本正常。外侧半月板游离缘部分磨损。镜下可见多个骨软骨游离体（steochondral loose bodies），予以取出，同时清理外侧半月板体部的磨损。术后患者佩戴外侧间室非负重支具，等候行同种异体骨软骨移植术。5 个月后，患者进行了第二次手术，完成了股骨外侧髁同种异体骨软骨移植术（图 4.23 a,b）。

讨论

患者 MRI 结果与关节镜术中所见相符。MRI 示股骨外侧髁一处全层软骨缺损，并伴有骨缺损。根据损伤大小及软骨下骨缺损情况，该患者最适宜采用同种异体骨软骨移植治疗。患者下肢对线正常，所以无需行截骨术。此外，在对患者外侧半月板磨损处进行清理成形后，无明显半月板缺损，故无需

行半月板移植术。

病例 7：ACI 治疗髌骨Ⅳ级软骨损伤

病史 / 体格检查

男性，23 岁，右膝不适入院。患者 6 年前因外伤致髌骨不稳，在外院行右膝髌骨稳定术、游离体取出术和软骨修复术（具体不详）。术后患者髌骨稳定性可，但右膝持续性疼痛并反复肿胀。由于疼痛，患者不能长距离奔跑，上下楼梯时感觉关节有弹响和卡顿。

体格检查示患者右膝髌骨内侧手术切口愈合良好。右膝运动度正常，中度积液肿胀。髌股关节检查示髌骨左右滑动可控制在 1/4 ～ 1/2 髌骨宽度，且髌骨内侧稳定性良好。髌骨研磨试验阳性并有摩擦音，"J"字征阴性。内侧髌股关节面有压痛，股四头肌肌力良好。关节线无压痛，McMurray 征阴性，韧带稳定性及下肢对线正常。

影像学

髌骨轴位片示髌骨内侧缘有部分碎片，髌骨内

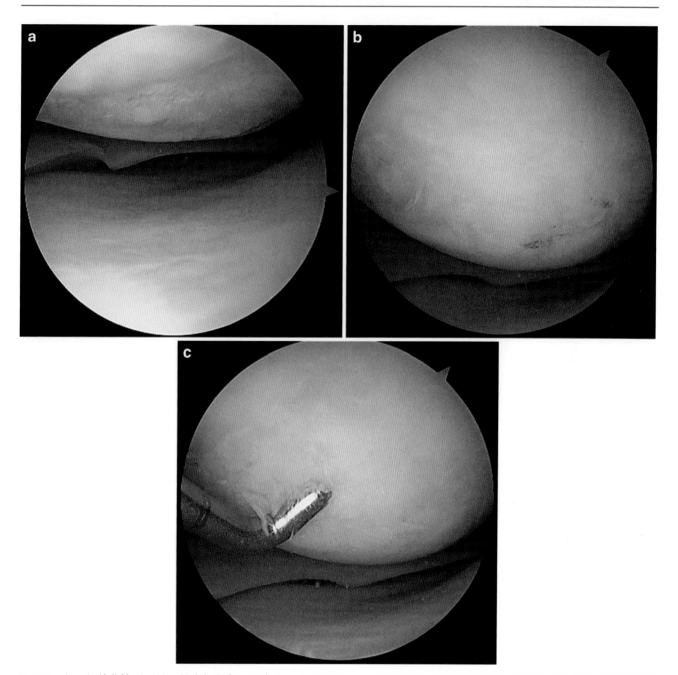

图 4.19 （a-c）关节镜下可见股骨内侧髁负重区中央一（18×18）mm 圆形损伤，纤维软骨形成。可探及多个深达软骨下骨裂隙。胫骨平台软骨正常

侧面软骨下骨不规则，未见其他明显异常信号。行 MRI 进一步评估髌骨软骨和骨缺损程度。

　　获取 MRI 轴向质子加权脂肪饱和像，冠状位和矢状位 T1、T2 加权像。轴向质子加权像和矢状位 T2 加权像如图 4.24 a-d 和图 4.25 a-d 所示。MRI 示自髌骨内侧面至髌骨上极有全层软骨丢失，损伤下方有囊性变和骨水肿，面积约为（1.8×2）cm，并不局限在髌骨内侧面。胫骨结节－滑车沟距离

（tubercle-trochlea groove，TT-TG）值正常。

关节镜

　　鉴于患者 MRI 所示软骨缺损与临床体格检查结果一致，在与患者讨论了手术治疗的风险和收益后，决定行诊断性关节镜探查术，关节清理术和软骨组织活检术，一方面更好地了解损伤程度和范围，并

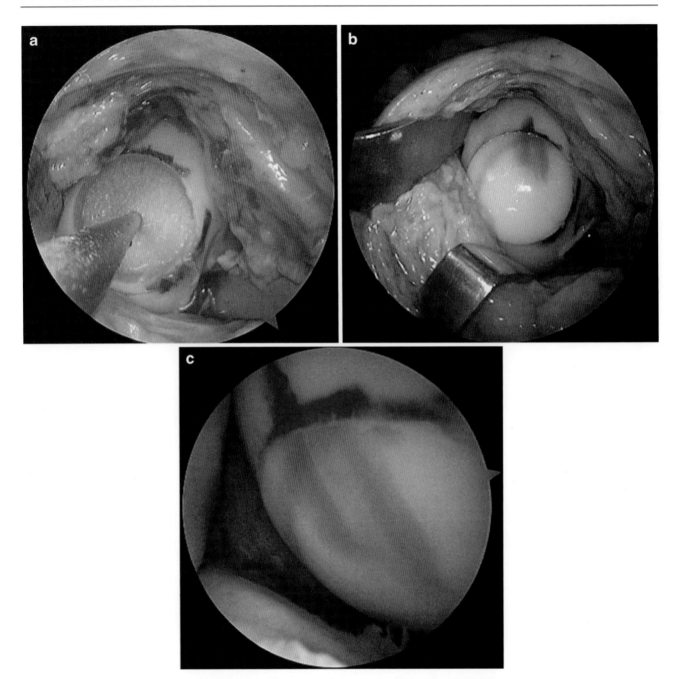

图 4.20 股骨髁病灶进行骨软骨同种异体移植时的图像如开放（**a**，**b**）和关节镜（**c**）所示。容纳移植物的骨槽如图（**a**）所示。移植后的骨软骨栓如图（**b**）（**c**）所示

为分期软骨重建手术做准备。

关节镜下见髌骨活动轨迹良好，髌股关节有明显的软骨损伤。髌骨可见Ⅳ级软骨损伤，使用70°关节镜通过上外侧入路可以很好地观察到这处损伤。全层软骨损伤自髌骨内侧面延伸到髌骨上极，并有部分软骨分层从髌骨上极向外侧延伸（图 4.26 a-c）。对

损伤处进行清理，清理出一大小（17×20）mm 边缘清晰的创面。此外，滑车内侧软骨可见散在Ⅰ～Ⅱ级损伤改变。取出多个小游离体。从股骨髁间窝取出 3 块薄荷糖大小的软骨组织，以备二期 ACI 手术。8 周后再次手术完成 ACI。图 4.27（a-c）示损伤处在 ACI 术前和术后的对比。

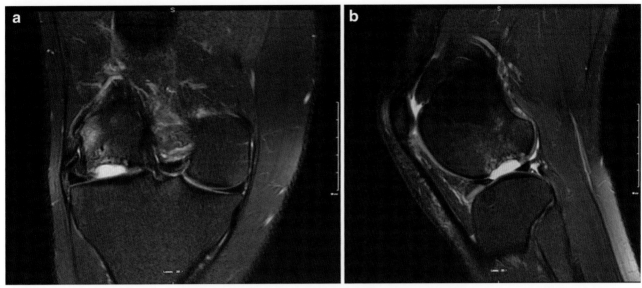

图 4.21　右膝 3-T 非增强 MRI 冠状位（a）和矢状位（b）示股骨外侧髁一处较大Ⅳ级骨软骨缺损。损伤面积较大但界限清楚。软骨下骨水肿并有囊性变

讨论

　　患者在髌骨脱位后髌骨内侧面出现一处Ⅳ级软骨损伤。在外院行软组织修复和游离体移除术来稳定髌骨。术后患者仍有疼痛症状，且保守治疗无效。MRI 示软骨损伤为Ⅳ级，损伤不局限于髌骨内侧，镜下发现几乎累及整个髌骨内侧部分。镜下行清理术后，软骨损伤面积比最初在 MRI 上测量的面积更大，同时患者还有软骨下骨水肿和囊性变，所幸没有骨缺损。患者 TT-TG 值正常，无髌骨不稳表现，所以未行髌骨轨迹矫正术或内侧髌股韧带（medial patellofemoral ligament，MPFL）重建术。

总结

　　膝关节软骨损伤是引起疼痛、积液和机械性症状的常见原因。由于同韧带、半月板损伤表现相似，诊断膝关节软骨损伤存在一定难度。正确的诊断根据详细的病史、体格检查和恰当的影像学检查。MRI 是诊断软骨损伤最合适的手段，同时也可用于诊断其他损伤。反应性好的软骨损伤、不稳定 OCD 损伤最好采用手术方式治疗。处理方式选择应根据患者年龄、体重、肢体对线、韧带和半月板完整性、损伤范围大小和软骨下骨累及程度。术式选择包括简单的清理术、微骨折术、镶嵌式 OATS、同种异体骨软骨移植术，通过 ACI，DeNovo 或内固定行软骨重建术等。

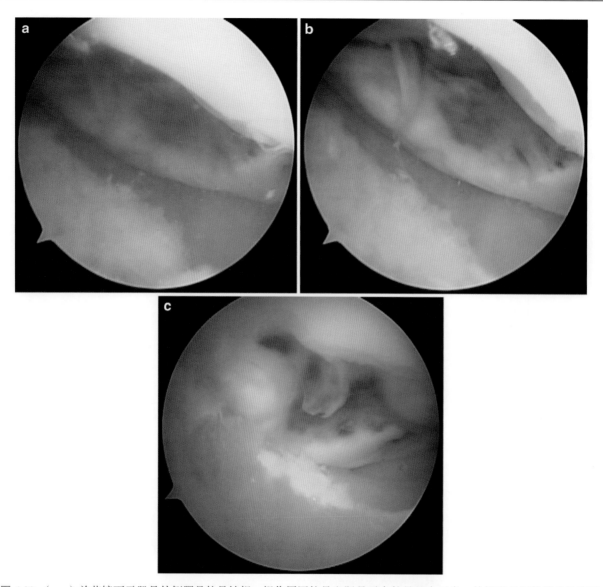

图 4.22 （a-c）关节镜下示股骨外侧髁骨软骨缺损，损伤周围软骨和胫骨平台软骨基本正常。外侧半月板体部些许磨损

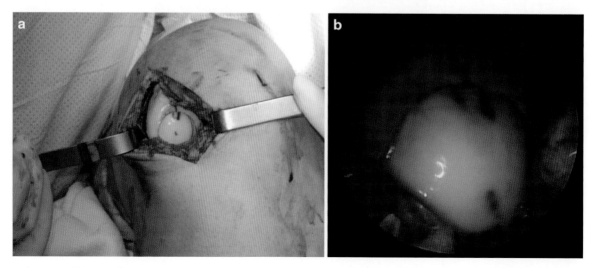

图 4.23 （a，b）经外侧髌骨旁入路切开关节行同种异体骨软骨移植术，术中见股骨外侧髁同种异体骨软骨移植块位置固定良好

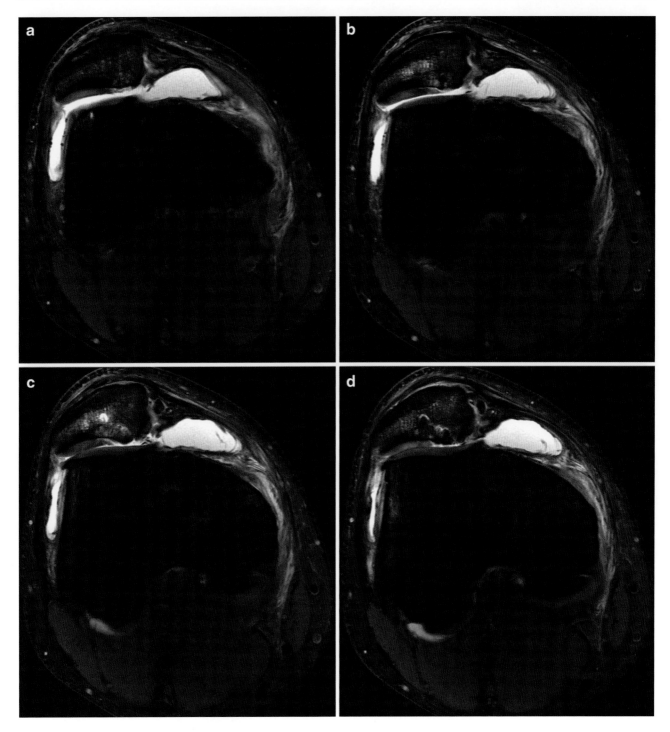

图 4.24 （a-d）MRI 轴向质子加权脂肪饱和像示全层软骨丢失，自髌骨内侧面延伸至髌骨上极，伴软骨下骨水肿和囊性变。损伤大小约为（1.8×2）cm，损伤并不局限于髌骨内侧

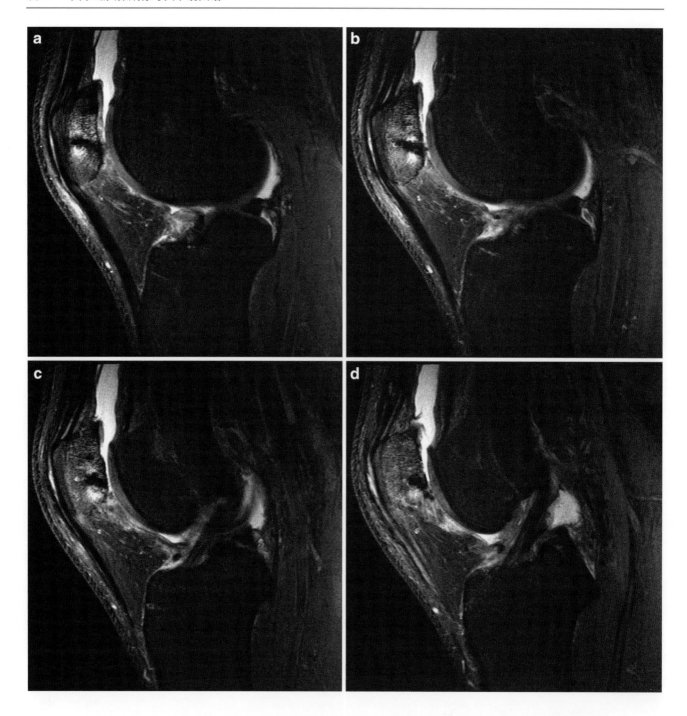

图 4.25 （a-d）MRI 矢状位 T2 像示全层软骨丢失累及下 2/3 的髌骨关节面，并伴软骨下骨水肿和囊性变

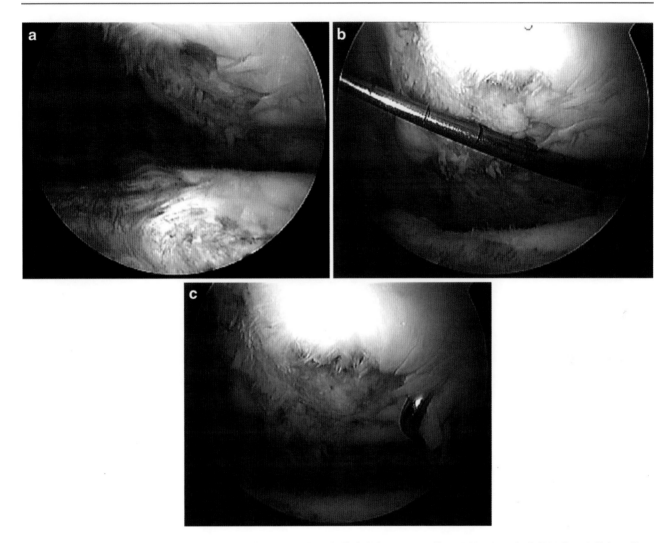

图 4.26 （**a-c**）采用 70° 关节镜自上外侧入路可见Ⅳ级软骨损伤自内侧髌股面延伸至髌骨上极，部分软骨分层向外侧延伸

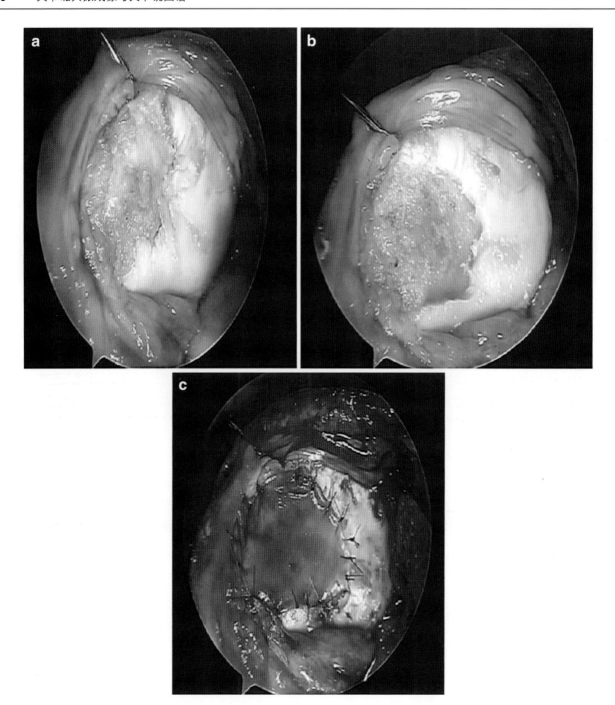

图 4.27 （a-c）ACI 手术图片。损伤处清理出稳定边缘，底部至钙化软骨层（b），胶原膜片裁剪好后，以 6-0 缝线缝合。由于损伤并不局限于髌骨内侧面，所以将膜片与内侧软组织缝合

参考文献

1. Nehrer S, Spector M, Minas T. Histologic analysis of tissue after failed cartilage repair procedures. Clin Orthop Relat Res. 1999;365:149–62.
2. Alford JW, Cole BJ. Cartilage restoration, Part 1: Basic science, historical perspective, patient evaluation, and treatment options. Am J Sports Med. 2005;33(2):295–306.
3. Gomoll AH, Yoshioka H, Watanabe A, Dunn JC, Minas T. Preoperative management of cartilage defects by MRI underestimates lesion size. Cartilage. 2011;2(4):389–93.
4. Campbell A, Knopp M, Kolovich G, Wei W, Jia G, Siston R, Flanigan D. Preoperative MRI underestimates articular cartilage defect size compared with findings at arthroscopic knee surgery. Am J Sports Med. 2013;41:590.
5. Alford JW, Cole BJ. Cartilage restoration, Part 2: Techniques, outcomes, and future directions. Am J Sports Med. 2005;33(3):443–60.

前交叉韧带损伤

5

Justin W. Griffin 和 Mark D. Miller 著
李良军 李轩岸 译 肖文峰 孟繁强 校

概述

前交叉韧带（anterior cruciate ligament，ACL）撕裂是一种常见的关节内软组织损伤，尤以青年运动员较为多见。ACL 可能是近十年来被研究最多的膝关节韧带。而 ACL 损伤后所导致的膝关节严重功能损害则说明 ACL 对于膝关节功能至关重要[1]。这一点在高水平运动员进行拦截、旋转和踢腿活动时尤其明显[2]。ACL 通过抵抗旋转和平移以稳定膝关节，从而保障膝关节的正常运动学[3-5]。可能由于解剖学、激素、环境、生物力学因素等的差异，女性发生 ACL 损伤的概率比男性高 4 ~ 6 倍[3]。

ACL 损伤的临床诊断颇具挑战性，其伴随的病理改变也不可忽视。ACL 撕裂的典型病史是膝关节在非接触性旋转损伤时伴随"砰"的声音，之后膝关节立即肿胀，患者由于疼痛以及无法完成旋转和拦截动作，从而无法继续坚持比赛。膝关节屈曲 20° ~ 30° 时进行 Lachman 试验是诊断 ACL 损伤的关键体格检查。须检查对侧关节来评估两侧差异，并确认韧带的终末抵抗感。轴移试验对于诊断亦有帮助，但临床上因为患者抵抗常难以实施。膝关节屈曲 90° 抽屉试验是最不可靠的检查，因为腘腱肌痉挛以及活动受限会使试验呈假阳性结果。

J.W. Griffin, MD (✉)
Department of Orthopedic Surgery, University of Virginia
Health System, Charlottesville, VA, USA
e-mail: griffin@virginia.edu

M.D. Miller, MD
Department of Orthopedic Surgery, University of Virginia
Health System, Charlottesville, VA, USA

Department of Orthopedic Surgery, Head Team Physician,
James Madison University, Charlottesville, VA, USA
e-mail: Mdm3p@hccmail.mcc.virginia.edu

普通 X 线片通常作为常规影像学检查，以此来排除其他异常和判断是否伴有胫骨平台撕脱性骨折。对于疑似 ACL 撕裂的患者，MRI 是首选影像学检查，并且有助于发现伴随的膝关节损伤。而对于症状持续的患者，关节镜是诊断 ACL 断裂和半月板撕裂的金标准。

过去 30 年来 ACL 重建发展迅速，主要集中在 ACL 的解剖学起点的理解。近年来的研究已经认识到解剖定位对于 ACL 重建的重要性，恢复 ACL 原有尺寸和止点以及韧带的走行方向，从而使膝关节的旋转功能及平移稳定性得以恢复[2,6-8]。ACL 为关节囊内韧带，其解剖结构由前内束和后外束组成，主要由膝中动脉供血。

ACL 损伤的治疗包括手术重建或者保守康复治疗。在给予患者治疗前必须考虑其年龄因素和运动水平。ACL 重建的主要对象是功能不稳定且爱好运动的患者。现有证据表明 ACL 损伤可导致患者关节软骨损伤和半月板撕裂，且 ACL 重建后的长期随访中发现患骨关节病的概率增加，但无论从 ACL 的功能恢复还是医疗花费上来看，ACL 的重建是对患者有益的[5,9]。

诊疗标准是通过重建术前的闭链负重和适量活动以恢复完整的膝关节活动范围。关节镜下确诊后，其治疗方案取决于患者需求、ACL 的损伤程度以及术者偏好。患者伴有的病理学改变如半月板撕裂、软骨缺损或其他韧带损伤应同时诊断。

本章将根据病例来讨论 ACL 断裂后的 MRI 的影像学特点与关节镜下病变特点的相关性，并回顾不同性质 ACL 断裂患者的诊疗方案。一共有 3 例病例，包括 ACL 完全断裂手术重建、部分 ACL 损伤和 ACL 胫骨止点撕脱伤。

S.F. Brockmeier (ed.), *MRI-Arthroscopy Correlations: A Case-Based Atlas of the Knee, Shoulder, Elbow and Hip*,
DOI 10.1007/978-1-4939-2645-9_5, © Springer Science+Business Media New York 2015

病例 1：ACL 断裂

病史 / 体格检查

男，18 岁，橄榄球运动员，1 周前在比赛抢断时被其他球员的头部撞击膝关节，出现髌骨脱位并现场复位，随即出现大量关节积液。1 周后患者自觉关节积液吸收，但尝试恢复运动时仍伴有关节不稳。患者向球队教练和物理治疗师咨询，根据以上症状建议他来我们骨科诊室寻求进一步的评估。

体格检查，Lachman 试验患者明显止点缺失，伴有中等膝关节积液，外侧关节间隙 McMurray 征阳性，轴移试验阳性。与对侧比较，未发现患膝内翻、外翻和不对称畸形。患膝神经血管相较于对侧无明显异常。患肢直腿抬高障碍，伴疼痛，无明显可触及的髌腱撕裂。根据患者查体结果以及重返赛场的意愿，采用像学检查来进行评估。

影像学

X 线片未见明显骨性损伤或其他损伤，无明显

骨关节炎或软骨损伤。根据患者症状表现，通过 MRI 进一步评估患者 ACL、软骨和其他软组织结构。得到完整序列，包括冠状位抑脂序列 T1 和 T2，矢状位 T1 和抑脂序列 T2，轴位 T1 和 T2。矢状位 T2 见图 5.1 a，冠状位 T2 见图 5.1 b。

图 5.2 a、b 示 ALC 完全断裂。图 5.3 示典型骨挫伤和急性关节积血。ACL 表现为血肿团块并无明显连续纤维。矢状位 T2W（图 5.3）未见外侧半月板损伤。内侧半月板及内侧副韧带（medial collateral ligament，MCL）显示完好。未见后交叉韧带损伤或软骨病理改变。髌腱部分断裂，部分纤维呈波纹状。

MRI 可以确诊 ACL 完全撕裂以及髌腱的损伤，但其损伤程度未知，其结果与患者临床查体一致。因此，告知患者手术的疗效与风险。患者考虑到自身年龄以及继续参与大学水平竞技的意愿，选择 ACL 重建和髌腱修复手术。

关节镜

将患者送入手术室，取仰卧位。鉴于近来有证据表明移植物的大小是 ACL 重建手术成败的关键因

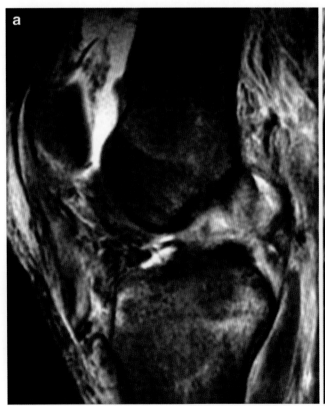
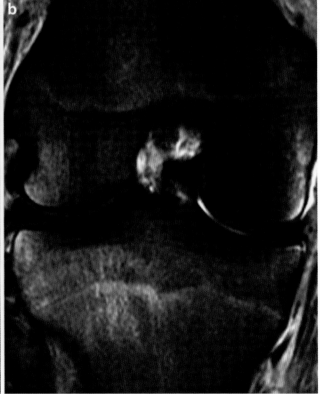

图 5.1 （a，b）矢状位 T2 显示 ACL 缺失伴典型骨挫伤，冠状位 T2W 示"髁间窝空虚"

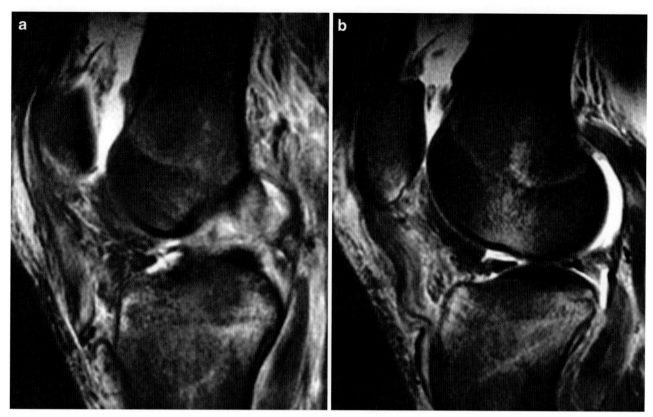

图 5.2　矢状位 T2W 图像显示 ACL 实质内出现水肿并完全断裂（**a**）；该层面亦可见髌韧带部分撕裂（**b**）

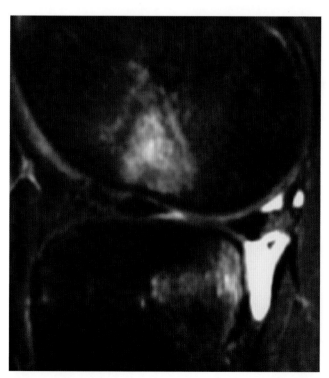

图 5.3　T2 加权图像可见典型的股骨外侧髁和胫骨平台后外侧骨挫伤。此外，由于胫骨较股骨远端后方会稍向前移，因此在成像时会形成 "前抽屉"

素，我们将取对侧下肢肌腱以作备用。腘绳肌腱的获取采用常规的方法进行。完成标准膝关节镜探查。如图 5.4，术中可见患者 ACL 无完整纤维，提示

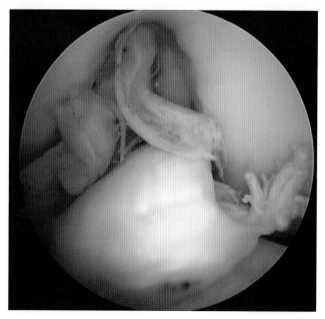

图 5.4　关节镜显示髁间窝处 ACL 完全断裂，可见增生的纤维组织和 ACL 的胫骨侧残端

ACL 完全断裂。关节软骨和内侧半月板完好无损，与 MRI 结果一致。

　　诊断性探查之后，使用篮钳和刨削刀清理 ACL 的股骨和胫骨足印区。接下来，选择股骨止点的对应位置放置导针（图 5.5 a）。可使用偏心导向器保留 1 ～ 2 mm 的股骨后壁。我们常规采用辅助内侧（accessory medial，AM）入路单独进行股骨骨道钻孔，以便在膝关节极度屈曲时获得水平解剖的股骨骨道（图 5.5 b）[8]。

　　一旦将股骨隧道钻至适当深度，使用市售的胫骨导向器用于关节内来定位胫骨骨道。准备好胫骨骨道后，使用缝线引导移植物穿过骨道（图 5.5 c），并借以界面螺钉固定在股骨端。股骨端固定后，全

范围活动膝关节，拉紧移植肌腱并固定胫骨端。如图 5.5 d 所示，检测移植肌腱具有良好张力。如图 5.6 a,b 所示，通过 Krackow 缝合技术修补髌骨肌腱。

讨论

　　MRI 显示 ACL 完全撕裂。在此病例中，有几个 MRI 直接指征证明 ACL 完全断裂。ACL 不具备连续性并且不如正常 ACL 饱满（图 5.1 a）。原本 MRI 矢状位比较好观察，但在 T2W 图像中无纤维显示。ACL 在急性期呈现水肿团块，可见所谓的"髁间窝空虚（empty notch sign）"，此时髁间窝被积液填充

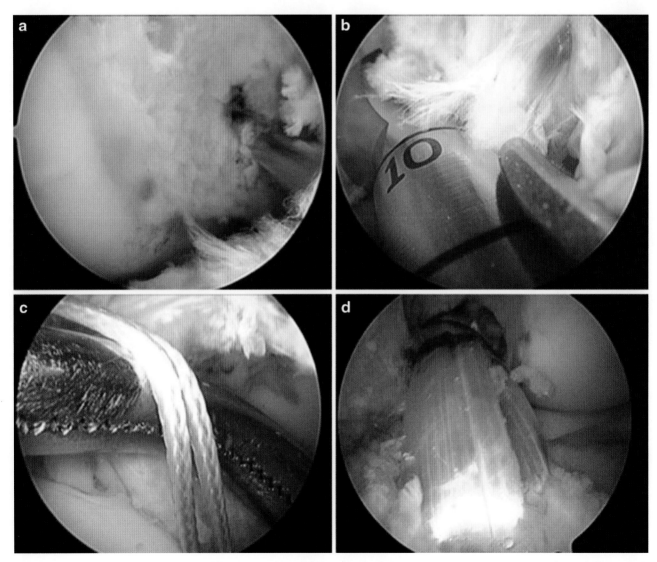

图 5.5　ACL 重建步骤如图所示。通过辅助内下入路将导针放置于解剖位点（**a**）；膝关节过度屈曲时，股骨骨道钻孔，用骨撬保护股骨髁（**b**）；缝合线引导移植物穿过骨道（**c**）；用界面螺钉将自体移植物固定（**d**）

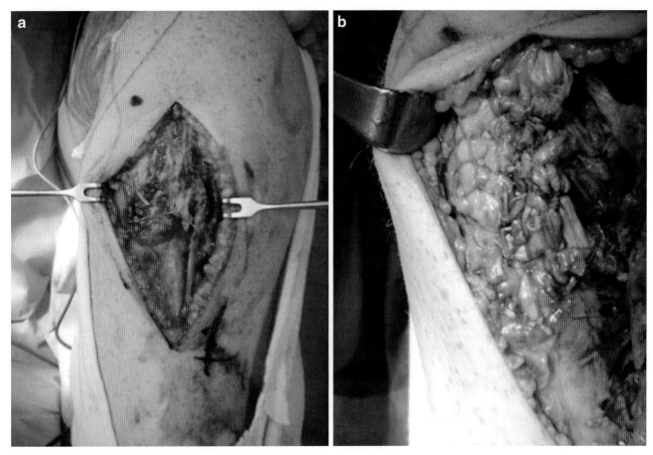

图 5.6 术中照片显示髌韧带部分断裂（**a**）；通过 Krackow 缝合技术修补的髌韧带（**b**）

（图 5.1 b）。

MRI 显示 ACL 损伤的间接征象，如典型关节积血，但其不具备特异性。此外，因为扭曲动作，股骨外侧髁和胫骨平台后外侧可见明显骨挫伤（图 5.3）。相较于股骨远端后方，胫骨会稍向前移（图 5.3）。也能从 MRI 的 T1（图 5.7）或者 X 线片诊断胫骨平台撕脱性骨折，即 Segond 骨折。在某些病例中可出现后交叉韧带（posterior cruciate ligament，PCL）弯曲。

病例 2：ACL 部分撕裂

病史 / 体格检查

女，20 岁，大学足球运动员，比赛中非接触性扭伤左膝。检查可见膝关节内大量积液，患者因膝关节活动障碍伴剧烈疼痛而无法继续比赛。数日后

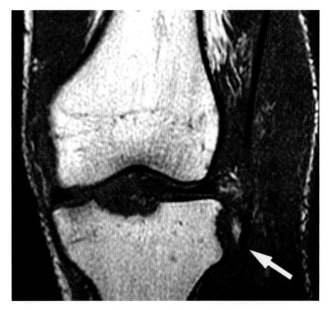

图 5.7 冠状位 T1 加权图像显示胫骨平台撕脱骨折，即 Segond 骨折

患者就诊于运动医学科，仍可见膝关节肿胀。

体格检查示内外翻应力试验阴性。患者因肿胀、疼痛无法完成轴移试验。与健侧对比，患侧膝关节Lachman 试验 2 ＋。恐惧试验阴性，McMurray 征阴性。考虑患者体格检查结果以及继续参与大学足球比赛的意愿，进一步行影像学检查以诊断 ACL 损伤和评估其他病理改变。

影像学

X 线片未见骨性异常。鉴于患者现有症状、查体和关节积液表现，行非增强 MRI。获得完整的图像序列，包括矢状位脂肪抑制质子密度加权成像、冠状位脂肪抑制 T2 加权成像和横断位脂肪抑制 T2 加权成像。冠状位抑脂序列 T2 和矢状位影像如图 5.8 a,b 所示。

矢状位影像示内外侧半月板无异常。矢状位抑脂 T2 可见 ACL 信号增强（图 5.8 a）。PCL、外侧副韧带（lateral collateral ligament，LCL）和 MCL 完整可见，无明显异常。在冠状面可见与胫骨棘相连的

ACL 内侧部分出现水肿，提示可能韧带实质部分撕裂（图 5.9 a,b）。STIR 未见明显骨性水肿。

患者的病史、体格检查及 MRI 支持 ACL 撕裂，但 MRI 影像学无法确诊 ACL 完全断裂。经过与患者本人及家属、训练师和教练长时间谈话，告知观察等待与早期关节镜探查及重建（可能）手术的风险和益处。他们选择接受关节镜探查，而不是尝试早期康复。如果关节镜下发现 ACL 断裂，则通过ACL 重建解决。

关节镜

患者行神经阻滞麻醉，仰卧位，因怀疑 ACL 损伤，考虑行 ACL 重建。麻醉后查体同术前。若查体结果不明确，则应在取移植肌腱前应先行关节镜探查。麻醉后再次行 Lachman 试验，对比双侧膝关节感知患侧终末感。患肢近心端扎非无菌型止血带。作标准前内、前外侧手术入路，行关节镜探查以明确 ACL 是否已撕裂。探查髌股关节、内外侧隐窝和关节间隙，未发现半月板异常或软骨损伤。

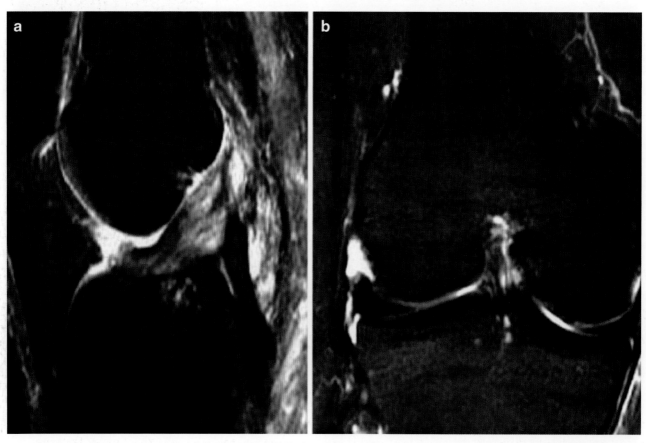

图 5.8　矢状面 MRI 显示 ACL 内水肿，纤维完整（a）；冠状面成像显示胫骨足迹前内侧液体增加和潜在破坏（b）

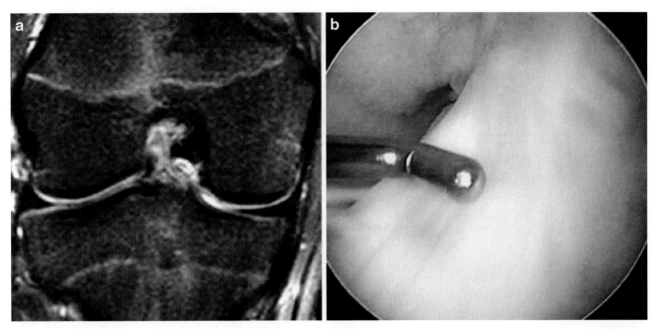

图 5.9　冠状位 T2 加权图像显示髁间窝部分空缺（a）；部分完整的 ACL 如关节镜所示（b）

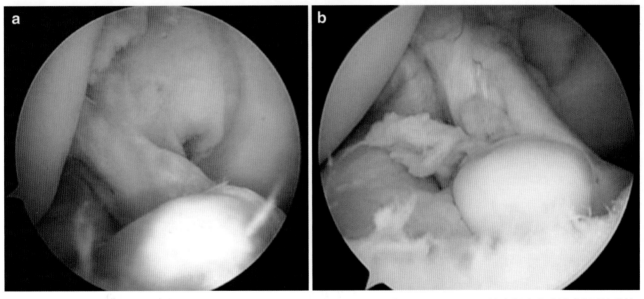

图 5.10　关节镜下于髁间窝可见完整的 ACL 后外侧束（a），直径明显小于典型的 ACL。ACL 前内侧束的残端在胫骨侧被视为独眼畸形（b），同时可以见到一些残余的完整纤维

　　如图 5.9 a,b 和图 5.10 a,b 所示，可见 ACL 部分损伤，后外侧束完整，前内侧不完整及胫骨侧残端，未见其他软骨损伤或半月板损伤。考虑到患者术前期望值以及患者大学足球运动员的身份，遂行关节镜下 ACL 重建术。

　　虽然有多种移植肌腱可供选择，但通常选自体肌腱，因其在年轻患者中自体肌腱失败率较低[9]。对于这名年轻运动员患者，采用自体骨–髌腱–骨或者腘绳肌腱是较好的选择。通过使用篮钳、电动刨削刀和射频刀后，清理 ACL 起点。清理断裂的 ACL 纤维，于胫骨与股骨钻孔制备骨道，准备移植物（图 5.11 a-d），随后用界面螺钉（interference screw）固定移植肌腱。我们更倾向于将胫骨骨道定位在 ACL 足迹的后内侧面上，并将股骨隧道置于右膝的 10 ～ 10:30 方位，同时留下 2 mm 的骨道后壁，使移植物的走行更加水平。我们使用单束重建技术，

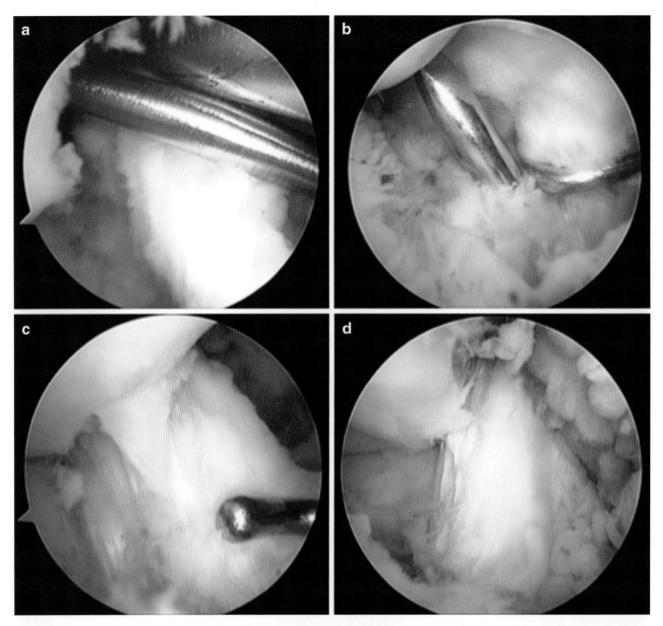

图 5.11　将 ACL 残端彻底清理后，通过辅助前内入路将导针放置于股骨侧（**a**）和胫骨侧（**b**）。最终，移植物引入并固定良好（**c,d**）

同时利用辅助内下入路放置导针定位股骨骨道，将移植物定位于解剖位点[7-8]（图 5.11 d）。此入路位于髌腱内侧 3 ～ 4 cm，尽量在关节镜下进行定位。双束技术和个性化单束技术尽管不被大部分外科医师采纳，但仍会被提及[11-12]。

讨论

　　当无法明确 ACL 是否损伤或者查体结果模棱两可时，可以考虑进行 MRI 影像学检查，关节镜探查

这些确诊的重要手段。对于 ACL 部分损伤，通常可见保留的纤维，评估剩余纤维的百分比很有必要。骨损伤普遍出现在 ACL 完全撕裂（72%），而在 ACL 部分损伤时出现率不高（12%）[13]。最终还需确定在残余的 ACL 纤维是否维持膝关节的稳定。医生应该与患者及其家人和教练一起谈话，讨论患者病情。

　　在有明确的适应证以及适合的手术技术的情况下，ACL 部分损伤后的重建手术整体疗效相当不错。许多外科医师会对关节无明显不稳的非运动员患者选择保守治疗。另有对照实验表明采用腘绳肌腱与

采用自体骨–髌腱–骨疗效一致[10]。运动员通常术后 4 个月能恢复运动。目前，对于手术重建的方式以及移植肌腱的选取依然存有争议；但绝大多数文献认为，自体移植肌腱疗效大致相当[10]。

病案 3：ACL 撕脱性骨折

病史 / 体格检查

男，35 岁，因左膝疼痛 4 天就诊于运动医学科。患者自述在训练女儿的篮球队跑步时导致膝关节受伤。膝关节疼痛肿胀，当时虽能站立但已经无法继续执教训练。就诊于当地诊所，嘱医嘱使用拐杖和支具。于当地诊所行关节抽液后，疼痛缓解。既往有关节镜手术史，具体不详。使用非甾体类抗炎药、肌肉松弛剂、理疗，均无较好疗效。

查体示患膝运动受限伴疼痛，并有中量关节积液。与健侧相比，患膝伸直减少 10°，屈曲勉强可达 90°。关节外侧压痛，McMurray 征阳性，Lachman 试验明显阳性，无硬性止点，轴移试验阳性，膝关节内外翻应力试验阴性，后抽屉试验阴性。

考虑患者的急性外伤史以及患肢活动障碍，行 MRI 检查。此外，嘱患者停止使用支具，并指导患者进行膝关节活动范围恢复训练及理疗。据外院最初影像检查结果所示，胫骨髁间嵴存在骨性异常。

影像学

外院 X 线片提示可能有胫骨髁间嵴骨折。内外侧关节间隙无关节炎征象。行非增强 MRI 以评估患者膝关节损伤情况。包括矢状位梯度、STIR、质子密度、冠状位梯度和抑脂序列 T2 和轴位抑脂序列 T2。图 5.12 a,b 示冠状位抑脂 T2。图 5.13 a,b 示矢状位抑脂序列 T2。

矢状位图像（图 5.13 a,b）表明，内侧半月板正常，外侧半月板前角与 ACL 相邻骨块撕脱，撕脱骨块黏附于 ACL。矢状位 STIR 也同样示外侧半月板后角呈放射状撕裂。冠状位抑脂序列 T2 可见增强信号，提示 ACL 胫骨髁间嵴撕脱性骨折（图 5.12 a,b）。后交叉韧带及内外侧副韧带完整，未见异常病灶。髌腱轻微局部增厚及水肿提示慢性髌腱炎。

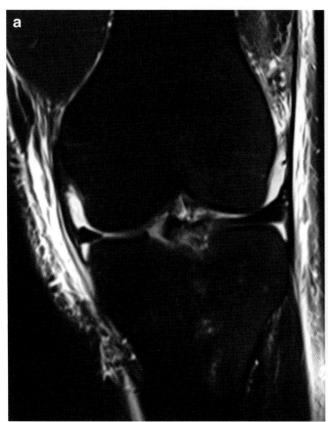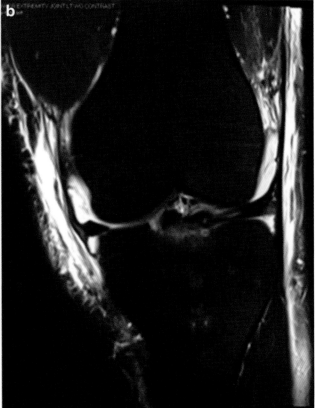

图 5.12　冠状位 STIR 序列成像显示胫骨髁间嵴 ACL 附着处信号增强（a,b）

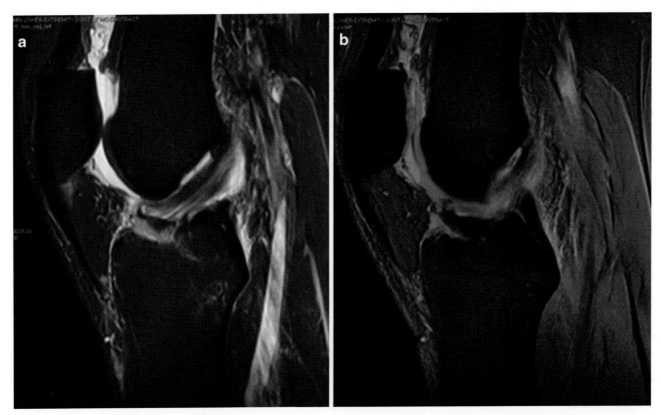

图 5.13   ACL 纤维附着于抬起的胫骨嵴（a）；ACL 的骨性附着向前抬高，几乎没有残余的后侧皮质附着（b）

除 ACL 撕脱性骨折以及外侧半月板前角撕裂以外，还可见外侧胫骨平台轻微压缩骨折。关节内可见典型积脂血征。综合患者病史、查体和 MRI 结果，考虑诊断 ACL 撕脱性骨折。患者在各种运动和爬楼过程中呈现持续性关节不稳，拟行手术治疗。以撕脱骨片的大小决定是行骨块固定还是自体肌腱移植重建 ACL。此外，还行关节镜探查以评估外侧半月板损伤的程度。

关节镜

手术取仰卧位，摆好下肢支撑器。麻醉后，如前文所述，先行体格检查。轴移试验阳性。考虑到术中若行 ACL 重建，移植物直径太小时可能需取双侧腘绳肌腱，做好双下肢取腱准备。在手术肢体以非无菌方式放置止血带作标准镜检入路，行关节镜诊断性探查。考虑到此患者 MRI 结果不典型，首先作关节镜探查。

随后清理关节腔内的血性渗出物（bloody effusion），关节镜下未见软骨软化，未见游离体，探查 ACL 可见 ACL 肌腱体部完整（图 5.14 a），但 ACL 附着的

胫骨髁间嵴已经分离，下方见渗血的骨床（图 5.14 a,b），上覆纤维组织。内侧半月板未见撕裂。患膝作 4 字征，探查外侧关节间室，可见外侧半月板前角撕裂，并附着胫骨髁间嵴骨片。

使用关节镜刨削刀将骨床上纤维组织清理干净，并复位骨块（图 5.14 b,c），使用关节镜探针将 ACL 附着的骨片复位至原始位置。将空心螺钉导针从髌腱的内侧和外侧钻入骨块，使之复位并固定（图 5.14 d）。然后 X 线透视检查骨片位置。测定导针长度，并预先钻孔。利用导针放置 2 个半螺纹的螺钉和垫片（图 5.15 a-d）。从关节镜和 X 透视下确认复位良好，术后拍摄最终 X 线片（图 5.16 a,b）。

固定完毕后，需要再次检查 ACL。并在此检查外侧半月板，发现外侧半月板前角撕裂已经固定，无需其他处理。撤出关节镜并再次行 Lachman 试验，可感受到硬性终点。随后患肢安置支具，免负重 2 周，开始 0 ～ 90° 的功能康复锻炼。

讨论

对于疑似 ACL 撕脱性骨折，MRI 是首选影像学

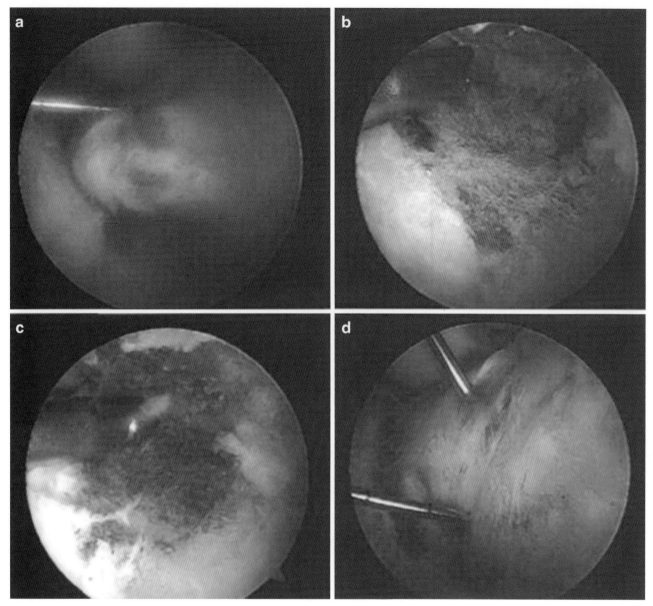

图 5.14　关节镜下可见骨折引起的血性渗出。（**a**）ACL 大部分附着撕脱于胫骨髁间嵴，可见外侧半月前角撕裂；（**b**）ACL 下方骨床部位被大量纤维覆盖；（**c**）使用关节镜磨头清理纤维和骨床；（**d**）完成复位后，使用导针从髌腱内外侧辅助固定复位

检查。虽然 CT 可以判断骨性撕脱范围，但是 MRI 更有利于同时诊断关节囊内的其他病变，如此患者的外侧半月撕裂。MRI 检查伴骨性撕脱的 ACL 损伤的灵敏性和特异性均超过 90%。MRI 同时也是评估引起关节内其他软组织损伤的首选影像学检查。

　　文献中对胫骨髁间嵴骨折（tibial eminence fractures）已有完整叙述[14]。从解剖学上说，它是 ACL 胫骨止点的撕脱骨折。更常见于青少年，成年人偶有发生，但并不常见[15]。对于此类患者可以选择手术治疗或者非手术治疗。非手术治疗包括适当辅以非甾

体抗炎药（NSAIDS）的理疗、功能锻炼和力量训练。而手术则包括使用异体或者自体肌腱行 ACL 重建术，对较大的骨片则予以固定。

　　Meyers 和 McKeever 将此类损伤分为三型[16]。Ⅰ型：无移位或者极小移位的骨折，可接受非手术治疗；Ⅱ型：前方 1/3 ～ 1/2 部分骨折移位，但后方仍有附着；Ⅲ型：骨折完全移位。Ⅰ型和某些Ⅱ型骨折可以在膝关节伸直位固定，绝大多数Ⅲ型需要进行手术。治疗无论采用何种治疗方案，胫骨髁间嵴撕脱骨折都有可能引起残存松弛现象。MRI 和关

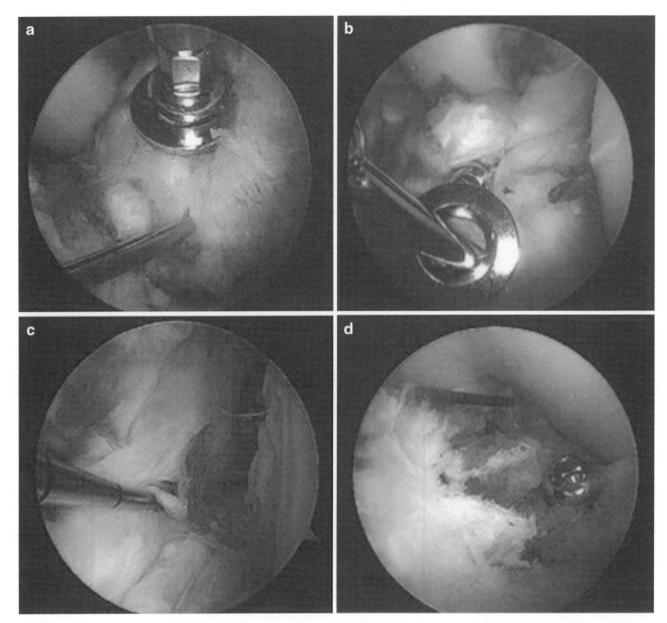

图 5.15 将两颗 6.5 mm 的半螺纹螺钉与垫圈一起经导针置入（**a**，**b**，**c**）；良好的复位已经达到，在膝完全伸直时无髁间窝撞击（**d**）

节镜还可以还原和修复其他已损伤结构[17]。骨块固定可用缝线或者其他内植物[17-22]，不同的固定方法对最后的疗效影响不大[20]。

总结

ACL 损伤是年轻健康患者膝关节损伤常见的原因之一。临床诊断 ACL 撕裂比较容易，但经常伴有复杂的病变，因此需要在手术治疗和康复锻炼中予以重视。详细询问病史、仔细的体格检查和影像学评估是明确诊断的关键。对疑似 ACL 撕裂的患者首选 MRI。MRI 还可明确伴随的关节内病变，从而明确相应诊疗。措施对仔细检查后的患者行手术治疗，并依照不同病情作个性化诊疗方案。低需求患者可考虑非手术治疗。ACL 损伤的治疗通常包括自体肌腱移植、同种异体肌腱移植和双束重建。目前，ACL 重建技术还在持续改进和发展中。

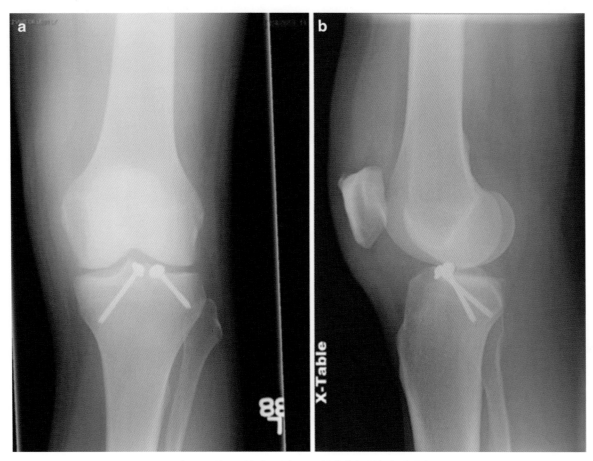

图 5.16 术后 X 线显示螺钉固定，胫骨隆突间骨折复位良好（a, b）

参考文献

1. Lyman S, Koulouvaris P, Sherman S, Do H, Mandl LA, Marx RG. Epidemiology of anterior cruciate ligament reconstruction: trends, readmissions, and subsequent knee surgery. J Bone Joint Surg Am. 2009;91(10):2321–8.

2. Fu FH, Bennett CH, Ma CB, Menetrey J, Lattermann C. Current trends in anterior cruciate ligament reconstruction. Part II. Operative procedures and clinical correlations. Am J Sports Med. 2000; 28(1):124–30.

3. Boden BP, Sheehan FT, Torg JS, Hewett TE. Noncontact anterior cruciate ligament injuries: mechanisms and risk factors. J Am Acad Orthop Surg. 2010;18(9):520–7.

4. Daniel DM, Stone ML, Dobson BE, Fithian DC, Rossman DJ, Kaufman KR. Fate of the ACL-injured patient. A prospective outcome study. Am J Sports Med. 1994;22(5):632–44.

5. Drogset JO, Grontvedt T, Robak OR, Molster A, Viset AT, Engebretsen L. A sixteen-year follow-up of three operative techniques for the treatment of acute ruptures of the anterior cruciate ligament. J Bone Joint Surg Am. 2006;88(5):944–52.

6. Duffee A, Magnussen RA, Pedroza AD, Flanigan DC, MOON Group, Kaeding CC. Transtibial ACL femoral tunnel preparation increases odds of repeat ipsilateral knee surgery. J Bone Joint Surg Am. 2013;95(22):2035–42.

7. Golish SR, Baumfeld JA, Schoderbek RJ, Miller MD. The effect of femoral tunnel starting position on tunnel length in anterior cruciate ligament reconstruction: a cadaveric study. Arthroscopy. 2007; 23(11):1187–92.

8. Tompkins M, Milewski MD, Brockmeier SF, Gaskin CM, Hart JM, Miller MD. Anatomic femoral tunnel drilling in anterior cruciate ligament reconstruction: use of an accessory medial portal versus traditional transtibial drilling. Am J Sports Med. 2012;40(6): 1313–21.

9. Ajuied A, Wong F, Smith C, Norris M, Earnshaw P, Back D, et al. Anterior cruciate ligament injury and radiologic progression of knee osteoarthritis: a systematic review and meta-analysis. Am J Sports Med. 2014;42(9):2242–52.

10. Foster TE, Wolfe BL, Ryan S, Silvestri L, Kaye EK. Does the graft source really matter in the outcome of patients undergoing anterior cruciate ligament reconstruction? An evaluation of autograft versus allograft reconstruction results: a systematic review. Am J Sports Med. 2010;38(1):189–99.

11. Chen JL, Allen CR, Stephens TE, Haas AK, Huston LJ, Wright RW, et al. Differences in mechanisms of failure, intraoperative findings, and surgical characteristics between single- and multiple-revision ACL reconstructions: a MARS cohort study. Am J Sports Med. 2013;41(7):1571–8.

12. Iriuchishima T, Horaguchi T, Kubomura T, Morimoto Y, Fu FH. Evaluation of the intercondylar roof impingement after anatomical double-bundle anterior cruciate ligament reconstruction using 3D-CT. Knee Surg Sports Traumatol Arthrosc. 2011;19(4):674–9.

13. Zeiss J, Paley K, Murray K, Saddemi SR. Comparison of bone contusion seen by MRI in partial and complete tears of the anterior cruciate ligament. J Comput Assist Tomogr. 1995;19(5):773–6.

14. Ando T, Nishihara K. Arthroscopic internal fixation of fractures of the intercondylar eminence of the tibia. Arthroscopy. 1996;12(5):616–22.

15. Kendall NS, Hsu SY, Chan KM. Fracture of the tibial spine in adults and children. A review of 31 cases. J Bone Joint Surg Br. 1992;74(6):848–52.

16. Meyers MH, McKeever FM. Fracture of the intercondylar eminence of the tibia. J Bone Joint Surg Am. 1970;52(8):1677–84.

17. Bonin N, Jeunet L, Obert L, Dejour D. Adult tibial eminence fracture fixation: arthroscopic procedure using K-wire folded fixation. Knee Surg Sports Traumatol Arthrosc. 2007;15(7):857–62.

18. Kobayashi S, Terayama K. Arthroscopic reduction and fixation of a completely displaced fracture of the intercondylar eminence of the tibia. Arthroscopy. 1994;10(2):231–5.

19. Kogan MG, Marks P, Amendola A. Technique for arthroscopic suture fixation of displaced tibial intercondylar eminence fractures. Arthroscopy. 1997;13(3):301–6.

20. Hunter RE, Willis JA. Arthroscopic fixation of avulsion fractures of the tibial eminence: technique and outcome. Arthroscopy. 2004; 20(2):113–21.

21. Matthews DE, Geissler WB. Arthroscopic suture fixation of displaced tibial eminence fractures. Arthroscopy. 1994;10(4):418–23.

22. Yang SW, Lu YC, Teng HP, Wong CY. Arthroscopic reduction and suture fixation of displaced tibial intercondylar eminence fractures in adults. Arch Orthop Trauma Surg. 2005;125(4):272–6.

后交叉韧带损伤

6

Gregory C. Fanelli 和 William James Malone　著
魏利成　邓桢翰　译　李良军　孟繁强　校

解剖和生物力学特性

后交叉韧带（posterior cruciate ligament，PCL）在维护膝关节稳定性中起重要作用，其主要作用是限制胫骨后移，次要作用是能限制膝关节内外翻，稳定旋转的外力[1]。膝关节后侧结构包括后内侧关节囊、后外侧关节囊、内侧副韧带、外侧副韧带、弓状韧带、半月板股骨韧带和腓骨韧带，这些结构提供了膝关节屈曲 0～30°时的限制力[2-5]。当屈膝 30°～90°时，后交叉韧带提供的限制后向移位的阻力逐渐增加，到 90°时，后交叉韧带提供了 95% 的直向后抽屉限制力[2,6]。

受伤机制

后交叉韧带重建的目标是恢复膝关节正常功能及位置。据报道，后交叉韧带损伤的发病率在急性膝关节损伤中占 1%～40%[7-13]。发病率的高低取决于报道中的患者群体，相比运动损伤的患者，后交叉韧带撕裂在创伤患者中的发生率更高[10-12]。多种损伤机制都可能导致后交叉韧带撕裂，详细的受伤机制病史采集有助于识别后交叉韧带撕裂和排查相关韧带的损伤。

后交叉韧带损伤的主要机制是胫骨近端受到后方直接的暴力。通常原因是交通事故中屈膝位时胫

G.C. Fanelli, MD (✉)
GHS Orthopedics, Danville, PA, USA
e-mail: gregorycfanelli@gmail.com

W.J. Malone, DO
Musculoskeletal Radiology Division, Department of Radiology,
Geisinger Medical Center, Danville, PA, USA

骨撞击汽车挡板或者屈膝位坠落伤。最常见的单纯后交叉韧带撕裂机制是膝关节过度屈曲（屈膝位胫骨上段后移）[14]。这些损伤通常导致后交叉韧带部分撕裂，但后内侧束保持完整。概括来说，常见的损伤机制包括过伸、强制内翻或外翻和膝关节脱位，这些机制可能导致后交叉韧带撕裂合并其他韧带损伤[10-12,15]。

病史/体格检查

后交叉韧带断裂可能是从间隙中断，也可能是从胫骨端或股骨端撕脱，还有插入性中断。后交叉韧带损伤包括单纯的后交叉韧带部分断裂到合并多条韧带的复合损伤。伴随受伤的严重程度各异患者的主诉症状也不尽相同。后交叉韧带损伤的患者可能症状轻微，患者主诉仅有数月前的轻度摔伤史。严重者可能是机动车交通事故合并急性关节积血。诊断的第一步是病史采集，包括受伤机制、受伤时间、起始症状和目前症状。患者可能描述胫骨上段有直接暴力或曾有外力迫使膝关节过度屈曲。更严重的损伤涉及后交叉韧带合并其他韧带损伤，有膝关节过伸、被迫内翻或外翻或者膝关节脱位的病史。

与前交叉韧带（anterior cruciate ligament，ACL）损伤的患者不同，单纯的后交叉韧带损伤的患者很少有打软腿或膝关节不稳的感觉[16]。严重的患者主诉也可能最初没有任何异样感，但随着时间的推移出现症状。慢性后交叉韧带撕裂的患者的主诉可能是前膝疼痛、移步困难、跑步加减速时疼痛或膝关节不稳[17]。包含后交叉韧带损伤的多发韧带损伤一般都有症状，这些患者通常早期有膝关节肿胀，继而有膝关节不稳的感觉。

S.F. Brockmeier (ed.), *MRI-Arthroscopy Correlations: A Case-Based Atlas of the Knee, Shoulder, Elbow and Hip*,
DOI 10.1007/978-1-4939-2645-9_6, © Springer Science+Business Media New York 2015

系统性膝关节检查的首要检查是评估患者的步态。在患者行走过程中观察到轻微的膝关节内外翻提示后外侧角的损伤。有膝关节多发韧带损伤的患者，需要进行血管神经的检查，评估血管状态、足背屈外翻和腓神经的完整性尤为重要。仔细的膝关节视诊应包括记录挫伤、近端胫骨以及腘窝的瘀斑等。

针对后交叉韧带撕裂的体格检查有多种[8-9,18-25]。这些检查包括后抽屉试验、Godfrey 试验（后下垂征）、股四头肌激发试验等，胫骨后退，胫骨下移减少，完全伸展时内翻和外翻松弛、前抽屉试验假阳性和 Lachman 试验假阳性。每一种检查的基本功能测试是膝关节屈曲到 90°时胫骨上端和股骨下端的相对位移。后向的胫骨移位可发生在前后的矢状面，或者发生在膝关节旋转位，提示后外侧或者后内侧失稳。所有这些测试都是为了确定胫骨在其生理位置有向后移位。

活动度检查

膝关节活动度的检查是膝关节检查的重要一项。在膝关节韧带损伤、患者首诊、术前、术后时，通常使用 KT-1000 仪器检查膝关节活动度。我们在评估后交叉韧带损伤的患者时，特别重视后交叉韧带的视野，纠正前、后路的测量[25]。

影像学检查

影像学检查包括双膝站立位前后位和髁间窝位，屈曲 30°外侧观、30°髌骨轴位观的 X 线片。应力位片有助于评定后交叉韧带撕裂的分级。Schulz 等做了包含 1041 名患者的后交叉韧带损伤的应力拍片试验后认为，胫骨移位超过 8 mm 提示后交叉韧带完全损伤，超过 12 mm 提示还有膝关节二级限制结构损伤[26]。

诊断急性后交叉韧带损伤首选 MRI 成像。一项大样本前瞻性研究发现，经关节镜检查证实，MRI 诊断急性后交叉韧带损伤的准确率高达 99%。MRI 可以同时检查半月板、关节表面、膝关节内其他韧带的情况。但是 MRI 检查慢性后交叉韧带损伤的有效性受到质疑。最近有研究表明，慢性损伤后 6 个月内 MRI 检查后交叉韧带可表现为正常影像。MRI 的改变不足以提高临床检查率[15,27-29]。

慢性后交叉韧带损伤的病例中，采用基线和多时间段的骨性扫描监测可以提示膝关节内侧和髌股间室形成关节炎的改变。

关节镜下评估后交叉韧带

麻醉下的检查可以彻底地对膝关节进行体格检查，监测是否有膝关节多向不稳定现象（特别是隐匿性后外侧和后内侧不稳定）。诊断性关节镜检查要求观察是否有包括半月板撕裂和关节软骨损伤或变性在内的关节内病变。将 Fanelli 等描述关节镜下评价后交叉韧带的方法称为三区法，用于描述关节镜下后交叉韧带损伤和功能不全相关的直接和间接表现[15]。

急性后交叉韧带损伤的外科治疗指征包括插入部位撕脱、胫骨台阶减少 8 mm 或更大以及 PCL 撕裂与其他结构损伤相结合。慢性 PCL 损伤的外科治疗指征包括单侧后交叉韧带撕裂成为症状或渐进性功能发展不稳定时。

手术时机取决于血管状态、稳定性降低、皮肤状况、全身损伤、开放式与闭式膝关节损伤、半月板和关节面损伤、其他骨科损伤以及所涉及的侧支/囊膜韧带。某些 ACL/PCL/MCL 损伤可以通过内侧副韧带的支具进行治疗，然后在 MCL 愈合后 4～6 周进行关节镜联合 ACL/PCL 重建。其他病例可能需要修复或重建内侧结构，必须根据个人情况进行评估。

尽早安全解决 ACL/PCL/后外侧联合损伤的问题。ACL/PCL/后外侧修复在损伤后 2～4 周进行重建。允许封闭关节囊囊组织以允许关节镜检查，并且仍然允许对受损的后外侧结构进行初级修复。

PCL 的多韧带膝关节损伤/脱位可能需要分期手术。通过冲洗和清创修复侧枝/荚膜结构，并且在伤口愈合发生后的晚些时候进行组合的 ACL/PCL 重建。必须注意所有延迟重建的情况，确认通过连续的前后位和侧位 X 线片来减少胫股关节。

上述手术时间指南应根据患者的具体情况制订个性化方案。许多膝关节多韧带损伤的患者是多系统损伤的多发伤患者。对上述理想时序协议的修改包括相关肢体的血管状态、还原稳定性、皮肤状况、开放性或闭合性损伤以及其他骨科和全身损伤。这些额外的对比可能导致膝关节韧带手术比期望的更早或更晚进行。我们之前已经报道了根据 PCL 的多韧带损伤膝关节延迟重建的效果[30-35]。

病例 1

病史 / 体格检查

一名 16 岁的高中足球运动员在季前赛的训练中受伤。当时用石膏外固定左下肢,然后送医,后外旋的力量作用于胫骨近端而受伤。主诉为受伤后几周内患膝持续疼痛和膝关节不稳。

体格检查发现双侧膝关节活动度对称。患膝有阴性的胫骨台阶感和 3 级的后抽屉试验阳性。后外侧抽屉实验阳性,后内侧抽屉试验阴性。侧方应力试验膝关节稳定,但当膝关节屈曲到 0° 和 30° 时,有明显的外翻松弛和终末感。Lachman 试验阴性,轴移试验阴性。膝关节屈曲到 30° 和 90° 时,胫骨外旋试验(拨号试验,dial test)阳性。

影像学

X 线片不提示明显病变。膝关节屈曲 90° 时的应力位片显示,与健侧相比,患侧的胫骨出现了明显的向后移位(图 6.1 a,b)。MRI 显示后交叉韧带中部到胫骨嵌入点全层撕裂,和胫骨嵌入点纤维连接中断。后外侧关节囊水肿和部分撕裂,但没有明显的外侧副韧带和腘肌腱的损伤,其余组织完好(图 6.2 a,b)。

关节镜

患者取仰卧位接受手术治疗。全麻下的体格检查与之前的体格检查描述一致。左膝关节镜检查发现三个间室的关节软骨完整,内外侧半月板完整,外侧关节间隙张开,通过征阳性,1 ～ 2 区后交叉韧带撕裂,前交叉韧带完整,但因后交叉韧带损伤而导致其张力松弛[15](图 6.3 a,b)。

讨论和手术重建

患者功能性的关节失稳是手术重建的指征。因为此病例属于慢性损伤,且软组织结构正常,采取后交叉韧带和后外侧同时重建的一期手术。关节镜检查结果与体格检查和 MRI 检查结果一致:后交叉韧带合并后外侧角损伤。所以采取同时进行后交叉韧带重建和后外侧角重建的手术方式。后交叉韧带重建采取跟腱和胫骨前同种异体组织作为移植物,用机械移植张力法穿胫骨道的双束重建。后外

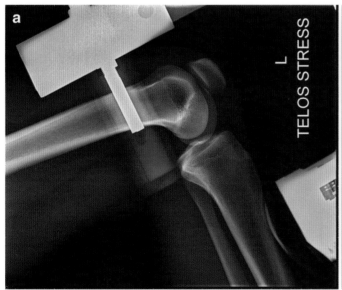
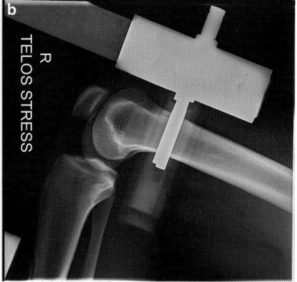

图 6.1 患膝后交叉韧带和后外侧角的应力位片。(**a**)膝关节屈曲 90° 位,胫骨相对于股骨处于后侧半脱位状态;(**b**)正常侧膝关节胫骨和股骨的相对位移关系

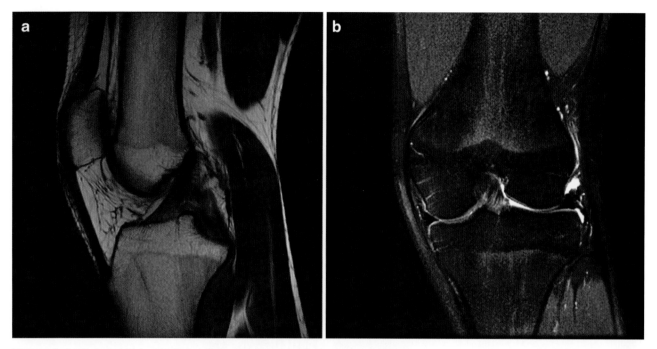

图 6.2 （a）MRI 显示后交叉韧带中点延伸到起点的全层撕裂，起点没有附着点；（b）后外侧关节囊水肿和部分撕裂，但是没有明显的外侧副韧带和腘肌腱的损伤，其余组织完好

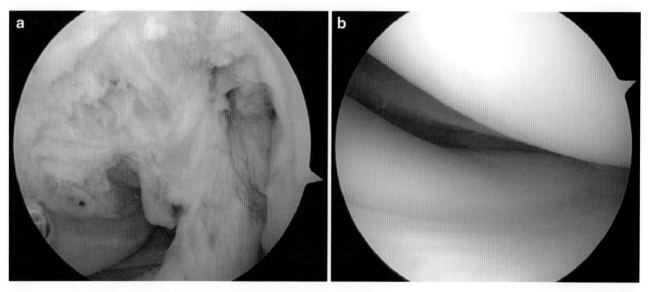

图 6.3 后交叉韧带撕裂和后外侧角的关节镜图像。（a）关节镜评估后交叉韧带 1 ～ 2 区撕裂，前交叉韧带完整，但因后交叉韧带损伤而导致其张力松弛；（b）关节镜评估外侧间室和后外侧角发现外侧关节间隙张开，4 字体位通过征阳性，和膝关节的后外侧角不稳定一致

侧角重建使用根据腓骨头的八字形螺钉，使用半腱肌（semitendinosus）重建同种异体骨组织结合后外侧的关节囊移动法（capsular shift procedure），记得做腓神经解压术（decompression）和松解术（neurolysis），全程注意保护腓神经[36-38]（图 6.4 a-d）。

病例 2

病史 / 体格检查

一名 31 岁的中年男子从 1.5 m 处坠落，左膝扭伤，导致左侧膝关节脱位。在急诊室体格检查显示

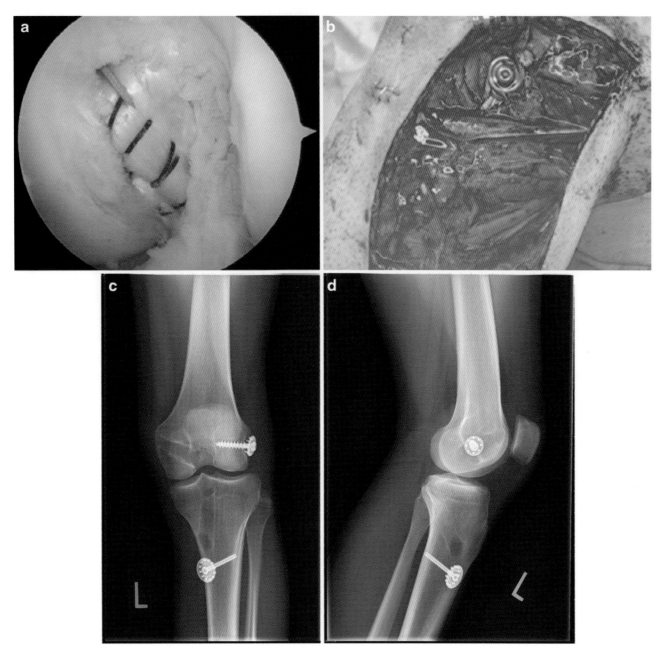

图 6.4　后交叉韧带和后外侧角重建。(**a**)后交叉韧带重建采取关节镜下经胫骨道的双束重建，跟腱作为前外束，胫骨前同种异体组织作为后内束移植物，采用一个机械的移植物张力设备进行移植物预张；(**b**)后外侧角重建利用吻合腓骨头的八字形螺钉，使用半腱肌重建同种异体骨组织结合后外侧的关节囊移动法，记得做腓神经解压和松解，全程注意保护腓神经；(**c,d**)术后复查的正位片和侧位片显示骨道和固定物的位置和方向

神经血管的结构完整。继发疼痛导致膝关节活动范围受限。患膝胫骨台阶感，90° 屈膝位 3 级后抽屉实验阳性。后外侧抽屉试验阳性，后内侧抽屉试验阴性。膝关节屈曲 30° 和 90° 时，有严重的内翻松弛，没有明显的终末感。Lachman 试验和轴移试验阳性。膝关节屈曲 30° 和 90° 时，拨号试验阳性。患膝内侧稳定，无外翻松弛。

影像学

X 线片展示复位良好，胫股关节和髌股关节对位良好。因左膝严重不稳定，所以术前未拍摄膝关节应力位片。

MRI 显示前后交叉韧带全层撕裂（图 6.5 a,b）。内侧副韧带在股骨远端的连接点有明显的高信号，

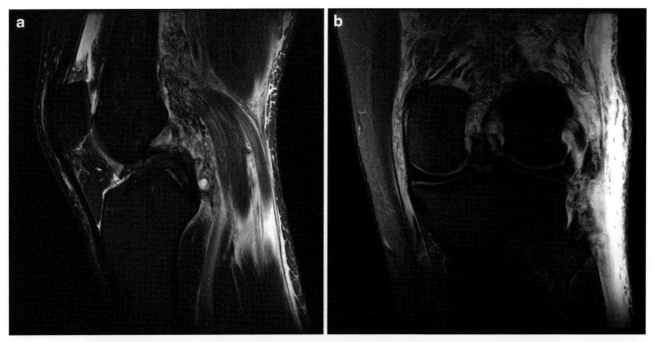

图 6.5　MRI 显示左膝关节前后交叉韧带全层撕裂以及后外侧角撕裂。（a）MRI 显示前后交叉韧带全层撕裂，与患者的受伤机制、病史以及临床检查一致；（b）MRI 显示内侧副韧带在股骨远端的连接点有明显的高信号，韧带周围水肿，和扭伤一致。还发现板股韧带也有撕裂。后内侧角和鹅足肌腱结构完整。外侧和后外侧结构严重损伤。股二头肌和腓骨远侧韧带的联合体完全撕裂、回缩，周围水肿。腘肌腱的股骨端有几乎完全的撕裂。腘肌腱的肌肉-肌腱联合点有轻度的损伤信号，腘腓骨的韧带有扭伤但没有完全中断。有一个外侧的关节囊撕裂，髂胫束完好无损

韧带周围水肿，和扭伤一致。还发现板股韧带也有撕裂。后内侧角和鹅足肌腱结构完整。

　　外侧和后外侧的结构严重损坏（图 6.6 a,b）。股二头肌和腓骨远侧韧带的联合肌腱完全撕裂，回缩到韧带的腓骨端止点，伴周围组织水肿。腘肌腱几乎在

股骨止点处完全撕裂。在腘肌腱骨肌肉-肌腱联合部有轻度的扭伤，腓骨止点也有扭伤，肌腱信号没有完全中断。外侧关节囊有撕脱但髂胫束结构完整。

　　伸肌机制，髌股关节稳定；关节软骨的内侧、外侧，髌股关节的各间室都完好无损。股骨内侧髁

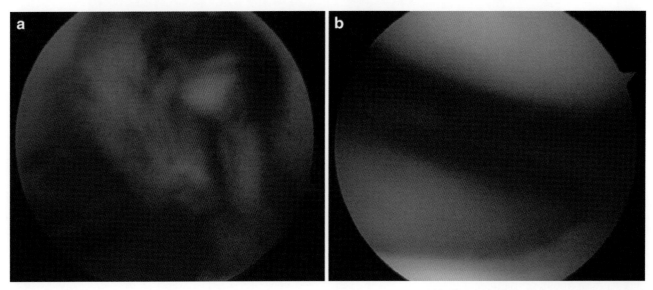

图 6.6　关节镜下观察损伤的前后交叉韧带。（a）受伤的后外侧角结构；（b）4 字位体位通过征阳性，外侧半月板与胫股关节之间的间隙增大

有骨挫伤。

治疗方案

　　患者左膝受伤严重，伴有明显的不稳定和外侧、后外侧结构的严重损伤。采取二期手术方案治疗后交叉韧带、前交叉韧带和 C 型后外侧复合韧带损伤和膝关节脱位[39]。

讨论和手术重建

　　一期手术是修复和重建外侧后外侧角结构，约

在受伤后 10 天，此时皮肤和其他软组织已经稳定（图 6.7 a,b）。第一阶段的手术包括腓神经减压术和神经松解术，对所有损伤的外侧和后外侧结构进行初步修复，后外侧重建术利用吻合腓骨头的八字形结构联合采用腓骨半腱肌同种异体移植物组织联合后外侧囊移位术[36-38]。

　　一期手术 4 周后进行二期手术，关节镜下进行前后交叉韧带重建。后交叉韧带重建使用同种异体的跟腱作为移植物，穿胫骨隧道的单束重建。前交叉韧带使用同样的材料，关节镜下穿胫骨股骨隧道重建。机械牵拉重建好的前后交叉韧带[40-41]（图6.8 a,b）。

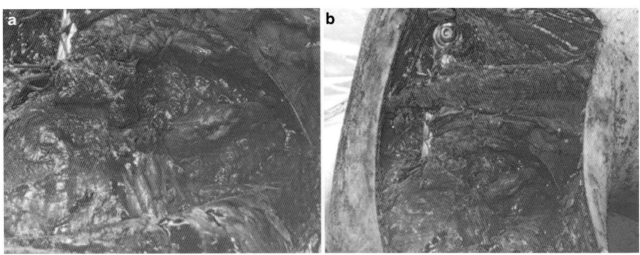

图 6.7　修复和重建外侧结构。（ a ）腓神经的减压术和松解术，一期修复受伤的外侧和后外侧的结构；（ b ）用根据腓骨头的八字形螺钉固定移植物，使用同种异体的半腱肌肌腱移植物重建后外侧角，一期修复受伤的后侧和后外侧结构。常规行腓神经减压和松解术，全手术操作中注意保护腓神经

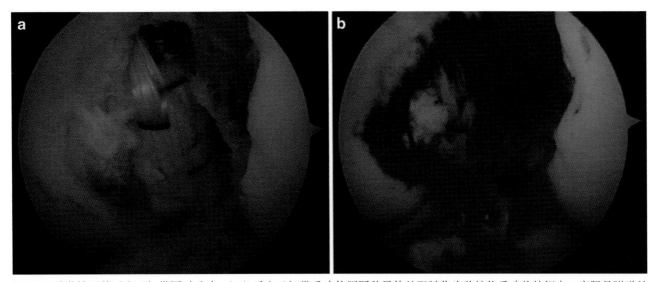

图 6.8　关节镜下前后交叉韧带同时重建。（ a ）后交叉韧带重建使用同种异体的跟腱作为移植物重建前外侧束，穿胫骨隧道的单束重建；（ b ）前交叉韧带重建使用同种异体的跟腱作为移植物，穿胫骨股骨隧道单束重建前交叉韧带，机械牵拉重建前后交叉韧带

总结

后交叉韧带损伤的形式多种多样，可能是单纯的后交叉韧带损伤，或者合并膝关节内其他韧带损伤。诊断过程中需要采集详细的病史，完善全面的体格检查，排查有无血管损伤，进行 MRI 检查。若需要快速诊断或者制订手术计划，可使用诊断性的关节镜检查。慢性后交叉韧带损伤尽管体格检查时可能存在明显的关节松弛，但因 MRI 下无明显异常表现而常常被忽视，因此需要特别重视。慢性后外侧或者后内侧不稳也可能显示出正常的 MRI 影像，诊断时一定要结合病史、体格检查、MRI 和关节镜的检查评估，有助于早期准确诊断后交叉韧带损伤。

参考文献

1. Cooper DE, Warren RF, Warner JJ. The posterior cruciate ligament and posterolateral structures of the knee: anatomy, functions, and patterns of injury. Instr Course Lect. 1991;40:249–70.
2. Grood ES, Stowers SF, Noyes RF. Limits of movement in the human knee: effect of sectioning the posterior cruciate ligament and posterolateral structures. J Bone Joint Surg Am. 1988;70: 88–97.
3. Veltri DM, Deng X-H, Torzilli PA, et al. The role of the popliteofibular ligament in the stability of the human knee. A biomechanical study. Am J Sports Med. 1996;24:19–27.
4. Gupte CM, Bull AMJ, Thomas RD, Amis AA. The meniscofemoral ligaments: secondary restraints to posterior drawer. J Bone Joint Surg Br. 2003;85:765–73.
5. Ritchie JR, Bergfeld JA, Kambic H, Manning T. Isolated sectioning of the medial and posteromedial capsular ligaments in the posterior cruciate ligament-deficient knee: influence on posterior tibial translation. Am J Sports Med. 1998;26:389–94.
6. Fox RJ, Harner CD, Sakane M, Carlin GJ, Woo SL. Determination of the in situ forces in the human posterior cruciate ligament using robotic technology. A cadaveric study. Am J Sports Med. 1998; 26:395–401.
7. Johnson JC, Bach BR. Current concepts review, posterior cruciate ligament. Am J Knee Surg. 1990;3:143–53.
8. Clancy WG, Shelbourne KD, Zoellner GB, Keene JS, Reider B, Rosenberg TD. Treatment of knee joint instability secondary to rupture of the posterior cruciate ligament. Report of new procedure. J Bone Joint Surg [Am]. 1983;65:310–22.
9. Degenhardt TC, Hughston JC. Chronic posterior cruciate instability: nonoperative management. Orthop Trans. 1981;5:486–7.
10. Fanelli GC. PCL injuries in trauma patients. Arthroscopy. 1993; 9:291–4.
11. Fanelli GC, Edson CJ. Posterior cruciate ligament injuries in trauma patients: Part II. Arthroscopy. 1995;11(5):526–9.
12. O'Donoghue DH. An analysis of end results of surgical treatment of major injuries to the ligaments of the knee. J Bone Joint Surg [Am]. 1955;37:1–13.
13. Parolie JM, Bergfeld JA. Long term results of nonoperative treat-ment of isolated posterior cruciate ligament injuries in the athlete. Am J Sports Med. 1986;14:35–8.
14. Fowler PJ, Messieh SS. Isolated posterior cruciate ligament injuries in athletes. Am J Sports Med. 1987;15:553–7.
15. Fanelli GC, Giannotti B, Edson CJ. Current concepts review. The posterior cruciate ligament: arthroscopic evaluation and treatment. Arthroscopy. 1994;10(6):673–88.
16. McAllister DR, Petrigliano FA. Diagnosis and treatment of posterior cruciate ligament injuries. Curr Sports Med Rep. 2007;6(5): 293–9.
17. Margheritini F, Mariani PP. Diagnostic evaluation of posterior cruciate ligament injuries. Knee Surg Sports Traumatol Arthrosc. 2003;11:282–8.
18. Schulz MS, Russe K, Weiler A, et al. Epidemiology of posterior cruciate ligament injuries. Arch Orthop Trauma Surg. 2003;123: 186–91.
19. Daniel DM, Stone ML, Barnett P, et al. Use of the quadriceps active test to diagnose PCL disruption and measure posterior laxity of the knee. J Bone Joint Surg [AM]. 1988;70:386–91.
20. Grood ES, Hefzy MS, Ledenfield TN. Factors affecting the region of most isometric femoral attachments. Am J Sports Med. 1989; 17:197–207.
21. Hughston JC, Baker CL, Norwood LA. Acute combined posterior cruciate and posterolateral instability of the knee. Am J Sports Med. 1983;12:204–8.
22. Jakob RP, Hassler H, Staubli HU. Experimental studies on the functional anatomy and the pathomechanism of the true and reversed pivot shift sign. Acta Orthop Scand. 1981;5(suppl):18–32.
23. Loss WC, Fox JM, Blazina ME, Del Pizzo W, Friedman MJ. Acute posterior cruciate ligament injuries. Am J Sports Med. 1981;9: 86–92.
24. Shelbourne KD, Benedict F, McCarrol JR, et al. Dynamic posterior shift test. Am J Sports Med. 1989;17:275–7.
25. Daniel DM, Akeson W, O'Conner J, editors. Knee ligaments—structure, function, injury, and repair. New York: Raven; 1990.
26. Schulz MS, Steenlage ES, Russe K, Strobel MJ. Distribution of posterior tibial displacement in knees with posterior cruciate ligament tears. J Bone Joint Surg Am. 2007;89:332–8.
27. Gross ML, Grover JS, Bassett LW, et al. Magnetic resonance imaging of the posterior cruciate ligament: clinical use to improve diagnostic accuracy. Am J Sports Med. 1992;20:732–7.
28. Boks SS, Vroegindeweij D, Koes BW, et al. Follow-up of posttraumatic ligamentous and meniscal knee lesions detected at MRI: systematic review. Radiology. 2006;238:863–71.
29. Servant CT, Ramos JP, Thomas NP. The accuracy of magnetic resonance imaging in diagnosing chronic posterior cruciate ligament injury. Knee. 2004;11:265–70.
30. Fanelli GC, Giannotti BF, Edson CJ. Arthroscopically assisted combined anterior and posterior cruciate ligament reconstruction. Arthroscopy. 1996;12(1):5–14.
31. Fanelli GC, Giannotti BF, Edson CJ. Arthroscopically assisted combined posterior cruciate ligament/posterior lateral complex reconstruction. Arthroscopy. 1996;12(5):521–30.
32. Fanelli G et al. Arthroscopically assisted combined anterior and posterior cruciate ligament reconstruction in the multiple ligament injured knee: 2- to 10-year follow-up. Arthroscopy. 2002;18(7): 703–14.
33. Fanelli GC, Edson CJ. Combined posterior cruciate ligament-posterolateral reconstructions with Achilles tendon allograft and biceps femoris tendon tenodesis: 2- to 10-year follow up. Arthroscopy. 2004;20:339–45.
34. Fanelli GC, Beck JD, Edson CJ. Current concepts review: the posterior cruciate ligament. J Knee Surg. 2010;23(2):61–72.
35. Fanelli GC, Beck JD, Edson CJ. Single compared to double bundle PCL reconstruction using allograft tissue. J Knee Surg. 2012; 25(1):59–64.

36. Fanelli GC, Beck JD, Edson CJ. Arthroscopic transtibial double bundle PCL reconstruction. J Knee Surg. 2010;23(2):89–94.

37. Fanelli GC, Beck JD, Edson CJ. Combined PCL ACL lateral and medial side injuries: treatment and results. Sports Med Arthroscopy Rev. 2011;19(2):120–30.

38. Fanelli GC, Edson CJ. Surgical treatment of combined PCL, ACL, medial, and lateral side injuries (global laxity): surgical technique and 2 to 18 year results. J Knee Surg. 2012;25(4):307–16.

39. Fanelli GC, Feldman DD. Management of combined anterior cruciate ligament/posterior cruciate ligament/posterolateral complex injuries of the knee. Oper Tech Sports Med. 1999;7(3):143–9 (Fanelli posterolateral instability classification system).

40. Fanelli GC. Surgical treatment of combined PCL ACL medial and lateral side injuries (global laxity): acute and chronic. In: Fanelli GC, editor. The multiple ligament injured knee. A practical guide to management. 2nd ed. New York: Springer; 2013. p. 281–301.

41. Fanelli GC. Mechanical graft tensioning in multiple ligament knee surgery. In: Fanelli GC, editor. The multiple ligament injured knee. A practical guide to management. 2nd ed. New York: Springer; 2013. p. 323–30.

膝关节内侧副韧带损伤

7

Jesse Seamon 和 Mark D. Miller 著

杨　华　王伊伦　译　熊依林　谢文清　校

概述

内侧副韧带（medial collateral ligament，MCL）损伤是最常见的膝关节韧带损伤，单独或与其他韧带合并损伤共占 40% 以上[1-4]。一般来说，MCL 损伤是由膝关节外翻暴力所致，可能是膝关节外侧受到直接暴力，也可能是小腿外旋使内侧副韧带受到间接外翻暴力[5]。轻微 MCL 损伤常不伴其他结构损伤，严重损伤则很可能伴随后内侧角（posteromedial corner，PMC）、前交叉韧带（anterior cruciate ligament，ACL）或半月板的损伤[3]。据 Sims 和 Jacobson 的一项 93 例Ⅲ级内侧副韧带损伤病例的系列报道，内侧副韧带完全撕裂时常伴有后内侧角的后斜韧带（posterior oblique ligament，POL）和前交叉韧带损伤，损伤概率分别为 99% 和 75%[6]。在受到外翻暴力时，MCL 在维持结构稳定上起主要作用，其他结构如膝后内侧角的后斜韧带、腘斜韧带（oblique popliteal ligament，OPL）、内侧半月板的后角以及半膜肌腱也对维持结构的稳定性起到一定作用[4,6-8]。内侧副韧带和后内侧角联合损伤将导致膝外翻和前内旋不稳定（anteromedial rotatory instability，AMRI）[1,4-6]。

内侧副韧带［也称胫侧副韧带（tibial collateral ligament，TCL）］分为内侧副韧带浅层（superficial MCL，sMCL）和内侧副韧带深层（deep MCL，dMCL）[2]。浅层起于内侧股骨髁后部的内收肌结节[3-4,9]。最近的一项放射和尸体研究指出，这个位置通常位于股骨后侧皮质线后方，并且靠近 Blumensaat 线的切线[9]。浅层远端有两个止点：近侧的止点靠后，附着于半膜肌腱与后内关节囊融合[3]。远侧止点靠前，在胫骨近端内侧鹅足腱深层关节线下方约 4.5～7 cm 广泛附着[2-4]。深层延续内侧膝关节囊，可以认为是关节囊中 1/3 的增厚[4]，与内侧半月板紧密相连，由从股骨远端到内侧半月板的板股部分和从内侧半月板到胫骨近端的板胫部分组成[2]。浅层和深层之间有一个滑囊层（bursal layer）[3]。后斜韧带可能与内侧副韧带浅层的后部连续，但在股骨内收肌结节上有一个离散的起点，跨越后部和下部，沿关节囊与半膜肌和胫后部相融合[6]。腘斜韧带起于胫骨后内侧和半膜肌，止于股骨髁后外侧[4]。

膝关节内侧的解剖结构复杂，除内侧副韧带外，还由三个不同的组织层和多种结构组成，均有助于维持膝关节外翻和旋转稳定[1-6,10]。传统上，膝关节的解剖结构被 Warren 和 Marshall 定义为罗马数字Ⅰ～Ⅲ层[10]。Sims 和 Jacobson 将膝关节内侧的解剖结构分为前 1/3、中 1/3、后 1/3 三个部分，每个部分均由三层组成[6]。

表层（Ⅰ层）由深筋膜组成。在前方与髌骨内侧伸肌支持带连续，在远端鹅足腱上方与缝匠肌筋膜融合，在近端与覆盖在股四头肌上的筋膜融合[2-3,5]。第Ⅱ层由内侧副韧带浅层、内侧髌股韧带、腘斜韧带、后斜韧带和半膜肌组成[1,4]。Ⅰ层和Ⅱ层向前融合。第Ⅲ层是最深层，由关节囊和内侧副韧带深层组成[2]。Ⅱ层和Ⅲ层向后融合。

总之，膝关节内侧解剖结构可分为前、中、后

J. Seamon, MD (✉)
Department of Orthopedic Surgery, Saint Louis University Hospital, St. Louis, MO, USA
e-mail: Jseamon23@gmail.com

M.D. Miller, MD
Department of Orthopedic Surgery, University of Virginia Hospital, Charlottesville, VA, USA

Department of Orthopedic Surgery, Head Team Physician, James Madison University, Charlottesville, VA, USA
e-mail: Mdm3p@hccmail.mcc.virginia.edu

S.F. Brockmeier (ed.), *MRI-Arthroscopy Correlations: A Case-Based Atlas of the Knee, Shoulder, Elbow and Hip*,
DOI 10.1007/978-1-4939-2645-9_7, © Springer Science+Business Media New York 2015

三部分[6]。前 1/3 由内侧伸肌支持带组成，与临床相关性最小[1,4,6]。中 1/3 由内侧副韧带浅层和内侧副韧带深层组成[5]。后 1/3 由后内侧角及其相关的韧带和肌腱组成[1,4-6]。这种解剖结构分类方法对外科手术有指导作用，因为修复和重建工作主要在中 1/3 和后 1/3，中 1/3 损伤仅会导致屈曲时外翻不稳定，而后 1/3 的损伤将可能导致前内旋转不稳定（Anteromedial Rotatory Instability，AMRI）和伸膝时外翻不稳定。

内侧副韧带浅层是限制膝关节屈曲时外翻的主要制约因素，后内侧角是限制胫骨外旋的主要制约因素，对维持伸膝时外翻稳定性起重要作用[5,7]。内侧副韧带浅层的韧性与前交叉韧带相近[4]。内侧副韧带深层在维持外翻稳定性上不起主要作用，但可能在锚定内侧半月板和限制胫骨外旋方面起作用[3]。有证据表明内侧副韧带浅层在股骨附着处承受最大应力，也是最常见的破裂部位，破裂后可能会发生胫骨插入和中间层撕裂[3-4,11]。

病史和体格检查仍然是诊断内侧副韧带损伤最准确的方法[1,4-6]。应仔细检查皮肤是否有瘀伤或擦伤。同时应该进行彻底的血管检查，尤其是在高能机制情况下[1]。触诊应触及内侧副韧带全长并检查后内侧角是否有压痛[1]。外侧应力试验应在屈膝30°的情况下进行，单独检查内侧副韧带，然后使膝关节完全伸直来检查是否合并十字韧带或后内侧角损伤[7]。同时还应进行 Slocum 试验。在进行前抽屉测试时，足部应在外旋位，这样可以检查是否合并后内侧角损伤[1,4-5]。后抽屉试验和 Lachman 试验能判断是否合并十字韧带损伤，内翻应力试验能判断是否合并外侧副韧带（lateral collateral ligament，LCL）损伤。还应注意是否有膝关节积液。同检查任何肢体一样，检查时应该与对侧肢体进行比较。

传统上将内侧副韧带损伤分为Ⅰ～Ⅲ级。然而，不同分类方法对每个等级和体格检查标准有不同的描述[4]。同时由于放射学分级系统也将损伤分为Ⅰ～Ⅲ级，并且分类标准与临床分类不同，这也导致了分级标准的复杂性[3]。一般来说，Ⅰ级损伤是扭伤，只有少数纤维破坏[2]，通常是膝关节外翻外旋时力量较小、非接触性损伤，MRI 上通常仅可见韧带表面高信号[3,11]。屈膝30°时做外侧应力试验，会出现疼痛，但不会表现出膝关节不稳定[2]。内侧副韧带部分撕裂为Ⅱ级损伤，通常由相对较高力量

的冲击引起，如膝关节外侧受到直接的暴力[2,7]。MRI 检查可见内侧副韧带内及表面高信号[2-3,11]。体格检查会有沿内侧副韧带走行的弥漫性压痛，屈膝30°做外侧应力试验会发现膝关节稍不稳定，但终末感明显，关节间隙张开不超过 10 mm[7]。内侧副韧带完全撕裂为Ⅲ级损伤。MRI 检查可见韧带完全破裂，包括韧带中段、胫骨近端止点或股骨内髁止点的撕裂[3,11]。屈膝30°做外翻应力试验可见膝关节不稳定，关节间隙增宽 > 10 mm[2,7]。完全伸膝时若有外翻不稳，则提示存在后内侧角或侧副韧带损伤[7]。

MRI 可清楚显示内侧副韧带。所有冠状位成像序列上表现为低信号频带。一般 T2 加权冠状位成像序列能清晰显示内侧副韧带，水肿表现为高信号，位于韧带内部和周围，因此常用来对损伤做初步评估[2-3,11]。韧带撕裂表现为所有序列上韧带内部的高信号[3,11]。慢性内侧副韧带损伤在 MRI 上通常表现为韧带增厚[3,11]。冠状位成像能清晰显示股骨和胫骨结合点。轴位图能提供后内侧角图像，尤其在关节腔造影的 T1 加权成像上[1]。MRI 检测内侧副韧带损伤的准确率为 87%[3]。对于Ⅰ级和Ⅱ级损伤，MRI 不是必需的，但当考虑是Ⅲ级损伤或完全伸膝时有外翻不稳、膝关节有明显积液时以及瘀伤时，应做 MRI 检查[4]。

关节镜对内侧副韧带损伤的检查表现，主要取决于损伤的严重程度。关节镜检查不能看到单独内侧副韧带浅层损伤，因为关节镜下只能见到Ⅲ层的深部结构。关节镜检查内侧副韧带浅层损伤时，应施加额外轻度外翻应力，可观察到内侧间隙的增宽[2]。检查内侧半月板时可同时发现内侧副韧带深层损伤。若内侧副韧带深层是从胫骨附着处撕裂，则半月板会抬高超出关节线；如果在股骨侧撕裂，则在半月板上方会形成明显空隙[2]。Sims 和 Jacobson 描述了"半月板抬高"征（"meniscal rise" sign），即屈膝30°外侧应力试验时内侧半月板相对胫骨抬高[6]。此外，在撕裂程度大时，内侧半月板的近侧纤维可通过内侧关节囊裂口，直接被看到，甚至会反折卡在关节间隙内。60% 的患者可能存在后内侧关节囊出血[6]。

对Ⅰ级和Ⅱ级内侧副韧带损伤通常采取保守治疗[1,3-5,7]。可应用 IROM 铰接型膝关节支架进行保护，但不限制膝关节矢状面运动，从而防止关节僵硬。对于大多数Ⅰ级和Ⅱ级损伤，6 周后愈合良好，临床检查无内侧疼痛与关节不稳。

对Ⅲ级损伤的治疗目前存在争议，手术和非手术治疗都能获得良好效果。若体格检查和影像学检查明确为单独内侧副韧带损伤，许多外科医师主张用铰链支具保守治疗 6 周。若支具治疗 6 周后仍不稳定，则可考虑进行手术修复或重建[1,4]。若有大面积骨性撕脱、体格检查有明确的前内旋不稳、胫骨内侧副韧带撕脱伤合并软组织（如鹅足腱）嵌入、关节内韧带卡压或存在膝外翻，以上情况应考虑尽早手术[1,3,7]。若急性损伤情况下存在足够韧带组织，则可进行内侧副韧带修复，若在慢性撕裂或存在韧带组织不足以进行修补的情况，则需要取半腱肌或股薄肌肌腱自体移植进行重建。最近由 Kovachevich 等进行的一项 meta 分析表明：膝关节韧带多发性损伤的修复和重建效果差异不够明显[12]。重建与解剖增强修复在生物力学结果上等效[13]。

对高等级内侧副韧带损伤合并前交叉韧带损伤或其他多发性膝关节韧带损伤的治疗方法也没有统一的意见[1,3-5,7]。前交叉韧带重建加内侧副韧带修复或重建会导致膝关节僵硬。许多外科医师建议行 6 周铰链支具保守治疗的同时恢复全膝关节活动度。同单独内侧副韧带损伤一样，若外翻不稳在保守治疗 6 周后仍存在，则在行前交叉韧带重建时应考虑同时修复内侧副韧带。但目前就前交叉韧带合并内侧副韧带损伤的治疗方案还没有统一标准[1,3-5]。

本章将根据病例来阐述内侧副韧带损伤的 MRI 表现与关节镜检查的相关性，并回顾每位患者的诊断和处理。将呈现两个案例：

1. 内侧副韧带Ⅲ级损伤合并前后交叉韧带破裂的足球运动员
2. 内侧副韧带Ⅲ级损伤合并前交叉韧带撕裂的足球运动员

病例 1

病史

一名 20 岁大学足球运动员在运动中受伤 48 小时后被送到医院。当他在拦截另一名球员时撞到了左侧膝关节外侧，并听到左膝韧带断裂的声音。

体格检查

患者有 1 ＋以上的膝关节积液，左膝内侧弥漫性疼痛。后抽屉试验 2 ＋，Lachman 试验 1 ＋，屈膝 30°外侧应力试验 3 ＋松弛，完全伸膝外翻不稳 2 ＋。胫骨外旋试验和内翻应力试验阴性。足背动脉和胫后动脉 2 ＋，踝关节运动功能完好。

影像学

图 7.1 a 示完全伸膝时外翻应力试验 X 线片（valgus stress radiographs），可见内侧关节间隙明显扩大，表明内侧副韧带完全破裂伴侧副韧带损伤。图 7.1 b 为左侧膝关节侧位片，可见在施加向后作用力时胫骨相对于股骨明显后移。图 7.1 c 为双膝关节对比。

图 7.1 d 示左膝关节 T2 加权冠状序列成像，可见内侧副韧带浅层在胫骨止点处完全破坏，深层在胫骨附着处断裂，残余韧带在胫骨内侧清晰可见。内侧半月板和完好的内侧副韧带深层股骨部分被挤出并抬高。内侧副韧带浅层胫骨部分嵌在内侧半月板下方关节内。股骨外侧髁上可见骨挫伤。额外的 MRI 序列（未显示）可见前后交叉韧带撕裂。

关节镜

关节镜检证实了前后交叉韧带撕裂。图 7.1 e 示从下外侧入路进入内侧间室的关节镜照片。由于内侧副韧带深层胫骨部分破裂，故有"半月板抬高"征[6]。此外还可见内侧副韧带浅层胫骨部分被翻转至内侧半月板下关节腔中。

关节镜下前交叉韧带重建采用同侧半腱肌和股薄肌肌腱自体移植。后交叉韧带重建采用同侧骨-髌腱-骨（bone-patellar tendon-bone，BPTP）重建。

在膝关节侧面中线偏后，做一纵行切口，起于内收肌结节水平至关节线以远 7～8 cm。可见内侧副韧带浅层在胫骨附着处完全破裂并嵌入胫骨内侧平台和内侧半月板之间。内侧半月板沿其后部与覆盖在上方的关节囊分离。内侧副韧带深层仍然附着在内侧半月板上，但从近端胫骨内侧撕脱。图 7.1f 是术中照片，显示内侧副韧带浅层从膝关节脱离后的胫骨部分。尽管不甚明显，但在内侧半月板下仍可以看到空隙，且内侧副韧带深层胫骨部分仍连接并向后内侧突出。图

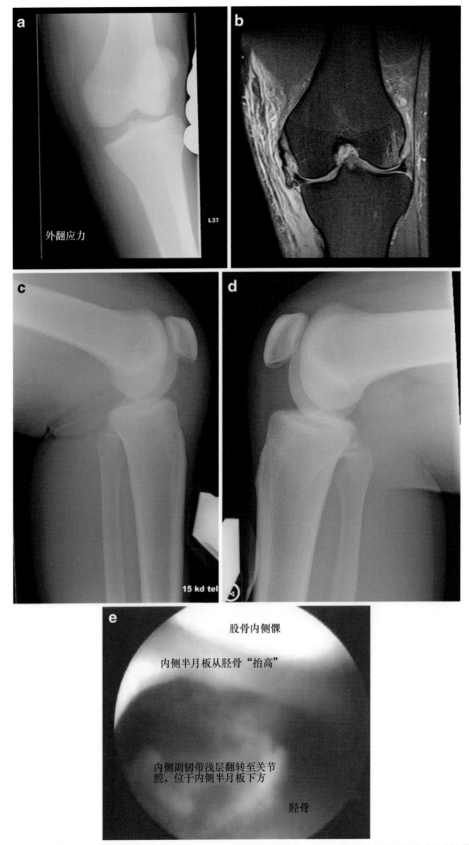

图 7.1 （a）外翻应力位 X 线片示内侧间隙扩大，符合内侧副韧带完全损伤。（b）冠状位 MRI 示内侧副韧带远端损伤并错位至关节内。（c）应力位 X 线片示后交叉韧带损伤。注意胫骨相对股骨髁后移。（d）正常对侧膝关节。（e）关节镜检查示内侧副韧带撕裂嵌入膝关节内。（f）术中照片示从关节内取出的内侧副韧带浅层。（g）修复内侧半月板（远侧）和内侧副韧带深层（近侧）。弯钳近端为内侧副韧带浅层。前后位（h）和侧位（i）片示内侧副韧带修复／重建（以及后交叉韧带重建）

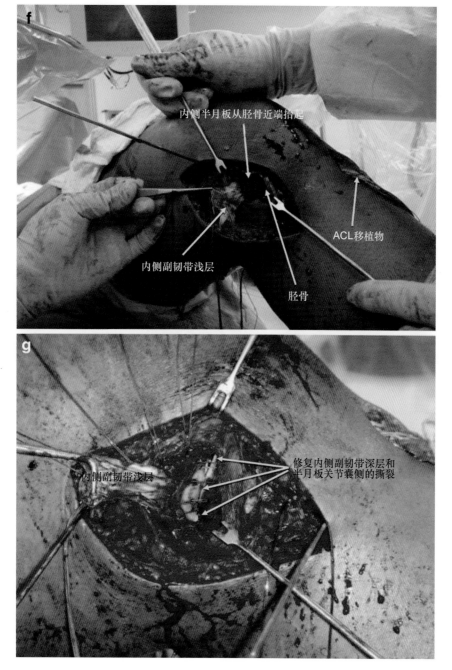

图 7.1　（续）

7.1g 显示了用三个锚修复后的内侧半月板和胫骨部分内侧副韧带深层。内侧副韧带浅层在缝线近端向上翻转以便于修复。半膜肌完好，但除了后内侧半月板撕裂（meniscocapsular detachment，MCD）外，后斜韧带从胫骨撕裂，并延伸到半膜肌。用三根锚沿内侧胫骨边缘修复内侧副韧带深层胫骨部分和半月板关节囊处的撕裂。然后用锚将内侧副韧带浅层固定在胫骨表面。胫骨侧撕脱伤预后不如股骨侧撕脱伤，所以我们决定用同种异体半腱肌移植物进行增强修复，同时还

能用它来重建后内侧角，或者说破裂的后斜韧带。在透视引导下与股骨后侧皮质相切且与 Blumensaat 线平行的假想线来确定内侧副韧带浅层股骨端等长点：内侧副韧带起点位于水平线的近端，后侧股骨皮质线后方[9]。放置导丝，将近端和远端的内侧副韧带浅层用 6.5 mm 螺钉和软组织垫片固定。如 Stannard 所述，在被固定前，内侧副韧带浅层环绕半膜肌[1]。

术后图像见图 7.1 h，i。

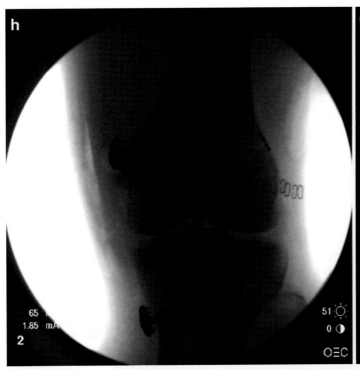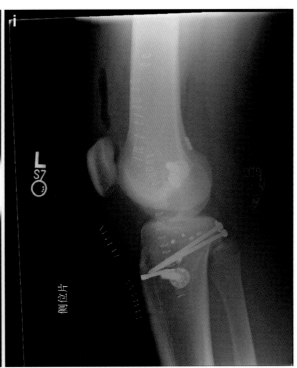

图 7.1 （续）

讨论要点

- 内侧副韧带撕裂的影像学检查结果
- 内侧副韧带的解剖结构
- 后内侧角对维持膝关节稳定的作用和重建技术
- 多发性韧带损伤情况下，内侧副韧带和后内侧角的同种异体移植

病例 2

病史

患者为 20 岁的大学足球运动员。在一次接球时没有站稳，右膝受到非接触性的外旋外翻轴向损伤。他在伤后两周被送到手术中心。

体格检查

右膝瘀血，中等关节积液，内侧压痛。伸膝 30° 及完全伸膝时均有外翻不稳定。Lachman 试验 2 ＋，后抽屉试验阴性，30° 和 90° 胫骨外旋试验阴性，内翻应力试验阴性。

影像学

MRI 检查如图 7.2 a,b 所示。图 7.2 a 示右膝 T2 加权冠状像。内侧副韧带浅层从胫骨附着处撕裂并轻度回缩；部分鹅足腱嵌入撕脱韧带和近端胫骨内侧。在解剖层 II 层和 III 层之间水肿明显，胫骨部分内侧副韧带深层显示不清。

关节镜

图 7.2 b 是在膝外翻并屈膝 30° 时经下外侧入路所见膝关节内侧间隙的关节镜图像。从图像中可见内侧半月板相对胫骨抬高，在内侧半月板和胫骨之间存在明显空隙。这是由于内侧副韧带浅层和深层部分撕裂所致。

手术细节

外侧半月板桶柄样撕裂部分，先进行部分切除成形，然后对新鲜出血边缘打磨，最后采用由内向外技术进行缝合修复。前交叉韧带用 BPTB 自体移植重建。

沿矢状面中线正后方的膝关节内侧面做纵向切

口，切口从关节线正上方延伸至关节线下方约 5～7 cm 处。切开皮肤和皮下浅筋膜，构成解剖层 Ⅰ 层的深筋膜已完全破坏，显露内侧副韧带，发现其在胫骨附着处完全脱离，并下翻到股薄肌和半腱肌的顶部，位于完好的解剖层 Ⅰ 层的远端顶部。图 7.2 c 为术中照片。内侧副韧带向近端后方翻折。内侧副韧带深层胫骨前部分破裂，该部位后方半月板与关节囊脱离。内侧副韧带深层沿其前半部分用双缝线锚钉修复；这些缝合线也用来修复半月板处破裂的关节囊。图 7.2 d 示内侧副韧带浅层用两个锚钉重新固定之前嵌入的软组织被移除。图 7.2 e 示另一患者术中影像，该患者内侧副韧带浅层在胫骨撕脱，但在内侧副韧带浅层和胫骨近端间无嵌入组织。从该图片可以清楚地看到内侧副韧带浅层通过鹅足腱下方，而在之前的照片中，位于这些结构表面的内侧副韧带浅层破坏更严重。在这种情况下，内侧副韧带浅层在胫骨近端鹅足腱深层用双缝线锚钉修复。

尽管 MRI 和关节镜检查可为诊断提供很多信息，但诊断金标准仍是详细的病史和恰当的体格检查。

大多数单独内侧副韧带损伤可用铰链支具保守治疗。保守治疗 6～8 周仍有外翻不稳或非创伤性双侧多向不稳时则应考虑手术治疗。某些急性情况如组织嵌顿、较大骨性撕脱以及韧带嵌入关节内等也需手术干预。对内侧副韧带 Ⅲ 级损伤合并前交叉韧带撕裂的治疗方案目前仍存在争议，但先保守治疗内侧副韧带损伤、二期行前交叉韧带重建的方法似乎逐渐成为趋势。内侧副韧带 Ⅲ 级损伤合并膝关节脱位通常需要手术干预。

总结

膝内侧副韧带损伤是运动员和普通人最常见的膝关节韧带损伤。大多数患者有膝内侧疼痛和不同程度的外翻不稳定，这取决于内侧副韧带和后内侧角的损伤程度。对膝关节内侧复杂解剖结构的全面了解是正确评估和治疗患者的必要条件。

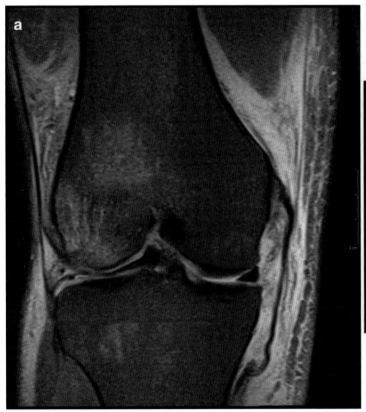

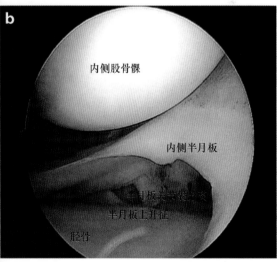

图 7.2 （**a**）冠状位 MRI 示内侧副韧带远端损伤且错位至鹅足腱上方（Stener 样损伤）。（**b**）关节镜检查示内侧副韧带远端损伤的内侧开口。可见半月板仍附着在近端（股骨端）。（**c，d**）术中照片示修复远端内侧副韧带浅层。（**e**）另一例内侧副韧带远端慢性损伤

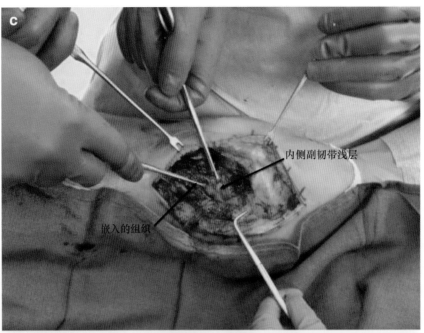

内侧副韧带浅层

嵌入的组织

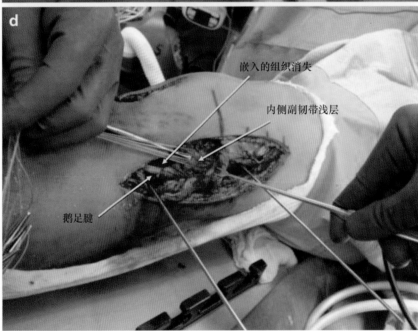

嵌入的组织消失

内侧副韧带浅层

鹅足腱

图 7.2（续）

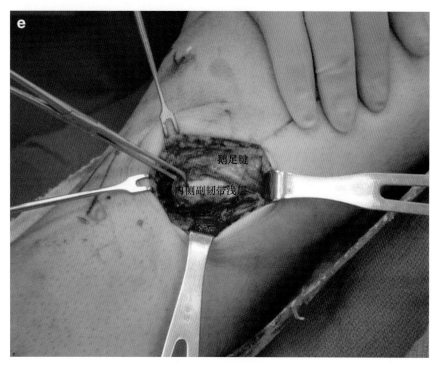

鹅足腱

内侧副韧带浅层

图 7.2 （续）

参考文献

1. Stannard JP. Medial and posteromedial instability of the knee: evaluation, treatment, and results. Sports Med Arthrosc Rev. 2010;18(4):263–8.
2. Milewski MD, Sanders TG, Miller MD. MRI-Arthroscopy correlation: the knee. J Bone Joint Surg Am. 2011;93:1735–45.
3. Schein A, Matcuk G, Patel D, Gottsegen CJ, Hartshorn T, Forrester D, White E. Structure and function, injury, pathology, and treatment of the medial collateral ligament of the knee. Emerg Radiol. 2012;19:489–98.
4. Phisitkul P, James SL, Wolf BR, Amendola A. MCL injuries of the knee: current concepts review. Iowa Orthop J. 2006;26:77–90.
5. Jacobson KE, Chi FS. Evaluation and treatment of medial collateral ligament and medial-sided injuries of the knee. Sports Med Atrhosc Rev. 2006;14(2):58–66.
6. Sims WF, Jacobson KE. The posteromedial corner of the knee: medial-sided injury patterns revisited. Am J Sports Med. 2004;32(2):337–45.
7. Azar MA. Evaluation and treatment of chronic medial collateral ligament injuries of the knee. Sports Med Arthrosc Rev. 2006;14(2):84–90.
8. Maeseneer M, Shahabpour M, Pouders C. MRI spectrum of medial collateral ligament injuries and pitfalls in diagnosis. JBR-BTR. 2010;93:97–103.
9. Radiographic landmarks for locating the femoral origin of the superficial medial collateral ligament. Am J Sports Med. 2013;41(11):2527–32.
10. Warren LF, Marshall JL. The supporting structures and layers of the medial side of the knee: an anatomical analysis. J Bone Joint Surg Am. 1979;61(1):56–62.
11. Farshad-Amaker NA, Potter HG. MRI of knee ligament injury and reconstruction. J Magn Reson Imaging. 2013;38:757–73.
12. Kovachevich R, Shah JP, Arens AM, Stuart MJ, Dahm DL, Levy BA. Operative management of the medial collateral ligament in the multiligament injured knee: an evidence-based systematic review. Knee Surg Sports Traumatol Arthrosc. 2009;17:823–9.
13. Wijdicks CA, Michalski MP, Rasmussen MT, Goldsmith MT, Kennedy NI, Lind M, Engebretsen L, Laprade RF. Superficial medial collateral ligament anatomic augmented repair versus anatomic reconstruction: an in vitro biomechanical analysis. Am J Sports Med. 2013;41:2858–65.

膝关节后外侧角损伤

8

Evan W. James，Chris M. LaPrade 和 Robert F. LaPrade　著

邓鑫佳　丁　翔　译　柳　笛　李良军　校

概述

　　膝关节后外侧角（posterolateral corner，PLC）是膝关节内易发生损伤的部位，却常被误诊、漏诊。后外侧角包括腓侧（外侧）副韧带［fibular（lateral）collateral ligament，FCL］、腘肌腱、腘腓韧带（popliteofibular ligament，PFL），这些结构损伤最常见的原因是运动时扭伤或过伸，机动车事故所致的高速伤，或者跌落后碰撞[1-2]。腓侧副韧带、腘肌腱、腘腓韧带损伤的发生率相似，据报道约占全部膝关节韧带损伤发事件9%[3]。在创伤所致膝关节急性损伤中，Fanelli 等报道称，27% 存在 PLC 损伤，所有后交叉韧带（posterior cruciate ligament，PCL）损伤中62% 存在 PLC 损伤[1]。LaPrade 等报道称，PLC 损伤占所有急性膝关节韧带损伤的 16%，占表现为关节血肿的膝关节损伤的 9%[3]。其他研究也报道了72% ～ 87% 的后外侧角损伤合并交叉韧带或侧副韧带撕裂[2-4]。总之，PLC 损伤是常见的，但经常被忽视，应将其视为膝关节标准诊断评估的一部分。

　　PLC 包含许多结构，通过对抗膝关节过伸、胫骨外旋和内翻一起提供动态和静态稳定性[5]。三种最重要的静态稳定装置分别是腘肌腱、腓侧副韧带和腘腓韧带。在三种主要的静态稳定装置中，只有关节内的腘肌腱在关节镜检查中是直接可见的[6-7]。腘肌腱起自腘肌，在股骨外侧髁周围环绕后，附着于腘沟（popliteal sulcus）的前端 1/5 处和近端 1/2 的部位[6]。其他 PLC 结构例如后外侧关节囊、冠状韧带、腘斜韧带、豆腓韧带、外侧半月板后角也有助于膝关节的静态稳定性[5]。影响动态稳定性的因素包括腘肌、髂胫束、股二头肌和外侧腓肠肌腱。

　　生物力学研究已经阐明了正确诊断和治疗 PLC 撕裂的重要性，特别是在合并前交叉韧带（anterior cruciate ligament，ACL）和 PCL 损伤时。两项研究已经报道了 FCL、PFL 和腘肌腱的完整有利于提高 ACL 和 PCL 重建的成功率[8-9]。如果没有同时处理 PLC 损伤，可能导致交叉韧带移植物失败。此外，PLC 损伤后的侧膝关节不稳定导致两种异常步态模式：内翻步态（varus thrust gait）和股四头肌回避模式（quadriceps avoidance pattern）[5]。"内翻步态"时，患者内收加强，外侧间隙增加，导致内侧间室软骨损伤。在"股四头肌回避模式"的情况下，当 ACL 和 PLC 缺失时，膝关节受过伸力的作用，理论上胫股关节的压力会增加[5]。由于这些原因，目前通常会重建受损的 PLC，最大限度降低复发性不稳[10-11]、ACL 或 PCL 移植物失效和膝关节软骨退变的风险[8-9]。

　　深入了解 PLC 静态稳定结构的定量解剖对于 PLC 的修复或重建至关重要。FCL 附着于股骨外上髁近端 1.4 mm、后方 3.1 mm 处[6]，远端附着于腓骨头前缘前方 8.2 mm 处和腓骨茎突尖端的远端 28.4 mm 处。PFL 起自腘肌肌腱腱腹结合处，分成前部和后部，近端均附着于腘肌复合体，远端附着在腓骨茎突尖端的后内侧下方，分别位于腓骨尖远端 2.8 mm

E.W. James, BS (✉)
Steadman Philippon Research Institute, Center for Outcomes-Based Orthopedic Research, Vail, CO, USA
e-mail: ejames@sprivail.org

C.M. LaPrade, BA
Department of Biomedical Engineering, Steadman Philippon Research Institute, Vail, CO, USA
e-mail: claprade@sprivail.org

R.F. LaPrade, MD, PhD
The Steadman Clinic, Vail, CO, USA
e-mail: rlaprade@thesteadmanclinic.com

S.F. Brockmeier (ed.), *MRI-Arthroscopy Correlations: A Case-Based Atlas of the Knee, Shoulder, Elbow and Hip*,
DOI 10.1007/978-1-4939-2645-9_8, © Springer Science+Business Media New York 2015

和 1.6 mm 处。

本章的目的是为了阐明 MRI 和关节镜检查之间的相关性，以便更好地诊断和治疗 PLC 及其相关损伤。将展示三个病例：

1. Ⅲ 级（完全）PLC 撕裂，ACL 撕裂，股二头肌撕裂和外侧半月板后角撕裂
2. ACL、FCL、PFL 和外侧半月板撕裂
3. 慢性腘肌腱和外侧半月板撕裂

病例 1：Ⅲ 级（完全）PLC 撕裂，ACL 撕裂，股二头肌撕裂和外侧半月板后角撕裂

病史 / 体格检查

一名 31 岁的女性在打垒球时右膝关节受伤，两周后到诊所就诊。患者在与另一位球员发生碰撞时右膝关节遭受内翻力，在受伤后右膝无法承重，并前往紧急医疗诊所，X 线片显示腓骨撕脱性骨折，被转到骨科诊室作进一步评估。

体格检查发现患者右下肢肿胀，腓骨头有压痛，膝关节活动范围受限，为 0°～60°，而对侧膝关节的活动范围为 0°～135°；0° 和屈膝 20° 内翻应力试验以及 Lachman 试验没有硬性终点。在 0° 或屈膝 20° 时未发现外翻松弛。

影像学

评估来自紧急医疗诊所的右膝关节前后位、站立位、侧位、Rosenberg 位和日出位 X 线片，发现腓骨头的股二头肌撕脱骨折。

右膝关节 MRI 检查显示腓骨头的股二头肌撕脱性骨折（图 8.1），严重的膝关节 PLC 损伤，Ⅲ 级 FCL 撕裂和腘肌腱断裂（图 8.2），以及 ACL 完全撕裂。PCL 和内侧副韧带（medial collateral ligament，MCL）没有损伤。此外，有证据显示可能的腓神经损伤和外侧半月板后角撕裂（图 8.3）。该患者膝关节软骨的完整性是不确定的。除了观察到的结构性损伤外，存在内侧胫骨平台或股骨内侧髁的骨挫伤，据报道这是 Ⅲ 级 PLC 损伤的常见次要体征[4]。

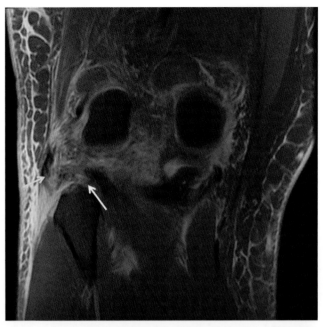

图 8.1 质子密度脂肪抑制冠状位 MRI 显示存在腘腓韧带撕裂（白色箭头）和股二头肌撕脱（黄色箭头）

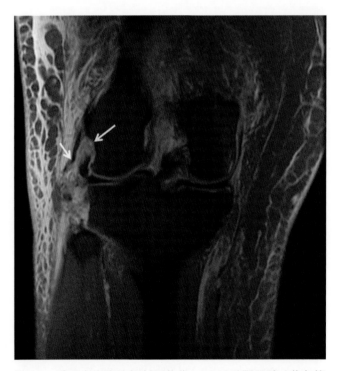

图 8.2 质子密度脂肪抑制冠状位 MRI 显示腘肌腱（黄色箭头）和腓侧副韧带撕裂（白色箭头）

在讨论了所有治疗方案后，患者选择进行手术，包括 ACL 重建和解剖位 PLC 重建。患者还同意在麻醉后和关节镜检查过程中进行其他必要的修复或重建。

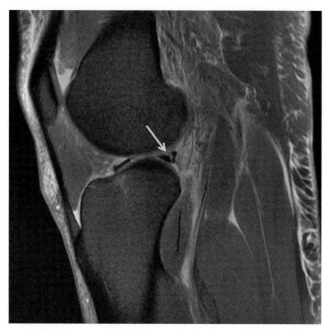

图 8.3　质子密度脂肪抑制矢状位 MRI 显示存在外侧半月板后角垂直撕裂（黄色箭头）

关节镜

术前多普勒超声显示轻度血栓，因此手术过程中未使用止血带。在麻醉下进行检查，发现过伸时其右下肢脚后跟高度较对侧增加了 4 cm。右膝关节轻度僵硬，但可以被动屈至正常。Lachman 试验和轴移试验均为 2 +。内翻应力试验在 0° 和 30° 屈曲时 3 +，后外侧抽屉试验阳性，表明后外侧不稳定，

并且在屈膝 30° 和 90° 时，拨号试验显示胫骨外旋增加约 15°。总之，麻醉下的检查与临床检查和影像学检查的诊断一致。

采用后外侧手术入路，经外侧曲棍球棒形切口延伸至髂胫束。在解剖髂胫束和股二头肌的短头和长头后，注意到关节囊外侧、髂胫束远端和股二头肌都完全从其所附着的胫骨和腓骨上撕脱下来。然后仔细解剖使腓神经松解。神经松解术完成后，股二头肌从瘢痕处近端松解。辨认腓骨头和正常 FCL 附着于腓骨的位置。对腓骨头重建通道进行扩髓并放置一根通过针。使用骨膜分离器对腘肌腱沟进行定位。扩大胫骨通道使腘肌腱和腘腓韧带移植物向前通过，穿过该通道放置一根通过针。

随后，劈开髂胫束，切开外侧关节囊。腘肌腱（图 8.4 a,b）和 FCL 在其股骨附着点处撕裂。从原始解剖起点开始放置导针并指向近侧以避免穿过髁间窝。确认导针位置正确后，沿导针钻孔形成直径为 9 mm、深度为 20 mm 的骨道。准备一根跟腱移植物，使用两根牵引线将（9×20）mm 骨栓置入骨道中。

之后，通过建立髌旁内侧和外侧入口开始关节镜手术。清理患者的髌上囊出血。虽然髌骨关节软骨是正常的，但是股骨滑车内侧出现大的全层关节软骨缺失，这在 MRI 上并不明显，缺损面积为（10×20）mm。在用刮勺修整边缘之后，进行微骨折手术。

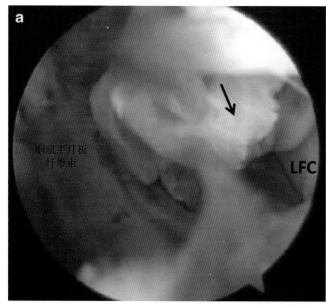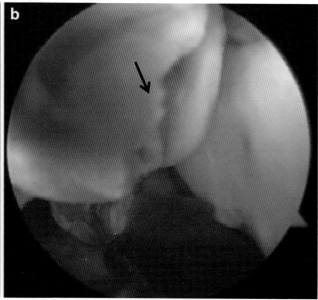

图 8.4　（a,b）关节镜图像显示存在腘肌腱撕裂，黑色箭头（右膝）。LFC：股骨外侧髁

然后检查内侧间室。内侧间隙无"通过"现象，内侧半月板和内侧胫股关节软骨正常。ACL 完全撕裂。ACL 股骨原始止点的前内侧束和后外侧束之间形成了 10 mm 的闭合通道。辨认并标记胫骨 ACL 附着部位。

接下来检查外侧间室。外侧半月板与 Wrisberg 韧带连接处撕裂，并与胫骨连接处断裂（图 8.5 a-c）。腘肌腱完全从其股骨附着处撕脱。外侧间室出现"通过"现象（"drive-through"sign）（图 8.6）[2]。用两次垂直褥式缝合修复外侧半月板。用交叉韧带瞄准器和 10 mm 钻头扩大 ACL 重建通道。一旦 ACL 移植物到位，用钛合金界面螺钉将其股骨侧固定。

FCL 和腘肌腱移植物通过各自的股骨隧道并用（7×20）mm 钛合金界面螺钉将其固定。将腘肌腱移植物移入腘肌裂孔中，并使 FCL 移植物通过髂胫束浅层下方。发现撕脱的股二头肌，使它通过股二头肌囊，以便在修复股二头肌后恢复其解剖位置。FCL 移植物放置合适且拉紧后，使用（7×23）mm 生物可吸收螺钉固定在腓骨头中。将腘肌腱和 FCL 移植物穿过胫骨骨道向前拉至一起，并且通过膝关节反复屈伸以避免任何松弛。两种移植物均固定在屈膝 20°处。用拨号试验和后外侧抽屉试验来确认移植结构的稳定性。

使用缝合锚钉修复外侧关节囊，开放修复外侧半月板。两个锚钉放置在腓骨头处，股二头肌在膝关节完全伸直时修复。最后，用一根（9×20）mm 的界面螺钉将 ACL 固定在胫骨骨道中，以避免术后 Lachman 试验阳性。闭合关节囊外侧、髂胫束，缝合皮肤，完成手术。

讨论

结合患者病史、体格检查、影像学诊断和关节镜检查等部分，可以全面了解复杂的后外侧角损伤。在这种情况下，MRI 影像诊断与术中关节镜检查结果之间的相关性有助于辨认复杂的损伤模式并制订合适的手术治疗计划。

MRI 显示股二头肌的撕脱性骨折。MRI 也有助于评估交叉韧带和侧副韧带的完整性。对于 PLC，MRI 能够辨认 III 级腘肌腱和 FCL 损伤的存在，两者均在关节镜检查中得到进一步证实。然而，由于该患者的损伤复杂而广泛，在 MRI 中难以判断患者的外侧半月板后角、腓神经和关节软骨的损伤情况，需要进一步检查。此外，直到关节镜检查时才发现大的股骨滑车软骨缺失，而在 MRI 上不明显。

大多数 PLC 损伤是复合性损伤。正如该患者一样，PLC 重建通常与其他结构的修复和重建联合进行。因而可能需要联合开放性手术和关节镜手术。因此，MRI 检查结果需要通过开放性手术和关节镜检查中一起来证实。在该患者中，位于关节外的结构，如股二头肌修复和 PLC 重建，需要通过开放手术来完成；而重建 ACL 和检查外侧半月板后角、关节软骨和关节内腘肌腱需要使用关节镜。在各种复杂的韧带、肌腱或半月板病变的情况下，关节镜检查是必要的，以判断关节软骨损伤或半月板撕裂。关节镜检查也可用来验证是否存在关节间室"通过"现象，提示可能存在 III 级 PLC 损伤[2]。该患者出现了"直通"现象，这与 III 级 PLC 损伤的 MRI 诊断一致。此外，MRI 显示内侧胫骨平台和股骨内侧髁存在骨挫伤，这也提示应怀疑 PLC 损伤[4]。

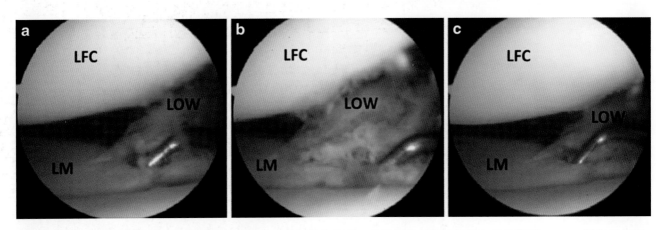

图 8.5 （a,b,c）关节镜图像显示 Wrisberg 韧带（右膝）附着物附近的外侧半月板（探针）后角撕裂。LFC：股骨外侧髁；LM：外侧半月板；LOW：Wrisberg 韧带

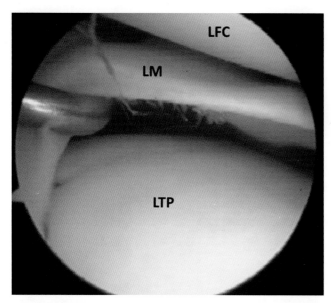

图 8.6 外侧间室在关节镜下存在"通过"现象，与后外侧角损伤相符（右膝）。LFC：股骨外侧髁；LM：外侧半月板；LTP：胫骨外侧平台

病例 2：ACL、FCL、外侧半月板和 PFL 撕裂

病史 / 体格检查

一名 40 岁的男子在滑雪从 15 英尺高的悬崖上摔落时扭伤右膝，1 个月后到诊所就诊。他受伤当时立即出现右膝疼痛和肿胀，并送到医院进行 MRI 和 X 线检查。

体格检查中，患者呈明显的防痛步态，偏向右侧。右膝关节中等积液。右膝关节活动范围为过伸 5°，屈曲 120°，伴有疼痛。对侧膝关节过伸 8°，屈曲 130°。右膝屈曲 30° 时，Lachman 试验 2＋，后抽屉试验阴性，内翻试验间隙增加，但 0° 时无内翻间隙增加。右膝在其他方向稳定，屈曲 0° 和 30° 时，外翻试验无间隙增加。拨号试验在膝关节屈曲 30° 和 90° 时呈现双侧对称的胫骨外旋。鉴于体格检查膝关节不稳，对在外院进行的影像学检查进行评估，并获得双膝关节内翻应力位 X 线片以辅助诊断评估。

影像学

评估完整的双侧膝关节系列影像学检查。右膝

关节 X 线片内侧和外侧胫股关节间隙完好，并且排除了骨折。内翻应力 X 线片显示右膝关节内翻间隙与左膝关节相比增加 2.19 mm。院外 MRI 表现为 ACL 体部完全撕裂（图 8.7）、FCL 水肿和不连续，以及外侧半月板体部放射状撕裂（图 8.8 a-c）。观察到 PFL 有一些变化，但不能明确是否有撕裂（图 8.9）。没有观察到关节软骨异常。

在评估病史、体格检查和影像学检查的结果后，建议进行 ACL 同种异体肌腱重建，FCL 重建和外侧半月板修复，患者选择进行手术。

关节镜

诱导患者进入全身麻醉状态，麻醉下检查显示 Lachman 和轴移试验 2＋，膝关节屈曲 0° 时内翻间隙 1＋，屈曲 30° 时内翻间隙 3＋。这些结果与 MRI 结果和之前的体检结果相符。

取标准的经外侧曲棍球棒形切口且产生后方皮瓣，进行腓总神经松解以防止由于术后肿胀引起足下垂。在股二头肌囊中做一个小切口，以辨认 FCL 的远端附着点。通过触诊腓肠肌外侧和比目鱼肌之间的间隔，确定腘腓韧带撕裂。在腓骨头外侧钻取一个 6 mm 的通道，并在 FCL 远端放置一根通过针后，通过髂胫束的切口定位 FCL 近端附着点。在 FCL 近端足印区的导针上钻取一个 6 mm 的通道。随后，在胫骨前内侧取切口，并用开放式取腱器获

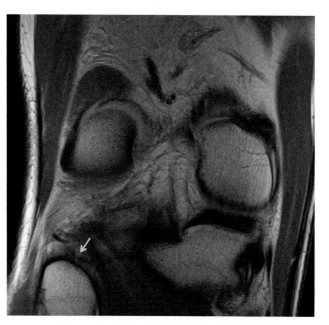

图 8.7 前交叉韧带完全撕裂的 MRI 表现

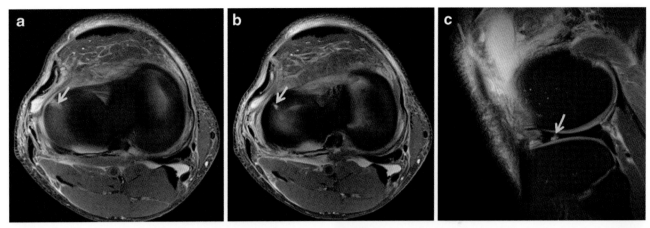

图 8.8 （a,b）质子密度脂肪抑制轴向 MRI 显示外侧半月板前角部分撕裂；（c）质子密度快速自旋回波脂肪抑制矢状 MRI 显示外侧半月板前角的放射状撕裂

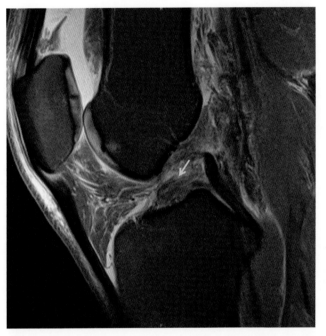

图 8.9　质子密度快速自旋回波矢状位 MRI 显示可疑 PFL 撕裂，随后在手术时探查确认

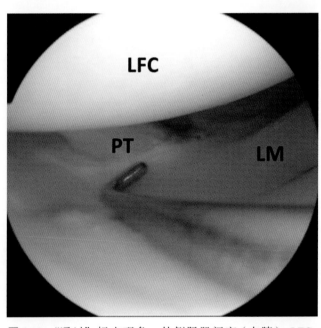

图 8.10　"通过"标志现象；外侧胫股间室（右膝）。LFC：股骨外侧髁；LM：外侧半月板；PT：腘肌腱

得自体半腱肌腱移植物。

在关节镜检查中，外侧间室出现"通过"现象，与外侧韧带不稳定相符（图 8.10）[2]，见 ACL 完全撕裂。股骨内侧髁关节软骨上出现一些气泡，通常提示存在与 PLC 损伤相关的骨挫伤一致的表现[4]。PCL 是完整的。在 ACL 的前内侧束和后外侧束的中间钻取一（11×25）mm 的股骨隧道，胫骨隧道紧靠外侧半月板根部定位。

患者外侧半月板体部呈放射状撕裂，在关节镜下使用四次垂直褥式缝合技术（图 8.11），重新缝合撕裂的半月板边缘，稳定性增加。

使用（7×20）mm 钛合金界面螺钉将同种异体髌韧带固定在股骨隧道中。接下来，将 FCL 移植物用生物可吸收螺钉固定在股骨中，在髂胫束浅层下穿梭到腓骨头。在外翻应力下，移植物在屈曲 30° 时固定。为了修复 PFL，将缝合锚钉放置在腓骨头，撕裂边缘在屈曲 60° 和旋转中立位时重新缝合。最后，将 ACL 移植物用（9×20）mm 钛合金界面螺钉固定在胫骨隧道中。

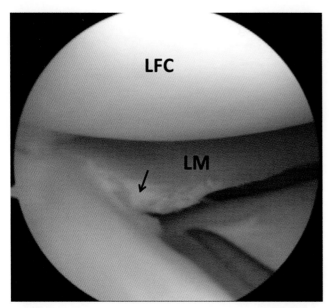

图 8.11 外侧半月板放射状撕裂（黑色箭头）（右膝）。LFC：股骨外侧髁；LM：外侧半月板

讨论

使用 MRI 和内翻应力 X 线片有助于诊断 ACL 和外侧半月板撕裂，以及后外侧角的 FCL 和 PFL 的损伤。由于存在水肿和（或）组织不连续，在 T2 MRI 上 FCL 和（或）PFL 撕裂表现为信号强度的线性增加。虽然术前没有注意到该患者关节软骨的损伤，但其表现为有或无水肿的骨-软骨界面处信号强度增加。在 MRI 上观察到该患者内侧胫骨平台或者股骨内侧髁骨挫伤，其可能表明 PLC 损伤[4]。在内翻应力 X 线片上增加的关节间隙也表明 FCL 损伤[12]。对 FCL 和 PFL 的损伤需要通过侧向切口进行开放性手术来重建这些非关节内的韧带。

关节镜检查存在与 PLC 损伤相关的"通过"现象。外侧间室"通过"现象为外侧间室增大，并且与后外侧结构的单独韧带或复合损伤相关[2]。虽然这个现象有助于评估关节镜下外侧间室的不稳定性，但是后外侧角 FCL 和 PFL 损伤必须通过开放性外侧切口进行确认。此外，关节镜检查有助于验证和修复半月板撕裂，如果不修复有可能导致不良后果。FCL 和 PFL 的重建以及半月板撕裂的修复通常会取得良好的疗效，并可恢复活动功能[13-14]。

病例 3：腘肌腱重建和外侧半月板修复

病史 / 体格检查

一名 20 岁的摔跤运动员在右膝关节疼痛 1 年余后到诊所就诊。他首次受伤是在摔跤比赛时右膝处于 4 字位并遭受过大的向下压力[15]。其他诊所诊断为右膝上胫腓关节不稳定，并接受了上胫腓关节重建手术。但是经过一段时间的康复，当他恢复正常活动时，仍然出现右膝外侧疼痛和外侧不稳定。再次就诊。

在体格检查中，步态正常，下肢力量完好。右膝关节无渗出或水肿，并且无股四头肌萎缩。上胫腓关节检查没有不稳定现象残余。膝关节活动范围在屈曲 - 3°～135°时是对称的，无膝关节疼痛或反屈。膝关节屈曲 0°和 30°时，内翻和外翻试验中右膝关节稳定。然而，屈曲 90°时拨号试验右膝外旋明显增大，提示可能存在腘肌或腘肌腱损伤。

影像学

X 线片显示力线和关节间隙均正常。由于拨号实验阳性，行 MRI 进一步评估患者腘肌腱复合体的状态。结果显示近端腘肌腱炎和疤痕（形成图 8.12 a,b）。在 MRI 上无半月板病变，所有其他膝关节韧带和肌腱完好无损。

关节镜

取外侧曲棍球棒形切口并辨认髂胫束的浅层。进行松解腓神经，通过仔细的锐性和钝性分离从大量瘢痕组织包绕物中暴露神经。扩大外侧腓肠肌与比目鱼肌之间的间隙，触诊腘肌肌肉肌腱交界处。打开关节囊辨认腘肌腱，见其向后侧半脱位（subluxation），非常松弛且无功能。将导针放置在腘肌腱原始解剖附着部位，并扩展一个（6×25）mm 的闭合隧道。随后，辨认 Gerdy 结节远端和内侧的平坦点，并放置导针且向后朝向腘肌肌肉肌腱交界处，用一个 6 mm 的钻头钻孔。

关节镜检查发现患者的外侧半月板不稳定并且能够通过探查被拉入关节内。在半月板的上表面和下表面中进行六次垂直褥式缝合，并将其拉回到合

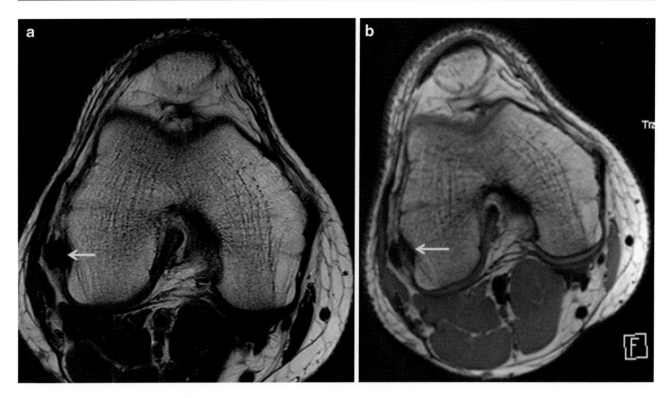

图 8.12   T2 快速自旋回波（a）和质子密度脂肪抑制（b）轴向 MRI 显示腘肌腱撕裂（黄色箭头）

适的位置。

接下来，获取半腱肌自体移植物并将其用于腘肌腱重建。用缝线使半腱肌自体移植物进入股骨通道并用可吸收生物螺钉固定。在屈曲 60° 和胫骨旋转中立位时用生物可吸收螺钉固定胫骨侧移植物。第二次关节镜检查显示腘肌腱移植物愈合良好（图 8.13 a,b）。

讨论

单纯腘肌撕裂表现为信号强度线性增加，并且可以在股骨外侧髁上的腘肌沟到腘肌腱与腘肌体部连接的肌肉肌腱交界处发现。少见单纯腘肌撕裂，大多数合并 FCL 和 PFL 损伤。在关节镜检查中，可以在外侧沟中看到腘肌腱，并可探查股骨附着的完

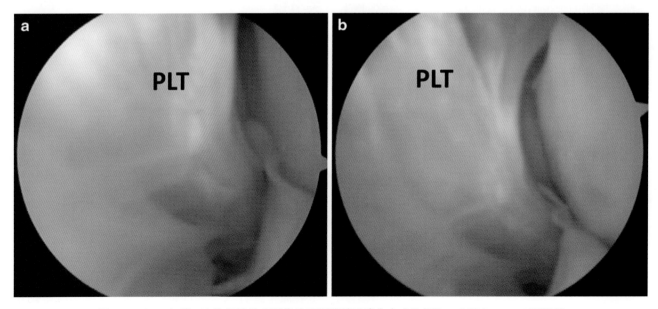

图 8.13   （a,b）第二次关节镜检查图像显示腘肌腱重建愈合（外侧沟，右膝）。PLT：腘肌腱

整性。在急性撕裂时，腘肌腱经常沿着外侧沟位于撕脱位置。在慢性撕裂时，腘肌腱形成外侧关节囊瘢痕，并且必须外旋胫骨以验证腘肌腱股骨附着的完整性。如果被撕裂，当胫骨外旋时，它将被拉离股骨。在开放性手术中，腘肌腱也可以通过外侧关节囊的切口看见。当腘肌腱损伤时，必须修复或重建腘肌腱，避免造成关节慢性不稳的风险[16]。

此病例的 MRI 漏诊了半月板撕裂，但在关节镜检查中发现了症状。当存在半月板撕裂时，由于曾有报道半月板切除术后的远期预后不良和骨关节炎风险增加，因此偏向于半月板修复以保留半月板组织，尽量避免部分或全部半月板切除术[17-18]。此病例证明了 MRI 在鉴别罕见的单独腘肌腱损伤中的作用，同时也提醒我们手术时彻底探查的重要性，以明确是否存在如半月板撕裂等其他合并损伤，这些合并损伤在初始的 MRI 检查中可能并不明显。

参考文献

1. Fanelli GC, Edson CJ. Posterior cruciate ligament injuries in trauma patients: Part II. Arthroscopy. 1995;11(5):526–9.
2. LaPrade RF, Terry GC. Injuries to the posterolateral aspect of the knee. Association of anatomic injury patterns with clinical instability. Am J Sports Med. 1997;25(4):433–8.
3. LaPrade RF, Wentorf FA, Fritts H, Gundry C, Hightower CD. A prospective magnetic resonance imaging study of the incidence of posterolateral and multiple ligament injuries in acute knee injuries presenting with a hemarthrosis. Arthroscopy. 2007;23(12):1341–7.
4. Geeslin AG, LaPrade RF. Location of bone bruises and other osseous injuries associated with acute grade III isolated and combined posterolateral knee injuries. Am J Sports Med. 2010;38(12): 2502–8.
5. Lunden JB, Bzdusek PJ, Monson JK, Malcomson KW, LaPrade RF. Current concepts in the recognition and treatment of posterolateral corner injuries of the knee. J Orthop Sports Phys Ther. 2010;40(8):502–16.
6. LaPrade RF, Ly TV, Wentorf FA, Engebretsen L. The posterolateral attachments of the knee: a qualitative and quantitative morphologic analysis of the fibular collateral ligament, popliteus tendon, popliteofibular ligament, and lateral gastrocnemius tendon. Am J Sports Med. 2003;31(6):854–60.
7. Sanchez 2nd AR, Sugalski MT, LaPrade RF. Anatomy and biomechanics of the lateral side of the knee. Sports Med Arthrosc. 2006;14(1):2–11.
8. LaPrade RF, Muench C, Wentorf F, Lewis JL. The effect of injury to the posterolateral structures of the knee on force in a posterior cruciate ligament graft: a biomechanical study. Am J Sports Med. 2002;30(2):233–8.
9. LaPrade RF, Resig S, Wentorf F, Lewis JL. The effects of grade III posterolateral knee complex injuries on anterior cruciate ligament graft force. A biomechanical analysis. Am J Sports Med. 1999;27(4):469–75.
10. Stannard JP, Brown SL, Farris RC, McGwin Jr G, Volgas DA. The posterolateral corner of the knee: repair versus reconstruction. Am J Sports Med. 2005;33(6):881–8.
11. Levy BA, Dajani KA, Morgan JA, Shah JP, Dahm DL, Stuart MJ. Repair versus reconstruction of the fibular collateral ligament and posterolateral corner in the multiligament-injured knee. Am J Sports Med. 2010;38(4):804–9.
12. LaPrade RF, Heikes C, Bakker AJ, Jakobsen RB. The reproducibility and repeatability of varus stress radiographs in the assessment of isolated fibular collateral ligament and grade-III posterolateral knee injuries. An in vitro biomechanical study. J Bone Joint Surg Am. 2008;90(10):2069–76.
13. LaPrade RF, Spiridonov SI, Coobs BR, Ruckert PR, Griffith CJ. Fibular collateral ligament anatomical reconstructions: a prospective outcomes study. Am J Sports Med. 2010;38(10):2005–11.
14. LaPrade RF, Johansen S, Agel J, Risberg MA, Moksnes H, Engebretsen L. Outcomes of an anatomic posterolateral knee reconstruction. J Bone Joint Surg Am. 2010;92(1):16–22.
15. LaPrade RF, Konowalchuk BK. Popliteomeniscal fascicle tears causing symptomatic lateral compartment knee pain: diagnosis by the figure-4 test and treatment by open repair. Am J Sports Med. 2005;33(8):1231–6.
16. LaPrade RF, Wozniczka JK, Stellmaker MP, Wijdicks CA. Analysis of the static function of the popliteus tendon and evaluation of an anatomic reconstruction: the "fifth ligament" of the knee. Am J Sports Med. 2010;38(3):543–9.
17. McDermott I. Meniscal tears, repairs and replacement: their relevance to osteoarthritis of the knee. Br J Sports Med. 2011;45(4): 292–7.
18. Pengas IP, Assiotis A, Nash W, Hatcher J, Banks J, McNicholas MJ. Total meniscectomy in adolescents: a 40-year follow-up. J Bone Joint Surg Br. 2012;94(12):1649–54.

髌股关节疾病

James S. Starman，Austin J. Crow 和 David R. Diduch　著

李宇晟　谢名晟　谢文清　译　肖文峰　潘林媛　校

9

概述

骨科就诊的患者中，髌股关节疾病十分常见；由于可能病因多，对患者和医生而言都具有挑战性[1-2]。辨别髌股关节疾病特定的病理因素和潜在的干扰因素需要对组成膝关节的解剖结构有深刻的理解。髌股关节的骨性结构含股骨滑车和髌骨。胫骨结节的相对位置以及胫骨与股骨之间的旋转关系也很重要，它能显著影响整个髌股关节的功能[3]。与髌股关节疾病相关的主要软组织结构包括内侧髌股韧带（medial patellofemoral ligament，MPFL）、髌骨外侧支持带和股四头肌，尤其是股内侧斜肌（vastus medialis oblique，VMO）。

首先，髌股关节疾病的诊断和治疗需要详尽的病史采集和体格检查。部分患者主诉髌股关节区域隐痛，没有明确的膝关节损伤病史；部分患者主诉有 1 次或多次髌骨脱位病史，这些脱位可能需要手法复位，也可能自行复位。重要的是要鉴别是单纯疼痛还是伴随有不稳定现象的出现，并且区分是主观还是客观的不稳定[4]。疼痛症状往往在膝关节深屈曲时会加重，如上下楼梯、从坐立位站起时。不稳定症状可能由一系列活动引发，包括运动和各种日常活动。

膝部的体格检查从评估整个下肢力线开始，寻找是否存在膝内翻、膝外翻、股骨或胫骨旋转畸形、髌骨相对高度异常的证据。同时注意是否有关节腔积液，是否有肌肉萎缩或不对称（尤其是股内斜肌）。然后，需要完成动态的髌股关节评估，通对膝关节主动屈伸运动进行检查，记录髌骨的运动轨迹。病理性"J"字征反映髌骨在伸膝位置的外侧移位。Q 角用来衡量股四头肌与髌韧带拉伸力线之间的角度。髌股关节激惹试验包括：髌骨倾斜度试验和髌骨恐惧试验。其中，倾斜度试验可辨别髌骨外侧支持带的松弛及紧张程度。在髌骨恐惧试验中，试验尝试使髌骨外侧移位，从而使得股四头肌紧张，将髌骨向内侧拉回。类似地，髌骨滑移试验能够评估髌骨约束结构的整体松紧度。最后，髌骨研磨试验时，检查者将髌骨按向滑车的同时做膝关节屈伸运动，可以提供髌股关节髌骨软化的证据。

髌股关节疾病基本影像学检查包括标准的膝关节正位（PA）、侧位、髌骨轴位 X 线片。如果有指征，应力位片也可用于膝内翻和膝外翻的评估[3]。在急性髌骨脱位的临床案例中，明确是否存在游离的骨软骨碎片很重要，它可能发生在髌骨脱位或复位的过程中。如同 Dejour 所描述，侧位片对于评估股骨滑车形态很重要。交叉征，马刺征，双线征表明滑车发育不良[5]。Dejour 将滑车发育不良分为了四种类型[5]。侧位 X 线片也可以通过 C-D 值、I-S 比率来评估高位和低位髌骨[6]。轴位 X 线片可以评估支持带过紧的病例中髌骨倾斜度和髌骨半脱位程度[7]。

横断面影像也是髌股关节疾病一种重要的影像评估工具。胫骨结节–股骨滑车沟（tibial tubercle-trochlear groove，TT-TG）间距衡量的是胫骨结节外侧相对于股骨滑车最深处的距离，TT-TG 间距大于 20 mm 时提示髌骨不稳定[4]。MRI 有助于评估软骨

J.S. Starman, MD (✉) • A.J. Crow, MD
Department of Orthopedic Surgery, University of Virginia Hospital, Charlottesville, VA, USA
e-mail: Jstarman20@msn.com; Ajc9v@hscmail.mcc.virginia.edu

D.R. Diduch, MD, MS
Department of Orthopedic Surgery, University of Virginia Health System, Charlottesville, VA, USA
e-mail: Drd5c@hscmail.mcc.virginia.edu

S.F. Brockmeier (ed.), *MRI-Arthroscopy Correlations: A Case-Based Atlas of the Knee, Shoulder, Elbow and Hip*,
DOI 10.1007/978-1-4939-2645-9_9, © Springer Science+Business Media New York 2015

损伤和内侧髌股韧带。MRI 在评估内侧髌股韧带断裂时敏感性为 85%，特异性为 70%；发现（Ⅱ～Ⅳ期）髌骨软化的敏感性为 83%，特异性为 84%[8-9]。

对许多髌股关节疾病患者来说，休息、服用非甾体类抗炎药、理疗等基础的非手术治疗在缓解症状上可能有效[10-12]。然而，对有慢性不稳定、反复脱位和明显软骨病变的患者来说，手术治疗更值得考虑[13-19]。本章将以一些病例的临床表现、X 线、MRI 和术中所见为框架来展示在髌股关节疾病治疗中常规的手术策略。三个病例包括：

1. 需要胫骨结节截骨和内侧髌股韧带重建的髌骨轨迹不良
2. 需要滑车成形（双侧）的慢性髌骨不稳定
3. 需要运用颗粒幼稚软骨细胞种植技术行同种异体软骨移植慢性髌骨和滑车软骨缺损

病例 1

病史 / 体格检查

患者 40 岁，女性，主诉左膝髌骨不稳定和疼痛多年，伴交锁 1 个月。既往有高中滑冰时扭伤可能致髌骨脱位的病史。当时予以左膝关节支具保护 1 个月。从那时起，患者多次出现半脱位而不是完全脱位，予以休息、改变活动方式、非甾体类抗炎药物、支具保护等治疗，但未见明显好转，患者被迫放弃了慢跑等活动。体格检查发现髌骨研磨阳性及

摩擦音，Q 角为 20°。无明显关节腔积液。当检查髌股内侧韧带时，在髌骨外侧移位和恐惧试验时有轻微的终末感。

影像学

根据该患者的病史和体格检查，X 线片和 MRI 可以明确诊断并评估可能的外科手术计划。膝关节的初步影像证实存在髌骨外侧过度倾斜和半脱位，髌骨外侧关节面中度退行性改变（图 9.1 a-c）。获得了完整的无对比的 MRI 序列影像，其中轴向 T2 MRI 显示，TT-TG 的间距为 20 mm，伴髌骨外侧压迫综合征，髌骨外侧关节面全层软骨缺失，股骨滑车外侧有（10×15）mm 区域伴软骨下骨髓水肿和囊性改变（图 9.2 a，b）。尽管髌股内侧韧带和支持带没有明显撕裂表现，膝关节其他结构未见明显异常，仅半膜肌轻度滑囊炎。

鉴于患者的 TT-TG 距离增加，髌骨过度倾斜和半脱位，髌骨外侧关节面软骨磨损，手术包括胫骨结节前内移术、髌外侧支持带松解术、自体肌腱移植的内侧髌股韧带重建和髌骨软骨修复术。

手术

手术时，诊断性关节镜检查证实髌骨外侧关节面及滑车外侧软骨全层消失。行软骨修复术，清理软化的软骨直至稳定的软骨边缘（图 9.3 a，b）。随后，行髌骨内侧至胫骨结节水平切口，长约 8 cm。采用开放髌外侧支持带松解术，注意保护外侧膝上动脉。

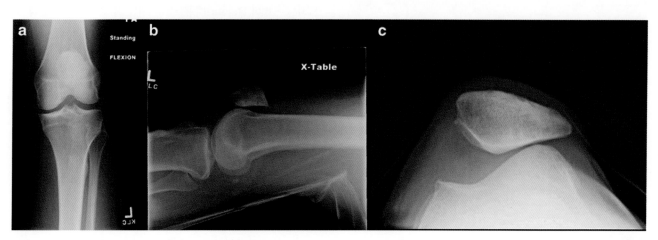

图 9.1 （a-c）左膝关节正位、侧位和髌骨轴位图（merchant views），显示髌骨过度倾斜和半脱位，伴髌骨外侧关节面中度退行改变

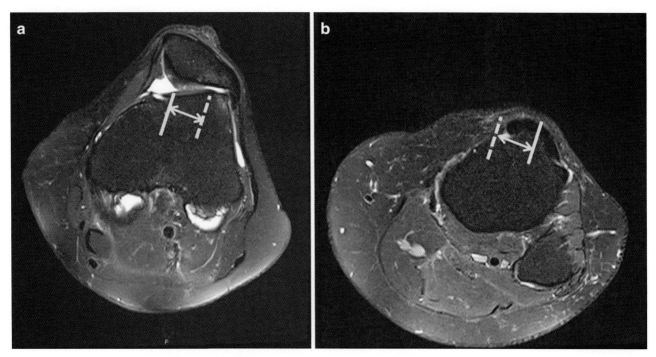

图 9.2　（a,b）MRI 显示 TT-TG 间距增加和髌骨位置不良。图 **a** 实线示滑车沟最低点、图 **b** 实线示胫骨结节。虚线表示相对结构的位置。箭头表示 TT-TG 间距

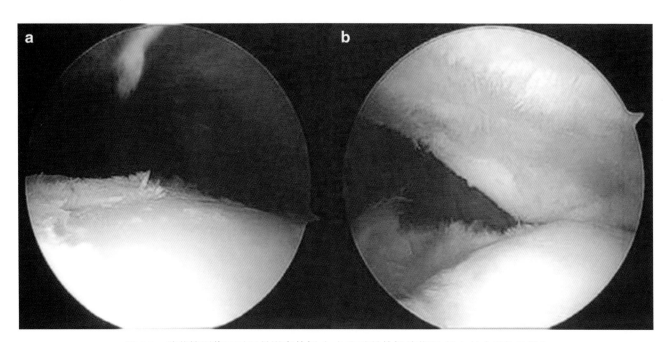

图 9.3　关节镜图像显示股骨滑车外侧（**a**）和髌骨外侧关节面（**b**）的全层软骨损失

这些能够纠正过度的髌骨外侧倾斜。随后，进行胫骨结节截骨，选择 45° 截骨角度，截骨远端骨膜保持完整，作为铰链点。1 cm 的内移和 7 mm 前移，将 TT-TG 间距降低到理想的 10 mm。安装临时夹紧器，在放置两个 4.5 mm 的双皮质螺钉之前需要检查髌骨轨迹（图 9.4）。最后一步是内侧髌股韧带重建，解

决髌骨半脱位。获取自体股薄肌腱，并编腱准备。分离清楚髌骨近端内侧缘，从内侧向前中建立两条平行的 3.2 mm 骨隧道，使股薄肌移植物通过，把游离末端安放在股骨上。在 Blumenstadt 线与股骨后皮质线的交接处识别[16] 股骨后髁 Schottle 点（Schottle's point）（图 9.5）。在该处放置导针。然后，使膝关节

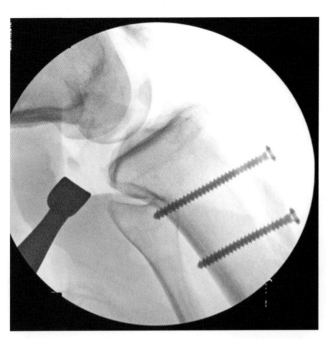

图 9.4   术中透视显示胫骨结节截骨术的双皮质螺钉固定

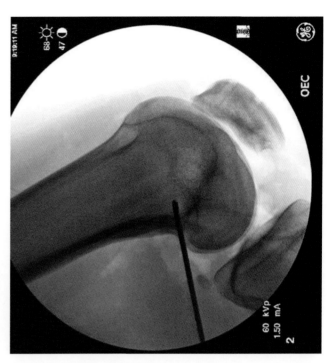

图 9.5   术中侧位 X 线片显示 Schott 点，位于 Blumenstadt 线与股骨髁后方，股骨后皮质线之间的连接点

屈伸活动，在导针附近寻找内侧髌股韧带移植物的等长点。验证后，屈膝 45°，使移植物穿过，用界面螺钉固定并在股骨，此时，髌骨完全位于股骨滑车沟内并保持着良好张力。

术后，起初应保证患者的负重不超过 50%，直到截骨处骨质愈合（图 9.6 a-c）。屈曲从 0 ~ 60°开

始，每 2 周在铰链支具保护下增加 30°。尽管，患者一直诉说偶尔的膝前疼和因胫骨结节螺钉引起的轻度不适，但最终，患者还是获得不错的效果。术后 15 个月，取出了胫骨结节的固定螺钉。螺钉取出前的最终 X 线片见图 9.7 a,b。

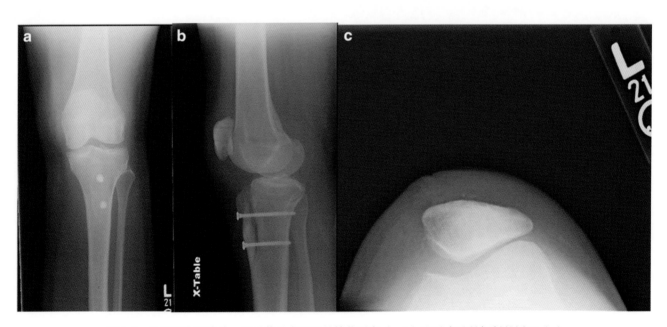

图 9.6   术后初始 X 线片，显示截骨术后胫骨结节固定（a,b）和过多髌骨倾斜的矫正（c）

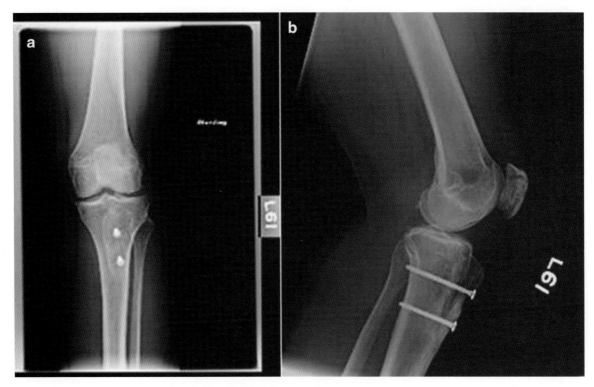

图 9.7 （a，b）最终正位和侧位 X 线片显示胫骨结节截骨愈合

讨论

1. 一般适应证：用于近端和远端联合的髌骨脱位手术

2. 了解正确开展胫骨结节截骨术和 MPFL 重建术的基本步骤

病例 2

病史 / 体格检查

患者 13 岁，女性，主诉从儿时起双膝疼痛，左侧较重。无特殊受伤史；然而，患者每走一步都有双膝半脱位，任何长时间的活动都会加重疼痛。在此次就诊之前，患者没有接受任何手术治疗，但做过物理治疗，调整过活动方式，未见好转。体格检查时，发现患者双下肢的力线有外旋和外翻。双膝关节腔积液伴有髌骨骨擦音、压痛和恐惧试验阳性。"J"字征明显阳性，髌骨大体半脱位，膝关节弯曲时，髌骨需要手动复位。本质上说，患者存在习惯性髌骨脱位。其余的检查结果并无明显的阳性发现。

影像学

在最初的影像检查中，发现患者双侧的 C-D 比为 1.14，合并严重滑车发育不良（Dejour D 型），左侧滑车上突，右侧较轻（图 9.8 a-d）。有证据表明双膝内侧髌股韧带力量不足，伴髌骨半脱位和过度侧倾。股骨胫骨解剖轴夹角为 7°，股骨、胫骨弯曲导致机械轴相对于关节中心外移。行双下肢 CT 扫描用于指导外科手术（图 9.9 a，b）。左下肢的股骨颈相对于股骨髁轴反转 12°；有明显的滑车发育不良伴髌骨外侧半脱位、倾斜；髌骨内侧有一个陈旧性小骨片，提示髌骨陈旧性撕脱性损伤；TT-TG 间距为 23 mm。右下肢的股骨颈相对于股骨髁轴转 5°；有滑车发育不良伴轻度髌骨外侧半脱位、倾斜；TT-TG 间距为 28 mm。临床中如有需要，患者可进行 CT 三维重建以做术前规划（图 9.9 c）。

根据患者增大的 TT-TG 间距、过大的髌骨倾斜和严重的滑车发育不良，患者的手术方式包括胫骨结节截骨移位术、髌外侧支持带松解术、腘绳肌肌腱自体移植的内侧髌股韧带重建术和加深滑车沟的滑车成形术。由于患者在术前准备时左膝表现出更严重的症状，决定从左下肢开始分期重建。患者在

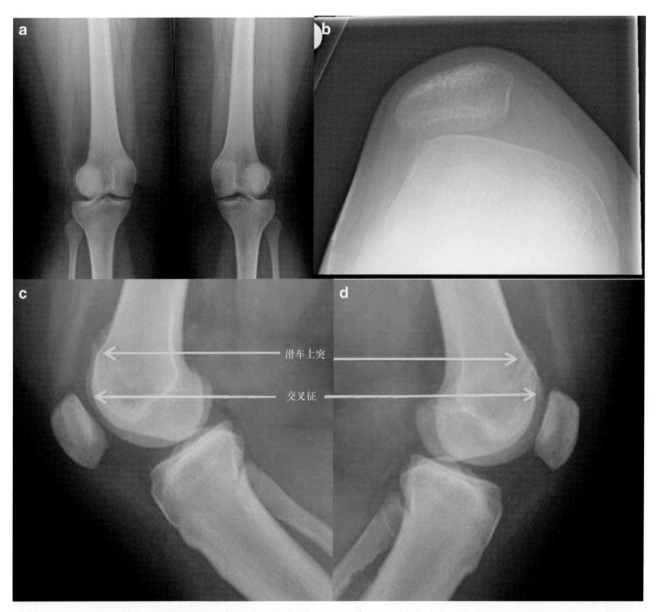

图 9.8 （**a-d**）正位，轴位（右膝关节）和侧位片，显示双侧 Dejour 分型 D 型滑车发育不良（Dejour type D trochlear dysplasia）（箭头），左侧更为严重。交叉征表示滑车平坦的位置

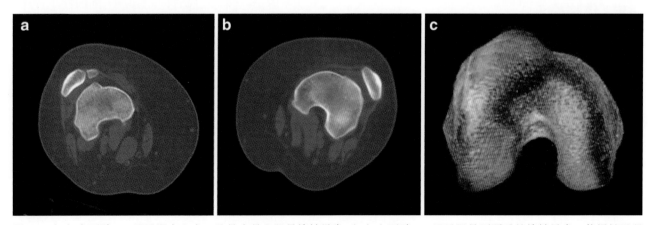

图 9.9 （**a**）右下肢 CT 显示滑车上突、髌骨小骨和股骨旋转异常；（**b**）左下肢 CT 显示股骨更严重的旋转异常，伴慢性髌骨半脱位和滑车发育不良；（**c**）CT 扫描的三维重建，用于显示滑车发育不良

第一次的手术后表现良好，术后 6 个月对侧膝关节进行了手术。由于手术顺序相似，为了避免重复，所示的手术情况仅为该患者的第二次手术情况。

手术

在患者进行第二次手术时，麻醉后体格检查确认右髌骨不稳定和轨迹不良。做一个标准的内侧髌旁切口。首先，行胫骨结节截骨术，45°截骨，远端骨膜铰链完整。术前 TT-TG 间距 28 mm，术后最终达到 15 mm 的距离，实现了 13 mm 的移位。在整个膝关节运动范围内校正髌骨轨迹后，置入两枚 4.5 mm 的双皮质螺钉固定。

然后处理滑车。暴露滑车上突起后，其距股骨前皮质约 1 cm 高度。标记滑车中心，并在滑车的内侧和外侧的关节截骨处进行标记（图 9.10 a）。另外，如果不进行结节截骨术，也可以通过建立一个新的股骨滑车沟来改进 TT-TG 间距。新的滑车沟与原始滑车沟之间的距离反映改善了的 TT-TG 距离。在滑车的上缘用骨刀进行软骨下截骨，用骨磨钻去除部分骨质直至软骨下外壳以形成空隙（图 9.10 b）。骨质去除后，软骨外壳可在压力下上下弹性运动，直至新的滑车沟最深点与股骨前皮质平齐。接着，用 20 号刀片将滑车软骨外壳沿开始标记的内侧，外侧及中间线切开。通过缝线锚钉将各个软骨活页从髁间窝顶（滑车沟基底）和近端中点进行固定（图 9.10 c,d）。用 2# Vicryl 线通过缝线桥技术保持截骨后软骨活页的位置。

随后，获取股薄肌进行 MPFL 重建。开放松解

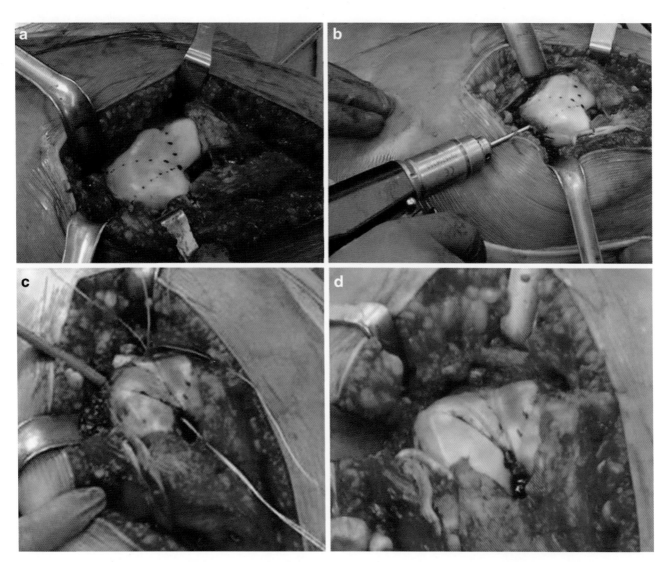

图 9.10　（a）虚线表示计划的截骨部位；（b）用椭圆形磨钻破坏骨深至截骨术；（c）放置缝合锚以准备内侧和外侧叶片的固定；（d）使用 2 号 Vicryl 缝合线对内侧和外侧叶片进行最终固定。注意滑车最终深度与 A 相比有明显改善

髌骨外侧支持带，注意避免伤到膝上外侧动脉。如病例 1 所述，内侧髌股韧带重建遵循类似的顺序（图 9.11 a,b）。此例中，内侧髌骨骨块被切除。

术后，起初应保证患者的负重不超过 50% 的负重直至截骨愈合（图 9.12 a-c）。从 0 ～ 60°，开始屈曲每 2 周在铰链支具保护下增加 30°。术后 2 个月

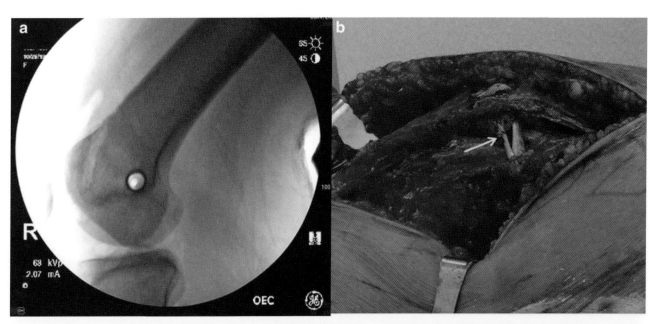

图 9.11 （a）Schottle 点用于 MPFL 重建中的股骨隧道定位；（b）MPFL 重建的最终移植物位置（箭头）

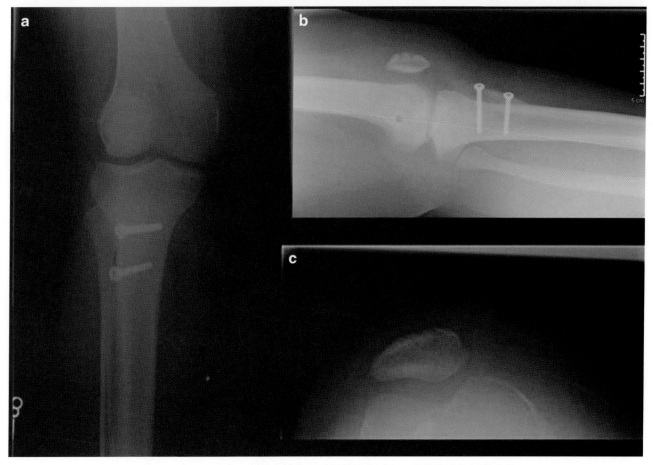

图 9.12 （a-c）正位、侧位和轴位显示胫骨结节固定、髌骨轨迹和倾斜改善

时，右膝活动范围停留在 90°。因此，在麻醉下进行手法松解。最终，患者双侧截骨进展至顺利愈合，疼痛明显减轻，功能亦得到了改善。

讨论

- 滑车成形术的适应证及技术考虑
- 复杂的近、远端联合重建手的手术程序

病例 3

病史 / 体格检查

患者 29 岁，女性，因长期站立致左膝疼痛，一次车祸后疼痛加剧。患者既往接受过另一位医师为期三年的多次手术治疗。初次手术包括皱襞切除，随后患者进行了外侧半月板修复，并对近端和远端伸肌装置重排。第三次手术移除了先前的内固定，第四次进行了关节软骨成形术。该患者的主要症状是膝前疼痛，走楼梯和活动时加重。除了多次手术外，患者还接受过物理疗法、支具、抗炎药、类固醇注射和改变活动方式等非手术疗法，但效果欠佳。体格检查发现明显的髌骨压痛及骨擦音并伴肿胀，内侧关节线压痛，McMurray 征阳性。患者髌骨恐惧试验阴性，髌骨运动轨迹正常，无外侧支持带紧张，内侧髌股韧带试验有一个明确的终点。另外，患者体查发现全身韧带松弛。

影像学

X 线片示内侧关节间室轻度狭窄，有胫骨结节移位手术的证据；髌股关节未显示出错位或过度倾斜的迹象（图 9.13 a-c）。MRI 显示外侧半月板关节囊结合处术后改变。髌骨近端中及滑车分别有 1.3 cm 和 0.8 cm 的全层软骨缺失（图 9.14 a，b）。TT-TG 间距为 12 mm。

由于患者的持续疼痛症状局限于髌股关节，并发现全层的软骨缺损，因此患者接受了关节镜检查，采用颗粒状的幼年软骨细胞植入技术进行同

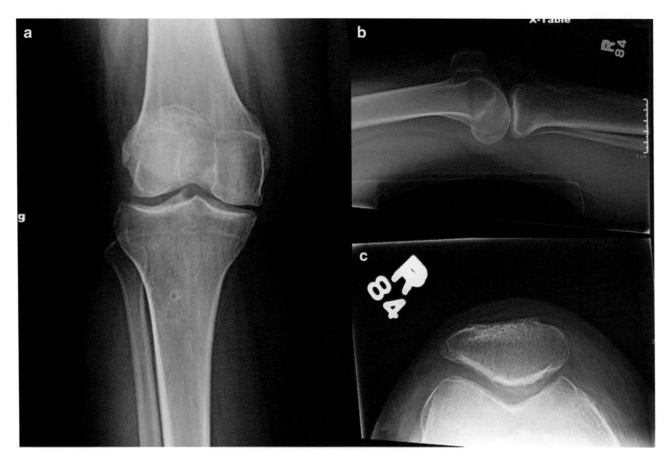

图 9.13　（**a-c**）正位、侧位和轴位图显示正常髌骨轨迹，正常滑车形态和（截骨）愈合的胫骨结节

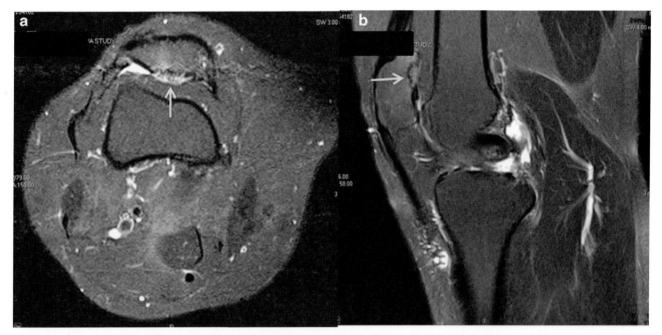

图 9.14 （a,b）T2 图像序列显示近端髌骨中间以及滑车全层软骨缺损

种异体软骨移植。

手术

在手术时，诊断性膝关节镜检显示在髌骨（22×20）mm 的范围内有 Outerbridge Ⅳ 级软骨缺损，深度为 3 mm。在滑车上，有一个（15×18）mm 的区域为 Outerbridge Ⅳ 级软骨丢失，深度亦为 3 mm（图 9.15 a,b）。内侧室软骨有轻度退行性改变，但无内侧半月板撕裂的迹象。行内侧髌骨旁切开，将髌骨部分

外翻。将髌骨滑车软骨损伤处清理至稳定的软骨边缘，准备好微粒状的青少年软骨种植物（图 9.16 a）。将纤维蛋白胶置于病变的底部后，再加入切碎的软骨移植物，最后放一层纤维蛋白胶于表面（图 9.16 b，c）。重要的是严格遵守制造商关于移植物植入 / 准备的规定，并监测植入软骨的密度，以避免过度生长。

在术后初期，限制患者负重不超过 25%，并用铰链支具保护。6 周后，患者逐渐恢复负重。运动范围扩大到可以承受的程度。在最近的一次随访中，患者恢复了膝关节运动范围，力量锻炼也有所增强。

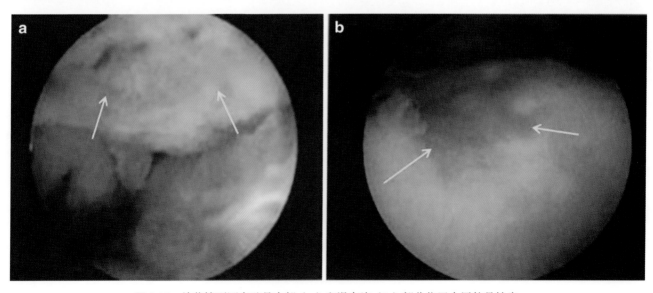

图 9.15 关节镜下证实髌骨中部（a）和滑车沟（b）部分位置全层软骨缺失

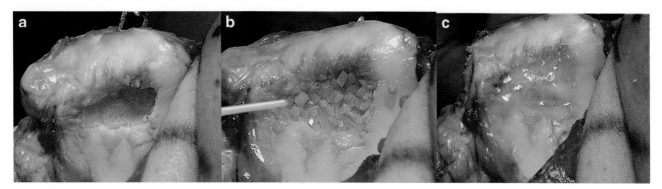

图 9.16 （a）髌骨病变切除到稳定边缘；（b）纤维蛋白胶加于基底上，覆盖以同种异体软骨碎末；（c）最后一层纤维蛋白胶加于软骨碎片上

患者的疼痛程度与术前相比得到了明显缓解。

讨论

- 髌股关节软骨全层病变的处理策略
- 采用同种异体颗粒状幼年软骨移植的技术考虑

总结

　　如上述病例所示，在髌股关节疾病的治疗中，将影像学表现与病史及体格检查结合起来至关重要。这种全面的做法为取得成功结果提供了最，但在某些情况下，尽管有适当的治疗，患者仍可能会继续承受与髌股关节疾病相关的不适。在这些病例中，髌股关节置换术可能是全膝关节置换术的一种替代选择；然而，重要的是在手术前给患者设定适当的期望。虽然髌股关节置换术可能会显著避免额外的手术，但对于大多数患者来说，与讨论的其他各种重建手术一样，并不适合作为确定的策略。

参考文献

1. Fithian DC, Paxton EW, Stone ML, Silva P, Davis DK, Elias DA, White LM. Epidemiology and natural history of acute patellar dislocation. Am J Sports Med. 2004;32:1114–21.
2. Hawkins RJ, Bell RH, Anisette G. Acute patellar dislocations. The natural history. Am J Sports Med. 1986;14:117–20.
3. Colvin AC, West RV. Patellar instability. J Bone Joint Surg Am. 2008;90:2751–62.
4. Dejour H, Walch G, Nove-Josserand L, Guier C. Factors of patellar instability: an anatomic radiographic study. Knee Surg Sports Traumatol Arthrosc. 1994;2:19–26.
5. Dejour D, Le Coultre B. Osteotomies in patello-femoral instabilities. Sports Med Arthrosc. 2007;15:40.
6. Berg EE, Mason SL, Lucas MJ. Patellar height ratios. A comparison of four measurement methods. Am J Sports Med. 1996;24:218–21.
7. Alemparte J, Ekdahl M, Burnier L, Hernández R, Cardemil A, Cielo R, Danilla S. Patellofemoral evaluation with radiographs and computed tomography scans in 60 knees of asymptomatic subjects. Arthroscopy. 2007;23(2):170–7.
8. Sanders TG, Morrison WB, Singleton BA, Miller MD, Cornum KG. Medial patellofemoral ligament injury following acute transient dislocation of the patella: MR findings with surgical correlation in 14 patients. J Comput Assist Tomogr. 2001;25:957–62.
9. Pihlajamäki HK, Kuikka PI, Leppänen VV, Kiuru MJ, Mattila VM. Reliability of clinical findings and magnetic resonance imaging for the diagnosis of chondromalacia patellae. J Bone Joint Surg Am. 2010;92(4):927–34.
10. Mäenpää H, Lehto MU. Patellar dislocation-the long term results of non-operative management in 100 patients. Am J Sports Med. 1997;25:213–7.
11. Stefancin JJ, Parker RD. First-time traumatic patellar dislocation. A systematic review. Clin Orthop Relat Res. 2007;455:93–101.
12. McConnell J. Rehabilitation and non-operative treatment of patellar instability. Sports Med Arthrosc. 2007;15:95–104.
13. Fulkerson JP. Diagnosis and treatment of patients with patellofemoral pain. Am J Sports Med. 2002;30(3):447–56.
14. Smith TO, Walker J, Russell N. Outcomes of medial patellofemoral ligament reconstruction for patellar instability. A systematic review. Knee Surg Sports Traumatol Arthrosc. 2007;15(11):1301–14.
15. Steiner TM, Torga-Spak R, Teitge RA. Medial patellofemoral ligament reconstruction in patients with lateral patellar instability and trochlear dysplasia. Am J Sports Med. 2006;34(8):1254–61.
16. Schöttle PB, Fucentese SF, Pfirrmann C, Bereiter H, Romero J. Trochleaplasty for patellar instability due to trochlear dysplasia. A minimum 2-year clinical and radiological follow-up of 19 knees. Acta Orthop. 2005;76(5):693–8.
17. Utting MR, Mulford JS, Eldridge JD. A prospective evaluation of trochleaplasty for the treatment of patellofemoral dislocation and instability. J Bone Joint Surg Br. 2008;90(2):180–5.
18. Schottle PB, Schell H, Duda G, Weiler A. Cartilage viability after trochleoplasty. Knee Surg Sports Traumatol Arthrosc. 2004;12:300–6.
19. Von Knoch F, Bohm T, Burgi ML, et al. Trochleaplasty for recurrent patellar dislocation in association with trochlear dysplasia. A 4 to 14-year follow-up study. J Bone Joint Surg Br. 2006;88:1331–5.

膝关节滑膜疾病

10

Ryan A. Mlynarek，James R. Ross，David Paul Fessell 和 Asheesh Bedi　著

程　超　李宇晟　译　肖文峰　柳　笛　校

概述

　　滑膜组织是来源于间充质细胞系的一种特定组织，对关节保持其固有功能至关重要。滑膜由滑膜内膜和滑膜下组织两层组成。滑膜内膜厚度为 1～4 层细胞，由滑膜细胞、巨噬细胞和成纤维细胞构成[1]。滑膜内膜覆盖在由疏松结缔组织、脂肪细胞、巨噬细胞、淋巴细胞和血管组成的滑膜下层[2-3]。在这层结缔组织下即是致密的纤维性关节囊。作为一种机械减震器和过滤系统，滑膜能够分泌透明质酸和滑液，来润滑和营养关节表面[4]。滑膜连结着关节内结构，包括肌腱、韧带以及未被软骨覆盖的裸露囊内骨膜表面。

　　膝关节滑膜是体内最具延伸性和复杂性的组织。在前方，滑膜附着于髌骨的关节缘。在髌骨的上缘，滑膜从髌骨后缘的周围延伸至股内侧肌、股外侧肌和股四头肌肌腱的腱膜，而止于股骨干的前缘，从而形成髌上囊。在髌骨下方，滑膜从髌下脂肪垫后方延伸至其在胫骨前缘的止点。而在髌骨的内外侧缘，滑膜向下走行形成冗余的滑膜翼状返折（皱襞），可能伸入关节[5]。髌下皱襞（黏膜韧带）

是膝关节最常见的皱襞，从髌骨下极经过髌下脂肪垫，在前交叉韧带（anterior cruciate ligament，ACL）的前方止于髁间前切迹[6]。滑膜连结了 ACL 的前、内和外缘，以及后交叉韧带（posterior cruciate ligament，PCL），然后向后返折与后方纤维关节囊相连，从功能上将膝关节分成内侧和外侧间室[7]。滑膜从股骨向下走行至半月板的内侧和外侧止点，此为膝关节的内侧和外侧边界，而半月板的外周边界没有滑膜覆盖[8]。随后，滑膜从半月板止点下部分延伸，从而形成内侧和外侧半月板表面隐窝。在外侧半月板和腘肌腱之间，滑膜形成腘肌腱隐窝。滑膜从股骨后缘延伸至腓肠肌外侧和内侧头的近端起点，形成股骨后侧隐窝[9]。

　　滑膜的病理改变可以是全身性疾病的一部分，也可以是影响单个关节的原发性滑膜疾病。退行性、创伤性、炎症性、感染性或肿瘤性疾病能侵犯滑膜。最常见的原发性滑膜疾病有色素沉着绒毛结节性滑膜炎、滑膜软骨瘤病、滑膜血管瘤和树枝状脂肪瘤[4,10]。

　　MRI 通过非侵入性手段提供多层软组织的对比，从而对滑膜进行有效的评估。当描述滑膜疾病特征时，滑膜与相邻关节积液在 T1 加权像（皆为低信号强度）和 T2 加权像（皆为高信号强度）很难区分，而静脉注射钆对比剂的 MRI 则可以将其区分[4,11]。正常的滑膜组织在钆剂造影后迅速增强，增强影像能辅助评估滑膜疾病。

　　本章的主要重点是介绍影响膝关节的最常见滑膜疾病，回顾 MRI 的特征性表现，讨论手术治疗方案的选择。

R.A. Mlynarek, MD • A. Bedi, MD (⊠)
Department of Orthopedic Surgery, University of Michigan
School of Medicine, Ann Arbor, MI, USA
e-mail: mlynarek@med.umich.edu; abedi@med.umich.edu

J.R. Ross, MD
Department of Orthopedic Surgery, Broward Orthopedic
Specialists, Fort Lauderdale, FL, USA
e-mail: orthodocjimross@gmail.com

D.P. Fessell, MD
Department of Radiology, University of Michigan School
of Medicine, Ann Arbor, MI, USA
e-mail: fessell@med.umich.edu

S.F. Brockmeier (ed.), *MRI-Arthroscopy Correlations: A Case-Based Atlas of the Knee, Shoulder, Elbow and Hip*,
DOI 10.1007/978-1-4939-2645-9_10, © Springer Science+Business Media New York 2015

病例 1：色素沉着绒毛结节性滑膜炎

36 岁男性患者，主诉为右膝关节进行性疼痛 2～3 年，既往无外伤史。描述有机械性症状和间歇性肿胀而无外伤诱发。疼痛累及膝关节前方和后方，但不能明确定位。非甾体类抗炎药和物理治疗不能改善患者的症状，需要进一步的影像学检查。

概述

色素沉着绒毛结节性滑膜炎（pigmented villonodular synovitis，PVNS）是一种良性但能致残的关节滑膜增生性疾病，并于 1941 年由 Jaffe 等最先发现[12]。其主要特征为滑膜的绒毛形成和结节状增厚，以及含铁血黄素巨噬细胞沉着[13-15]。PVNS 的病因仍然存在争议，但是最近研究支持反应性炎性疾病和染色体易位共同导致滑膜肿瘤性增生的理论[16-18]。PVNS 的发病率极低，为 1～8/1 000 000，并且无性别差异，最常发生于 20～50 岁人群[19-20]。

临床表现

PVNS 能侵犯所有滑膜关节，但更好发于膝（75%）、髋（15%）、踝和肩关节[20]。其中单膝发病率为 66%～80%，多关节受累少见[21]。滑膜受累可以是局灶性的，但是受累关节弥漫性滑膜侵犯更为常见。

局限性 PVNS 患者可以表现为压痛和滑膜局限性肿胀。常常报道为交锁的机械性症状（38%），以至于经常被误诊为半月板病变[22]。弥漫性滑膜侵犯的典型表现为全关节肿胀、活动受限和按压痛。相关实验室检查（血沉、C- 反应蛋白和白细胞）通常在正常范围内。关节液穿刺能辅助诊断，穿刺液往往含有较高的胆固醇成分，而血液的胆固醇水平正常，表现为血性液体，其中 75% 的 PVNS 病例有关节腔积血[21-25]。

组织病理学

PVNS 诊断的金标准是滑膜活检。其主要病变定义细胞是增殖性的多面体单核滑膜细胞，包含泡状核、丰富的细胞质和含铁血黄素。病灶内的细胞群则含有泡沫状细胞、单核细胞和巨细胞[20,26]。

影像学

单独的常规影像学检查不能对 PVNS 患者进行诊断。关节渗出和致密性软组织肿胀常见，但不是特异性的。很少呈现囊性变（cystic changes）和骨赘（osteophyte）形成，常常没有关节周围骨量减少的表现，而这有助于将 PVNS 与炎症性关节炎进行鉴别[15,17,27]。疾病的进展期能导致关节间隙狭窄和关节周围骨侵蚀，特别是髋和踝关节。虽然膝关节继发关节内低压力比较少见，但有可能发生软组织增生导致的骨质改变（图 10.1）[24,28-31]。

MRI 常用于 PVNS 的诊断、手术规划和评估[14-15,32-33]。PVNS 独特的 MRI 表现能使 83%～95% 的病例能够明确诊断[24,32]。

在局限性或局灶性 PVNS 中，典型的 MRI 表现为 T1 和 T2 加权像均呈低信号的孤立性泡状病灶。最常见的部位为髌下脂肪垫，但是也可能包括髌上囊、踝间窝和滑膜外侧沟[15,22,32]。

在弥漫性 PVNS 中，MRI 显示膝关节滑膜增厚、肥大和紊乱，以髌上囊和关节后方隐窝最为常见。最为可靠的诊断性特征为 T1、T2 加权像和梯度回声成像可见含铁血黄素巨噬细胞的沉积。如图 10.2 所见，滑膜增厚可以形成弥漫性低信号强度的包块。在梯度回声成像中，由于铁的顺磁效应，含铁血黄素的沉积表现为特征性"晕状"伪影[15,32]。弥漫性 PVNS 呈现出含铁血黄素在滑膜中广泛沉

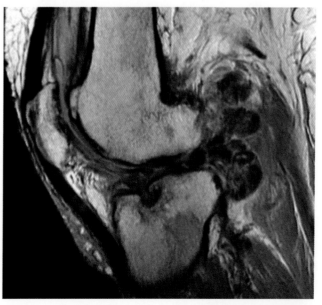

图 10.1　无脂肪抑制的质子密度 MRI 矢状位显示 PVNS 胫骨内侧平台骨质侵蚀

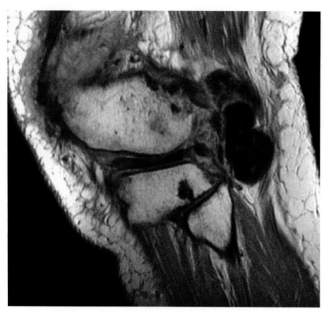

图 10.2　无脂肪抑制的质子密度 MRI 矢状位显示从膝关节后方延伸的低信号肿块

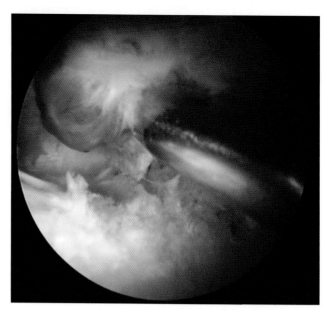

图 10.3　关节镜下可见局限性 PVNS 病灶

积，从而导致在关节囊内形成混杂的低信号，而在静脉注射钆基造影剂后，T1 加权像可见增强。弥漫性病变可以延伸超越关节囊，在膝关节外通常累及的部位包括半膜肌滑囊、腘肌腱鞘和之前的关节镜手术通道。

治疗

局限性 PVNS

病灶可以是无蒂的或有蒂的，经常局限于某个部位，最常见位于关节内。非手术治疗包括物理治疗和关节内皮质类固醇注射。但是，这仅限于暂时改善机械性症状，而对最终治疗无任何益处。

关节镜下结节切除伴部分滑膜切除术（图 10.3）能缓解症状，短、中期随访复发率为 0%[22,27,34-37]。对于关节外受累和难以触及的关节内疾病，如膝关节后部或固定滑膜疾病，可行开放式局部切除术[17]。

弥漫性 PVNS

一般认为弥漫性 PVNS 是一种良性疾病，但还是具有局部侵袭性，并可引起关节损害。与局部PVNS 一样，非手术治疗包括物理治疗和关节内皮质类固醇注射，可以暂时改善局部疼痛和肿胀；然而，这并不能治疗根本的疾病病理改变。体外放射治疗可作为不可切除病变或非手术患者的首选治疗，其

复发率为 7% ～ 67%[38-40]。

弥漫性 PVNS 的手术治疗仍存在争议，取决于疾病的程度。一些作者主张关节镜下全滑膜切除作为治疗选择[34-35,41]。关节镜治疗能够保证术后基本功能较快恢复，减少僵硬[17,27]。然而，不完全切除也常用，但复发率较高。关节内病变复发率接近25%，而关节外病变为 50%，这取决于初次切除的程度[20,42]。因此，许多外科医师倾向于关节切开行全滑膜切除术，特别是对于大量弥漫性 PVNS[17,26,42-44]。开放后侧入路切除腘窝内沿肌腱关节外的侵犯病灶也是必要的。滑膜切除术后关节内注射钇 -90 的辅助性放射治疗可减少关节内病变的复发率，但缺少证据且病例数据有限[45-47]。

病例 2：滑膜软骨瘤病

46 岁男性患者，主诉为右膝隐匿性发作疼痛、肿胀、捻发感和活动度减少 2 年，否认外伤病史。体格检查表现为关节积液，可触及髌骨上肿块。

概述

原发性滑膜软骨瘤病是一种良性疾病，由Leannac 于 1813 年最先发现，但直到 1958 年才

由 Jaffe 正式命名[48-51]。此病极为少见，发病率为 1/100 000[52-53]。男性发病率比女性高 2 ～ 4 倍，常见于 30 ～ 50 岁人群[48-49,54]。尽管有报道滑膜软骨瘤病存在克隆异常和罕见恶性改变，但仍将这一疾病过程归类于滑膜细胞化生性疾病，而非肿瘤性疾病[55-59]。其特征为滑膜间充质细胞软骨样化生，形成分叶状、带蒂的关节内软骨小体。经常脱落而散布于关节内，这些小体可能骨化（骨软骨瘤病）。1977 年，Milgram 描述了此病的临床演化过程，分为三个阶段：①无游离体形成的活动性滑膜内疾病；②活动性滑膜内疾病和游离体形成的过渡期病变；③多发游离的骨软骨小体形成而无明确滑膜内疾病[60]。

继发性滑膜骨软骨瘤病与机械性或炎性关节疾病有关，这些的能导致游离的关节内软骨小体形成[61]。

临床表现

滑膜软骨瘤病（synovial chondromatosis）是一种典型的单关节疾病，但仍有近 5% 的病例为多关节累及[53,62]。最常累及的是膝关节（50% ～ 65%），其后为髋、肘和肩关节[49,53,63]。据报道约 10% 的病例为双膝关节受累，但是，许多病例可能为继发性骨软骨瘤病的表现[54]。原发性骨软骨瘤病是最常见的弥漫性、全关节受累的疾病；但是，也有局限性病例的报道[64-65]。

膝关节内最常见的发病部位为髌上囊、髌下脂肪垫和前交叉韧带与髌下脂肪垫之间的前方间隔[66-67]，后方间室（后交叉韧带后方）累及较为少见[65-66,68-69]。

患者表现为亚急性疼痛发作（85% ～ 100%）、肿胀（40% ～ 58%）和活动受限（35% ～ 55%）。患者很少有既往膝关节外伤史，并且没有明显的感染或疾病的全身性症状。体格检查可发现有积液、触诊压痛、关节捻发感（20% ～ 33%）、交锁（5% ～ 10%）、可触及的结节或明显的包块（5% ～ 20%）[54,64,70-72]。

组织病理学

滑膜软骨瘤病组织的大体外观由覆盖有白色、结节状的透明软骨突起的增生滑膜组成，并弥漫性散布于整个关节表面[49,54,73-75]。这使得滑膜呈现

"鹅卵石"样外观。这些结节可从滑膜分离，从而在关节内形成游离的软骨小体。结节的数目数个至数千个，取决于疾病的发展阶段。结节的大小从数毫米至数厘米[49,54]。随着结节的增大，其中央区会出现钙化，很少发生软骨内骨化。多个分离的结节可能合并成一个大的包块，称为巨大滑膜软骨瘤，但极为少见[54,76]。

影像学

如图 10.4 所示，传统 X 线片能显示 70% ～ 95% 的原发性滑膜软骨瘤病病例的关节内骨化小体。特征性的表现为无数的、形状大小相似的、均匀散布于受累关节的滑膜衬里细胞[48-49,54,73,75,77]。关节周围骨侵蚀多发于限制性更高的关节，如腕、肘和髋关节，在膝和肩关节发生率较低[78]。

膝关节 CT 扫描可用于对原发性滑膜软骨瘤病与其他软组织病变的鉴别诊断，特别是在常规的 X 线片不明确的情况下。透明软骨水的含量较高，所以在 CT 扫描中是低密度，可以在滑膜软骨瘤病引起的非矿化性滑膜增厚中分辨。此外，滑膜软骨瘤病大部分结节都包含中央和周围骨化，在 CT 扫描中呈现"环-弧"状矿化或标靶样外观[53-54]。同时，MRI 对单纯软骨病变的诊断更有意义。

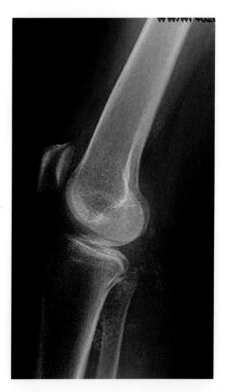

图 10.4　膝关节 X 线侧位片显示后侧间室多发骨化小体

膝关节 MRI 为原发性滑膜软骨瘤病的诊断和治疗计划提供了最佳的辅助手段。由于结节钙化和骨化构成的异质性，可见变异性的信号特征，如图 10.5 和图 10.6 所示[57,76,79-81]。最常见的形式（77%）表现为 T1 加权序列的低 / 中信号强度和 T2 加权序列的高信号强度，这在临床上与先前描述的 Milgram 二期病变相一致[54,76]。

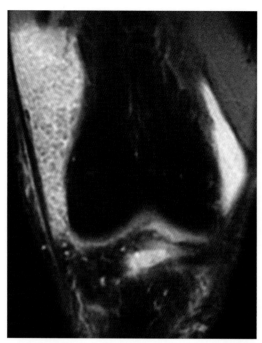

图 10.5 脂肪抑制 T2 加权 MRI 冠状位显示大量低信号骨软骨小体

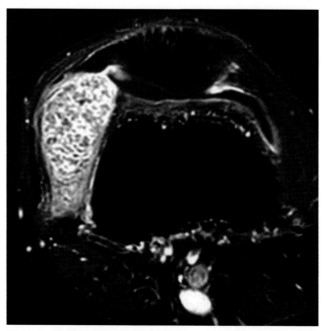

图 10.6 静脉注射钆剂后脂肪抑制 T1 加权 MRI 轴位显示增强滑膜内多发低信号骨软骨小体

治疗

患者表现为反复疼痛、肿胀和机械症状，而非手术治疗无效时需要手术治疗。总体看来，原发性滑膜软骨瘤病是一种良性自限性疾病，但可能会进展并继发骨关节炎。在极少数情况下，滑膜软骨瘤病可导致滑膜软骨肉瘤（5% 的发病率）[54,75,82]。因此，常选择手术切除骨软骨结节，并根据疾病的程度行部分或全滑膜的切除。手术切除可经开放或关节镜进行，技术的选择取决于操作是否安全以及能否完全切除病变滑膜及结节。

关节镜下切除为外科医师提供了关节内滑膜更好的视野，为患者减少了疼痛、僵硬和术后的康复过程[65,69,83]。原发性滑膜软骨瘤病是否需要部分或全滑膜切除术仍存在争议。Milgram 建议治疗一期原发性滑膜软骨瘤病的患者（无游离体形成的活动性滑膜内疾病）可进行滑膜切除术。对于二期患者（活动性滑膜内疾病和游离体形成的过渡期病变），建议行滑膜切除术并取出软骨小体。最后，对于三期患者（有软骨小体形成的晚期非活动性滑膜内疾病，滑膜无异常），建议仅取出软骨小体[60]。采用此治疗方案，Milgram 观察到一、二、三期的复发率分别为 12.5%、10%、0%[54,60]。更大规模的研究报道的复发率在 3%～23% 之间，复发很可能与初次切除不完全有关[63-64,70]。Ogilvie-Harris 和 Saleh 报道仅行软骨小体取出治疗的患者复发率接近 60%[84]。因此，原发性滑膜软骨瘤病的治疗选择是关节镜下软骨游离体（cartilaginous loose bodies）取出术和全滑膜切除术。如图 10.7 和图 10.8 所示，我们的病例按此实施手术。

病例 3：滑膜血管瘤

健康的 13 岁女性患者，无外伤史，表现为右膝关节反复积液和活动度降低。

概述

血管瘤（hemangiomas）和血管错构瘤（hemangiohamartomas）是一类罕见的良性血管肿瘤，可影响肌肉骨骼系统。血管错构瘤，通常称为动静脉畸形（arteriovenous malformations），是从血管瘤中分化

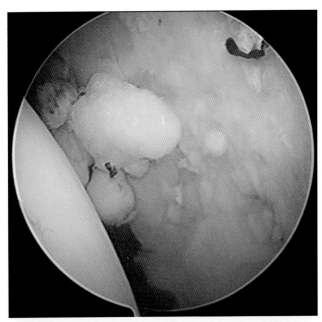

图 10.7 关节镜下可见大量骨软骨小体包埋于滑膜内

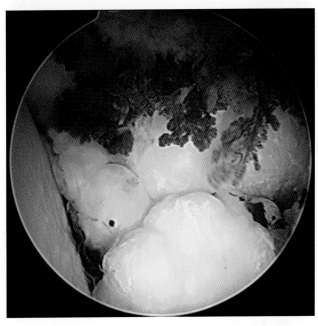

图 10.8 关节镜下可见多发骨软骨小体和炎性滑膜

出来的，包括脂肪、结缔组织和周围神经结构[29]。然而，血管瘤主要由紧密堆积的薄壁毛细血管组成。根据它们与关节的相对位置，将血管瘤分为关节旁（关节囊外并与之相连）、关节内、关节外或中间型（既有关节内又有关节外）[85-87]。关节内和中间型一般都累及滑膜。滑膜血管瘤最先由 Bouchut 于 1856 年发现，由 Bennet 和 Cobey 于 1939 年按照局限或弥漫的特征进一步分类[88-89]。它们非常罕见，约有 200 例报告病例[90-91]。最常发生在儿童和青少年中，平均发病年龄女性为 10.9 岁，男性为 12.5 岁[92-93]。滑膜血管瘤在女性中略为常见（53%）[91,94-95]。

临床表现

据报道，滑膜血管瘤可发生于腕、踝和肘关节，但最常累及膝关节[87,91-92,96-97]。肿瘤可能是局限性的，边界清楚的亦或弥漫性的。患者经常出现隐匿性膝关节疼痛发作和反复积液，并伴活动受限。滑膜血管瘤患者常见股四头肌萎缩[87,95,98]。局限性和带蒂的滑膜血管瘤患者可触及软组织肿块，并常有机械症状。弥漫性病变可导致更明显的滑膜静脉充血和出血性滑膜炎。由于滑膜血管瘤罕见，局限性和弥漫性亚型的患者经常延迟诊断[99-102]。这种延迟导致许多无凝血功能障碍的患者存在自发性肿胀和反复关节积血的病史。在高达 40% 的病例中，患者可能出现所覆皮肤血管瘤和膝关节静脉淤血[91,93,103-104]。

组织病理学

滑膜血管瘤可分为海绵状血管瘤、毛细血管型血管瘤、混合型血管瘤或动静脉滑膜血管瘤[91,105]。最常表现为海绵状血管瘤的特征，毛细血管大小的血管通道分叶状增生，常常可观察到炎症细胞和含铁血黄素的巨噬细胞，因此类似 PVNS。然而，扩张的、海绵状外观的薄壁毛细血管的存在，可对滑膜血管瘤与 PVNS 进行鉴别[91,97]。

影像学

常规 X 线片可见关节积液、软组织肿块、静脉结石、骨骺的晚期成熟或骨膜反应[95,100,103,106]。然而，通常 X 线显示并无异常，因此进一步的影像学检查是必要的。CT 扫描有助于排除骨质异常，但对区别软组织肿块与肌肉的界限有限。

MRI 不使用电离辐射，并为评价滑膜血管瘤的病变程度提供了更好的软组织分辨能力[105,107-109]。常规 MRI 中病变呈边缘清晰的分叶状，在 T1 加权像表现为均匀的低到中等信号强度，T2 加权像为混杂的高信号强度，如图 10.9 和图 10.10 所示[90,100,103,106,110-111]。一些作者主张使用钆剂造影来鉴别滑膜血管瘤与腱鞘囊肿、囊性滑膜增生、滑膜肉瘤、平滑肌瘤和滑

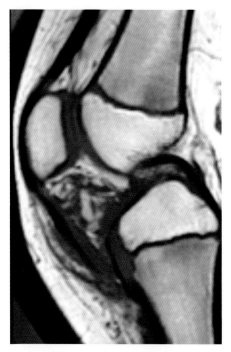

图 10.9　T1 加权 MRI 矢状位显示内含脂肪信号的髌骨下病变

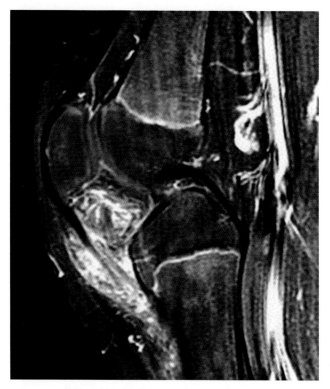

图 10.11　静脉注射钆剂增强后脂肪抑制 T1 加权 MRI 矢状位显示与滑膜血管瘤相一致的非连续的血管和明显增强

明确的治疗策略。

治疗

除了疼痛、机械症状和活动度下降之外，滑膜血管瘤经常引起反复关节积血，导致膝关节表面早期破坏。因此，滑膜血管瘤的治疗有几种选择，包括栓塞和开放或关节镜手术切除，伴或不伴部分滑膜切除术。与其他滑膜疾病相似，治疗方法的选择取决于疾病的分类与严重程度。

局限性滑膜血管瘤通常可通过关节镜手术切除成功治疗，特别是有蒂且边界良好的病变[91,105,113-114]。局限性病变通常会有单一的血管供应，可以行关节镜治疗而将出血量降到最少。对膝关节单个间室的弥漫性滑膜血管瘤最好采用开放性关节切开术、手术切除和部分滑膜切除术治疗[95,98,115-116]。由于其往往有多个血管供应，因此，术前血管造影与栓塞可以提高手术效果和减少术后出血[91,99,101]。

然而，对累及多个膝关节间室的弥漫性滑膜血管瘤，建议行非手术治疗与重复影像学检查以评估疾病的进展[91,98]。

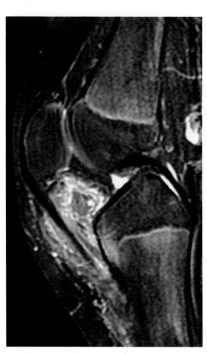

图 10.10　T2 加权 MRI 矢状位显示内含 T2 高信号的髌骨下病变，提示有周围血管

膜软骨瘤病[90]。随着钆剂增强，滑膜血管瘤表现出不均匀增强（图 10.11）。除具有相似特征的滑膜肉瘤之外，还有助于鉴别滑膜血管瘤与其他关节内滑膜病变。然而，这些恶性病变最常起源于关节外[90,112]。MRI 的疾病分类可用于准确的术前评估，从而指导

病例 4：树枝状脂肪瘤

45 岁的男性糖尿病患者，主诉右膝机械性症状和髌骨上方可触及的柔软肿块。

概述

树枝状脂肪瘤（弥漫性关节脂肪瘤病）是一种罕见、累及关节滑膜的良性关节内疾病。最先由 Arzimanoglu 于 1957 发现，其特征是关节滑膜下层由成熟脂肪细胞弥漫性替代，导致形成绒毛状突起[117-125]。许多绒毛状脂肪瘤滑膜增生将树枝状脂肪瘤与关节内脂肪瘤区分开来[120-121,126]。树枝状脂肪瘤的病因尚不清楚，但推测与发育、创伤、炎症与肿瘤起源均有关[118,123-124]。自首次报道此病以来，文献中出现了约 75 个病例报告[127]。男性比率略高（56% ～ 70%），发病年龄为 10 ～ 90 岁，平均年龄 37 岁[127-129]。相关的疾病包括骨关节炎、类风湿关节炎、银屑病关节炎、痛风、关节创伤和糖尿病[118,128,130-133]。

临床表现

树枝状脂肪瘤是一种罕见的疾病，可累及髋、肩、腕、肘和踝关节，但最常见于膝关节[117,119,124,128-129,134]。大多数病例是单关节发病，但有高达 16% 的病例为双侧膝关节受累[127,129]。髌上囊无一例外都会累及，其他常见部位包括股骨髁内外侧沟和半月板前区[117]。树枝状脂肪瘤患者通常表现为无痛性膝关节肿胀，从而导致活动范围的逐渐受限。由于绒毛状突起可能卡压在关节内，导致关节交锁出现机械性症状，从而使病情出现间歇性加重[124]。树枝状脂肪瘤患者的实验室检查（血沉、C-反应蛋白、尿酸、类风湿因子、HLA-B27）均正常[123,129,135]。关节穿刺液的外观表现严重，但细胞和结晶阴性，细菌培养阴性[124]。

组织病理学

大体上树枝状脂肪瘤是一种呈分叶状外观的脂肪组织肿块，有大量宽基底部的指状滑膜突起[123,127,129,136-137]。组织学上，该疾病的特点是滑膜下层由成熟的脂肪细胞弥漫性替代。血管周围单核炎性细胞的局部浸润常常作为评价的指标[118-119,129]。

影像学

常规 X 线片在诊断树枝状脂肪瘤中的作用有限，但可以显示软组织肿块的存在，并有助于排除骨质侵犯。CT 影像常显示软组织滑膜肿块，其特征性的滑膜可由渗出液勾勒出来。低衰减测量与脂肪一致，使用造影剂后很少或几乎没有增强[123,130,135,138]。

MRI 是诊断树枝状脂肪瘤的首选方式。MRI 显示有脂肪分叶状突起的绒毛状滑膜增厚，通常伴有关节积液。均匀一致的脂肪信号和缺乏含铁血黄素有助于诊断和与其他病变鉴别（图 10.12）[117,133-134,139-140]。MRI 的相关表现包括软骨退行性改变（87%）和半月板撕裂（72%）[141]。与皮下脂肪相似，树枝状脂肪瘤在 T1 序列上具有高信号强度（图 10.13），而在脂肪饱和 STIR 序列中呈低信号强度（图 10.14）[127,141]。

治疗

树枝状脂肪瘤引起膝关节反复无痛性肿胀，常导致机械症状。非手术治疗包括物理治疗和皮质类固醇注射以减轻频繁的发作。无症状和偶然发现的病变不需要手术干预。

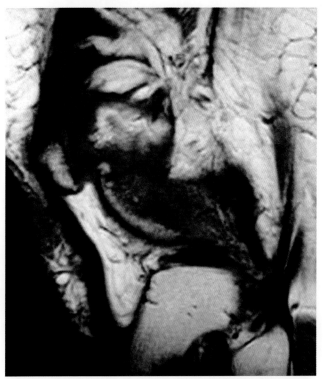

图 10.12　T1 加权 MRI 矢状位显示与树枝状脂肪瘤相一致的髌骨上滑膜内脂肪的分叶状绒毛增生

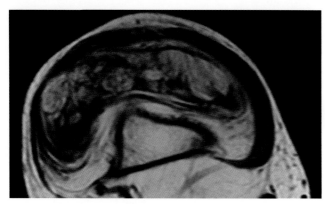

图 10.13 T1 加权 MRI 轴位显示与树枝状脂肪瘤相一致的髌骨上滑膜内脂肪的分叶状绒毛增生

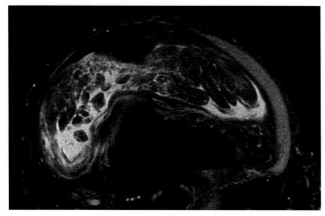

图 10.14 脂肪抑制 T2 加权 MRI 轴位显示完全抑制信号形成的绒毛结构，从而确定其脂肪组成

　　非手术治疗的效果不佳，选择接受部分滑膜切除术作为治疗选择[123-124]。在 1998 年之前，所报告的病例通过关节切开，部分或全滑膜切除可使复发率降低。Sola 及其同事们第一个报道了树枝状脂肪瘤关节镜下成功切除并无复发[123]。目前，首选治疗方法是关节镜下肿块切除并进行前方滑膜切除术[117,127,142-143]。虽然有些患者术后可能有复发性关节积液，或继发关节炎改变，但实际复发病例十分罕见[142,144]。

参考文献

1. Smith MD. The normal synovium. Open Rheumatol J. 2011; 5:100–6.
2. Cohen MJ, Kaplan L. Histology and ultrastructure of the human flexor tendon sheath. J Hand Surg Am. 1987;12(1):25–9.
3. Schmidt D, Mackay B. Ultrastructure of human tendon sheath and synovium: implications for tumor histogenesis. Ultrastruct Pathol. 1982;3(3):269–83.
4. Chung CB, Boucher R, Resnick D. MR imaging of synovial disorders of the knee. Semin Musculoskelet Radiol. 2009;13(4): 303–25.
5. Garcia-Valtuille R, Abascal F, Cerezal L, Garcia-Valtuille A, Pereda T, Canga A, et al. Anatomy and MR imaging appearances of synovial plicae of the knee. Radiographics. 2002;22(4): 775–84.
6. Kosarek FJ, Helms CA. The MR appearance of the infrapatellar plica. AJR Am J Roentgenol. 1999;172(2):481–4.
7. Lee SH, Petersilge CA, Trudell DJ, Haghighi P, Resnick DL. Extrasynovial spaces of the cruciate ligaments: anatomy, MR imaging, and diagnostic implications. AJR Am J Roentgenol. 1996;166(6):1433–7.
8. Fenn S, Datir A, Saifuddin A. Synovial recesses of the knee: MR imaging review of anatomical and pathological features. Skeletal Radiol. 2009;38(4):317–28.
9. De Maeseneer M, Van Roy P, Shahabpour M, Gosselin R, De Ridder F, Osteaux M. Normal anatomy and pathology of the posterior capsular area of the knee: findings in cadaveric specimens and in patients. AJR Am J Roentgenol. 2004;182(4):955–62.
10. O'Connell JX. Pathology of the synovium. Am J Clin Pathol. 2000;114(5):773–84.
11. Boegard T, Johansson A, Rudling O, Petersson I, Forslind K, Jonsson K. Gadolinium-DTPA-enhanced MR imaging in asymptomatic knees. Acta Radiol. 1996;37(6):877–82.
12. Jaffe HL, Lichtenstein L, Sutro CJ. Pigmented villonodular synovitis, bursitis and tenosynovitis. Arch Pathol. 1941;31:731–65.
13. Barile A, Sabatini M, Iannessi F, Di Cesare E, Splendiani A, Calvisi V, et al. Pigmented villonodular synovitis (PVNS) of the knee joint: magnetic resonance imaging (MRI) using standard and dynamic paramagnetic contrast media. Report of 52 cases surgically and histologically controlled. Radiol Med. 2004;107(4):356–66.
14. Hughes TH, Sartoris DJ, Schweitzer ME, Resnick DL. Pigmented villonodular synovitis: MRI characteristics. Skeletal Radiol. 1995;24(1):7–12.
15. Masih S, Antebi A. Imaging of pigmented villonodular synovitis. Semin Musculoskelet Radiol. 2003;7(3):205–16.
16. West RB, Rubin BP, Miller MA, Subramanian S, Kaygusuz G, Montgomery K, et al. A landscape effect in tenosynovial giant-cell tumor from activation of CSF1 expression by a translocation in a minority of tumor cells. Proc Natl Acad Sci U S A. 2006;103(3):690–5.
17. van der Heijden L, Gibbons CL, Dijkstra PD, Kroep JR, van Rijswijk CS, Nout RA, et al. The management of diffuse-type giant cell tumour (pigmented villonodular synovitis) and giant cell tumour of tendon sheath (nodular tenosynovitis). J Bone Joint Surg Br. 2012;94(7):882–8.
18. Nilsson M, Hoglund M, Panagopoulos I, Sciot R, Dal Cin P, Debiec-Rychter M, et al. Molecular cytogenetic mapping of recurrent chromosomal breakpoints in tenosynovial giant cell tumors. Virchows Arch. 2002;441(5):475–80.
19. Beguin J, Locker B, Vielpeau C, Souquieres G. Pigmented villonodular synovitis of the knee: results from 13 cases. Arthroscopy. 1989;5(1):62–4.
20. de St. Aubain Somerhausen N. Diffuse-type giant cell tumour. In: Fletcher C, Unni K, Mertens F, editors. Pathology and genetics of tumours of soft tissue and bone (Series). Lyon: IARC; 2002.
21. Dorwart RH, Genant HK, Johnston WH, Morris JM. Pigmented villonodular synovitis of the shoulder: radiologic-pathologic assessment. AJR Am J Roentgenol. 1984;143(4):886–8.
22. Dines JS, DeBerardino TM, Wells JL, Dodson CC, Shindle M, DiCarlo EF, et al. Long-term follow-up of surgically treated localized pigmented villonodular synovitis of the knee. Arthroscopy. 2007;23(9):930–7.
23. Breimer CW, Freiberger RH. Bone lesions associated with villonodular synovitis. Am J Roentgenol Radium Ther Nucl Med. 1958;79(4):618–29.
24. Ottaviani S, Ayral X, Dougados M, Gossec L. Pigmented villonodular synovitis: a retrospective single-center study of 122 cases and review of the literature. Semin Arthritis Rheum. 2011;40(6): 539–46.

25. Zwass A, Abdelwahab IF, Klein MJ. Case report 463: pigmented villonodular synovitis (PVNS) of knee. Skeletal Radiol. 1988; 17(1):81–4.

26. Sharma H, Rana B, Mahendra A, Jane MJ, Reid R. Outcome of 17 pigmented villonodular synovitis (PVNS) of the knee at 6 years mean follow-up. Knee. 2007;14(5):390–4.

27. Flandry F, McCann SB, Hughston JC, Kurtz DM. Roentgenographic findings in pigmented villonodular synovitis of the knee. Clin Orthop Relat Res. 1989;247:208–19.

28. Merry P, Williams R, Cox N, King JB, Blake DR. Comparative study of intra-articular pressure dynamics in joints with acute traumatic and chronic inflammatory effusions: potential implications for hypoxic-reperfusion injury. Ann Rheum Dis. 1991; 50(12):917–20.

29. Visuri T, Kiviluoto O. Arthroscopic volume of the knee joint in young male adults. Scand J Rheumatol. 1986;15(3):251–4.

30. Draeger RW, Singh B, Parekh SG. Quantifying normal ankle joint volume: an anatomic study. Indian J Orthop. 2009;43(1):72–5.

31. Yen CH, Leung HB, Tse PY. Effects of hip joint position and intra-capsular volume on hip joint intra-capsular pressure: a human cadaveric model. J Orthop Surg Res. 2009;4:8.

32. Cheng XG, You YH, Liu W, Zhao T, Qu H. MRI features of pigmented villonodular synovitis (PVNS). Clin Rheumatol. 2004;23(1):31–4.

33. Steinbach LS, Neumann CH, Stoller DW, Mills CM, Crues 3rd JV, Lipman JK, et al. MRI of the knee in diffuse pigmented villonodular synovitis. Clin Imaging. 1989;13(4):305–16.

34. Ogilvie-Harris DJ, McLean J, Zarnett ME. Pigmented villonodular synovitis of the knee. The results of total arthroscopic synovectomy, partial, arthroscopic synovectomy, and arthroscopic local excision. J Bone Joint Surg Am. 1992;74(1):119–23.

35. De Ponti A, Sansone V, Malchere M. Result of arthroscopic treatment of pigmented villonodular synovitis of the knee. Arthroscopy. 2003;19(6):602–7.

36. Kim SJ, Choi NH, Lee SC. Tenosynovial giant-cell tumor in the knee joint. Arthroscopy. 1995;11(2):213–5.

37. Ozalay M, Tandogan RN, Akpinar S, Cesur N, Hersekli MA, Ozkoc G, et al. Arthroscopic treatment of solitary benign intra-articular lesions of the knee that cause mechanical symptoms. Arthroscopy. 2005;21(1):12–8.

38. Berger B, Ganswindt U, Bamberg M, Hehr T. External beam radiotherapy as postoperative treatment of diffuse pigmented villonodular synovitis. Int J Radiat Oncol Biol Phys. 2007;67(4):1130–4.

39. Horoschak M, Tran PT, Bachireddy P, West RB, Mohler D, Beaulieu CF, et al. External beam radiation therapy enhances local control in pigmented villonodular synovitis. Int J Radiat Oncol Biol Phys. 2009;75(1):183–7.

40. O'Sullivan B, Cummings B, Catton C, Bell R, Davis A, Fornasier V, et al. Outcome following radiation treatment for high-risk pigmented villonodular synovitis. Int J Radiat Oncol Biol Phys. 1995;32(3):777–86.

41. Blanco CE, Leon HO, Guthrie TB. Combined partial arthroscopic synovectomy and radiation therapy for diffuse pigmented villonodular synovitis of the knee. Arthroscopy. 2001;17(5):527–31.

42. Schwartz HS, Unni KK, Pritchard DJ. Pigmented villonodular synovitis. A retrospective review of affected large joints. Clin Orthop Relat Res. 1989;247:243–55.

43. Akinci O, Akalin Y, Incesu M, Eren A. Long-term results of surgical treatment of pigmented villonodular synovitis of the knee. Acta Orthop Traumatol Turc. 2011;45(3):149–55.

44. Mankin H, Trahan C, Hornicek F. Pigmented villonodular synovitis of joints. J Surg Oncol. 2011;103(5):386–9.

45. Ozturk H, Bulut O, Oztemur Z, Bulut S. Pigmented villonodular synovitis managed by Yttrium 90 after debulking surgery. Saudi Med J. 2008;29(8):1197–200.

46. Shabat S, Kollender Y, Merimsky O, Isakov J, Flusser G, Nyska M, et al. The use of surgery and yttrium 90 in the management of extensive and diffuse pigmented villonodular synovitis of large joints. Rheumatology (Oxford). 2002;41(10):1113–8.

47. Kat S, Kutz R, Elbracht T, Weseloh G, Kuwert T. Radiosynovectomy in pigmented villonodular synovitis. Nuklearmedizin. 2000; 39(7):209–13.

48. Crotty JM, Monu JU, Pope Jr TL. Synovial osteochondromatosis. Radiol Clin North Am. 1996;34(2):327–42, xi.

49. Dorfman HD, Czerniak B. Synovial lesions. In: Dorfman HD, Czerniak B, editors. Bone tumors (Series). St. Louis, MO: Mosby; 1998.

50. Fanburg-Smith JC. Cartilage and bone-forming tumors and tumor-like lesions. In: Miettinen M, editor. Diagnostic soft tissue pathology (Series). Philadelphia, PA: Churchill-Livingstone; 2003.

51. Jaffe HL. Tumours and tumorous conditions of bones and joints. 1st ed. Philadelphia, PA: Lea & Fabiger; 1958.

52. Felbel J, Gresser U, Lohmoller G, Zollner N. Familial synovial chondromatosis combined with dwarfism. Hum Genet. 1992;88(3):351–4.

53. McKenzie G, Raby N, Ritchie D. A pictorial review of primary synovial osteochondromatosis. Eur Radiol. 2008;18(11):2662–9.

54. Murphey MD, Vidal JA, Fanburg-Smith JC, Gajewski DA. Imaging of synovial chondromatosis with radiologic-pathologic correlation. Radiographics. 2007;27(5):1465–88.

55. Nakanishi S, Sakamoto K, Yoshitake H, Kino K, Amagasa T, Yamaguchi A. Bone morphogenetic proteins are involved in the pathobiology of synovial chondromatosis. Biochem Biophys Res Commun. 2009;379(4):914–9.

56. Mertens F, Jonsson K, Willen H, Rydholm A, Kreicbergs A, Eriksson L, et al. Chromosome rearrangements in synovial chondromatous lesions. Br J Cancer. 1996;74(2):251–4.

57. Sciot R, Dal Cin P, Bellemans J, Samson I, Van den Berghe H, Van Damme B. Synovial chondromatosis: clonal chromosome changes provide further evidence for a neoplastic disorder. Virchows Arch. 1998;433(2):189–91.

58. Sperling BL, Angel S, Stoneham G, Chow V, McFadden A, Chibbar R. Synovial chondromatosis and chondrosarcoma: a diagnostic dilemma. Sarcoma. 2003;7(2):69–73.

59. Davis RI, Foster H, Arthur K, Trewin S, Hamilton PW, Biggart DJ. Cell proliferation studies in primary synovial chondromatosis. J Pathol. 1998;184(1):18–23.

60. Milgram JW. Synovial osteochondromatosis: a histopathological study of thirty cases. J Bone Joint Surg Am. 1977;59(6):792–801.

61. Villacin AB, Brigham LN, Bullough PG. Primary and secondary synovial chondrometaplasia: histopathologic and clinicoradiologic differences. Hum Pathol. 1979;10(4):439–51.

62. Seckley J, Anderson SG, Snow TM, Benjamin M. A rare case of polyarticular synovial osteochondromatosis. J Anat. 2002; 200(5):524.

63. Maurice H, Crone M, Watt I. Synovial chondromatosis. J Bone Joint Surg Br. 1988;70(5):807–11.

64. Murphy FP, Dahlin DC, Sullivan CR. Articular synovial chondromatosis. J Bone Joint Surg. 1962;44(1):77–86.

65. Jesalpura JP, Chung HW, Patnaik S, Choi HW, Kim JI, Nha KW. Arthroscopic treatment of localized synovial chondromatosis of the posterior knee joint. Orthopedics. 2010;33(1):49.

66. Kyung BS, Lee SH, Han SB, Park JH, Kim CH, Lee DH. Arthroscopic treatment of synovial chondromatosis at the knee posterior septum using a trans-septal approach: report of two cases. Knee. 2012;19(5):732–5.

67. Bozkurt M, Ugurlu M, Dogan M, Tosun N. Synovial chondromatosis of four compartments of the knee: medial and lateral tibiofemoral spaces, patellofemoral joint and proximal tibiofibular joint. Knee Surg Sports Traumatol Arthrosc. 2007;15(6):753–5.

68. Church JS, Breidahl WH, Janes GC. Recurrent synovial chondromatosis of the knee after radical synovectomy and arthrodesis. J Bone Joint Surg Br. 2006;88(5):673–5.

69. Pengatteeri YH, Park SE, Lee HK, Lee YS, Gopinathan P, Han CW. Synovial chondromatosis of the posterior cruciate ligament managed by a posterior-posterior triangulation technique. Knee Surg Sports Traumatol Arthrosc. 2007;15(9):1121–4.

70. Roulot E, Le Viet D. Primary synovial osteochondromatosis of the hand and wrist. Report of a series of 21 cases and literature review. Rev Rhum Engl Ed. 1999;66(5):256–66.

71. Trias A, Quintana O. Synovial chondrometaplasia: review of world literature and a study of 18 Canadian cases. Can J Surg. 1976;19(2):151–8.

72. Butt SH, Muthukumar T, Cassar-Pullicino VN, Mangham DC. Primary synovial osteochondromatosis presenting as constrictive capsulitis. Skeletal Radiol. 2005;34(11):707–13.

73. Resnick D. Tumors and tumor-like lesions of soft tissues. In: Resnick D, editor. Diagnosis of bone and joint disorders (Series). 4th ed. Philadelphia, PA: Saunders; 2002.

74. Unni KK, Inwards CY, Bridge JA, Kindblom LG, Wold LE. Synovial tumors. In (Editor) Unni K. Krishnan, published by the American Registry of Pathology, ISBN #9781881041931. Tumors of the bone and joints (Series). 4th ed. Silver Spring, MD: ARP; 2005.

75. Weiss SW, Goldblum JR. Cartilaginous soft tissue tumors. In (Editor) Sharon W. Weiss, published by Mosby, ISBN #0323012000. Enzinger and Weiss's soft tissue tumors (Series). 4th ed. Philadelphia, PA: Mosby; 2001.

76. Garner HW, Bestic JM. Benign synovial tumors and proliferative processes. Semin Musculoskelet Radiol. 2013;17(2):177–8.

77. Dunn EJ, McGavran MH, Nelson P, Greer 3rd RB. Synovial chondrosarcoma. Report of a case. J Bone Joint Surg Am. 1974;56(4):811–3.

78. Norman A, Steiner GC. Bone erosion in synovial chondromatosis. Radiology. 1986;161(3):749–52.

79. Sheldon PJ, Forrester DM, Learch TJ. Imaging of intraarticular masses. Radiographics. 2005;25(1):105–19.

80. Kramer J, Recht M, Deely DM, Schweitzer M, Pathria MN, Gentili A, et al. MR appearance of idiopathic synovial osteochondromatosis. J Comput Assist Tomogr. 1993;17(5):772–6.

81. Jaganathan S, Goyal A, Gadodia A, Rastogi S, Mittal R, Gamanagatti S. Spectrum of synovial pathologies: a pictorial assay. Curr Probl Diagn Radiol. 2012;41(1):30–42.

82. Kransdorf MJ, Murphey MD. Imaging of soft tissue tumors. 2nd ed. Philadelphia, PA: Lippincott Williams & Wilkins; 2006.

83. Mubashir A, Bickerstaff DR. Synovial osteochondromatosis of the cruciate ligament. Arthroscopy. 1998;14(6):627–9.

84. Ogilvie-Harris DJ, Saleh K. Generalized synovial chondromatosis of the knee: a comparison of removal of the loose bodies alone with arthroscopic synovectomy. Arthroscopy. 1994;10(2):166–70.

85. DePalma AF, Mauler GG. Hemangioma of synovial membrane. Clin Orthop Relat Res. 1964;32:93–9.

86. Mastragostino S, Fares GC. [Synovial hemangioma of the knee]. Riv Anat Patol Oncol. 1959;15:824–36.

87. Halborg A, Hansen H, Sneppen HO. Haemangioma of the knee joint. Acta Orthop Scand. 1968;39(2):209–16.

88. Bouchut ME. Tumeur erectile de l'articulation du genou. Gaz Hop (Paris). 1856;29:379.

89. Bennett GE, Cobey MC. Hemangioma of joints. Arch Surg. 1939;38:487.

90. Sasho T, Nakagawa K, Matsuki K, Hoshi H, Saito M, Ikegawa N, et al. Two cases of synovial haemangioma of the knee joint: Gd-enhanced image features on MRI and arthroscopic excision. Knee. 2011;18(6):509–11.

91. Akgun I, Kesmezacar H, Ogut T, Dervisoglu S. Intra-articular hemangioma of the knee. Arthroscopy. 2003;19(3):E17.

92. Moon NF. Synovial hemangioma of the knee joint. A review of previously reported cases and inclusion of two new cases. Clin Orthop Relat Res. 1973 Jan–Feb;(90):183–90.

93. Ramseier LE, Exner GU. Arthropathy of the knee joint caused by synovial hemangioma. J Pediatr Orthop. 2004;24(1):83–6.

94. Rogalski R, Hensinger R, Loder R. Vascular abnormalities of the extremities: clinical findings and management. J Pediatr Orthop. 1993;13(1):9–14.

95. Suh JT, Cheon SJ, Choi SJ. Synovial hemangioma of the knee. Arthroscopy. 2003;19(7):E27–30.

96. Atkinson TJ, Wolf S, Anavi Y, Wesley R. Synovial hemangioma of the temporomandibular joint: report of a case and review of the literature. J Oral Maxillofac Surg. 1988;46(9):804–8.

97. Winzenberg T, Ma D, Taplin P, Parker A, Jones G. Synovial haemangioma of the knee: a case report. Clin Rheumatol. 2006;25(5):753–5.

98. Yilmaz E, Karakurt L, Ozdemir H, Serin E, Incesu M. [Diffuse synovial hemangioma of the knee: a case report]. Acta Orthop Traumatol Turc. 2004;38(3):224–8.

99. Aalberg JR. Synovial hemangioma of the knee. A case report. Acta Orthop Scand. 1990;61(1):88–9.

100. Cotten A, Flipo RM, Herbaux B, Gougeon F, Lecomte-Houcke M, Chastanet P. Synovial haemangioma of the knee: a frequently misdiagnosed lesion. Skeletal Radiol. 1995;24(4):257–61.

101. Ryd L, Stenstrom A. Hemangioma mimicking meniscal injury. A report on 10 years of knee pain. Acta Orthop Scand. 1989;60(2):230–1.

102. Devaney K, Vinh TN, Sweet DE. Synovial hemangioma: a report of 20 cases with differential diagnostic considerations. Hum Pathol. 1993;24(7):737–45.

103. Greenspan A, Azouz EM, Matthews 2nd J, Decarie JC. Synovial hemangioma: imaging features in eight histologically proven cases, review of the literature, and differential diagnosis. Skeletal Radiol. 1995;24(8):583–90.

104. Reutter G, Klug S, Rompel O. Synoviales Hämangiom als seltene Ursache eines Hämarthros. Monatsschr Kinderheilkd. 2001;149(2):150–3.

105. Price NJ, Cundy PJ. Synovial hemangioma of the knee. J Pediatr Orthop. 1997;17(1):74–7.

106. Llauger J, Monill JM, Palmer J, Clotet M. Synovial hemangioma of the knee: MRI findings in two cases. Skeletal Radiol. 1995;24(8):579–81.

107. Cohen JM, Weinreb JC, Redman HC. Arteriovenous malformations of the extremities: MR imaging. Radiology. 1986;158(2):475–9.

108. Levine E, Wetzel LH, Neff JR. MR imaging and CT of extrahepatic cavernous hemangiomas. AJR Am J Roentgenol. 1986;147(6):1299–304.

109. Petasnick JP, Turner DA, Charters JR, Gitelis S, Zacharias CE. Soft-tissue masses of the locomotor system: comparison of MR imaging with CT. Radiology. 1986;160(1):125–33.

110. De Filippo M, Rovani C, Sudberry JJ, Rossi F, Pogliacomi F, Zompatori M. Magnetic resonance imaging comparison of intra-articular cavernous synovial hemangioma and cystic synovial hyperplasia of the knee. Acta Radiol. 2006;47(6):581–4.

111. Okahashi K, Sugimoto K, Iwai M, Tanaka M, Fujisawa Y, Takakura Y. Intra-articular synovial hemangioma; a rare cause of knee pain and swelling. Arch Orthop Trauma Surg. 2004;124(8):571–3.

112. Tuncbilek N, Karakas HM, Okten OO. Dynamic contrast enhanced MRI in the differential diagnosis of soft tissue tumors. Eur J Radiol. 2005;53(3):500–5.

113. Kroner K, Fruensgaard S. Synovial venous hemangioma of the knee joint. Arch Orthop Trauma Surg. 1989;108(4):253–4.

114. Wirth T, Rauch G, Ruschoff J, Griss P. Synovial haemangioma of the knee joint. Int Orthop. 1992;16(2):130–2.

115. Aynaci O, Ahmetoglu A, Reis A, Turhan AU. Synovial hemangioma in Hoffa's fat pad (case report). Knee Surg Sports Traumatol Arthrosc. 2001;9(6):355–7.

116. Neel MD, Toy PC, Kaste SC, Jenkins JJ, Daw N, Rao BN. Painful limp in a 10-year-old boy. Clin Orthop Relat Res. 2003; 410:326–33.

117. Franco M, Puch JM, Carayon MJ, Bortolotti D, Albano L, Lallemand A. Lipoma arborescens of the knee: report of a case managed by arthroscopic synovectomy. Joint Bone Spine. 2004;71(1):73–5.

118. Arzimanoglu A. Bilateral lateral arborescent lipoma of the knee—a case report. J Bone Joint Surg. 1957;39(4):976–9.

119. Bernstein AD, Jazrawi LM, Rose DJ. Arthroscopic treatment of an intra-articular lipoma of the knee joint. Arthroscopy. 2001; 17(5):539–41.

120. Hill JA, Martin 3rd WR, Milgram JW. Unusual arthroscopic knee lesions: case report of an intra-articular lipoma. J Natl Med Assoc. 1993;85(9):697–9.

121. Gao J, Gillquist J, Messner K. An unusual case of extraarticular lipoma of the knee joint. Knee Surg Sports Traumatol Arthrosc. 1996;4(3):164–6.

122. Margheritini F, Villar RN, Rees D. Intra-articular lipoma of the hip. A case report. Int Orthop. 1998;22(5):328–9.

123. Sola JB, Wright RW. Arthroscopic treatment for lipoma arborescens of the knee—a case report. J Bone Joint Surg. 1998; 80A(1):99–103.

124. Hallel T, Lew S, Bansal M. Villous lipomatous proliferation of the synovial membrane (lipoma arborescens). J Bone Joint Surg. 1988;70A(2):264–70.

125. Blais RE, LaPrade RF, Chaljub G, Adesokan A. The arthroscopic appearance of lipoma arborescens of the knee. Arthroscopy. 1995;11(5):623–7.

126. Pudlowski RM, Gilula LA, Kyriakos M. Intraarticular lipoma with osseous metaplasia: radiographic-pathologic correlation. AJR Am J Roentgenol. 1979;132(3):471–3.

127. Xue J, Alario AJ, Nelson SD, Wu H. Progressive bilateral lipoma arborescens of the knee complicated by juvenile spondyloarthropathy: a case report and review of the literature. Semin Arthritis Rheum. 2013;43(2):259–63.

128. Siva C, Brasington R, Totty W, Sotelo A, Atkinson J. Synovial lipomatosis (Lipoma arborescens) affecting multiple joints in a patient with congenital short bowel syndrome. J Rheumatol. 2002;29(5):1088–92.

129. Davies AP, Blewitt N. Lipoma arborescens of the knee. Knee. 2005;12(5):394–6.

130. Armstrong SJ, Watt I. Lipoma arborescens of the knee. Br J Radiol. 1989;62(734):178–80.

131. Chaljub G, Johnson PR. In vivo MRI characteristics of lipoma arborescens utilizing fat suppression and contrast administration. J Comput Assist Tomogr. 1996;20(1):85–7.

132. Hubscher O, Costanza E, Elsner B. Chronic monoarthritis due to lipoma arborescens. J Rheumatol. 1990;17(6):861–2.

133. Soler R, Rodriguez E, Bargiela A, Da Riba M. Lipoma arborescens of the knee: MR characteristics in 13 joints. J Comput Assist Tomogr. 1998;22(4):605–9.

134. Erol B, Ozyurek S, Guler F, Kose O. Lipoma arborescens of the knee joint. BMJ Case Rep. 2013;2013. pii:bcr2013009271.

135. Grieten M, Buckwalter KA, Cardinal E, Rougraff B. Case report 873. Skeletal Radiol. 1994;23(8):652–5.

136. Kloen P, Keel SB, Chandler HP, Geiger RH, Zarins B, Rosenberg AE. Lipoma arborescens of the knee. J Bone Joint Surg Br. 1998;80(2):298–301.

137. Hirano K, Deguchi M, Kanamono T. Intra-articular synovial lipoma of the knee joint (located in the lateral recess): a case report and review of the literature. Knee. 2007;14(1):63–7.

138. Martinez D, Millner PA, Coral A, Newman RJ, Hardy GJ, Butt WP. Case report 745—synovial lipoma arborescens. Skeletal Radiol. 1992;21(6):393–5.

139. Ryu KN, Jaovisidha S, Schweitzer M, Motta AO, Resnick D. MR imaging of lipoma arborescens of the knee joint. AJR Am J Roentgenol. 1996;167(5):1229–32.

140. Kim RS, Song JS, Park SW, Kim L, Park SR, Jung JH, et al. Lipoma arborescens of the knee. Arthroscopy. 2004;20(8): e95–9.

141. Vilanova JC, Barcelo J, Villalon M, Aldoma J, Delgado E, Zapater I. MR imaging of lipoma arborescens and the associated lesions. Skeletal Radiol. 2003;32(9):504–9.

142. Yan CH, Wong JW, Yip DK. Bilateral knee lipoma arborescens: a case report. J Orthop Surg (Hong Kong). 2008;16(1):107–10.

143. Ji JH, Lee YS, Shafi M. Spontaneous recurrent hemarthrosis of the knee joint in elderly patients with osteoarthritis: an infrequent presentation of synovial lipoma arborescens. Knee Surg Sports Traumatol Arthrosc. 2010;18(10):1352–5.

144. Coventry MB, Harrison Jr EG, Martin JF. Benign synovial tumors of the knee: a diagnostic problem. J Bone Joint Surg Am. 1966; 48(7):1350–8.

第二部分
肩关节

Stephen F. Brockmeier　著

肩关节镜检及镜下解剖

11

Abdurrahman Kandil 和 Stephen F. Brockmeier　著

雷光华　吴紫莺　译　肖文峰　何　苗　校

概述和简史

随着技术和器械的发展，肩关节镜手术变得越来越流行。近年来，肩关节镜下治疗肩关节疾病的病例稳步增加。

肩关节镜手术改变了我们治疗肩关节病变的方法。虽然近二十年来肩关节镜的知名度逐渐提升，但肩关节镜并不是近年来才发展的新技术。肩关节镜于1965年首次应用于临床[1]。多年来，由于这门外科技术，我们对于肩关节疾病和病理改变的认识和理解进一步加深。比如，Snyder 于 1990 年对上盂唇和肱二头肌肌腱止点的原位解剖及上盂唇自前向后损伤（superior labrum anterior and posterior，SLAP）的病变图谱进行了描述，很大程度上有赖于肩关节镜技术[2]。如今，肩关节镜的用途广泛，涵盖了从诊断性关节镜手术到复杂的重建手术。除了盂肱关节镜，肩峰下关节镜也在过去的二十年内有所发展。最近，作为一种更新的入路，三角肌下关节镜正在被用来了解前肩的情况。

相较于开放性手术，肩关节镜手术有着更多的优势。首先，关节镜手术具有更小的手术切口及更少的肌肉和软组织损伤[3]，并为关节内的结构提供了更好的视野[3]。由于肩关节镜手术具有切口更小和组织损伤更少的优点，与之相关的是患者术后早期疼痛减轻[4]。此外，因为美容的观念越来越深入人心，许多患者更青睐关节镜手术。与任何手术一样，全面了解正常的解剖结构和常见的变异是很重要的，但在肩关节镜检查中，更需要注意液体外渗和组织肿胀可能会使解剖标志变形，并可能导致并发症和神经损伤的增加。

在进行肩关节镜手术前，需要考虑很多问题，包括麻醉方式的选择、患者的体位以及手术入路的选择。本章将讨论肩关节镜手术的麻醉方式、体位选择、解剖和入路以及肩关节镜检。

麻醉方式的选择

肩关节镜手术有两种主要的麻醉方式可选，两者各有优缺点。

由于某些原因，全身麻醉是很多医院进行肩关节镜手术的首选麻醉方式。全身麻醉的患者在术中躯体移动风险较小，有利于更好地进行外科手术。安全气道的存在有利于保障非预期增加手术时间或术中出现并发症等情况下进行顺利手术。此外，部分患者担心与区域阻滞麻醉相关的神经损伤风险。

已证实区域阻滞麻醉（主要是肌间沟阻滞）是肩关节镜手术可行的一种麻醉方式，并且越来越受欢迎。区域阻滞麻醉和全身麻醉之间的手术和麻醉时间并无区别。当患者处于沙滩椅位（beach chair position）时，区域阻滞麻醉与低氧饱和的发生率下降有关[5]。这支持了区域阻滞麻醉可改善沙滩椅位患者大脑灌注的观点。区域阻滞麻醉使患者术后早期疼痛得到改善，并减少了麻醉药物的使用[6]。更新的技术诸如超声定位和引导减少了神经系统并发症的发生。Liu 等研究了 1169 例超声引导下进行肌

A. Kandil, MD (✉)
Department of Orthopedics, University of Virginia
Medical Center, Charlottesville, VA, USA
e-mail: Ak3ue@hccmail.mcc.virginia.edu

S.F. Brockmeier, MD
Department of Orthopedic Surgery, University of Virginia,
Charlottesville, VA, USA
e-mail: Sfb2e@hcsmail.mcc.virginia.edu

S.F. Brockmeier (ed.), *MRI-Arthroscopy Correlations: A Case-Based Atlas of the Knee, Shoulder, Elbow and Hip*,
DOI 10.1007/978-1-4939-2645-9_11, © Springer Science+Business Media New York 2015

间沟或锁骨上神经阻滞麻醉的门诊肩关节镜手术患者[7]。报道缓解疼痛的成功率为99.8%，穿刺到血管或药物注射到血管的发生率为0。术后神经系统症状（postoperative neurological symptoms，PONS）发生率非常低（0.4%），且永久性神经损伤发生率为0。他们认为，对于肩关节镜手术而言，超声定位和引导下的肌间沟和锁骨上神经阻滞麻醉是一种有效且安全的选择。

许多关节镜手术都会选择区域阻滞麻醉与镇静结合。镇静指的是从焦虑状态到全身麻醉的一个连续过程。镇静的主要目的是为了患者的舒适。已证实镇静可以提高患者在区域阻滞麻醉时的舒适度[8]，可能是提高患者对区域阻滞麻醉技术的接受度的一种方法。

区域导管留置是肩关节镜术后另一种镇痛方式。Bryan等观察了144例肌间沟导管留置的病例，发现成功置入率为98%，并发症发生率为0.7%[9]。患者获得了非常好的镇痛效果。此研究仅观察了住院患者，但门诊患者使用区域导管留置镇痛的方式也变得越来越流行。

肩关节镜手术中常常采用低血压麻醉。这是一项安全的技术，可以提高肩关节镜术中的可视度，减少术中出血[10]。低血压麻醉的目标是保证收缩压（systolic blood pressure，SBP）和关节镜灌注泵压（pump pressure，PP）之间的差值小于49 mmHg。

在仔细评估风险和效益之后，麻醉方式的选择最终取决于患者、外科医生和麻醉医生。

设备和体位：沙滩椅位与侧卧位

肩关节镜手术的实施过程中，患者通常处于以下两种体位之一：沙滩椅位或侧卧位。外科医师的偏好对选择使用何种体位有非常大的影响。

沙滩椅位由Skyhar等于1988年进行描述，目的是为了减少侧卧位所致的神经损伤[11]。采取沙滩椅位时，患者仰卧于一个配有头圈和可移动背部和腿部的床上。需要注意减少对神经和骨性突起的压迫。有多种方式可以进行沙滩椅位的摆放，其中包括许多商用手术台或标准手术台的躯干附件。首先通过背部和臀部弯曲从而使患者位于屈曲位，随后用膝关节下方的枕头调整膝关节屈曲角度，最后使背部直立。最终体位应该是头部处于中立位，背部处于直立位，髋关节屈曲约60°，膝关节屈曲约30°。然后将非手术侧上肢置于托手板上，并将手术侧上肢置于铰接臂支架上，该支架也可以提供牵引力或静态支持（图11.1）。

采取侧卧位时，患者侧卧于体位垫上，手术侧上肢向上。通常需要一个沙袋的支持来辅助体位的摆放和保持患者固定在满意的体位，或者使用直接附着在手术台的前部和后部的体位垫以稳定患者的躯干。合适的衬垫对于避免皮肤和神经并发症是非常重要的。此外，非手术侧上肢使用腋窝卷来减少分布于该侧肢体的臂丛神经和血管的压力。头部需要处于中立位，对侧肘关节和膝关节应处于屈曲位。

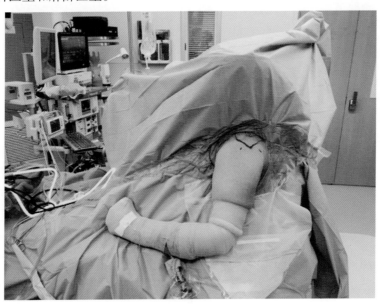

图11.1 肩关节镜手术的沙滩椅位

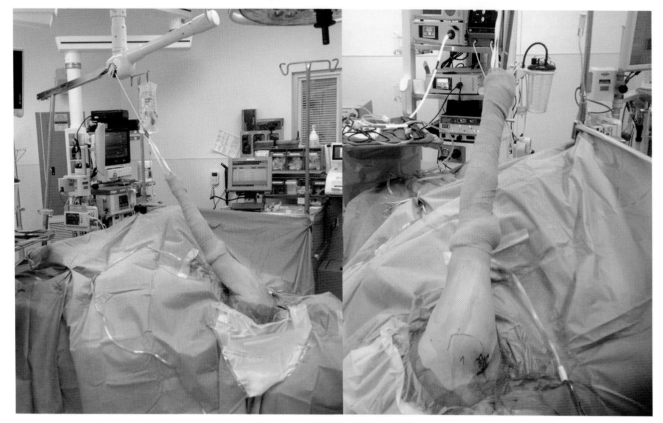

图 11.2　肩关节镜手术的侧卧位

通常使用滑轮系统将手术侧上肢置于吊带中进行纵向牵引。手术侧上肢通过吊带悬挂在空中，吊带由绳索通过滑轮与牵引重物相连。使用的牵引重量大致取决于患者的体重（图 11.2）。Hennrikus 等讨论了继发于肩关节牵引的缺血，因缺血会导致神经系统损伤以及局部和远端组织灌注明显降低[12]。不管上肢的位置如何，Peruto 等建议牵引的力量应该限制在 15 ~ 20 磅（约 6.80 ~ 9.07 kg）[13]。附着在上臂的附加吊索可用于辅助手术肢体的侧向牵引。为了改善定位和可视度，Gross 和 Fitzgibbons 通过将手术台面向背侧倾斜 20° ~ 30° 来改良侧卧位[14]。这种改良的体位使关节盂平行于地面，从而改善了可视度并使结构关系更加恒定。Klein 等研究了手臂位置对臂丛张力的影响，发现 45° 屈曲与 0 或 90° 外展相结合可以最大限度地提高可视度，同时使张力最小[15]。沙滩椅位和侧卧位的优缺点详见表 11.1。

肩关节相关解剖和入路

在侧卧位或沙滩椅位进行术前准备，悬吊和摆放设备，然后触摸并标记骨性标志。首先，标记肩峰后外侧缘；然后，画出下列标志：肩胛冈、肩峰、锁骨、喙突、肩锁关节（AC joint）。准确地识别和画出这些标志非常重要，因为解剖结构、神经和（或）血管解剖定位与此有关。掌握这些定位以及神经和血管结构的走行，对于建立入路和减少损伤都十分重要。

肩关节镜手术中，有三个主要的入路和许多次要入路可供使用（图 11.3）。这些入路分别是为了确保更清楚地看到某个结构和病变，或者是为了辅助进行某项操作。表 11.2 列出了一般手术中需要用到的入路。

主要入路

1. 后方入路：在诊断性肩关节镜手术时，后方入路是主要的观察入路和首个应该建立的入路。后方入路定位于肩峰后外侧角下方 2 cm 和内侧 1 ~ 2 cm 处。先做一个皮肤切口，然后使用钝的关节镜穿刺锥，向着喙突的方向进入关节腔。可经冈下肌实质部分或冈下肌与小圆肌之间的间隙穿过。通常位于

表 11.1 沙滩椅位和侧卧位的优缺点

	沙滩椅位	侧卧位
优点	- 直立位，解剖位 - 降低神经损伤风险 - 降低建立入路时神经血管并发症的风险 - 可以更方便地使用三角肌入路转换为开放手术 - 更易在麻醉状态下进行检查 - 更易于移动手术侧肢体	- 在牵拉肩关节时，提高盂肱关节和肩峰下间隙的可视度 - 不需要其他的辅助牵引装置 - 侧向牵引盂肱关节使得操作时更容易进入盂肱关节的后方和下方
缺点	- 需注意维持大脑灌注 - 术中低血压发生率高 - 气道并发症 - 更难到达肩关节后方病变处 - 费用问题（如果使用托手板）	- 牵引时神经损伤发生率为 10% - 非解剖定位 - 区域神经阻滞麻醉的耐受性更差

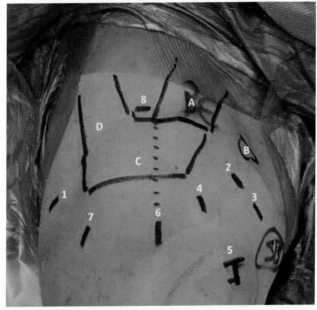

图 11.3 准备和画出肩关节解剖标志与选择手术入路的术中照片。A：锁骨；B：喙突；C：肩峰；D：肩胛冈；1：后入路；2：前入路；3：低位前方入路，用于 Bankart 修复；4：前上方入路；5：低位前外侧肌腱固定术入路；6：外侧入路；7：后外侧入路；8：Neviaser（冈上肌）入路

有的前方入路定位于喙突外侧，以使得臂丛和腋部血管神经损伤风险最小化。Lo 等的研究发现，肌皮神经位于喙突以下平均约 33 mm 处[17]。

3. 外侧入路： 外侧入路主要用于肩胛下间隙的操作和观察肩锁关节的病变，位于肩峰外侧缘外侧 2～3 cm 处。此入路穿过了三角肌，同其他入路一样，入路的位置可能根据病变而需要进行相应调整。Burkhead 等的研究发现腋神经最近可距肩峰前外缘仅 31 mm，因此需要注意做该入路时位置不要太靠下[18]。

次要入路

4. 后外侧入路： 后外侧入路主要用于肩峰下减压，肩袖及盂唇的修补。该入路位于肩峰后外侧缘外侧 2～3 cm 处。使用 outside-in 技术建立入路，穿刺鞘管向着肩峰下滑囊内侧[16]。入路太低有损伤腋神经的风险。

5. 前上方入路： 前上方入路为涉及前关节囊的手术操作提供了更好的空间。在喙突和肩峰的中点，使用 outside-in 技术建立该入路。入路置于靠近外侧可以方便术者同时在盂肱关节和肩峰下间隙进行操作。需要注意避开头静脉和腋神经。

6. 前下方入路（5 点方向）： 前下方入路的主要作用是辅助前盂唇修复时锚钉的置入。通常与前上方入路同时使用。该入路位于喙突稍下方，通常采取 inside-out 技术来做入路。建立这个入路时，如果切口太靠下，可能会损伤头静脉、腋静脉、腋动脉。因此，许多外科医师对该入路的安全性存在疑问。

肱骨头和后方关节盂之间的"软点"。合适的入路对于降低腋神经和肩胛上神经损伤的风险是非常重要的。据 Meyer 等的研究，后方入路距腋神经平均 49 mm，距肩胛上神经平均 29 mm[16]。

2. 前方入路： 在大多数肩关节镜手术中，前方入路是一个基本的操作入路。前方入路定位于喙突外侧和肩锁关节前方。此入路经过胸大肌和三角肌之间。通常在后方入路关节镜监视下用腰穿针辅助定位。穿刺针用由外到内的技术置入肩袖间隙（rotator interval，RI）。需要注意的是，必须确保所

表 11.2　常用手术入路

操作	后方入路	前方入路	外侧入路	后外侧入路	前上方入路	前下方入路（5 点方向）	后下方入路（7 点方向）	前外侧入路（Wilmington 入路）	Neviaser入路	腋窝入路	下外侧入路（pec 入路）
肩关节探查	+	+	−	−	−	−	−	−	−	−	−
肩袖撕裂修补	+	+	+	+	−	−	−	−	−	−	−
肩峰下减压	+	+	+	−	−	−	−	−	−	−	−
前外侧盂唇修复	+	−	−	−	+ / −	+	−	−	−	−	−
多向不稳修复	+	+	−	−	+ / −	+	+	−	−	+	−
SLAP 修复	+	+	−	−	+	−	−	+ /1	−	−	+
肱二头肌肌腱固定术	+	+	−	−	−	−	−	−	−	−	−
锁骨远端切除	+	+	+	+	−	−	−	−	−	−	−

7. 后下方入路（7 点方向）：后下方入路的主要作用是辅助后方盂唇修复时锚钉的置入或游离体清除手术。通常于关节盂 7 点方向，采取 inside-out 技术建立。该入路有损伤风险的结构包括肩胛上神经和动脉、腋动脉和旋肱后动脉。

8. 前外侧入路（Wilmington 入路）：前外侧入路通常用于 SLAP 和肩袖损伤的评估和修复。该入路位于肩峰后外侧角外侧 1 cm 及前方 1 cm 处。该入路穿过肩袖肌肉肌腱联合部内侧，以与关节盂表面成 45° 角方向向着喙突。需注意，该入路应位于肌肉肌腱联合部的内侧，曾有报道，在该入路置入套管时出现肩袖的撕裂[19]。

9. Neviaser 入路（冈上肌入路）：Neviaser 入路主要的作用是在 SLAP 修补术中为前方关节盂提供最佳的视觉效果。该入路位于锁骨、肩峰和肩胛冈之间的软点。使用脊椎穿刺钉从该点进针，靠前方及靠外侧穿过冈上肌。该入路会使肩胛上神经及动脉处于风险之中，因为距离盂上结节仅 3 cm[20]。

10. 腋窝入路：这是进入下盂肱窝和取出游离体的首选入路。该入路切口位于后外侧肩峰下方 2～3 cm 和后方入路外侧 2 cm。

11. G 入路：也称作肩胛上神经（suprascapular nerve，SSN）入路，用于 SSN 解压手术。该入路位于肩峰外侧缘内侧 7 cm 或 Neviaser 入路内侧 2 cm 处。显而易见的风险结构是肩胛上切迹内的 SSN 和肩胛横韧带（transverse scapular ligament）以上的肩胛上动脉。

12. Pec 入路：也称为下外侧入路，主要用于三角肌下的关节镜手术操作。该入路定位于三角肌间隙的下外侧角、胸大肌肌腱的上缘以及肱二头肌长头腱的连接处。

诊断性肩关节镜

诊断性肩关节镜手术应该是一个标准的、全面系统的过程，应检查到所有相关的解剖结构。尽管特定的顺序并不重要，但是按一定的检查顺序来操作，以确保术中无解剖结构被遗漏是非常重要的。见图 11.4 a-i，展示了肩关节镜下关节内部分解剖结构。

盂肱关节

诊断性盂肱关节镜可以分为两部分：第一部分是后方入路进行的关节镜检查，第二部分是前方入路进行的关节镜检查。诊断性肩关节镜始于后入路置入关节镜检查和前方入路置入探钩探查。

下列结构或结构组在关节镜后方入路下可见：

1. 关节盂关节软骨（glenoid articular cartilage）：关节盂的评估要留意任何关节面的软骨软化或创伤性缺损。在关节盂中心的关节软骨薄区有一个孔可能看起来像是缺损，但这是正常的解剖结构。

2. 肱骨头关节软骨（humeral head articular cartilage）：旋转肩关节来观察整个肱骨头和关节面是非常重要的。裸区在肱骨头后下方是可以看到的。应将裸区与真正的 Hill-Sachs 损伤相鉴别，其关节软骨位于被暴露的软骨下骨上方和下方。

3. 肱二头肌肌腱（biceps tendon）：位于关节的前上方，在肌腱疾病和部分撕裂时，需要对肱二头肌止点和肌腱进行评估。肱二头肌肌腱可以牵拉至关节内，以便更好地显露关节外的部分，评估病变。

4. 上盂唇（superior labrum）：任何镜检时都应该对此进行探查。探查可能会存在的 SLAP 损伤及其稳定性。

5. 旋肌间隙和上、中盂肱韧带以及肩胛下肌肌腱：将肩关节置于各种可以使韧带或肌腱紧张的位置，可以更清楚地看到这些结构。上盂肱韧带多为不成熟的结构，可在肱二头肌肌腱下方观察到。通常可以看到 Buford 复合体，这是一种先天性的盂唇变异，表现为在 1～3 点位置出现前上盂唇的缺如且 MGHL 呈条索样。检查肩胛下肌上方的肌腱缘（"卷边"）以及其在肱骨小结节的附着情况。

6. 前下盂唇（anterior inferior labrum）：检查前盂唇磨损或撕裂，表明盂肱韧带不稳定。检查到这个区域的撕裂提示 Bankart 撕裂。另一个用于检查肩关节不稳定性的工具是"穿过标志"，指的是操作关节镜到达肱骨头和关节窝之间的能力。

7. 前方关节囊和下盂肱韧带前束：前方关节囊的滑膜炎或磨损意味着反复的创伤或炎症。下盂肱韧带前束附着于关节盂颈部 2 点和 4 点之间。

8. 下关节囊和隐窝：检查该区域的松弛度、皱襞或撕裂。此外肱骨的撕脱（盂肱韧带肱骨止点撕脱损伤，HAGL lesion）可在此出现。

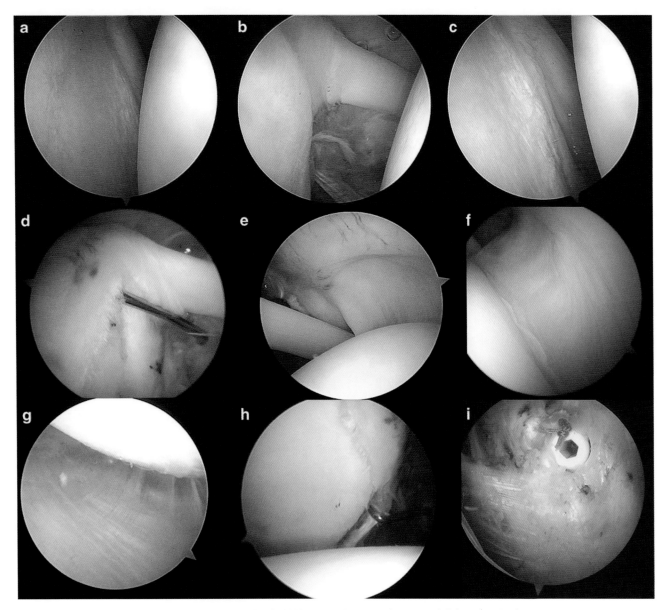

图 11.4 （a-i）患者位于沙滩椅位，展示了部分解剖结构；（a）关节盂和肱骨头的关节软骨；（b）肱二头肌长头腱和肩胛下肌；（c）前下盂唇；（d）上盂唇和二头肌长头腱；（e）肱二头肌肌腱及肩袖前上部分止点；（f）肩袖止点；（g）下方关节囊和隐窝；（h）后盂唇撕裂；（i）关节镜下肱二头肌肌腱固定锚钉，固定于胸大肌止点

9. 后盂唇和关节囊（posterior labrum and capsule）：后盂唇和关节囊在将关节镜后退并将镜头向下压后可见。

10. 肩袖冈上肌附着点（rotator cuff supraspinatus attachment）：向上旋转关节镜可观察到肩袖冈上肌附着点。为了显露该区域，可将上肢轻度外展、屈曲 45° 及轻度牵引使肩袖有一定张力，打开观察空间。应对结节处肩袖止点部分进行仔细评估，是否出现肩袖的磨损、部分撕裂或完全撕裂。对肩袖的磨损或部分撕裂应该用探钩来检查其厚度。

下列结构或结构组在关节镜前方入路下可见：

1. 后盂唇：此时应从前入路进行观察，后盂唇应该是紧贴关节盂的光滑结构。磨损或微小的裂缝可以提示 Kim 损伤，代表继发于复发性肩关节后脱位或松弛的后盂唇剪切伤。

2. 后方关节囊和肩袖：需要评估皱襞、滑膜炎、关节不稳引起的磨损或炎症。

3. 前下盂唇和前下盂肱韧带：应仔细观察韧带的肱骨止点部分以排除盂肱韧带的肱骨头侧撕裂（盂肱韧带从肱骨上撕脱）。

4. 盂肱中韧带和内侧肩胛下肌肌腱和隐窝

5. 外侧肩胛下肌肌腱和前方肱骨头和肱二头肌肌腱

肩峰下间隙

　　肩关节镜检一般应包括对肩峰下间隙的评估。肩峰下间隙通过后入路进入，将套管尖端重新定位在肩峰后角下方，并将其前移至喙肩韧带（coracoacromial ligament）后面的区域。当确认完全进入间隙之后，建立外侧入路。应对肩峰下间隙进行彻底检查，可能需要进行滑囊部分或全部切除，以便清楚地显露肩袖的滑囊面和肩峰下表面。

　　对肩峰的下表面进行评估，然后找到喙肩韧带，对肩峰的前方、外侧及内侧面的滑膜组织进行清除，并评估骨赘的情况。随后对肩锁关节进行评估，并在锁骨远端向下施压使其暴露于视野之中。接下来，将关节镜镜头向下压，仔细用探钩探查肩袖止点的任何撕裂。应检查肩袖是否粗糙、磨损或钙化。旋转肩关节有助于显露肩袖部分。

三角肌下间隙

　　三角肌下间隙关节镜是一种新兴的暴露技术，可用于一系列操作，如肱二头肌肌腱固定术（Biceps tenodesis）或转位术、非局限性前肩关节镜和关节镜辅助的喙锁韧带修复或重建。近年来，该技术越来越流行，O'Brien 等对该技术进行了很好的描述[21]。三角肌下间隙位于关节外，其范围包括：上方是肩峰和喙锁韧带，内侧是喙突和联合腱，下方是胸大肌肌腱的肱骨止点，外侧是肱骨头的外侧缘（图 11.5）。

　　首先，建立下外侧或 Pec 入路，其体表定位为三角肌下间隙的下外侧角、胸大肌肌腱的上缘和肱二头肌长头腱的连接处。然后用生理盐水填充三角肌下间隙，以及根据需要建立额外的入路以提高可视度和便于操作。需注意，切口必须到达皮肤深处，然后置入钝性的套管。

　　建议只在沙滩椅位时使用该方法，因为侧卧位时可视度不够，并且会因为重力作用出现内侧的液体外渗。首先，手术侧肢体远端摆成"90-90-15位"，即肩关节屈曲 90°，肘关节屈曲 90°，该侧上肢外展 15°。据 O'Brien 所述，该姿势要求肱骨头后坠，方便暴露前方的三角肌下间隙。其次，在后入

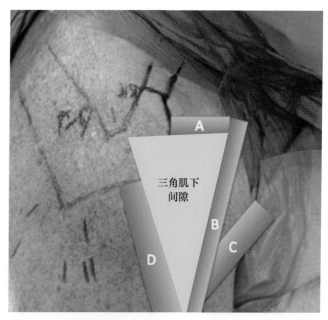

图 11.5　三角肌下间隙由上方肩峰和喙肩韧带（A）、内侧喙突和联合肌腱（B）、下方胸大肌肱骨附着点（C）和外侧肱骨的外侧边界围成（D）

路关节镜的辅助下，建立一个前外侧入路，即肩峰外侧缘的下方 1～2 cm 和后方 1～2 cm。此入路变为观察入路。最后，使用射频消融术来显露三角肌下间隙。

　　将会显露和观察到下列结构：

　　1. 喙锁韧带。

　　2. 喙突。

　　3. 联合腱喙突附着点及其远端。

　　4. 胸大肌及其肱骨止点。

　　5. 肱二头肌长头腱正好位于胸大肌肌腱内侧。

　　6. 沿着肱骨干的近端追踪可以看到肩峰前外侧缘。

小结

　　肩关节镜检是常规手术，且随着技术和设备的发展变得越来越流行。盂肱关节、肩峰下间隙和三角肌下间隙的关节镜手术适用于观察和处理各种各样的肩关节病变。合适的麻醉方式、患者的体位以及入路的选择可以保证关节镜手术完成得更好。两种主要的麻醉方式是全身麻醉和区域神经阻滞麻醉，二者各有其优缺点。当给予患者局部阻滞麻醉进行镇静之后，通常会采取两种麻醉方式相结合的方法。肩关节镜手术中患者的体位取决于外科医师，沙滩椅位和侧卧位可以在大多数肩关节镜手术过程中使

用，在一些病例中，选择其中一个体位可以帮助保证可视度以及了解到想观察的病变。很多入路已被用于肩关节镜手术，根据具体的肩关节镜操作选择合适的入路。当外科医师在做入路时，应当警惕神经血管的损伤风险，因此，需要强调肩关节镜手术中对正常解剖和常规变异进行全面了解的重要性。总之，了解肩关节镜手术的术前准备和术中选择，有助于肩关节病变的显露和处理。

参考文献

1. Andren L, Lundberg BJ. Treatment of rigid shoulders by joint distention during arthroscopy. Acta Orthop Scand. 1965;36:45–53.
2. Snyder SJ, Karzel RP, Del Pizzo W. SLAP lesion of the shoulder. Arthroscopy. 1990;6:274–9.
3. Yamaguchi K, Levine WN, Marra G, Galatz LM, Klepps S, Flatow EL. Transitioning to arthroscopic rotator cuff repair: the pros and cons. Instr Course Lect. 2003;52:81–92.
4. Bishop JY, Sprague M, Gelber J. Interscalene regional anesthesia for shoulder surgery. J Bone Joint Surg Am. 2005;87(5):974–9.
5. Yadeau JT, Liu SS, Bang H. Cerebral oximetry desaturation during shoulder surgery performed in a sitting position under regional anesthesia. Can J Anaesth. 2011;58(11):986–92.
6. Wu CL, Rouse LM, Chen JM, Miller RJ. Comparison of postoperative pain in patients receiving interscalene block or general anesthesia for shoulder surgery. Orthopedics. 2002;25:45–8.
7. Liu SS, Gordon MA, Shaw PM, Wilfred S, Shetty T, Yadeau JT. A prospective clinical registry of ultrasound-guided regional anesthesia for ambulatory shoulder surgery. Anesth Analg. 2010;111(3):617–23.
8. Wu CL, Naqibuddin M, Fleisher LA. Measurement of patient satisfaction as an outcome of regional anesthesia and analgesia: a systematic review. Reg Anesth Pain Med. 2001;26:196–208.
9. Bryan NA, Swenson JD, Greis PE, Burks RT. Indwelling interscalene catheter use in an outpatient setting for shoulder surgery: technique, efficacy, and complications. JSES. 2007;16(4):388–95.
10. Rains DD, Rooke GA, Wahl CJ. Pathomechanisms and complications related to patient positioning and anesthesia during shoulder arthroscopy. Arthroscopy. 2011;27(4):532–41.
11. Skyhar MJ, Altchek DW, Warren RF, Wickiewicz TL, O'Brien SJ. Shoulder arthroscopy with the patient in the beach-chair position. Arthroscopy. 1988;4(4):256–9.
12. Hennrikus WL, Mapes RC, Bratton MW, Lapoint JM. Lateral traction during shoulder arthroscopy: Its effect on tissue perfusion measured by pulse oximetry. Am J Sports Med. 1995;23(4):444–6.
13. Peruto CM, Ciccotti MG, Cohen SB. Shoulder arthroscopy positioning: lateral decubitus versus beach chair. Arthroscopy. 2009;25(8):891–6.
14. Gross RM, Fitzgibbons TC. Shoulder arthroscopy: a modified approach. Arthroscopy. 1985;1(3):156–9.
15. Klein AH, France JC, Mutschler TA, Fu FH. Measurement of brachial plexus strain in arthroscopy of the shoulder. Arthroscopy. 1987;3:35–64.
16. Meyer M, Graveleau N, Hardy P, Landreau P. Anatomic risks of shoulder arthroscopy portals: anatomic cadaveric study of 12 portals. Arthroscopy. 2007;23(5):529–36.
17. Lo IK, Burkhart SS, Parten PM. Surgery about the coracoid: neurovascular structures at risk. Arthroscopy. 2004;20(6):591–5.
18. Burkhead Jr WZ, Scheinberg RR, Box G. Surgical anatomy of the axillary nerve. J Shoulder Elbow Surg. 1992;1(1):31–6.
19. Stephenson DR, Hurt JH, Mair SD. Rotator cuff injury as a complication of portal placement for superior labrum anterior-posterior repair. J Shoulder Elbow Surg. 2012;21(10):1316–21.
20. Bigliani LU, Dalsey RM, McCann PD, April EW. An anatomical study of the suprascapular nerve. Arthroscopy. 1990;6(4):301–5.
21. O'Brien SJ, Taylor SA, DiPietro JR, Newman AM, Drakos MC, Voos JE. The arthroscopic "subdeltoid approach" to the anterior shoulder. J Shoulder Elbow Surg. 2013;22:e6–10.

肩关节前向不稳

12

Kathryne J. Stabile，E. Michael Chester，Julie A. Neumann 和
Dean C. Taylor 著

肖文峰 吴紫莺 译 李宇晟 靳宏福 校

概述

　　肩关节不稳可表现为症状性和无症状性松弛、脱位和半脱位。这些表现可由多种原因引起。特别是对于肩关节前向不稳，有下列几种机制可导致关节不稳定：关节囊前方和后方的软组织损伤，盂肱韧带损伤，肱二头肌肌腱损伤，肱骨头或肩胛骨的软骨或骨损伤。这些损伤多在初次肩关节脱位时出现，并且可由随后的反复肩关节脱位或半脱位加重。明确诊断对于治疗方案的选择是非常重要的，因为这些损伤会随着时间的推移或反复的肩关节不稳而加重[1-3]。

　　治疗的重点在于提高肩关节的稳定性以及将软组织损伤降低到最小。为此，外科医师必须同时处理骨性结构损伤和软组织损伤这两个问题。相关的损伤类型有三大类：盂唇和软骨，骨折和骨性缺损，或二者兼有。盂唇和软骨损伤包括 Bankart 损伤、盂肱韧带从肱骨上撕脱（humeral avulsions of the glenohumeral ligament，HAGL）、关节盂唇缺损（glenoid labral articular defect，GLAD）以及前方盂唇韧带骨膜袖套样撕脱损伤（anterior labral periosteal sleeve avulsion，ALPSA）。骨折和骨性缺损主要包括 Hill-Sachs 损伤、骨性 Bankart 损伤以及肱骨大小结节骨折[4]。

　　鉴于其病因的复杂性，本章中不对所有损伤类型进行详细描述，只介绍指导临床医师诊断和处理肩关节前向不稳的一些关键点。我们将通过以下四个病例来介绍一些重要的体格检查、磁共振及手术发现：①伴随盂唇反折的 Bankart 损伤；② GLAD；③ Bankart 损伤；④骨性 Bankart 损伤（Bony Bankart lesion）合并 Hill-Sachs 损伤（Hill-Sachs lesion）。

病例 1：伴随盂唇反折的 Bankart 损伤

病史 / 体格检查

　　患者男性，15 岁，右手为优势手。在一次足球比赛时发生左肩关节脱位，进行了手法复位。随后又经历了两次左肩关节脱位，但是没有半脱位的情况出现。他在诊所进行的左肩关节体格检查活动范围如下：屈曲 170°（被动），外展 90°，外旋 50°。阳性查体包括前方恐惧试验、复位试验、负荷移位试验（前向）。

　　术中（初次脱位后 6 周）麻醉状态下体格检查，表现为前负荷移位试验 2 度和后负荷移位试验 2 度。分别在内旋和外旋时出现肱骨头向下移位 1 cm。

影像学

　　左肩关节初次放射学检查结果正常，没有肩关节脱位或骨折的证据。患者随后出现了间断性肩关节脱位，在再次影像学检查之前进行了复位。用轴

K.J. Stabile, MD, MS (✉) • J.A. Neumann, MD
D.C. Taylor, MD
Department of Orthopedic Surgery, Duke University
Medical Center, Durham, NC, USA
e-mail: kastabile@hotmail.com; Julie.neumann.md@gmail.com;
Dean.taylor@duke.edu

E.M. Chester, MD
Department of Radiology, Duke University Medical Center,
Durham, NC, USA
e-mail: Mike.chester@dm.duke.edu

S.F. Brockmeier (ed.), *MRI-Arthroscopy Correlations: A Case-Based Atlas of the Knee, Shoulder, Elbow and Hip*,
DOI 10.1007/978-1-4939-2645-9_12, © Springer Science+Business Media New York 2015

位、斜位和斜冠状位脂肪抑制 T2 加权 FSE 序列，以及斜矢状位 T1 加权序列扫描获得了完整的肩关节 MR 图像。肩关节 MR 表现为伴有前下盂唇撕裂的 Bankart 损伤。T2 相的斜冠状和矢状位上可见前下盂唇撕裂并向前下方反折（图 12.1 d,e）。此外，还存在近处的肩关节向前脱位，伴中等程度 Hill-Sachs 损伤（图 12.1 f）。

关节镜

患者入手术室，取侧卧位，进行标准的左侧诊断性肩关节镜探查。关节镜下可见中等程度的 Hill-Sachs 损伤（图 12.1 c）。前盂唇自约 6 点至 11 点的方向撕裂并向内向下反折（图 12.1 a,b）。下方盂唇与关节囊撕裂，上方盂唇撕裂。后盂唇、肱二头肌止点及肌腱、肩袖的各组成肌腱未见异常。

为了修复该损伤，将关节囊盂唇复合体从前方

关节盂边缘和肩胛颈剥离。使用肩关节镜刨削刀处理关节盂边缘和肩胛颈至骨性创面出血新鲜化，经套管用 2 号高强度聚乙烯核心缝合线修复关节囊下方撕裂，使用 2.4 mm 生物复合材料的带线锚钉来修复盂唇使其回到关节盂边缘。缝合线通过索套过线，进行一个简单的关节镜下打结。最好使用锚钉所带缝线进行盂唇和关节囊的修复，这可以确保盂唇的稳定修复和盂肱下韧带复合体内正常张力的恢复（图 12.2 a,b）。

讨论

此病例说明了仔细的 MRI 检查和关节镜评估的重要性。反折的盂唇并不是最开始就出现在 MRI 上，直到进一步评估才发现盂唇反折并嵌入关节盂边缘和肩胛颈之间。

软组织 Bankart 损伤有两种特殊类型：Perthes

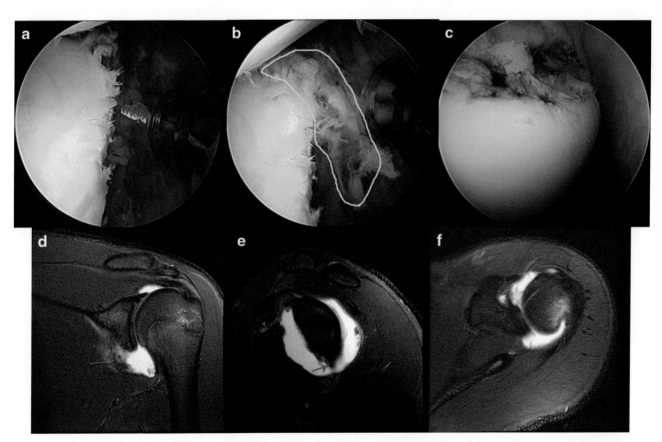

图 12.1 （a）前盂唇自约 6 点到 11 点的方向撕裂，并向内下反折；（b）黄线圈出部分为盂唇从关节盂边缘和肩胛颈部脱出；（c）关节镜下可见中等程度 Hill-Sachs 损伤；（d）T2 相脂肪抑制斜冠状位左肩 MRI：前下盂唇（箭头所示）信号异常并折叠、倒置，相对于关节盂向内下移位；（e）T2 相脂肪抑制斜矢状位左肩 MRI：前下盂唇折叠，倒置，相对于关节盂向内下移位相关的异常 T2 信号（箭头所指）；（f）T2 相脂肪抑制轴位左肩 MRI：肱骨头后外侧中等大小的明确的压缩性骨折周围可见骨髓水肿

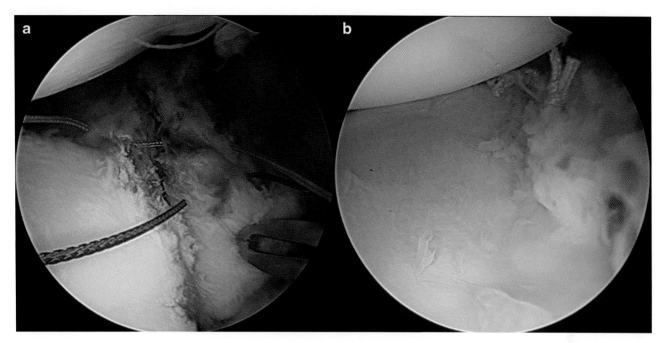

图 12.2　（a）缝线穿过盂唇；（b）稳定的修复

损伤和 ALPSA 损伤。Perthes 损伤中肩胛骨的骨膜是完整的，但是内侧有剥离。在 ALPSA 损伤中，肩胛骨前方的骨膜未被破坏。这使得关节囊盂唇复合体可以往中间移位并在肩胛颈的下方旋转。在 ALPSA 损伤的案例中，关节囊盂唇结合处在肩胛颈的中部瘢痕愈合。在 Perthes 损伤和 Bankart 损伤中，关节囊盂唇复合体并不会往内侧移位[5]。利用 MRI 和关节镜下观察解剖结构时，发现此区别是非常重要的。这对患者的预后也同样重要。据报道，ALPSA 损伤关节镜下修复术后复发的概率是 Bankart 损伤的 2 倍[4,6]。

病例 2：GLAD

病史 / 体格检查

患者男性，28 岁，右手为优势手。在跳伞着陆时右肩关节受伤，因持续性右肩关节疼痛于受伤 5 周后就诊。患者没有脱位或半脱位的情况。

在诊所进行的体格检查活动范围如下：上举 145°，外旋 50°，内旋到达 T 10，孤立的盂肱关节上举（IGHE）90°。阳性体查包括前方恐惧实验、后方恐惧实验、前抽屉试验，其他的体格检查均正常。

术中麻醉下查体，表现为上举 145°，外展外旋 80°，内旋 40°，外旋 75°。前负荷移位试验 1 度，后负荷移位试验 1 度。在内旋、中立位及外旋时出现 0.5 cm 沟窝征。

影像学

右肩首次放射学检查没有明显的改变。患者随后进行了右肩 MR 扫描，使用轴位和斜向冠状位脂肪饱和 T1 和 T2 加权成像，斜矢状位 T1、脂肪饱和 T1 及脂肪抑制 T2 加权成像。MR 表现为前下盂唇的部分撕裂和 4 ～ 6 点钟位置的软骨缺损灶，与图 12.3 d,e 所示的盂肱关节缺损型损伤一致，同时合并后上盂唇的退行性磨损（未显示）。

关节镜

患者入手术室，取侧卧位，进行标准的右侧诊断性肩关节镜探查。关节镜探查可见正常的关节盂和肱骨关节软骨远离病变区域，肱二头肌肌腱和肩袖各组成肌腱均未见异常，后盂唇有部分磨损，但是新月形结构完好无损。前下盂唇处有关节软骨和盂唇的突起滑向腋袋（图 12.3 b,c）。存在与 GLAD 损伤相关的前盂唇部分剥离（图 12.3 a）。没有发现

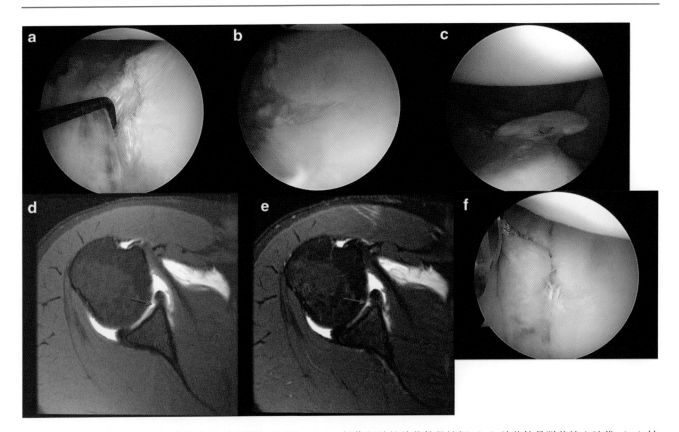

图 12.3 （a）与 GLAD 损伤相关的前下盂唇撕脱；（b）与 GLAD 损伤相关的关节软骨缺损；（c）关节软骨脱落掉入腋袋；（d）轴位 T1 相脂肪抑制右肩 MRI：关节盂的前下方可见局部软骨缺损。模糊的异常信号延伸至前下盂唇，符合其部分撕裂的情况；（e）轴位 T2 相脂肪抑制右肩 MRI：可见关节盂前下方局部软骨缺损。模糊的异常信号延伸至前下盂唇，符合其部分撕裂的情况；（f）缝线通过盂唇，将盂唇拉向缺损处打结，以获得稳定的固定

盂唇下的孔洞。

　　用关节镜刨削刀将关节软骨和前下盂唇的突起切除，进一步探查关节盂前下方软骨残留的缺损和盂唇的撕裂情况。我们将前下盂唇修补到肩盂缺损处。使用单个 3.0 mm 的 PEEK 带线锚钉来修复缺损，将缝线穿过盂唇并将盂唇进一步压向关节盂缺损处打结，以获得可靠的固定（图 12.3 f）。

讨论

　　伴随盂肱关节缺损病变，关节软骨的缺损可能是微小的且常常在成像时被漏掉，因此高度怀疑是关节软骨的缺损。此外，我们恰好可以在图 12.3 b，c 中看到缺损区的软骨块。鉴别关节软骨的损伤对于准备在做关节镜手术时进行可能需要的微骨折或其他必要的治疗是非常重要的。

病例 3：Bankart 损伤

病史 / 体格检查

　　患者男性，34 岁，左手为优势手。在野战比赛前受到创伤致右肩关节脱位近 1 年。随后经历了 4 次肩关节脱位，最近一次脱位是在打喷嚏时发生，但是几分钟后可以自行复位肩关节。

　　在诊所进行的体格检查表现为右肩关节在全范围活动时没有明显的松弛。阳性体格检查包括前方恐惧实验和前复位试验，1 度的前向负荷位移试验，1 度的后向负荷位移试验和中立位时出现 1 度的沟窝征。

　　术中麻醉下体格检查，表现为前上举 150°，外展外旋 90°，内旋 30°，外旋 30°。2 度的前向负荷位移试验和 2 度的后向负荷位移试验。在内旋和外旋时，肱骨头均未发现向下移位。

影像学

右肩关节首次放射学检查没有明显的骨折或脱位改变。使用轴位、斜位、矢状位及斜冠状位脂肪抑制 T2 FSE 序列，以及斜矢状位 T1 加权序列获取全肩关节 MRI 图像。MRI 表现为前下盂唇不规则 / 部分撕裂和符合 Bankart 损伤的可疑疤痕（图 12.4 e）。此外，肱骨头后外侧可见一骨髓内信号增高影，与一处小的 Hill-Sachs 嵌顿骨折（Hill-Sachs impaction fracture）是一致的。

关节镜

患者入手术室，取侧卧位。关节镜下可见一中等程度的 Hill-Sachs 损伤（图 12.4 c）。前盂唇在约 1 点到 5 点的方向撕裂（图 12.4 a,b）。后盂唇、肱二头肌止点及肌腱、肩胛下肌腱未见异常。冈上肌近关节处部分（20%）撕裂，肩袖其余各组成肌腱未见异常。

随着关节镜的上移，前关节囊复合体从关节盂边缘和肩胛颈部剥离。用关节镜刨削刀打磨关节盂边缘和肩胛颈部至骨性创面出血新鲜化。使用 5 个 2.4 mm 的生物复合型带线锚钉将盂唇固定至关节盂边缘。使用拉索过线然后进行关节镜下打结固定。如图 12.5 a,b 所示，这确保了盂唇修复稳定进行以及盂肱下韧带内正常张力的恢复。

讨论

这个案例是典型的软组织 Bankart 损伤和修复。Hill-Sachs 损伤需要常规进行损伤程度分级。评估稳定性以及 Hill-Sachs 病变与关节盂之间的嵌顿情况可以帮助指导外科医师判断是否需要通过手术来处理[7]。较大的骨性或软组织性 Hill-Sachs 损伤。可选择手术治疗。术前体格检查和影像学可以帮助指导外科医师，选择最合适患者的治疗方式。

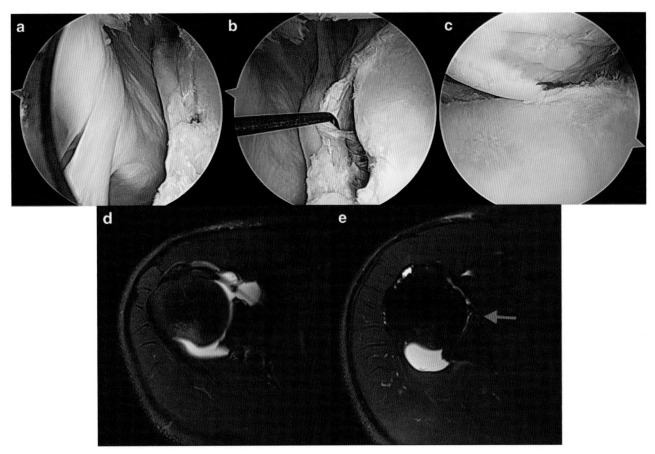

图 12.4　（a，b）前盂唇于约 1 点到 5 点的方向撕脱；（c）中等程度 Hill-Sachs 损伤；（d）轴位 T2 相脂肪抑制右肩 MR：肱骨头后外侧异常的变扁的信号和相应的增高的骨髓信号，符合 Hill-Sachs 压缩骨折；（e）轴位 T2 相脂肪抑制右肩 MR：关节盂和前下盂唇之间异常的 T2 相信号符合盂唇 Bankart 损伤（箭头所示）

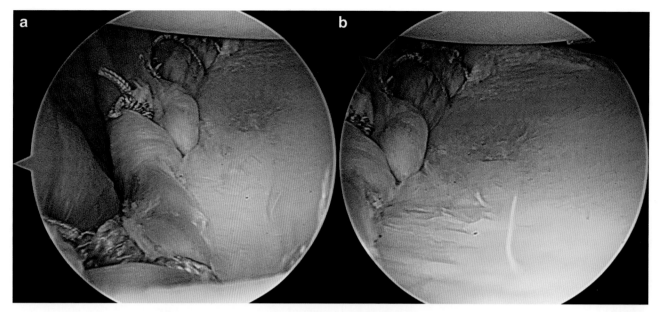

图 12.5 （a,b）Bankart 损伤最终修复后的多面观，共使用 5 枚锚钉

病例 4：骨性 Bankart 损伤合并较大 Hill-Sachs 损伤

病史 / 体格检查

患者男性，20 岁，癫痫患者。该患者最初表现为合并骨性 Bankart 病变和非常大的 Hill-Sachs 损伤的复发性肩关节前向不稳（图 12.6 a-f）。患者进行了开放性 Bankart 修复，以及采用肱骨头同种异体移植物（humeral head transplantation）来修复大的 Hill-Sachs 缺损所致的不稳定（图 12.7 a-d）。患者恢复良好，术后 4 个月因在冰上滑倒导致右肩关节脱位。骨折经过 Bankart 手术修复，并需要进行如下所述的 Latarjet 手术（图 12.8）。

患者在冰上滑倒之后在诊所体格检查的结果表现为盂肱关节前方触痛。阳性体格检查包括伴随任意外展动作的恐惧试验，外旋仅 10°，伴随疼痛的压腹试验阳性。

术中麻醉状态下体格检查，表现为盂肱关节显著的不稳定。3 度前向负荷位移试验和 1 度后向负荷位移试验。在内旋、中立位及外旋时可出现肱骨头向下方 1 cm 的移位。向前上举 135°，外展外旋 80°，内旋 30°，外旋 50°。

影像学

首次受伤的肩关节放射学检查可见肱骨头后外侧大的 Hill-Sachs 嵌顿骨折。右肩关节 CT 扫描提示大的 Hill-Sachs 压缩骨折，以及关节盂前下方变钝，伴随符合骨性 Bankart 损伤的一小块相邻骨碎片（图 12.6 c）。通过斜冠状位、矢状位及轴位 T2 脂肪抑脂序列，轴位质子加权序列，矢状位及轴位 T1 脂肪抑脂序列获取了右肩关节 MR 图像。MR 证实了肱骨头后外侧大的 Hill-Sachs 压缩骨折（图 12.6 d）。此外，关节盂前下方变钝符合 Bankart 骨折合并的盂唇分离的表现（图 12.6 e,f）。

关节镜

患者入手术室，取侧卧位。关节镜下可见盂肱关节内弥漫性滑膜炎和多个软骨游离体。肱骨头上方可见软骨块和关节软骨磨损。关节盂的前 1/3 可见磨损（图 12.7 a-c）。肩胛颈和关节盂边缘之间可见之前手术的缝线（图 12.7 b）。前盂唇完全撕裂。肩袖的各组成肌腱完整。

开放手术可见肩胛下肌肌腱完整，被疤痕组织包绕。前方的关节囊瘢痕化并包绕肩胛下肌肌腱。其他的术中所见与关节镜下所见一致。

做右肩关节三角肌入路，经三角肌胸大肌入路

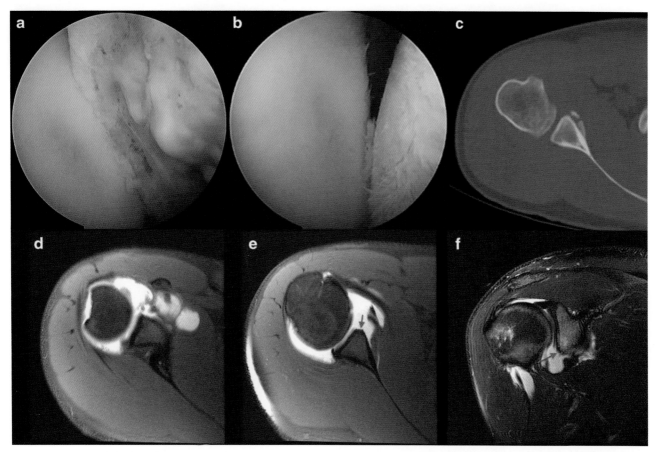

图 12.6 （a-f）初始损伤图像；（a）关节镜下可见骨性 Bankart 损伤合并大的 Hill-sachs 损伤；（b）关节镜下可见残留的关节盂；（c）CT 扫描提示 Bankart 损伤引起的大量的骨丢失；（d）轴位 T1 相脂肪抑制右肩 MRI：肱骨头后外侧可见大面积被压扁骨质，符合 Hill-Sachs 压缩骨折；（e）轴位 T1 相脂肪抑制右肩 MRI：前下方关节盂（箭头所示）变钝与相关的前下方盂唇撕脱，符合小的骨性 Bankart 损伤；（f）冠状位 T2 相脂肪抑制右肩 MRI：前下方关节盂（箭头所示）变钝与相关的骨髓异常信号，符合小的骨性 Bankart 损伤

进入，通过锐性和钝性分离进入三角肌胸大肌间隙，显露喙突。可见喙肩韧带在喙突尖外侧约 1 cm 处切断喙肩韧带，将胸小肌从喙突剥离。在喙突的基底部进行喙突截骨术。在整个过程中识别和保护肌皮神经和腋神经。用咬骨钳和高速电钻在喙突下方获取一个平坦的松质骨表面，以促进其与肩胛颈愈合。

将肩胛下肌肌腱和前方关节囊横行切开，暴露出盂肱关节。盂唇横行切开，自关节盂边缘和肩胛颈部向上移位，暴露出骨性缺损区。用高速电钻打磨关节盂边缘和肩胛颈使其表面变平坦，将前次手术置入的缝线和螺钉取出（图 12.8）。

使用 2.5 的钻花在喙突钻孔，打出两个钻孔。然后用 2.5 的钻花在关节盂的边缘钻孔，测量深度。将 4.0 的螺钉穿过喙突下方的孔，然后拧入关节盂和肩胛颈的钻孔中。这可以确保喙突的骨块在关节盂边缘和

肩胛颈上定位良好。在关节盂的内侧保留 1～2 mm 的偏心。通过先前钻好的喙突中的钻孔将第二个钻孔通向肩胛颈。骨块用第二个 4.0 的螺钉进行固定。将螺钉拧紧以确保喙突固定良好（图 12.9）。

前盂唇通过两枚 2.4 mm 的生物复合材料带线锚钉缝回关节盂。缝线分别通过下盂唇和上盂唇以修复软组织支撑，盂唇和前方的关节囊也被缝合到喙突外侧喙肩韧带的残端上。使用 2 号高强度聚乙烯核心的缝线修复前方关节囊和肩胛下肌裂口。活动肩关节，可见肩关节不会向前或向后脱位。在外展 90° 和外旋 75° 时对于修复处不会产生过度的压力。

讨论

此病例显示了在骨量丢失的情况下，存在与之

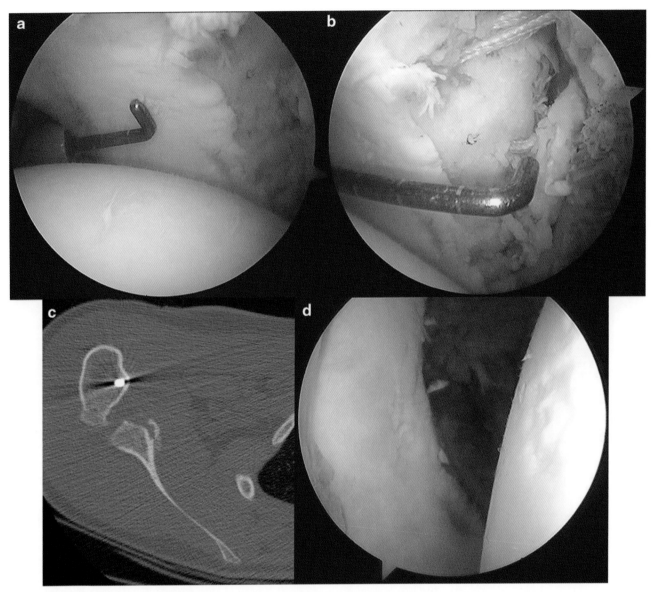

图 12.7　（a）关节盂的前 1/3 被破坏；（b）关节镜下可见前次置入的锚钉和缝线；（c）CT 扫描显示再次脱位所致的关节盂骨性缺损程度；（d）关节镜下可见残留的关节盂

相关的肩关节不稳所带来的挑战。这名患者初次受伤时需要肱骨头的同种异体移植物来修复大的 Hill-Sachs 损伤，以及开放手术来修复骨性 Bankart 损伤。不幸的是该患者再次受伤。在翻修的案例中，他的关节盂缺损严重，以至于需要 Latarjet 手术来提供稳定性。

对于外科医师而言，翻修手术具有独特的挑战。通常需要取出之前的螺钉，而骨损伤可能会进一步加重，且没有足够的骨量来保证固定锚钉。外科医师使用所有的影像学检查来了解损伤的程度是非常重要的。在骨缺损的病例中，通常需要进行 CT 扫描。术前计划和影像学检查对于决定如何修复损伤是至关重要的因素。

总结

如同每个病例所描述的，许多损伤可能与肩关节前向不稳有关。治疗需要仔细阅读术前影像学图像和仔细进行体格检查。观察隐匿的损伤迹象，如关节盂旁囊肿、骨水肿和骨组织丢失，可以为外科医师提供鉴别关节损伤原因的线索。也有许多陷阱

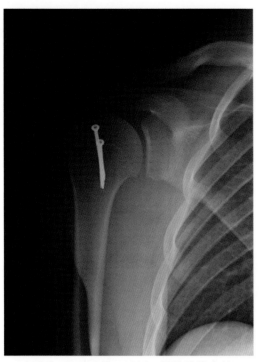

可能误导外科医师，包括前方解剖结构变异，如盂唇下孔与盂唇撕裂。此外，条索状盂肱韧带与盂唇下孔（Buford 复合体）常被误认为是盂唇缺损[8-9]。与之相反，当盂唇不能保证稳定性时，没有移位的 Perhes 损伤可以模拟功能完整的盂唇，因为其仍然附着在骨膜上[10-11]。

将 MRI 上的改变转化为临床上和关节镜下所见是有难度的[12-14]。即使大部分放射学检查没有提示异常改变，但仍是需要获得第一手的影像学资料。高质量的放射学照片常常可以帮助外科医师识别骨性结构损伤。然而，它们常常又不能完全显示骨性损伤的程度。在这样的案例中，必须进行 CT 扫描。MRI 仍然是评价软组织损伤的方法。随着不断改进的磁体和分辨率，将 MRI 所见与关节镜下所见结合到一起的能力将不断得到改善。

图 12.8　肩关节 Grashey 位显示用于修补肱骨头的 Hill-Sachs 损伤的螺钉

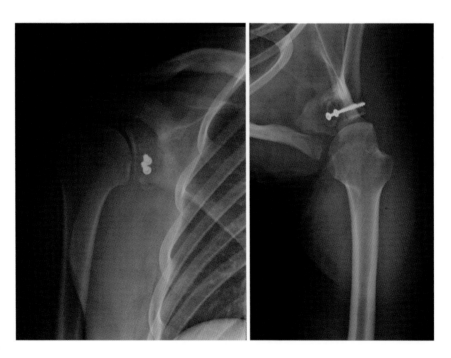

图 12.9　经 Latarjet 手术后肩关节前后位及经腋位 X 线片。关节盂内置入螺钉，固定良好，未见其他并发症

参考文献

1. Kim YK, Cho SH, Son WS, Moon SH. Arthroscopic repair of small and medium-sized bony Bankart lesions. Am J Sports Med. 2014;42(1):86–94.
2. Owens BD, Dickens JF, Kilcoyne KG, Rue JP. Management of mid-season traumatic anterior shoulder instability in athletes. J Am Acad Orthop Surg. 2012;20(8):518–26.
3. Piasecki DP, Verma NN, Romeo AA, Levine WN, Bach Jr BR, Provencher MT. Glenoid bone deficiency in recurrent anterior shoulder instability: diagnosis and management. J Am Acad Orthop Surg. 2009;17(8):482–93.
4. Kim DS, Yoon YS, Kwon SM. The spectrum of lesions and clinical results of arthroscopic stabilization of acute anterior shoulder instability. Yonsei Med J. 2010;51(3):421–6.
5. Lee BG, Cho NS, Rhee YG. Anterior labroligamentous periosteal sleeve avulsion lesion in arthroscopic capsulolabral repair for anterior shoulder instability. Knee Surg Sports Traumatol Arthrosc. 2011;19(9):1563–9.
6. Ozbaydar M, Elhassan B, Diller D, Massimini D, Higgins LD, Warner JJ. Results of arthroscopic capsulolabral repair: Bankart lesion versus anterior labroligamentous periosteal sleeve avulsion lesion. Arthroscopy. 2008;24(11):1277–83.
7. Wolf EM, Arianjam A. Hill-Sachs remplissage, an arthroscopic solution for the engaging Hill-Sachs lesion: 2- to 10-year follow-up and incidence of recurrence. J Shoulder Elbow Surg. 2014;23(6):814–20.
8. Tirman PF, Feller JF, Palmer WE, Carroll KW, Steinbach LS, Cox I. The Buford complex—a variation of normal shoulder anatomy: MR arthrographic imaging features. AJR Am J Roentgenol. 1996;166(4):869–73.
9. Williams MM, Snyder SJ, Buford Jr D. The Buford complex—the "cord-like" middle glenohumeral ligament and absent anterosuperior labrum complex: a normal anatomic capsulolabral variant. Arthroscopy. 1994;10(3):241–7.
10. Wischer TK, Bredella MA, Genant HK, Stoller DW, Bost FW, Tirman PF. Perthes lesion (a variant of the Bankart lesion): MR imaging and MR arthrographic findings with surgical correlation. AJR Am J Roentgenol. 2002;178(1):233–7.
11. Neviaser TJ. The anterior labroligamentous periosteal sleeve avulsion lesion: a cause of anterior instability of the shoulder. Arthroscopy. 1993;9(1):17–21.
12. Mutlu S, Mahirogullari M, Guler O, Ucar BY, Mutlu H, Sonmez G, et al. Anterior glenohumeral instability: classification of pathologies of anteroinferior labroligamentous structures using MR arthrography. Adv Orthop. 2013;2013:473194.
13. Waldt S, Burkart A, Imhoff AB, Bruegel M, Rummeny EJ, Woertler K. Anterior shoulder instability: accuracy of MR arthrography in the classification of anteroinferior labroligamentous injuries. Radiology. 2005;237(2):578–83.
14. Yeh L, Kwak S, Kim YS, Pedowitz R, Trudell D, Muhle C, et al. Anterior labroligamentous structures of the glenohumeral joint: correlation of MR arthrography and anatomic dissection in cadavers. AJR Am J Roentgenol. 1998;171(5):1229–36.

肩关节后向不稳和盂唇疾病 **13**

Bastian Uribe-Echevarria Marbach 和 Brian R. Wolf　著

肖文峰　龙慧中　译　李宇晟　何　苗　校

概述

后盂唇病变与肩关节后向不稳甚至多向不稳紧密相关[1-2]。后上盂唇撕裂有时为上盂唇前后部的（superior labrum anterior and posterior，SLAP）2型损伤或是后向剥离的一部分，其具体病理机制见本书第15、16章。

与前向不稳相比，肩关节后向不稳较少见，占总肩关节不稳所有病例的2%～11%[1,3-5]。不到一半的肩关节后向不稳被认为继发于创伤[4]。复发性后向半脱位比复发性后脱位更常见[4-6]。

创伤性后脱位通常由对前肩的直接冲击或向前摔倒时手臂屈曲引起（94%）。间接暴力如痉挛、电击、屈曲、内旋和内收则较少见（6%）[1,5-6]。

投球运动员、网球运动员、蝶泳自由泳运动员、举重运动员以及橄榄球锋线队员等职业后侧关节囊因不断受到微小创伤导致后关节囊组织变薄，容易出现肩关节后向半脱位[5-6]。

较少见的是，后盂唇撕裂可出现在肩关节多向不稳中，是多向不稳的一部分病理改变［包括盂唇、关节囊（下盂肱韧带复合体）和肩袖间隙］。

B.U.-E. Marbach, MD (✉)
Institute for Orthopedic Sports Medicine and Rehabilitation,
University of Iowa Hospitals and Clinics, Iowa City, IA, USA
e-mail: Bastian-uribe@uiowa.edu

B.R. Wolf, MD, MS
Department of Orthopedics and Rehabilitation, University of Iowa,
Iowa City, IA, USA
e-mail: Brian-wolf@uiowa.edu

临床表现

肩关节后向不稳，特别是复发性肩关节后向半脱位，常伴有肩关节局部疼痛，这与后关节囊松弛和（或）肩关节静态和动态稳定功能的劳损相关[5-7]。

当手臂在做俯卧撑等活动中屈曲或是内旋时感到疼痛或不适即提示肩关节后向不稳。提重物时疼痛、麻木与刺痛继发于牵拉臂丛神经，提示肩关节下方不稳。

对侧肩部和肘部出现过度松弛，并且患者能够将拇指伸到前臂，提示广泛韧带松弛综合征[8]。

阳性体征如Jerk试验（盂肱关节内旋时后向平移疼痛）与后方恐惧试验（恐慌性或无意识性地屈曲内收内旋等保护性动作）与后向不稳有很大关联[8-10]。后抽屉实验与前后加载移位试验可评估该方向的松弛性[9]，相比较而言，后者更可靠[2,11]。

成像技术

随着对肩关节盂唇解剖结构以及病理改变的进一步了解，MRI评估肩关节盂唇的准确性得到提高。此外特定的脉冲序列（脂肪抑制梯度回波）[4,12]以及直接MRI成像可达到86%～91%的敏感性以及86%～98%的特异性[13-16]。

在轴位图像上能看到最清晰的后盂唇与关节囊结构。完整的盂唇在所有脉冲序列上均为低强度信号。在T2像以及质子密度序列中随着信号强度增加至最高，盂唇撕裂最为清晰[1]。

S.F. Brockmeier (ed.), *MRI-Arthroscopy Correlations: A Case-Based Atlas of the Knee, Shoulder, Elbow and Hip*,
DOI 10.1007/978-1-4939-2645-9_13, © Springer Science+Business Media New York 2015

后盂唇撕裂的诊断敏感性为 0.50，特异性为 0.92，其准确性较前盂唇撕裂低[17]。与外旋、外展（ABER）位相反的是，屈曲、内收、内旋位在常规 MRI 序列中对有可疑或轻微后下盂唇异常患者进行评估时较为实用[7,18]。

影像学

与前盂唇撕裂相似的是，后盂唇撕裂也会有盂唇缺损、畸变，或是有积液流入盂唇[19]。相比于肩关节前向不稳的患者前下唇囊撕裂，肩关节后向不稳的患者较少有后上盂唇和关节囊撕裂，且情况多变[4,6,20]。

52% ～ 58% 的后向不稳患者伴有反 Bankart 损伤和后唇囊袖套撕脱性病变[3,21]。Kim 损伤指的是在后下盂唇与关节软骨面之间的浅表撕裂，但盂唇未完全脱离[15,22-23]。关节镜下可见后下盂唇丧失正常高度并且变平，伴随关节软骨面后倾。

根据 Kim 等的研究，后盂唇撕裂根据 MR 可分为三种类型，根据关节镜下情况可分为四种类型[15,22]。MR Ⅰ 类损伤为有裂口但无位移；Ⅱ 类损伤为不完整撕裂（囊性撕裂）；Ⅲ 类损伤则已丧失正常轮廓。镜下 Ⅰ 类损伤为不完全分离（36%）；Ⅱ 类损伤为边缘的撕裂或隐匿的后下盂唇不完全撕裂（39%）；Ⅲ 类损伤侵蚀软骨（19%）；Ⅳ 类损伤为瓣状撕裂（6%）。

后方盂唇-关节囊骨膜套脱伤（posterior labrocapsular periosteal sleeve avulsion, POLPSA）是指后盂唇及完整后方肩胛骨骨膜从关节盂撕脱，形成与关节腔相通的多余隐窝[20]。

骨性反 Bankart 损伤为后关节盂骨质碎片的撕脱，可见于 1/3 的外伤性后脱位[3]。

肩关节后向不稳包括重叠的后关节囊（43% ～ 67%）[2,21]，反 Hills-Sachs 或 McLaughlin 骨折（肩关节后脱位引起的肱骨头前内侧撞击骨折[24]，见于多达 86% 的外伤性患者）、肩袖撕裂（见于多达 42% 的创伤性肩关节后脱位[3]）等。

反式盂肱韧带肱骨侧撕脱（humeral avulsion of the glenoid ligaments, HAGL）即后关节囊从肱骨上端到盂肱下韧带后束撕裂[4]。盂肱下韧带的后束大小不一，通常难以看到。

肩胛盂发育不良，肩胛盂后缘缺损以及肩胛盂发育不良是与肩关节多向以及后向不稳相关的一系列发育性异常[2-3,20,25]。

肩关节后脱位手术的适应证包括结节移位或肩胛盂骨折需复位或由于肱骨或肩胛盂缺损无法维持。对于复发性后向不稳，一般情况下可在 3 ～ 6 个月保守治疗后行手术治疗，但严重患者和优秀运动员可能需要更及时的治疗。

本章将借助临床病例阐述 MRI、关节镜检查与后盂唇撕裂的联系，回顾每个患者的诊断与治疗。

本章包含四个病例：

- 肩关节后向不稳合并后盂唇撕裂及后关节囊撕裂
- 骨性反 Bankart 损伤
- 隐匿性后盂唇撕裂（Kim 损伤）
- 创伤性后盂唇再撕裂

病例 1：后盂唇撕裂

病史 / 体格检查

17 岁青年男性，双侧肩部持续性疼痛 1 年余，右肩严重（右手优势手）。始于最近的一个橄榄球赛季，之后进行体育运动时即感双肩后方和上方疼痛。在过去的一年从后卫改打中卫后疼痛稍缓解。打橄榄球以及举重物时偶有打滑以及撕裂感。

体格检查：右肩关节后缘轻度疼痛，双侧 O'Brien 试验阳性，旋后时疼痛缓解，前向恐惧征阴性。Jerk 试验双肩疼痛呈阳性，右侧较左侧明显，但没有感觉到或诱发半脱位。肩锁关节、肱二头肌前侧无压痛，肩袖肌力为 5/5。

影像学

肩关节 X 线片无明显异常。肩峰形状和轮廓均正常。无关节炎、关节盂缘或肱骨头骨质缺损等可能导致肩关节不稳的改变。

根据疼痛情况及其体格检查，行双侧肩关节 MRI 检查。

行冠状位、轴位和矢状位脂肪饱和 T1 序列成像，以及冠状位脂肪饱和 T2 序列成像。此外，在

ABER 位脂肪饱和 T1 序列成像。通过关节腔中灌注 12 ml 稀释钆溶液成像。

　　右肩轴位 T1 加权像（图 13.1 a-d）示后关节囊无改变，后盂唇中等撕裂。

ABER 位成像同样示后盂唇撕裂（图 13.1 e）。

　　左肩轴位图像（图 13.1 f-i）示相似的后盂唇撕裂，伴随后关节囊扩张，但关节囊无明显撕裂。在矢状位上同样可以看到后关节囊冗余（图 13.1 f-m），

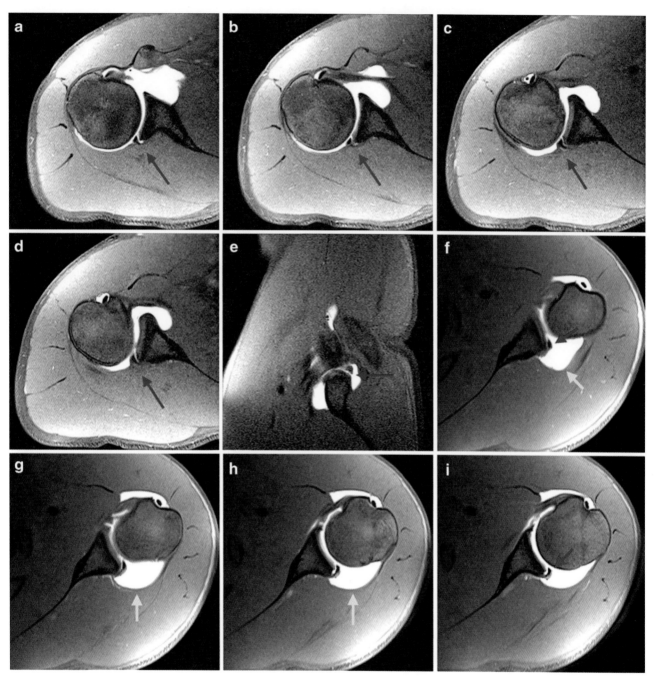

图 13.1　（a-d）右肩 T1 加权像显示中等大小后盂唇撕裂（红色箭头），后关节囊无改变。符合 I 型后下盂唇撕裂。（e）ABER 位序列显示后盂唇撕裂。（f-i，f-n）轴位和矢状位 T1 加权像示左肩后盂唇撕裂（红色箭头）。伴有后关节囊扩张（黄色箭头），关节囊无明显撕裂。（j，n）左右肩内侧矢状位图像分别显示后盂唇剥离并外延，关节盂骨性边缘完整（红色箭头），左侧后关节囊扩张（黄色箭头）。（o，p）右肩游离及磨损的后盂唇（红色箭头）。（q，r）右肩：清创后的后盂唇以及锚钉固定的后关节囊（绿色箭头）。向内上方移动关节囊至可见的关节盂处。PDS 线缝合后套管处入口（蓝色箭头）。（s-u）左肩：游离及磨损的盂唇（红色箭头）以及扩张并撕裂的后关节囊（黄色箭头）。裂口处有肌肉通过。（v）PDS 线缝合后关节囊（蓝色箭头）。（w）修补后的左侧盂唇（绿箭头）。后关节囊撕裂处可见 PDS 缝合（蓝色箭头）

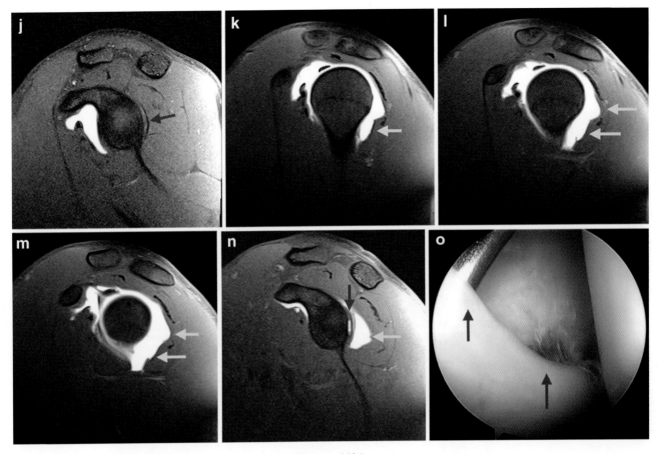

图 13.1 （续）

更内侧的矢状位图像（图 13.1 n）评估后盂唇撕脱的范围，显示关节盂边缘无骨量丢失。

因过去一年中患者症状恶化，根据体格检查及双侧肩关节 MRI 中提示的后盂唇撕裂及不稳定征象，有关节镜下后盂唇撕裂修补术和关节囊缝合术的指征，在赛季末进行手术。

关节镜

先做右侧肩部，两次手术间隔 6 周。

在复合麻醉沙滩椅位下，消毒前对右肩行运动功能检查。前向及下方均稳定，Jerk 试验时后向Ⅲ度不稳。

为行后方修补，较标准入路稍外侧建立关节镜后侧入路，靠近肱骨头。在导针引导下建立前、高旋肌间隙入路。

镜下检查至 6 点方向，可见前方、上方及下方盂唇均完整，后盂唇撕裂、磨损（图 13.1o p），后关节囊扩张。

关节腔清创后发现后盂唇从 6:30 方向撕裂至 11 点方向。将后关节盂清创露出新鲜骨面。置入 5 枚 3.0 mm 可吸收单线锚钉，用套索将缝合线穿过后关节囊，使用双咬合技术环绕剥离的盂唇，向上向内固定至关节盂（图 13.1 q，r）。

将后方套管移除，使用一根 0 号 PDS 线缝合关节囊缺损。

6 周后对左肩行同样手术。

麻醉下体格检查发现左肩前向及下向稳定，后向Ⅱ度撞击。后盂唇撕裂、磨损，后关节囊撕裂并扩张（图 13.1 s-u）。关节囊沿肱骨解剖颈斜型撕裂，肩袖肌群穿过后下方。

使用套索穿过撕裂处，3 根 0 号 PDS 线边对边缝合后关节囊撕裂（图 13.1 v）。

后盂唇撕裂位于 2 点至 6 点之间，置入 4 枚锚钉，数针缝合关节囊，将后盂唇修补至解剖位置（图 13.1 w）。取出后方套管，从套管处用 PDS 线缝合关节囊缺损。

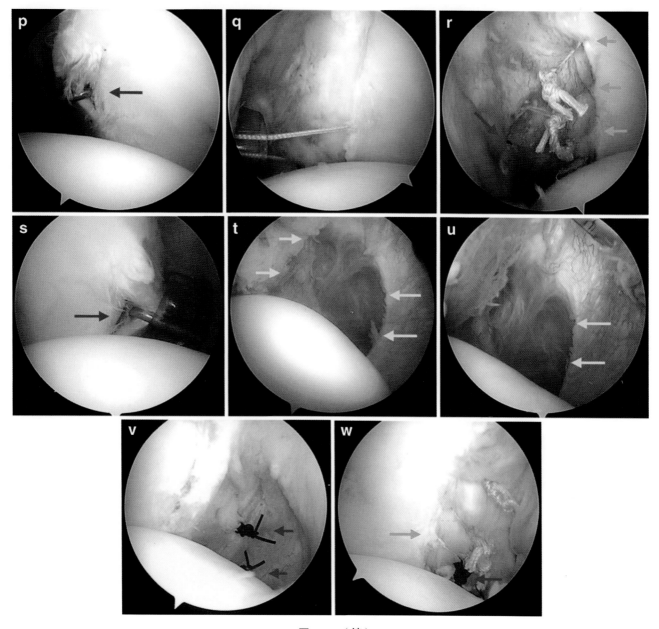

图 13.1 （续）

讨论

　　该病例包含了肩关节后向不稳的数个特点。后向不稳经常见于橄榄球运动员，由于反复的拦截与对抗中，手臂常处于屈曲状态下伸出，这将大量的重复性的负荷施加于关节后方。除了后方盂唇撕脱，还可能出现后关节囊撕裂以及关节盂韧带反式肱骨侧撕裂（reverse humeral avulsion of the glenoid ligaments，rHAGL）。急性期 rHAGL 与后关节囊撕裂会导致轴位片上关节内造影剂向后方肩袖肌群渗漏，或是在矢状斜切面上沿肱骨近端可见。在慢性期，MRI 上可能难以发现这些病变。一旦瘢痕形成，MRI 成像即受到影响，也影响了 MRI 读片。撕裂的蒂与瘢痕组织无法区分，且无水肿或出血。可以看到后关节囊扩张（图 13.1 f-i），沿肱骨颈向远侧形成假袋（图 13.1 f-m）。应在关节镜检查时密切检查后、下关节囊，寻找病变，因为在 MRI 成像上经常被遗漏。

　　后盂唇及后关节囊修补术有几个技术要点。首先，推荐采用标准入路外侧约 2 cm 的后侧入路，因其使套管刚好沿着肱骨头后方进入。这为在后关节盂置入锚钉提供了更佳的角度。如果采用标准后侧入路，则需要额外的后外侧入路或是经皮缝合锚钉切口。建议从高位旋肌间隙入路观察，从下到上修补盂唇。同时后关节囊撕裂与 rHAGL 也能得到修补。修复的要点在于使用缝线通过器和（或）鸟嘴钳对关节囊进行边对边缝合。在 rHAGL 中需要在肱骨解剖颈处多置入一个锚钉，以恢复关节囊与肱骨的连接。这些缝合依据具体位置，可通过后侧入路，也可使用缝线通过器从前侧入路放置。缝线应该从下往上放置，根据缝合线如何走行，结可以系在关节囊内部或外部表面上。70° 镜有利于观察 rHAGL 或是极低位后关节囊撕裂。最后，作者认为在肩关节后向不稳中，应该缝合套管留下的后部缺口。这个缺口常因后关节囊壁薄以及在后方套管上的频繁操作与压力增大，而导致缺口扩大。手术最后，取出套管，用 1～2 根可吸收线（0 号 PDS 线）缝合缺口。

病例 2：骨性反 Bankart 损伤

病史 / 体格检查

19 岁大学橄榄球队队员，左肩功能障碍一赛季。前一赛季曾受外伤，使用肩关节支具，但在最近一赛季仍多次受伤。日常活动无明显疼痛，但偶有弹响及骨擦感。

体格检查：左肩活动范围正常，肌力正常。后方负荷时疼痛，但 Jerk 试验时无半脱位。O'Brien 试验（O'Brien testing）时疼痛，前向恐惧征阴性。

影像学

X 线片示有一较大反骨性 Bankart 损伤（图 13.2 a,b），移位 2 mm。行左肩 MRI 检查。

轴向 T2 脂肪饱和图像（图 13.2 c-f）显示后关节盂骨折伴关节软骨缺损，后侧及后下侧盂唇慢性

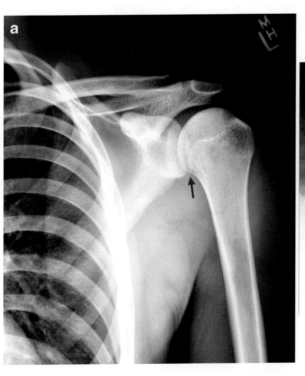
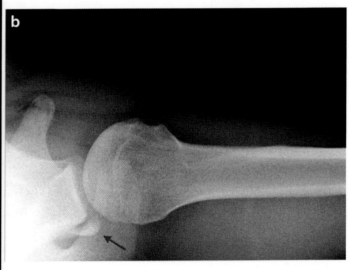

图 13.2 （a,b）左肩前后位及轴位 X 线片示反骨性 Bankart 损伤，移位为 2 mm（红色箭头）。（c-f）轴位 T2 脂肪饱和成像示后关节盂骨折（红色箭头）并关节软骨缺损（粉红色箭头），以及后盂唇及后下盂唇慢性撕裂伴有后肩胛骨膜撕脱（橙色箭头），后关节囊扩张（黄色箭头）。（g）ABER 位 T1 脂肪饱和序列显示反骨性 Bankart 损伤（红色箭头）。（h-j）矢状位 T2 脂肪饱和成像示骨性 Bankart 损伤（红色箭头）。可以观察到受影响的关节面区域。（k）左肩骨性反 Bankart 损伤，涉及整个后关节盂及相关的后唇囊复合体（红色箭头）。（l）围绕骨性反 Bankart 损伤的双排结构修补以及相关的唇囊复合体（绿箭头）。在骨块周围的双排结构上下使用额外的锚钉修补盂唇（黄色箭头）

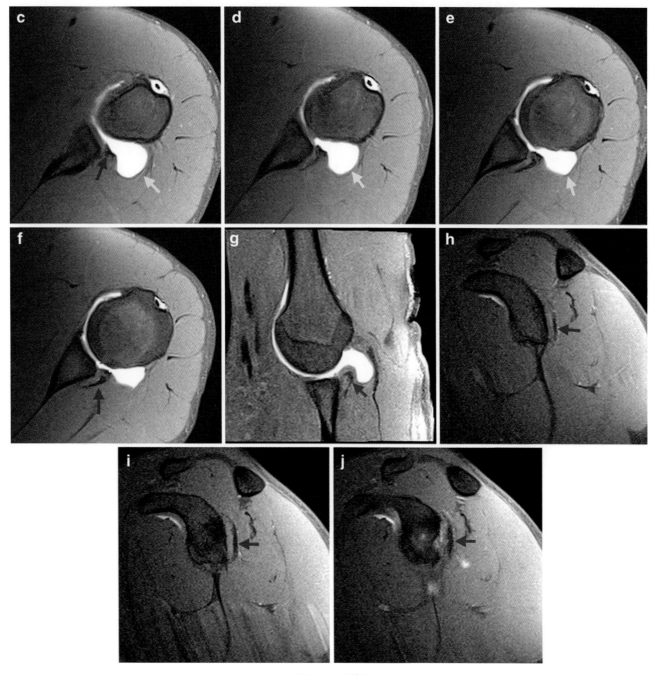

图 13.2（续）

撕裂并肩胛后骨膜撕脱。

ABER 位脂肪饱和 T1 序列最远端成像可见反 Bankart 损伤以及碎骨片（图 13.2 g）。矢状位脂肪饱和 T2 成像（图 13.2 h-j）显示碎骨块及其所在的区域关节面受骨折累及。

MRI 上肱骨头无明显病变，骨髓信号强度在正常范围。其他结构，如肱二头肌肌腱、肩锁关节、肩袖和肩峰下间隙正常。

由于左肩多次外伤，影像学检查示后方骨 Bankart 损伤，有关节镜下后方 Bankart 损伤修复术指征。此病例也可行开放下修复，但预计骨性损伤大小能在镜下修复，故最终行镜下手术。

关节镜

手术在沙滩椅位以及复合麻醉下进行。麻醉下左肩体格检查示 1 度后移位。活动范围正常，肩关节前向稳定。

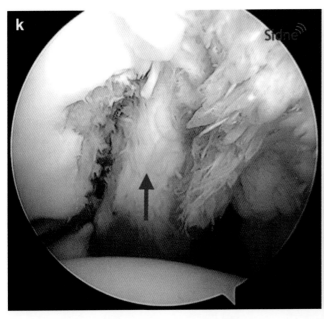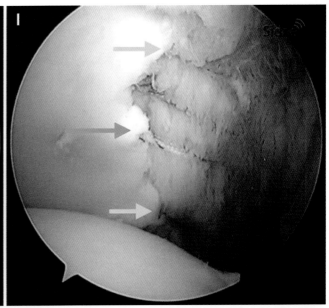

图 13.2 （续）

在标准入路旁稍外侧建立后侧入路，在导针引导下建立前侧入路及高位旋肌间隙入路。

关节镜检发现肩袖（rotator cuff）和肱二头肌长头完整。患者肩胛下肌、前盂唇及上盂唇均正常，腋窝处有两块直径约 5～6 mm 的小软骨游离体。

可见一骨性反 Bankart 损伤累及整个后关节盂（图 13.2 k），从前至后约 5～7 mm，后唇囊复合体也与此相连。反 Bankart 损伤已部分愈合于肩胛颈。

通过分离器以及刨刀将骨性反 Bankart 损伤游离，与关节盂的后侧平齐。

将肩胛盂骨和骨性 Bankart 骨块的表面新鲜化，将 2 个 3.0 mm 可吸收锚钉置于肩胛颈内侧，对碎骨片及盂唇行双排固定。将锚钉的缝合线用缝合套索在骨片及相连的唇囊复合体周围穿梭。将缝线置于骨性 Bankart 损伤周围，使用无结锚钉固定于关节盂。使用其余锚钉修补骨块双排结构上下的盂唇（图 13.2 l）。

使用一根 0 号 PDS 线缝合后侧入口。

讨论

与病例 1 相同，本病例也展现了橄榄球运动与肩关节后向不稳的相关性。骨性反 Bankart 损伤相比单纯盂唇损伤在技术上更有挑战性。修复方式的选择包括用缝合锚或螺钉开放下固定。作者更倾向于使用缝线加压技术进行关节镜下修补。骨性反 Bankart 损伤常在内侧肩胛颈处形成部分骨质愈合，而不是在关节水平的骨性连接。重点在于关节镜下使用剥离器游离碎骨片以及相关盂唇。如果内侧骨桥需要剥脱以适当减少碎骨片时它可以像骨凿一样使用，用以修整碎骨片以及天然关节盂边缘。Millett 等学者曾在文献中报道过这种双排修复骨性 Bankart 损伤的术式[27]。在肩胛颈上置入锚钉虽然难度较高，可以实现前方和后方骨性 Bankart 损伤的缝线加压固定。

病例 3：Kim 损伤

病史 / 体格检查

16 岁男性（右优势手），右肩疼痛 6 个月，行物理治疗 3 个月后症状无明显缓解。因右肩后向不稳就诊。一学期前曾摔倒，否认任何外伤史。疼痛位于右肩后方，右肩上举过顶时自觉向后脱位。

体格检查：右肩后半脱位，前屈 90°。Jerk 试验强阳性且疼痛，后方负重时同样疼痛。后方屈曲、内收、内旋时恐惧征阳性。肩袖无异常，但后方阻抗试验阳性。手臂固定下外旋角度为 90°。沟槽征较左侧呈弱阳性，外旋时稍有改善。

影像学

X 线片无明显异常。无关节炎改变，无关节盂或股骨头骨质破坏。

轴位 T2 脂肪抑制 MRI 图像外部节段图示盂唇后下部可能有小裂口（图 13.3 a-d）。后盂唇大部分无明显异常，仅一处显示少量对比剂渗出。后关节囊及前关节囊略显扩张，盂肱韧带无明显异常。

肩关节持续性半脱位，经过数月物理治疗后无明显改善，有关节镜下手术指征。

关节镜

取沙滩椅位，行复合麻醉。麻醉下消毒，对右肩进行体格检查。发现右肩 2 度后向半脱位。前向稳定，活动范围无异常。

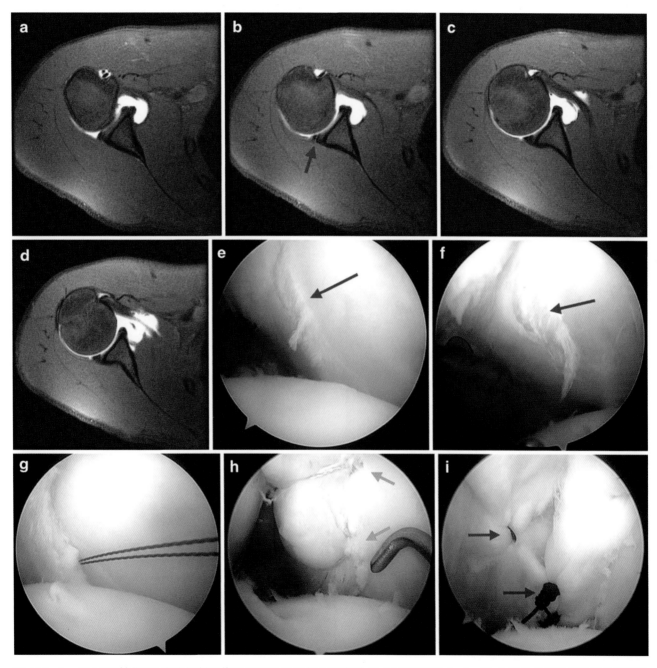

图 13.3 （a-d）MRI 轴位 T2 脂肪抑制图像显示下盂唇后方小型撕裂（b）（红色箭头）。（e,f）右肩关节镜检显示后盂唇轻微磨损，未完全剥脱。探查可见一更大的 Kim 型损伤（红色箭头）。（g-i）后关节囊缝合术（紫色箭头）、使用锚钉修补后盂唇（绿色箭头）、修补后方套管留下的缺损（蓝色箭头）

做前述手术同样的手术入路。上、前、下盂唇外观无异常，肱骨头无损伤，肩袖及肱二头肌肌腱正常。

后盂唇显示轻微磨损和后半脱位迹象（图 13.3 e，f），未完全撕裂，但通过探钩显露一更大的类似 Kim 损伤的缺损（后盂唇的隐形损伤），后关节囊扩张。

使用软骨组织及盂唇剥离器游离后盂唇，显示其异常附着，用骨锉修整表面。

采用双咬合技术进行后方关节囊缝合术及后盂唇修补术。用缝合钩将 2 号 FiberWire 缝线穿过后方异常盂唇，第 2 次咬合穿过后下关节囊。盂唇及关节囊的修补共使用 4 枚锚钉（图 13.3 g，h）。

此外，盂唇修复（labrum repair）完成后用 0 号 PDS 缝线将后关节囊予以缝合收紧，修补套管经过的后关节囊（图 13.3 i）。

讨论

此病例为典型的 Kim 型损伤并肩关节后向不稳。MRI 上常显示后盂唇信号异常，但在关节镜下探查时情况较 MRI 稍好。然而探查常显示盂唇破裂，向后半脱位导致磨损。若肩关节后向不稳中影像学检查及关节镜探查中盂唇高度异常，作者倾向于 Kim 等[23]的做法，即剥离可疑盂唇部分并在收紧后关节囊时修补盂唇。

病例 4：复发性肩关节后脱位

病史 / 体格检查

16 岁男性，右肩关节后盂唇和 SLAP 修补术后 8 个月。图 13.4 a，b 显示的是去年夏天橄榄球夏令营时因摔倒时手臂伸出而造成的后盂唇撕裂。摔倒时感到肩关节滑脱，但并未完全脱位。

之后行后盂唇修补术（图 13.4 c，d）。

术后恢复良好，并继续在橄榄球运动中担任前锋队员。就诊前十天于防守时听到弹响声，继而反复疼痛，多位于肩关节前部，未觉肩关节脱位，但仍持续感到不适。

体格检查：肩关节无肿胀，但在关节前缘及肱二头肌处有压痛。O'Brien 试验阳性，行 Jobe 试验时疼痛。复位试验阳性，Jerk 试验阴性，后关节缘无压痛。

影像学

肩关节 X 线片无明显异常。

MRI 下可见之前手术锚钉，上盂唇内前后向有异常线性信号且与下方 SLAP 撕裂一致（图 13.4 e）。

轴向 T2 脂肪抑制图像中（图 13.4 f-i），后盂唇内 2:30 ～ 4:30 区域同样可见一上下方向的异常线性信号。在这些图像中，关节盂骨质内同样可见前次手术锚钉。结合之前研究，以上迹象显示可能出现后盂唇再次撕裂。

保守治疗失败后，行肩关节后方再次稳定手术。

关节镜

手术在沙滩椅位以及复合麻醉下进行。麻醉下对右肩行体格检查，2 度后向不稳，前向稳定。手术入路建立同上文述后方修补术。

诊断性关节镜检查显示前盂唇及上盂唇完整。肩袖及肱二头肌完整。

后盂唇从 3 点方向至 6 点方向部分再次撕裂，可见原有的缝线仍在原位（图 13.4 j，k）。

移除之前缝线，使用锉刀与刨刀修整后关节盂，使用双咬合技术在 5 枚锚钉固定下折叠缝合后关节囊并于后盂唇固定（图 13.4 l）。

移除前后向套管，使用 0 号 PDS 线缝合关节囊缺损，不留死腔（图 13.4 m）。

讨论

与所有肩关节不稳定患者的手术治疗一样，均存在复发性损伤的风险。对于高风险运动如橄榄球尤其如此。修补术后盂唇及关节囊的 MRI 更难以辨别，即使是愈合很理想的情况下，盂唇也难以呈现正常的形态。因此，相对于常规情况，体格检查对于诊断与治疗尤为重要。关节镜下后盂唇修补及稳定术失败的情况下，可选择再次行关节镜下稳定术或是开放关节囊缝合术。完成关节镜下再次稳定术后，笔者倾向于缝合更多的关节囊折叠术（capsular plication），增加锚定点以尽量增强后向稳定性。同时需要采取更保守的康复计划，延长返回赛场的时间。

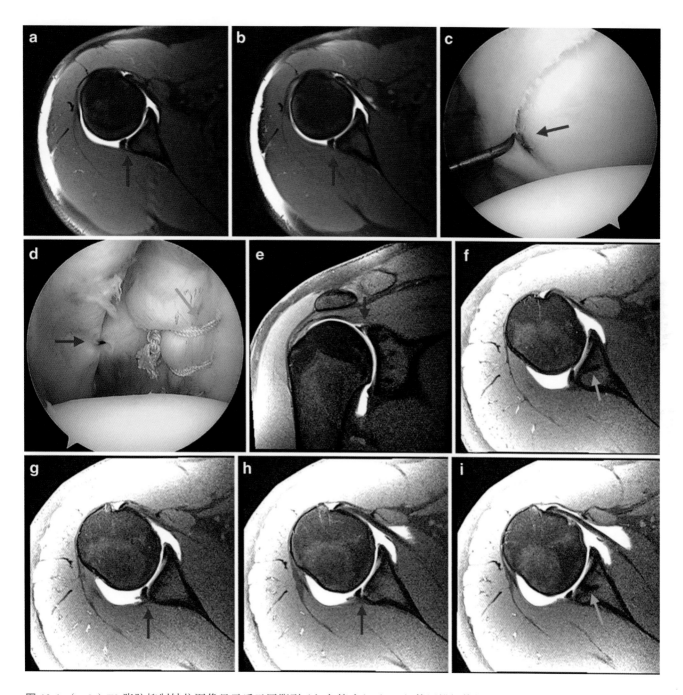

图 13.4 （**a,b**）T2 脂肪抑制轴位图像显示后盂唇撕裂（红色箭头）。（**c,d**）使用锚钉修补后盂唇（绿色箭头）并修复后方套管造成的缺损（蓝色箭头）。（**e**）MRI 示肩关节后向不稳并 SLAP 撕裂。上盂唇内可见明显线性信号（红色箭头）。（**f-i**）轴位 T2 脂肪抑制图像示线性信号，与后盂唇撕裂一致（红色箭头）。关节盂内可见前次手术留下的锚钉（绿色箭头）。（**j，k**）右肩关节镜检示部分后下盂唇再发撕裂（红色箭头）。初次手术缝线仍在位（绿色箭头）。（**l**）移除原有手术缝线，使用双排技术修补后盂唇，折叠缝合后关节囊（绿色箭头）。（**m**）使用 PDS 线缝合关节囊入口

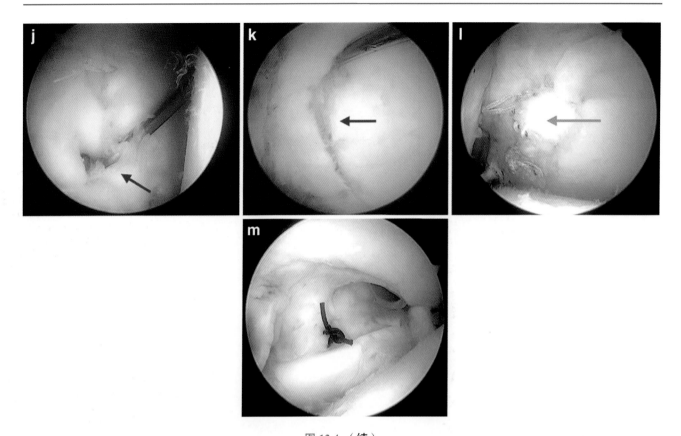

图 13.4 （续）

总结

肩关节后向不稳以及盂唇异常在美国橄榄球运动中非常常见。Jerk 试验、后关节缘压痛等是可以帮助鉴别肩关节后向不稳的标准体格检查。MRI 成像对于准确判断病理改变有较强的辅助作用。当出现肩关节后向不稳时，可通过关节镜下治疗技术恢复解剖关系及后向稳定性。

参考文献

1. Stoller DW. Magnetic resonance imaging in orthopaedics and sports medicine. 3rd ed. Philadelphia, PA: Lippincott Williams and Wilkins; 2007.
2. Tischer T, Vogt S, Kreuz PC, Imhoff AB. Arthroscopic anatomy, variants, and pathologic findings in shoulder instability. Arthroscopy. 2011;27(10):1434–43.
3. Saupe N, White LM, Bleakney R, Schweitzer ME, Recht MP, Jost B, Zanetti M. Acute traumatic posterior shoulder dislocation: MR findings. Radiology. 2008;248(1):185–93.
4. Macmahon PJ, Palmer WE. Magnetic resonance imaging in glenohumeral instability. Magn Reson Imaging Clin N Am. 2012;20(2):295–312.
5. Diane Bergin MD. Imaging shoulder instability in the athlete. Magn Reson Imaging Clin N Am. 2009;17(4):595–615.
6. Tung GA, Hou DD. MR arthrography of the posterior labrocapsular complex: relationship with glenohumeral joint alignment and clinical posterior instability. AJR Am J Roentgenol. 2003;180(2):369–75.
7. Chiavaras MM, Harish S, Burr J. MR arthrographic assessment of suspected posteroinferior labral lesions using flexion, adduction, and internal rotation positioning of the arm: preliminary experience. Skeletal Radiol. 2010;39(5):481–8.
8. Millett PJ, Clavert P, Warner JJ. Arthroscopic management of anterior, posterior, and multidirectional shoulder instability: pearls and pitfalls. Arthroscopy. 2003;19 Suppl 1:86–93.
9. Forsythe B, Ghodadra N, Romeo AA, Provencher MT. Management of the failed posterior/multidirectional instability patient. Sports Med Arthrosc. 2010;18(3):149–61.
10. Cuellar R, Gonzalez J, de la Herran G, et al. Exploration of glenohumeral instability under anesthesia: the shoulder jerk test. Arthroscopy. 2005;21:672–9.
11. Kim SH, Kim HK, Sun JI, Park JS, Oh I. Arthroscopic capsulolabroplasty for posteroinferior multidirectional instability of the shoulder. Am J Sports Med. 2004;32:594–607.
12. Murray PJ, Shaffer BS. Clinical update: MR imaging of the shoulder. Sports Med Arthrosc. 2009;17(1):40–8.
13. De Maeseneer M, Jaovisidha S, Jacobson JA, Tam W, Schils JP, Sartoris DJ, Fronek J, Resnick D. The Bennett lesion of the shoulder. J Comput Assist Tomogr. 1998;22(1):31–4.
14. Weishaupt D, Zanetti M, Nyffeler RW, Gerber C, Hodler J. Posterior glenoid rim deficiency in recurrent (atraumatic) posterior shoulder instability. Skeletal Radiol. 2000;29(4):204–10.
15. Kim SH. Arthroscopic treatment of posterior and multidirectional instability. Oper Tech Sports Med. 2004;12(2):111–21.

16. Major NM, Browne J, Domzalski T, Cothran RL, Helms CA. Evaluation of the glenoid labrum with 3-T MRI: is intraarticular contrast necessary? AJR Am J Roentgenol. 2011;196(5): 1139–44.

17. Kalson NS, Geoghegan JM, Funk L. Magnetic resonance arthrogram and arthroscopy of the shoulder: a comparative retrospective study with emphasis on posterior labral lesions and radiologist locality. Shoulder Elbow. 2011;3:210–4.

18. Modi CS, Karthikeyan S, Marks A, Saithna A, Smith CD, Rai SB, Drew SJ. Accuracy of abduction-external rotation MRA versus standard MRA in the diagnosis of intra-articular shoulder pathology. Orthopedics. 2013;36(3):e337–42.

19. Steinbach LS. MRI of shoulder instability. Eur J Radiol. 2008;68(1):57–71.

20. Shah N, Tung GA. Imaging signs of posterior glenohumeral instability. AJR Am J Roentgenol. 2009;192(3):730–5.

21. Savoie III FH, Holt MS, Field LD, et al. Arthroscopic management of posterior instability: evolution of technique and results. Arthroscopy. 2008;24(4):389–96.

22. Kim SH, Ha KI, Park JH, et al. Arthroscopic posterior labral repair and capsular shift for traumatic unidirectional recurrent posterior subluxation of the shoulder. J Bone Joint Surg Am. 2003;85(8): 1479–87.

23. Kim SH, Ha KI, Yoo JC, et al. Kim's lesion: an incomplete and concealed avulsion of the posteroinferior labrum in posterior or multidirectional posteroinferior instability of the shoulder. Arthroscopy. 2004;20(7):712–20.

24. McLaughlin HL. Posterior dislocation of the shoulder. J Bone Joint Surg Am. 1952;24-A-3:584–90.

25. Kim SH, Noh KC, Park JS, Ryu BD, Oh I. Loss of chondrolabral containment of the glenohumeral joint in atraumatic posteroinferior multidirectional instability. J Bone Joint Surg Am. 2005;87(1):92–8.

26. Wolf BR, Strickland S, Williams RJ, Allen AA, Altchek DW, Warren RF. Open posterior stabilization for recurrent posterior glenohumeral instability. J Shoulder Elbow Surg. 2005;14(2):157–64.

27. Millett PJ, Braun S. The "bony Bankart bridge" procedure: a new arthroscopic technique for reduction and internal fixation of a bony Bankart lesion. Arthroscopy. 2009;25(1):102–5.

肩袖疾病

Robert Z. Tashjian　著

肖文峰　龙慧中　译　李宇晟　靳宏福　校

14

概述

　　肩袖疾患是骨科肩部疼痛和功能障碍中最常见的病因[1]。同样，因为关节镜修复技术及门诊手术的发展，肩袖修复手术的手术量在近 20 年内也显著增加[2]。虽然通过手术治疗肩袖损伤得到了显著的发展，但其手术指证仍然存在争议，且缺乏统一标准[3]。这种缺乏共识的情况有一部分是由于缺乏对肩袖撕裂保守治疗史的了解。近来，几位学者发表了有关保守治疗肩袖撕裂的发展史，让我们对其中的风险有了进一步的了解[4-7]。利用这些信息以及术后愈合率的大数据，可以概述出合理的指证以及手术和非手术治疗的时机[8-14]。

　　针对肩袖疾患的治疗，我们已发布了一个基于数据的算法策略[15]。根据保守治疗撕裂所产生的不可逆反应的风险，以及肩袖修补术治愈的可能性，将患者分为三组：Ⅰ组，保守治疗出现不可逆的肩袖撕裂风险低；Ⅱ组，保守治疗出现不可逆的肩袖撕裂风险高，且肩袖修补术后愈合可能性高；Ⅲ组：已经出现不可逆的肩袖撕裂且肩袖修补术后愈合可能性低（表 14.1）。对Ⅰ组与Ⅲ组可先采取保守治疗，而对Ⅱ组应该考虑早期进行外科修补[15]。

　　本章拟基于具体病例对各组的特点进行阐述。在Ⅰ组与Ⅲ组中，保守治疗均作为首选治疗方式。本章选出保守治疗失败的病例，并回顾其关节镜下的表现。Ⅱ组患者则直接采用手术修补，选中的病例不仅是为了突出手术治疗与保守治疗的适应证，还在于针对术前 MRI 改变来进行的特定手术治疗。讨论的内容将包括边缘需要修补的撕裂形态（L 形撕裂、倒 L 形撕裂、U 形撕裂），识别肩袖肌肉及肌腱情况，以及进一步鉴别肩胛下肌撕裂。

病例 1：Ⅰ组——部分肩袖撕裂

病史 / 体格检查

　　42 岁男性矿工（右利手），右肩前部疼痛 2 年。有 20 余年的高空矿业工作史（过顶活动）。行关节腔内类固醇注射以及多次理疗后，症状得到暂时缓解。现因症状反复已离开矿井工作。

　　体格检查：患肢活动度与对侧一致，肱二头肌腱前方有压痛且 Speeds 测试时疼痛和主动加压试验阳性。肩锁关节无压痛，肩部交叉内收无疼痛。熊抱试验、抬离试验及压腹试验均能完成但伴随疼痛。可完成拇指向下齐肩胛骨平面外旋 90° 的动作且无疼痛。

影像学

　　轴位 MRI T2 像提示肩胛下肌腱下表面部分脱离（红箭头处）（图 14.1），肩胛下肌腱处的波纹是可能撕裂处的标志。矢状位 MRI T2 像显示在肩胛下肌腱上 1/3 处（红圈处）有同样的下表面部分撕裂（图 14.2）。

　　虽然此患者未发现肱二头肌腱深部半脱位（未显示），但在部分或全层肩胛下肌撕裂时，会出现肱二头肌不稳 / 半脱位，在轴位片时应当特别注意。在 X

R.Z. Tashjian (✉)
Department of Orthopedic Surgery, University of Utah,
Salt Lake City, UT, USA
e-mail: Robert.tashjian@hsc.utah.edu

S.F. Brockmeier (ed.), *MRI-Arthroscopy Correlations: A Case-Based Atlas of the Knee, Shoulder, Elbow and Hip*,
DOI 10.1007/978-1-4939-2645-9_14, © Springer Science+Business Media New York 2015

表 14.1 肩袖疾患的治疗方法

Ⅰ组——首选非手术治疗
• 肌腱炎
• 部分撕裂（除外可能较大的滑囊侧撕裂）
• 可能较小（＜1 cm）的全层撕裂
Ⅱ组——考虑早期手术修复
• 所有急性全层撕裂［除外可能较小（＜1 cm）的撕裂］
• 所有年轻患者（＜65 岁）的慢性全层撕裂［除外可能较小（＜1 cm）的撕裂］
Ⅲ组——首选非手术治疗
• 所有高龄患者（＞65 岁或70 岁）的慢性全层撕裂
• 无法修复的撕裂（基于撕裂的大小、回缩、肌肉质量、迁移等）

Used with permission from Tashjian RZ. Epidemiology, natural history, and indications for treatment of rotator cuff tears. Clin Sports Med 2012；31：589-604

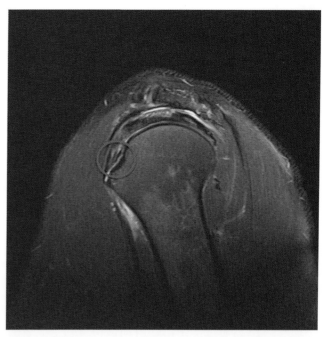

图 14.2 矢状位 T2 MRI 示暴露在小结节的部分层下肩胛下肌撕裂痕迹（圆）

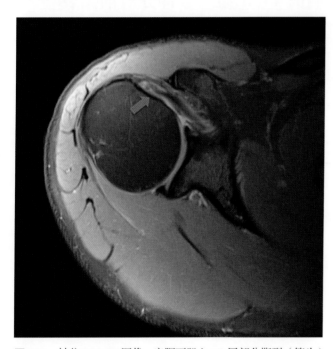

图 14.1 轴位 T2 MRI 图像：肩胛下肌上 1/3 层部分撕裂（箭头）

线片或 MRI 上也应当特别注意肱骨头前半脱位，因为这常预示着不可完全恢复的巨大慢性肩胛下肌损伤。

关节镜

本病例为第Ⅰ组患者，初始采取保守治疗。保守治疗无效后，采取关节镜下肩胛下肌修复术（subscapularis repair）并开放下行胸大肌后肱二头肌

腱固定术。

在关节镜下肩胛下肌修复术（arthroscopic subscapularis repair）时，发现二头肌腱有明显的磨损与部分撕裂，因此直接将其切开，后期行肌腱固定术（图 14.3）。虽然在 30°的关节镜下痕迹不明显，但可见肩胛下肌的上 1/3 有表面撕裂（图 14.4）。在应用"后推杆"以及切换到 70°镜后，小结节的痕迹得以显露[16]（图 14.5）。将 1 枚三线 5.5 mm 的金属锚钉置入小结节表面，缝合三针（下方两针为单针缝合，上方一针行套索缝合），打结，完成关节内修补[17]（图 14.6）。

讨论

对部分肩袖撕裂患者均可先行保守治疗，因此被归类为第Ⅰ组患者。一般来说，保守治疗对局部撕裂效果佳，使撕裂扩大或进展的风险低、速度慢，因此保守治疗是一种安全有效的选择[4]。Maman 等对 26 例症状性部分肩袖撕裂者进行了评估，发现平均 1.5 年后，仅有 8% 的患者撕裂增大了 5 mm，而 92% 没有变化[4]。因此，对于部分撕裂的患者进行保守治疗是合理的选择，而仅在保守治疗失败后再考虑行手术修补。

关节镜下修复肩胛下肌愈合率高，在缓解疼痛

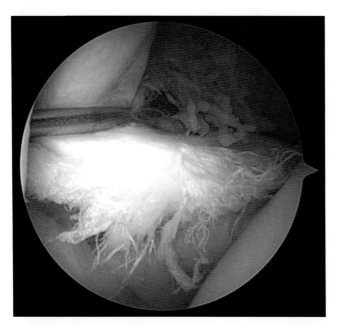

图 14.3　肱二头肌肌腱长头关节内部分的严重部分撕裂

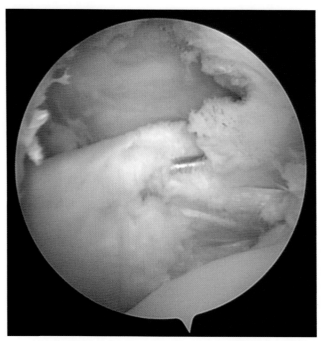

图 14.4　30°关节镜下部分肩胛下肌撕裂

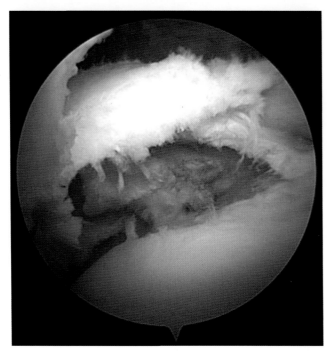

图 14.5　使用 70°镜以及"后推杆"使小结节上部分肩胛下肌撕裂的痕迹显示更清晰

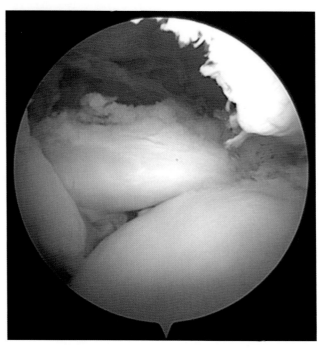

图 14.6　肩胛下肌肌腱修复术后镜下情况

与改善功能方面效果明显[18-19]。有时很难通过 MRI 发现具体的病变，尤其是部分表面撕裂。识别这些病变的关键是识别肩胛下肌肌腱的波痕、轴位片上的肱二头肌肌腱深部半脱位以及评价 MRI 矢状面上

小结节的痕迹，这可以更清楚地展示分离的情况。利用"后推杆"以及 70°镜可以改善视野并更显露小结节。

病例 2： Ⅱ 组——年轻患者（＜ 65 岁）慢性全层肩袖撕裂肩关节镜修补术后外侧失败

病史 / 体格检查

54 岁中年女性（右利手），右肩慢性疼痛 6 个月，无外伤史。疼痛位于前外侧，过顶活动后加重，且疼痛影响睡眠，行抗炎治疗后无缓解。

体格检查肩胛骨对称，上举至 160°，外旋至 50°。行肩袖抗阻测试，当拇指向下前屈 90° 时，感到疼痛且无力。同时外旋有轻微无力。Neer 征与 Hawkins 征阳性。肱二头肌肌腱与肩锁关节无压痛。

影像学

肩部 X 线片未见肩关节炎或肩锁关节炎的改变，肱骨头对位良好。T2 冠状位 MRI 图像显示冈上肌肌腱有一 2.5 cm 大小的全层轻度回缩撕裂，冈上肌有 Goutallier Ⅰ 级变性（图 14.7）。肌腱 MRI 信号异质性低，肌腱长度大于 25 mm，冈上肌联结点位于关节盂侧面。

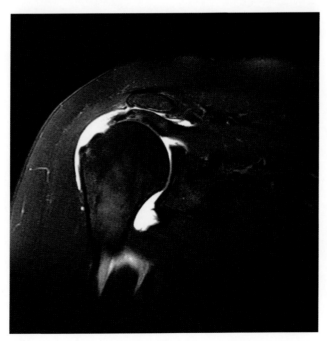

图 14.7　冠状位 T2 MRI 图像示冈上肌全层撕裂并轻微回缩

关节镜

该年轻患者（＜ 65 岁）的全层肩袖撕裂归类为第 Ⅱ 组，因此应早期行手术修补。

该患者于沙滩椅位行关节镜检查及修补术，经后入路、侧入路对肩峰下间隙探查。关节镜下示关节腔内无明显病理学表现，肩胛下肌未见异常。冈上肌肌腱有一新月形裂口并合并轻度腱病（图 14.8）。在有限张力下行经骨等效肩袖双排修复术（double-row repair）（图 14.9）。

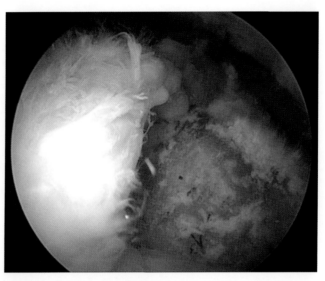

图 14.8　后入路关节镜下观新月体形全层冈上肌撕裂，肩袖有明显的肌腱病变

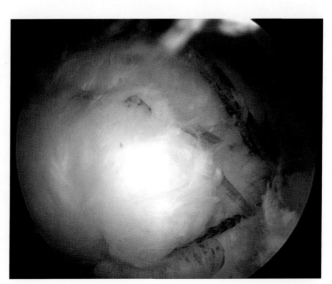

图 14.9　后入路关节镜下观：经骨等效双排肩袖修补术后

术后情况

患者术后进行相应康复治疗，包括前臂吊带 6 周及 2 周后开始的被动活动训练。6 周后开始主动及主动助力练习，3 个月时开始加强训练。术后 6 个月，患者外侧仍有疼痛且行肩袖阻力测试时仍感疼痛。活动范围恢复正常，肩袖检查时力量正常。

影像学

复查 MRI 显示肌腱边缘与大结节间有疤痕组织嵌顿，提示修补失败（图 14.10）。冈上肌肌腱呈波纹状，提示仅为疤痕组织，无肌腱愈合。矢状 MRI T1 像示冈上肌、冈下肌 Goutallier Ⅱ 级变性（图 14.11）。虽然冈上肌肌腱的连接处大约在关节盂水平，但剩余肌腱长度仍为 25 mm。

关节镜

患者返诊行肩袖修补翻修术时发现大结节处仅有纤维组织覆盖（图 14.12）。清理纤维组织，清除锚钉，在先前锚栓的位置留下中等的结节性空洞（图 14.13）。利用单排固定技术，于解剖颈处置入 3 枚三线锚钉，在低张力下用 9 号针简单缝合（图

14.14）。对大结节处进行微骨折处理以促进愈合。

讨论

以上两次手术均有肩袖修补术的手术指征，因其均为年轻患者（＜ 65 岁）的可修复慢性肩袖撕裂（第 Ⅱ 组）。考虑到撕裂扩大的可能性以及术后愈合较好，对年轻患者的较大（＞ 1 cm）慢性可修复全层肩袖撕裂应进行早期外科修补[5,9,14]。Safran 等对 51 例 60 岁以下有明显症状但行保守治疗的全层肩袖撕裂进行随访发现，有 49% 的患者在随访的平均第 29 个月出现裂口扩大[5]。随访期间疼痛与撕裂的进展呈正相关，故推荐保守治疗的年轻患者若症状持续存在，应当及时采取超声评估撕裂是否扩大。Tashjian 等以及 Boileau 等认为较低年龄与关节镜下双排、单排肩袖修补术后的愈合率呈正相关[9,14]。鉴于撕裂扩大的风险以及年轻患者的高愈合率，对此病例应当进行早期修补术。

尽管关节镜下经骨等效肩袖修补术术后愈合率很高（＜ 3 cm 为 92%；＞ 3 cm 为 83%）[20-21]，但仍有可能出现修补术失败的情况。而且并非所有肩袖撕裂修补术后愈合失败的患者都有明显的功能障碍。相关资料显示，即使是肩袖修补失败，长时间后仍能有临床症状的改善且满意率在 95%[22]。尽管

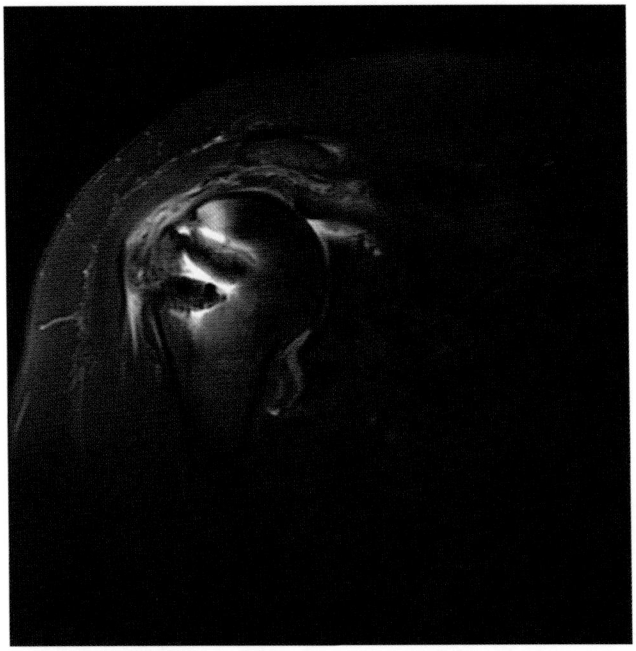

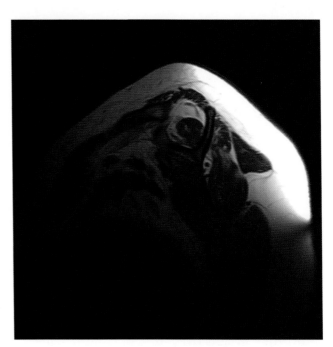

图 14.10　冠状位 T2 MRI 图像示冈上肌修补术后全层撕裂，与术前相比回缩增加，但肌腱长度仍保留

图 14.11　矢状位 T1 MRI 示冈上肌和冈下肌 Goutallier Ⅱ 级改变

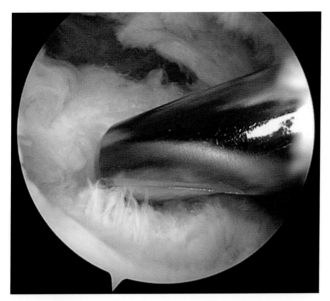

图 14.12 将大结节原修补处瘢痕组织清理

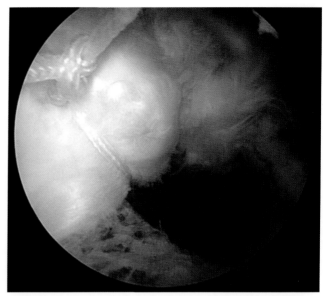

图 14.14 后入路关节镜下视使用单排固定技术与三线锚钉完成的再次修补

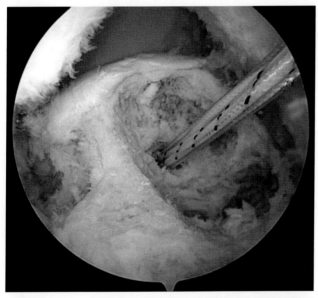

图 14.13 侧入路关节镜下再次重建之前的痕迹与肌腱，可明显看到前次手术锚钉留下的空腔，在靠近关节盂边缘处置入 1 枚新锚钉

以上效果令人欣喜，但仍有部分人群效果不佳，包括年轻的患者、工伤患者、教育程度低的患者以及从事劳动密集型工作的患者[23-24]。本例患者较一般肩袖撕裂患者年轻，也没有其他导致临床失败的危险因素。

对于年轻患者的肩袖全层撕裂，决定行再次修补的因素是肩袖的残余肌肉以及肌腱的质量。在此病例中，患者冈上肌、冈下肌 Goutallier Ⅱ 度变性，术前肌腱长度为 25 mm，且仅有少量回缩（图

14.11）。Goutallier 最初是根据 CT 检查对肩袖肌群的情况进行评估，之后 Fuch 等学者将其转换成适用于 MRI 检查的版本[25-26]。Goutallier 评级如下。0：正常肌肉；Ⅰ：含有脂纹；Ⅱ：脂肪含量较肌肉低；Ⅲ：脂肪含量与肌肉相同；Ⅳ：脂肪含量较肌肉高。Liem 等研究发现，肩袖损伤修补术后愈合率与肩袖肌群质量相关，Goutallier Ⅱ 级及以上与术后愈合率低相关[13]。虽然本例患者有轻微的脂肪变性，但对此年轻患者仍应当进行再次修复。

其他术前应当详细注意的 MRI 检查内容包括术前肌腱长度、肌腱回缩情况以及腱腹结合处的位置。Meyer 等学者发现术前肌腱长度对再修补术后成功愈合很重要[27]。研究报道在冈上肌有 Goutallier Ⅱ 级或 Ⅲ 级变性以及肌腱长度小于 15 mm 的情况下，修补失败率为 92%，但若肌腱长度大于 15 mm，则失败率仅为 33%。Goutallier 为 0 级或 Ⅰ 级的情况下，若肌腱长度小于 15 mm，则失败率为 57%；若长度大于 15 mm，则失败率为 25%。Tashjian 等指出，术前 MRI 中肌肉肌腱联结处相对关节盂的位置对手术相当重要[28]。冈上肌肌腱联合点位于关节盂外侧与位于关节盂内侧术后愈合率分别为 93% 和 55%。在本次病例中，肌肉肌腱联结点虽接近关节面但仍停留在外侧，且留有一定肌腱长度，故再次修补成功率高。

仅有较少研究报道了关节镜下肩袖修补翻修术的术后结果。总的来说，虽然再次修补愈合率较初

次修补低，但能够缓解疼痛、改善功能，提升患者满意度[29-30]。女性、术前前臂上举高度低、术前疼痛评分高以及多次的肩关节手术史是术后疗效不佳的危险因素[31-32]。Keener 等评估了 21 例关节镜下肩袖修补术翻修术后患者的研究结果显示，总体愈合率为 48%，较小的撕裂、较低的年龄段愈合率更高（单一肌腱撕裂愈合率为 70%，多发肌腱撕裂愈合率为 27%）[29]。不仅如此，再次修补术的术后并发症发生率是初次修补的两倍[33]。总的来说，在进行再次肩袖修补术之前，医生应针对可能出现的更差的肌腱愈合与更高的术后并发症发生率与患者详细沟通。

病例 3：Ⅱ组——利用边缘汇聚行肩袖撕裂修补术内侧失败术后翻修

病史 / 体格检查

58 岁中年患者，9 个月前曾行关节镜下肩袖单排修补术。治疗后患者仍感抬举活动时肩部疼痛、无力。体格检查显示前臂前屈 150°，但有无力感，外旋力量差。

影像学

术后 MRI 显示 Cho Ⅱ型肩袖修补失败，大结节处残余部分组织，冈上肌外侧残余微量肌腱[10]。冈上肌肌肉仍留有 Goutallier Ⅰ级病变（图 14.15）。

关节镜

此病例被归类为Ⅱ组，特点为：年轻（< 65 岁），肌肉情况尚可（Goutallier Ⅰ级），全层撕裂。根据 MRI 情况，撕裂可修补。

翻修术中发现一个大型 U 形回缩撕裂（图 14.16）。术中无法移动肌腱边缘使其直接与大结节的解剖颈相连。采用了几针左右边缘的缝合来缝合裂口，使肩袖重新接近大结节的解剖颈（图 14.17）。

讨论

边缘汇聚最初由 Burkart 等在修复大型慢性缩回

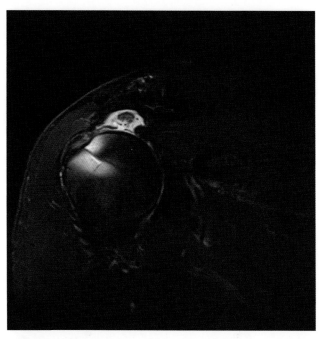

图 14.15　冠状位 T2 MRI 图像示复发性全层撕裂，大结节侧面肩袖残留（Cho Ⅱ型）

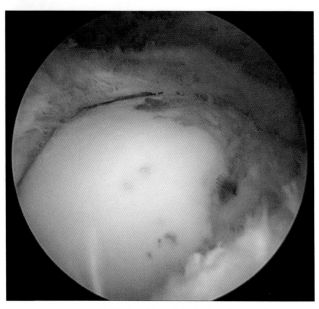

图 14.16　后入路关节镜下示复发性巨大 U 形撕裂

型肩袖撕裂（U 形）时提出[34]。MRI 下常可见肩袖肌群外侧有一非常小的肌腱残端。这些图像提示外科医师应注意撕裂图案可能是 U 形、L 形或倒 L 形而不是简单的月牙形[35]（图 14.18 和图 14.19）。月牙形撕裂从内侧至外侧长度常小于整个撕裂的宽度（长度 < 2 cm）。L 形、倒 L 形或 U 型撕裂一般前后宽度小于撕裂总长度（宽度 < 2 cm）。巨大回缩型撕裂的长度与宽度如果都大于 2 cm，通常仅可做部

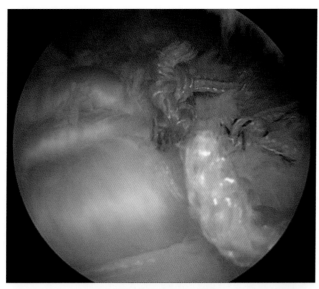

图 14.17 关节镜下视使用边缘汇聚缝合完成再次修补

分修补，而不是直接修补到骨。术前识别这些撕裂模式（新月形和 L 形，倒 L 形，U 形与巨大回缩型）将提醒外科医师可能需要使用边缘汇聚缝合，以达到无张力修补。

虽然修补失败在两种类型的修补术中均可出现，但与单排固定术相比，双排修补术更容易出现内侧再撕裂[10]。内侧再撕裂更难修复，且无法做到直接的腱-骨联结，这种情况下经常需要边缘汇聚缝合。应当意识到 MRI 上肌腱的明显信号异常或是分层可能代表着修复时较差的组织情况。若修补时组织质量差，可考虑通过脱细胞真皮基质移植补片来增加强度。

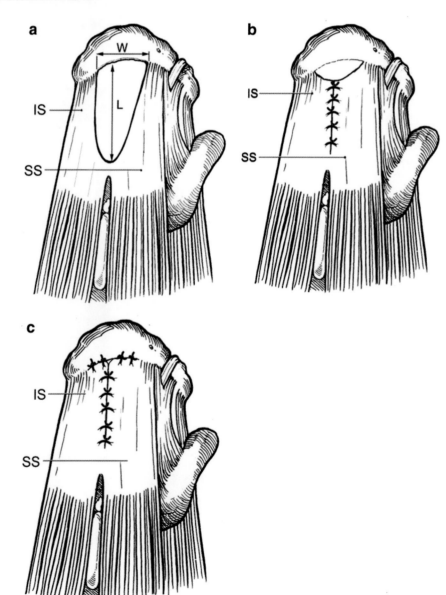

图 14.18 （a-c）U 形撕裂以及修补示意图（Used with permission from Davidson J，Burkhart SS. The geometric classifi cation of rotator cuff tears：a system linking tear pattern to treatment and prognosis. Arthroscopy 2010；26（3）：41-24.）

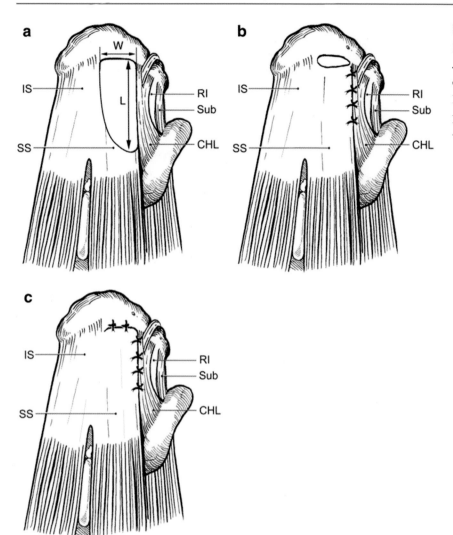

图 14.19 （a-c）L 形撕裂以及修补示意图（Used with permission rom Davidson J，Burkhart SS. The geometric classification of rotator cuff tears：a system linking tear pattern to treatment and prognosis. Arthroscopy 2010；26（3）：41-24. ）

病例 4：Ⅲ组——巨大不可修复型全层肩袖倒 L 形撕裂

病史 / 体格检查

57 岁的右利手女性慢性右肩痛 10 个月。呈徐发型外侧肩部疼痛以及进行性乏力。睡眠、过顶工作以及在商店工作受到影响。物理治疗与肩峰下注射后无明显症状改善。

体格检查显示患肢可以向前抬高至 160°，前臂抬高与外旋时感疼痛及无力。冈上肌和冈下肌明显萎缩凹陷。压腹试验（bell press test）及 Hornblower 征（又称为吹号手征，Hornblower's Sign）阴性。

影像学

肩部 MRI 结果与体格检查一致，显示巨大回缩型肩袖撕裂（包括冈上肌、冈下肌，前后宽度 4 cm，回缩 4 cm）。冠状位 MRI T2 像显示肌腱回缩至关节盂后端，冈上肌后部留有最小肌腱长度（图 14.20）。矢状位 MRI T1 像显示冈上肌 Goutallier Ⅲ级病变，冈下肌Ⅳ级病变（图 14.21）。

关节镜

虽然此病例为年轻患者，但因其为巨大撕裂，肌腱回缩至关节盂，Goutallier Ⅲ～Ⅳ级脂肪变性，故其归为第Ⅲ组。最初手术方案为行关节镜检查，清理并行肱二头肌肌腱切断术（Biceps tenotomy）。

关节镜术中发现一倒 L 形肩袖撕裂（图 14.22）。

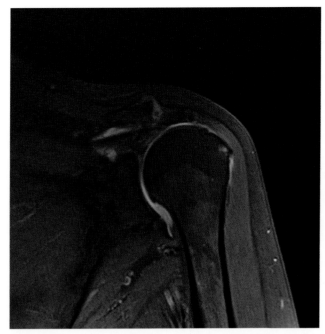

图 14.20　冠状位 T2 MRI 图像示巨大回缩型肩袖撕裂，残余少量外侧肌腱

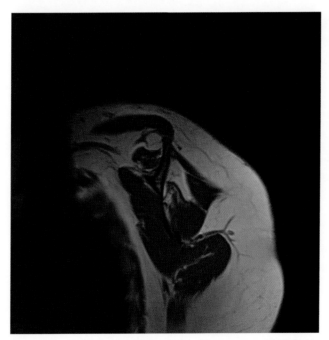

图 14.21　矢状 T1 MRI 图像示冈上肌 Goutallier Ⅲ 级病变，冈下肌 Goutallier Ⅳ 级病变

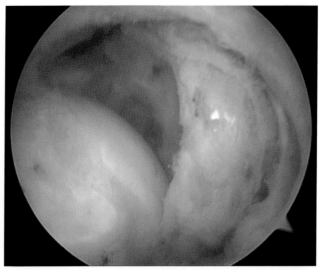

图 14.22　关节镜下后入路示巨大倒 L 形撕裂

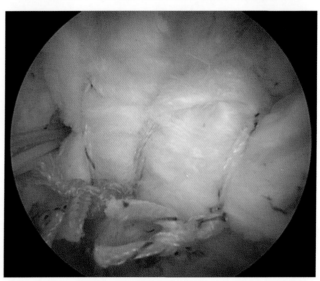

图 14.23　关节镜下后入路视关闭后间隔，重新将冈上肌以低张力靠近大结节处

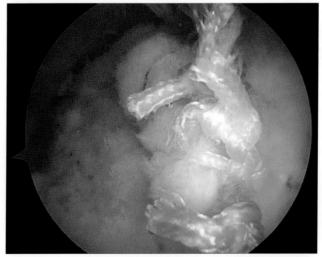

图 14.24　关节镜下后入路视使用三线锚钉简单缝合完成单排肩袖修补术

尽管术前显示为完全不可修复的撕裂，但术中发现可通过边对边缝合将一大片冈上肌肌腱拉回至冈下肌处（图 14.23）。在重新将肌腱拉回后，裂口缩小至大结节中部，使用三线锚钉简单缝合九针完成单排低张力肩袖修补术（图 14.24）。

讨论

关于需要修补的 L 形以及倒 L 形撕裂的术后结果的数据非常有限。通常，大多数关于肩袖修补愈合结果的研究将撕裂按照撕裂前后大小分类，而不是由撕裂类型分类。尽管其他复杂类型的撕裂很可能对愈合结果产生影响，但新月形撕裂与其他类型的撕裂常混淆在一起。Davidson 等第一次根据术前 MRI 将撕裂进行了几何学分类[37]。Van der Zwaai 等认为利用 MRI 的 Davidson 肩袖分型法在临床经验丰富的医师中有非常好的组内一致性和较好的组间一致性[38]。Park 等进行了唯一的临床研究，评估撕裂类型对肩袖修补术预后的影响[39]。这些作者将一系列巨大肩袖撕裂归类为月牙形 /L 形 / 倒 L 形撕裂或 U 形撕裂，并评估愈合率与病情结果。术后 24 个月后，撕裂类型对最终愈合率与 Constant 评分无影响[39]。因此，关键在于如何正确识别撕裂类型以及做到解剖重建，使术后结果基本不会受影响。若不能正确识别，这些更复杂的撕裂因非解剖学复原导致的更高张力，更易造成手术失败。

根据 Davidson 等的 MRI 标准，本例撕裂被认为是不可修复的，且无法实施骨–腱修复[37]。而在术中发现此例为倒 L 形撕裂（Davidson Ⅱ组）而不是巨大回缩型撕裂（Davidson Ⅲ组）[35]。因此，对冈上肌的拉回，将肌腱在基本无张力的情况下像窗帘一样拉回至大结节。Davidson 等报道，使用长度 > 2 cm 与宽度 > 2 cm 的标准预测是否不可修复仅有 76.5% 的阳性率[37]。本例病例展示的是 Davidson 准则在预测撕裂类型上的一次失败情况。不过 Davidson 准则对于术中确定撕裂类型仍十分有用，且术前有辅助作用。

总结

随着对肩袖手术后解剖结局的理解以及对保守治疗可发展为不可逆损伤的认识，可以制订合理的指南指导如何恰当地处理肩袖撕裂Ⅰ组和Ⅲ组患者，应首选保守治疗。因Ⅰ组发展为不可修复病变的可能性小，而Ⅲ组不可修复的损伤已发生，或是术后较难愈合。由于Ⅱ组患者撕裂进展的风险较高以及术后愈合较好，应考虑早期手术修补。以上病例突出了每个治疗组的几种情况。

术前 MRI 评估对关节镜下肩袖修补术有显著帮助作用。了解撕裂大小与肌肉的情况有助于合理指导对患者行修补术治疗，且在手术时预测修复的可能性。通过 MRI 对肌腱长度、肌腱结合位置、撕裂类型的评估，更精细的图像分析，可以进一步优化术前计划与准备。在 MRI 的这些额外发现将会转化为关节镜下损伤识别以及修复技术的进步，最终获得更好的临床效果。

参考文献

1. Chakravarty K, Webley M. Shoulder joint movement and its relationship to disability in the elderly. J Rheumatol. 1993;20:1 359–61.
2. Colvin AC, Egorova N, Harrison AK, Moskowitz A, Flatow EL. National trends in rotator cuff repair. J Bone Joint Surg Am. 2012;94(3):227–33.
3. Dunn WR, Schackman BR, Walsh C, et al. Variation in orthopaedic surgeons' perceptions about the indications for rotator cuff surgery. J Bone Joint Surg Am. 2005;87:1978–84.
4. Maman E, Harris C, White L, Tomlinson G, Shashank M, Boynton E. Outcome of nonoperative treatment of symptomatic rotator cuff tears monitored by magnetic resonance imaging. J Bone Joint Surg Am. 2009;91(8):1898–906.
5. Safran O, Schroeder J, Bloom R, Weil Y, Milgrom C. Natural history of nonoperatively treated symptomatic rotator cuff tears in patients 60 years old or younger. Am J Sports Med. 2011;39(4):710–4.
6. Fucentese SF, von Roll AL, Pfirrmann CW, Gerber C, Jost B. Evolution of nonoperatively treated symptomatic isolated full-thickness supraspinatus tears. J Bone Joint Surg Am. 2012;94(9):801–8.
7. Mall NA, Kim HM, Keener JD, Steger-May K, Teefey SA, Middleton WD, Stobbs G, Yamaguchi K. Symptomatic progression of asymptomatic rotator cuff tears: a prospective study of clinical and sonographic variables. J Bone Joint Surg Am. 2010;92(16):2623–33.
8. Bjornsson HC, Norlin R, Johansson K, et al. The influence of age, delay of repair, and tendon involvement in acute rotator cuff tears: structural and clinical outcomes after repair of 42 shoulders. Acta Orthop. 2011;82(2):187–92.
9. Boileau P, Brassart N, Watkinson DJ, et al. Arthroscopic repair of full-thickness tears of the supraspinatus: does the tendon really heal? J Bone Joint Surg Am. 2005;87:1229–40.
10. Cho NS, Lee BG, Rhee YG. Arthroscopic rotator cuff repair using a suture bridge technique. Is the repair integrity actually maintained? Am J Sports Med. 2011;39:2108–16.
11. Gulotta LV, Nho SJ, Dodson CC, et al. Prospective evaluation of arthroscopic rotator cuff repairs at 5 years: part II – prognostic factors for clinical and radio- graphic outcomes. J Shoulder Elbow Surg. 2011;20:941–6.
12. Harryman DT, Mack LA, Wang KY, et al. Repairs of the rotator cuff. Correlation of functional results with integrity of the cuff. J Bone Joint Surg Am. 1991;73:982–9.
13. Liem D, Lichtenberg S, Magosch P, et al. Magnetic resonance imaging of arthroscopic supraspinatus tendon repair. J Bone Joint Surg Am. 2007;89:1770–6.

14. Tashjian RZ, Hollins AM, Kim HM, et al. Factors affecting healing rates after arthroscopic double-row rotator cuff repair. Am J Sports Med. 2010;38:2435–42.

15. Tashjian RZ. Epidemiology, natural history, and indications for treatment of rotator cuff tears. Clin Sports Med. 2012;31:589–604.

16. Burkhart SS, Brady PC. Arthroscopic subscapularis repair: surgical tips and pearls A to Z. Arthroscopy. 2006;22(9):1014–27.

17. Lafosse L, Van Raebroeckx A, Brzoska R. A new technique to improve tissue grip: "the lasso-loop stitch". J Arthroscopy. 2006;22(11):1246.e1-3.

18. Lafosse L, Jost B, Reiland Y, Audebert S, Toussaint B, Gobezie R. Structural integrity and clinical outcomes after arthroscopic repair of isolated subscapularis tears. J Bone Joint Surg Am. 2007;89(6):1184–93.

19. Nove-Josserand L, Hardy MB, Leandro Nunes Ogassawara R, Carrillon Y, Godeneche A. Clinical and structural results of arthroscopic repair of isolated subscapularis tear. J Bone Joint Surg Am. 2012;94(17):e125.

20. Keener JD, Galatz LM, Stobbs-Cucchi G, Patton R, Yamaguchi K. Rehabilitation following arthroscopic rotator cuff repair: a prospective randomized trial of immobilization compared with early motion. J Bone Joint Surg Am. 2014;96(1):11–9.

21. Sethi PM, Noonan BC, Cunningham J, Shreck E, Miller S. Repair results of 2-tendon rotator cuff tears utilizing the transosseous equivalent technique. J Shoulder Elbow Surg. 2010;19(8):1210–7.

22. Jost B, Zumstein M, Pfirrmann CW, Gerber C. Long-term outcome after structural failure of rotator cuff repairs. J Bone Joint Surg Am. 2006;88(3):472–9.

23. Kim HM, Caldwell JM, Buza JA, Fink LA, Ahmad CS, Bigliani LU, Levine WN. Factors affecting satisfaction and shoulder function in patients with a recurrent rotator cuff tear. J Bone Joint Surg Am. 2014;96(2):106–12.

24. Namdari S, Donegan RP, Chamberlain AM, Galatz LM, Yamaguchi K, Keener JD. Factors affecting outcome after structural failure of repaired rotator cuff tears. J Bone Joint Surg Am. 2014;96(2):99–105.

25. Fuchs B, Weishaupt D, Zanetti M, Hodler J, Gerber C. Fatty degeneration of the muscles of the rotator cuff: assessment by computed tonography versus magnetic resonance imaging. J Shoulder Elbow Surg. 1999;8(6):599–605.

26. Goutallier D, Postel JM, Bernageau J, Lavau L, Voisin MC. Fatty muscle degeneration in cuff ruptures. Pre- and postoperative evaluation by CT scan. Clin Orthop Relat Res. 1994;304:78–83.

27. Meyer DC, Wieser K, Farshad M, Gerber C. Retraction of supraspinatus muscle and tendon as predictors of success of rotator cuff repair. Am J Sports Med. 2012;40(10):2242–7.

28. Tashjian RZ, Hung M, Burks RT, Greis PE. Influence of preoperative musculotendinous junction position on rotator cuff healing using single-row technique. Arthroscopy. 2013;29(11):1748–54.

29. Keener JD, Wei AS, Kim HM, Paxton ES, Teefey SA, Galatz LM, Yamaguchi K. Revision arthroscopic rotator cuff repair: repair integrity and clinical outcome. J Bone Joint Surg Am. 2010;92(3):590–8.

30. Ladermann A, Denard PJ, Burkhart SS. Midterm outcome of arthroscopic revision repair of massive and nonmassive rotator cuff tears. Arthroscopy. 2011;27(12):1620–7.

31. Ladermann A, Denard PJ, Burkhart SS. Revision arthroscopic rotator cuff repair: systematic review and authors' preferred surgical technique. Arthroscopy. 2012;28(8):1160–9.

32. Piasecki DP, Verma NN, Nho SJ, Bhatia S, Boniquit N, Cole BJ, Nicholson GP, Romeo AA. Outcomes after arthroscopic revision rotator cuff repair. Am J Sports Med. 2010;38(1):40–6.

33. Parnes N, DeFranco M, Wells JH, Higgins LD, Warner JJ. Complications after arthroscopic revision rotator cuff repair. Arthroscopy. 2013;29(9):1479–86.

34. Burkhart SS, Athanasiou KA, Wirth MA. Margin convergence: a method of reducing strain in massive rotator cuff tears. Arthroscopy. 1996;12(3):335–8.

35. Davidson J, Burkhart SS. The geometric classification of rotator cuff tears: a system linking tear pattern to treatment and prognosis. Arthroscopy. 2010;26(3):417–24.

36. Barber FA, Burns JP, Deutsch A, Labbe MR, Litchfield RB. A prospective, randomized evaluation of acellular human dermal matrix augmentation for arthroscopic rotator cuff repair. Arthroscopy. 2012;28(1):8–15.

37. Davidson JF, Burkhart SS, Richards DP, Campbell SE. Use of preoperative magnetic resonance imaging to predict rotator cuff tear pattern and method of repair. Arthroscopy. 2005;21(12):1428.

38. Van der Zwaai P, Thomassen BJ, Urlings TA, de Rooy TP, Swen JW, van Arkel ER. Preoperative agreement on the geometric classification and 2-dimensional measurement of rotator cuff tears based upon magnetic resonance arthrography. Arthroscopy. 2012;28(10):1329–36.

39. Park JY, Jung SW, Jeon SH, Cho HW, Choi JH, Oh KS. Arthroscopic repair of large U-shaped rotator cuff tears without margin convergence versus repair of crescent- or L-shaped tears. Am J Sports Med. 2014;42(1):103–11.

SLAP 损伤和肱二头肌肌腱病　15

Brian C. Werner 和 Stephen F. Brockmeier　著

魏利成　谢东兴　译　肖文峰　李衡真　校

概述

上盂唇、肱二头肌附着点和肱二头肌长头肌腱的病理改变能够导致肩部疼痛[1]。1985 年，Andrews 等最先描述了上盂唇自前向后损伤（superior labrum from anterior to posterior，SLAP）[2]。然后，Snyder 等于 1990 年根据 SLAP 的损伤部位和稳定性将这类损伤分为 Ⅰ～Ⅳ型[3]。后来在之前分型的基础上又增加了 Ⅴ～Ⅶ型[4]。Morgan 和 Burkhart 随后根据损伤部位（前方、后方、前方合并后方）将其中的 Ⅱ 型分为三种亚型[5]。肱二头肌肌腱附着点病变和肱二头肌长头肌腱病变经常与上盂唇病变相关，涵盖了一系列的疾病如肌腱病、腱鞘炎、半脱位和退行性肌腱病[6]。

SLAP 损伤通常是由牵拉、压迫损伤或反复举手的肩部运动引起。尽管在文献中经常出现，但现实中 SLAP 损伤的发生率比较低，在手术病例中仅有 6% 的报道[7]。有关肱二头肌肌腱病理改变的发病率与患病率均未见报道；然而，经常发现肱二头肌长头肌腱炎与其他肩部疾病（如 SLAP 损伤、肩峰撞击和肩袖疾病）合并存在[8-10]。

由于 SLAP 损伤或肱二头肌长头肌腱病变的病理变化经常同时存在，两者的症状常常难以区分，所以 SLAP 损伤或肱二头肌长头肌腱病变的临床诊断具有挑战性。详细的病史询问、体格检查（包括一些侵入性操作）以及影像学检查是能否正确诊断的关键。MRI 是怀疑 SLAP 损伤或肱二头肌长头肌腱病变患者影像检查的重要选择。同时 MRI 还可用于鉴别其他伴随的肩部病变。不足的是，相对关节镜能发现所有肱二头肌病理改变的准确诊断，即使使用造影剂，MRI 也缺乏对所有关节镜下发现的肱二头肌病理的诊断敏感性和特异性[6,11]。

SLAP 损伤和肱二头肌长头肌腱病变的标准治疗方案应从非手术治疗开始。非手术治疗侧重于提高肩关节灵活性，加强肩袖和肩胛骨的稳定性，并使肩胛骨的生物力学正常化。对于疑似 SLAP 损伤或肱二头肌病变的患者，盂肱关节腔内注射可用于诊断和早期治疗。

非手术治疗 3 个月后如无确切疗效，可采取手术治疗。对于临床上高度怀疑 SLAP 损伤或肱二头肌长头肌腱病变的患者，手术治疗效果确切。当病变特点通过诊断性关节镜术得以明确后，有多种治疗方式可供选择，包括关节镜下 SLAP 损伤修复、关节镜下或开放性肱二头肌肌腱固定术以及关节镜下二头肌肌腱切断术。其他一些伴随病变可一并解决，例如导致肩关节不稳的盂唇撕裂、肩袖撕裂或骨性撞击。

本章将根据病例的形式来展示 MRI 与关节镜对 SLAP 损伤和肱二头肌长头肌腱病变的诊断相关性，并回顾每位患者的诊断和治疗。将展示 4 个病例，包括：

1. 需要关节镜下修复的 Ⅱ 型 SLAP 损伤

2. 需要行肱二头肌肌腱固定术的肱二头肌肌腱重度部分撕裂

B.C. Werner, MD (✉) • S.F. Brockmeier, MD
Department of Orthopedic Surgery, University of Virginia, Charlottesville, VA, USA
e-mail: Bcw4x@hscmail.mcc.virginia.edu;
Sfb2e@hcsmail.mcc.virginia.edu

S.F. Brockmeier (ed.), *MRI-Arthroscopy Correlations: A Case-Based Atlas of the Knee, Shoulder, Elbow and Hip*,
DOI 10.1007/978-1-4939-2645-9_15, © Springer Science+Business Media New York 2015

3. 既往行关节镜下肱二头肌肌腱固定术修复 SLAP 损伤失败的病例

4. 肱二头肌肌腱切断术治疗退行性 SLAP （Degenerative SLAP）损伤合并退行性肱二头肌肌腱病变

病例 1：SLAP 损伤

病史 / 体格检查

一名 18 岁的大学棒球投手就诊于骨科诊所，主诉优势手肩关节疼痛 8 个月余，其之前的职业生涯（包括高中）并未出现任何症状。患者曾经咨询过球队教练和物理治疗师，但经保守治疗后症状仍然存在。由于难以做重复性的过顶动作，他从投手变成了游击手。最终，由于每次尝试投掷动作时都会感到剧烈疼痛，他变成了球队指定的击球手。

体格检查发现患者的 O'Brien 主动压迫试验强阳性，下移拇指时会感到明显不适，上翘拇指时有所缓解。Speed 试验和 Yergason 试验均为阴性。触诊肱二头肌沟时，患者无明显疼痛，Thrower 试验阴性。患者主诉肩锁关节处无明显疼痛症状。患者的神经血管完整无损，对侧肩部无症状。考虑患者经过足够的非手术治疗后均无明显效果，而且其职业生涯也在走下坡路，所以我们决定先对其行影像学检查。

影像学

X 线检查无阳性发现，其肩峰形状和轮廓均正常，未发现关节炎、盂唇异常或肱骨头异常的征象。为进一步评估患者的盂唇情况，行 MRI 造影检查。鉴于患者症状持续存在，需要进一步评估了患者的盂唇、肱二头肌肌腱和肩袖情况。采集完整的 MRI 图像序列，包括斜冠状位脂肪抑制 T1 和 T2 序列，斜矢状位 T1 和 T2 脂肪抑制序列，轴位 T1 和 T2 脂肪抑制序列以及斜轴位 T1 序列。图 15.1 a-d 示冠状位 T2 加权像，图 15.2 a-c 示轴位 T1 加权像。

图 15.1 和图 15.2 示从肩胛盂中线平面开始的后盂唇撕裂延伸至上盂唇及前上盂唇一直到达前方肩盂中线平面。图中可见前下唇的轻度信号异常和球状形态，轴位未见单独的撕裂。图中还可见沿后上盂唇的（4×13）mm 大小的多卵圆形囊肿。如图 15.2 a-c 所示，肱二头肌肌腱完好无损，无半脱位或信号增强，未见肩袖或关节软骨病变。另外还伴随肩锁关节中度退变伴锁骨远端和肩峰内骨髓水肿，未对下方的冈上肌造成明显挤压。

鉴于患者的 MRI 检查与体格检查结果一致（均考虑为 SLAP 损伤），以及多次非手术治疗均无明显效果，就手术治疗的相关风险及益处与患者进行充分的沟通，患者愿意选择诊断性关节镜手术。根据患者的年龄、活动水平以及重返大学棒球队的愿望，很可能进行 SLAP 修复。

关节镜

患者入手术室后，摆沙滩椅位，首先对其进行右肩诊断性关节镜检查。如图 15.3 a,b 所示，通过关节镜下探查和剥离式操作，确认 Ⅱ 型 SLAP 损伤。同时，镜下可见二头肌肌腱完好无损，前下盂唇也未见异常。以上发现符合 MRI 检查结果，考虑该患者为单独的 SLAP 损伤。

鉴于未发现肱二头肌病变或半脱位及上盂唇明显退行性变，对这位年轻运动员患者实施关节镜下 SLAP 损伤修复术。首先，向关节腔内注水，在前方建立一个高位肩袖间隙入路作为工作通道。用探针在关节腔内探查确认盂唇撕裂从前方约 1 点钟到后方约 9 点钟的位置。此外，通过关节镜下的剥离式操作，发现患者的盂唇以一种异常方式从肩关节盂表面移动并脱出肩胛盂。

关节盂颈的上部和后部用 4.2 mm 的刨削刀清理至软骨下骨渗血。植入两枚锚钉，一枚刚好在肱二头肌附着点的后面，一枚在 3 点钟位置。穿梭过线，关节镜下打结缝合固定（图 15.4 a-d）。修复后，关节镜下剥离式探查发现上盂唇具有良好的稳定性且解剖位置正常。

术后术侧肩部固定吊带悬吊前臂制动 4 周。术后康复的第一阶段（第 0 ～ 6 周），早期强调肩关节一定范围内被动和主动辅助活动，然后主动活动，定期活动关节囊，术后第 6 周开始强化主动活动，术后 3 个半月左右结束主动活动训练。术后 14 周开始阶段性投掷项目训练，术后 6 个月左右恢复竞技运动和举手运动。

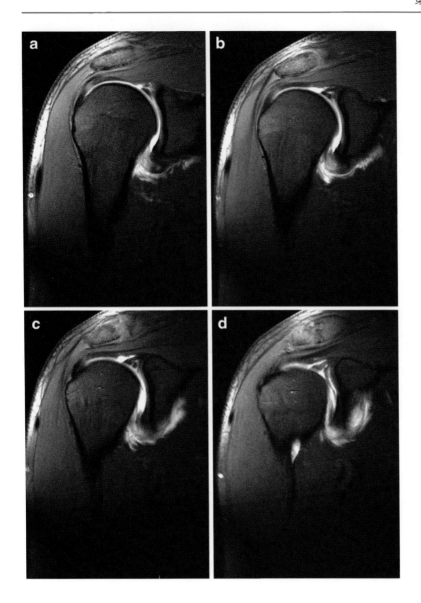

图 15.1 （**a-d**）18 岁棒球投手肩痛 8 个月的冠状位 T2 加权像：可见上盂唇撕裂，轴位图像也可见（图 15.2 a-c），未见肩袖或关节软骨病变

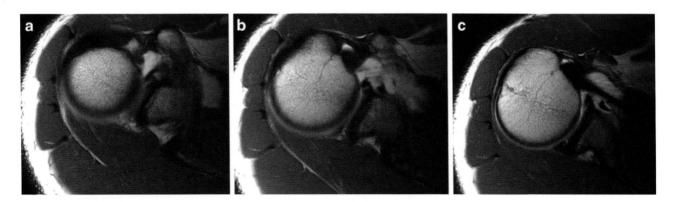

图 15.2 （**a-c**）图 15.1 a-d 示同一患者的轴位 T1 加权图像。上盂唇撕裂从肩盂关节中间水平处的后盂唇延伸至前上盂唇，沿后上盂唇处可见盂唇旁囊肿。肱二头肌肌腱完好无损，无半脱位或信号改变

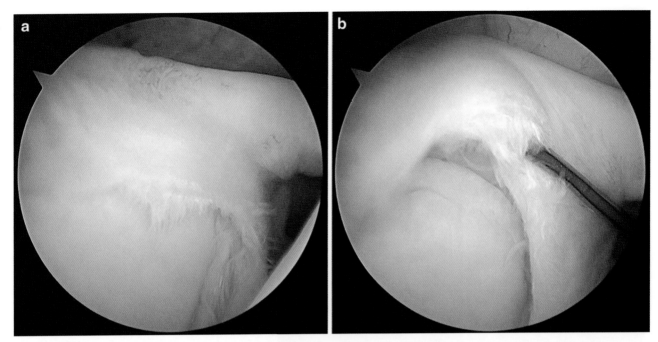

图 15.3 （a,b）关节镜下图像示Ⅱ型 SLAP 损伤，通过关节镜剥离式操作得以证实，肱二头肌肌腱完好无损

讨论

运动员 SLAP 损伤的临床表现可能并不典型。对于这名患者来说，最明显的表现是投掷时疼痛以及投掷的速度降低和准确性减弱。检查包括关节间隙前方或后方压痛，O'Brien 主动压迫试验以及诸如 Speed 试验（Speed's test）和 Yergason 试验（Yergason's test）等特定的肱二头肌试验均可提示上盂唇病变。影像学检查包括由关节内 MRI 钆造影检查，可以帮助确诊Ⅱ型 SLAP 损伤。关节镜下 SLAP 修复会取得成功的疗效，尤其是患者年轻、创伤所致以及缺乏其他伴随病变的病例临床效果显著。年龄超过 35 岁或专业投掷运动员的治疗效果可能不确切，因此应详细告知患者可能预后。

病例 2：肱二头肌长头肌肌腱撕裂

病史 / 体格检查

一名 39 岁男性就诊于运动医学诊所，主诉为右肩部慢性疼痛伴加重 2 年。其在大学已有相关症状，很久以前患者在体育运动中曾有过双侧肩关节半脱位的病史，但没有完全脱位。当患者做举过头顶的动作时，症状明显加重。患者在没有症状时能够打高尔夫球，但肩部疼痛时会限制他做任何举过头顶的动作，如网球。患者主诉近期没有半脱位或肩关节不稳的症状。

体格检查 O'Brien 试验阳性，Speed 试验和 Yergason 试验均为阳性。肱二头肌间沟轻压痛。同时，患者有轻度焦虑。其肩部力量和活动范围正常，神经血管无损伤，对侧肩部无明显症状。鉴于症状长期存在且近期进行性加重，进一步的影像学检查有助于对患者病情的了解。

影像学

首先，X 线检查无阳性发现，无关节炎改变或关节盂骨质及肱骨头骨质改变的征象，表明肩关节的不稳定并非由于骨量不足所致。鉴于患者的症状不断加重，行关节内 MRI 造影以进一步评估患者的盂唇、肱二头肌肌腱和肩袖。采集完整的图像序列，包括斜冠状位脂肪饱和 T1 和 T2 序列，斜矢状位 T1 和脂肪饱和 T2 序列，轴位 T1 和脂肪饱和 T2 以及斜轴 T1 序列。图 15.5 a-c 示冠状位饱和脂肪 T1 加权像，图 15.6 a-c 示轴位 T2 加权像。

冠状位图像（图 15.5 a-c）显示造影剂对比下的上盂唇撕裂以及盂唇损伤，而下盂唇则较为完整。

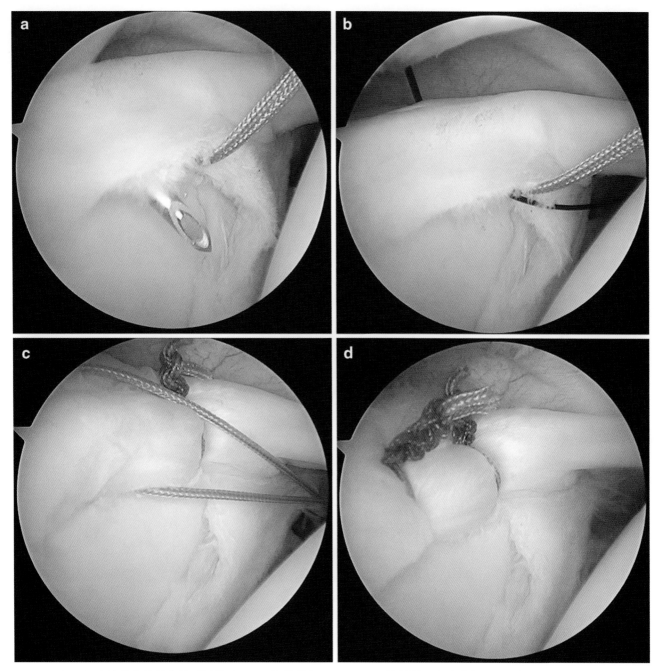

图 15.4 （**a-d**）沙滩椅位的关节镜下图像示 SLAP 损伤修复。用 4.2 mm 的刨削刀消除关节盂颈上部和后部至软骨下骨出血。放置两枚锚钉，一枚在肱二头肌附着点的后面，一枚在 3 点钟位置。穿梭过线，镜下打结技术进行打结

轴位图像进一步清晰地显示上盂唇的撕裂（图 15.6 a-c），撕裂盂唇在肩盂横断位中央水平位由前向后延伸，证实该患者为 SLAP 损伤。轴位上可更好地评估肱二头肌长头肌腱（图 15.6 a-c），在肱二头肌沟内可见肱二头肌肌腱的纵向撕裂。同时，鉴于轴位图像靠近头侧时肱二头肌沟显示为空，考虑为肱二头肌肌腱的半脱位所致（图 15.6 b,c）。顺便注意到关节盂前方的关节软骨轻微变窄。同时，影像学上

还可以观察到冈上肌肌腱的下表面和冈上肌肌腱下滑囊的不规则，尤其在冠状位图像中最为明显，但未发现任何重度的部分撕裂或全层撕裂。

根据患者的病史、体格检查和 MRI 检查，可诊断为 SLAP 损伤合并肱二头肌长头腱部分撕裂伴半脱位。患者的症状在数年内持续存在并逐渐加重，规范保守治疗无效。采取手术治疗，拟定肱二头肌肌腱固定术来治疗肱二头肌病变，术中根据盂唇损

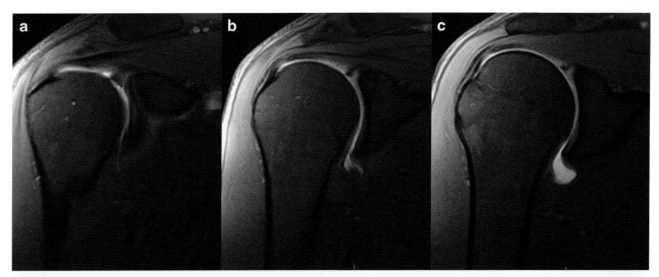

图 15.5 （a-c）39 岁慢性右肩疼痛男性患者的冠状位脂肪抑制 T1 加权 MRI：冠状位图像示造影剂对比下的上盂唇撕裂以及盂唇损伤，图中可见不规则的冈上肌腱的下表面和冈上肌腱下滑囊

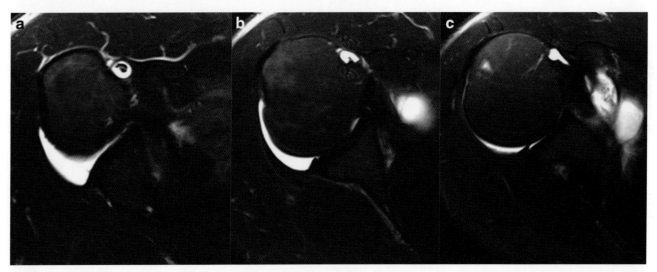

图 15.6 （a-c）同一患者的轴位 T2 加权像更清晰地显示上盂唇的撕裂，撕裂由前向后一直延伸至肩盂关节中间水平位；由于靠近头侧的影像上肱二头肌间沟显示为空，考虑该患者有肱二头肌肌腱的半脱位；图中还可见肱二头肌肌腱的纵向撕裂

伤探查情况来决定是否需要盂唇缝合修复。由于体格检查缺乏相应症状，判断 MRI 上显示的肩袖信号改变无临床实际意义。

关节镜

　　患者入手术室，取沙滩椅位。鉴于其有肩关节不稳的可疑病史，在皮肤切开前，麻醉后进行查体。患者轻度负荷前方和后方均为 I 度凹槽征。随后进行诊断性关节镜检查，经标准后入路进入盂肱关节，再建立前入路。彻底探查关节腔，发现软骨表面完整。但患者的盂唇撕裂从肱二头肌附着点的前方延伸至盂唇后方直至约 9 点钟位置，证实了 MRI 诊断（图 15.7 a-d）。盂唇本身已磨损严重，肱二头肌肌腱的附着点损伤至少累及肱二头肌肌腱本身厚度的 25%。在长头肌间沟入口区域，肱二头肌长头肌腱的损伤更为严重（图 15.7 a,b），至少累及肱二头肌 80% 的肌纤维，仅少量纤维保持完整。探查肱二头肌肌腱，确认损伤至结节间沟区域，证实 MRI 检查结果，即肱二头肌严重受损。同时还探查肩袖情况，正如 MRI 所示，患者仅有冈上肌前缘轻度的肩袖撕裂。对其进行清创及成形，获得了一个较为稳定的边缘。其余的盂唇完好无损，肩胛骨也完好无损。

　　拟定盂唇修复和肱二头肌肌腱固定术来解决相

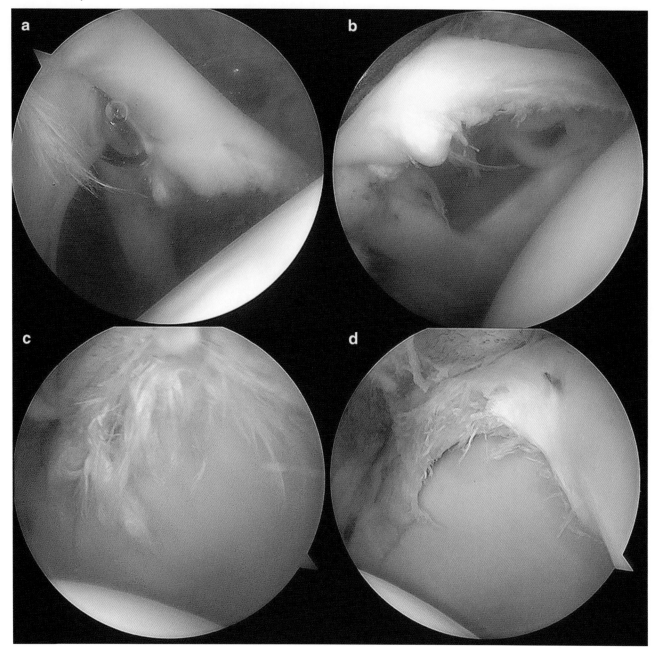

图 15.7 （a-d）关节镜图像示盂唇撕裂从肱二头肌锚的前方延伸至盂唇后方直至约 9 点钟位置，证实了 MRI 诊断。盂唇本身磨损严重，肱二头肌肌腱的附着点损伤至少累及肱二头肌肌腱本身厚度的 25%。结节间沟入口区域肱二头肌长头肌腱的损伤更为严重

关区域的病变。盂唇清理的区域从上方关节盂颈的稳定边缘至关节后上关节区。另外，用两枚锚钉来修复盂唇，第一枚锚钉位于约 11 点半的位置，第二枚锚钉位于约 10 点钟位置（图 15.8 a,b）。

盂唇修复后，用 0 号 PDS 缝线标记肱二头肌，随后进行肱二头肌肌腱切断术。此时，将关节镜重新定位到肩峰下区域，可见患者肩峰下滑囊大小正常，无滑囊炎征象。探查肩袖处的滑囊表面，发现

滑囊完整无异常。鉴于这名患者的肱二头肌病变一直延伸到结节间沟处，同时考虑到患者的年龄和活动水平，拟开放施行胸大肌止点下长头肌腱固定术。

在胸大肌肌腱下缘（即腋窝皮肤褶外侧）处做一皮肤切口，分离软组织至浅表筋膜和皮瓣，显露胸大肌下缘，将其拉向上方。深部拉钩有助于在肱二头肌肌腱离开胸大肌区域的位置更好地显露肱二头肌肌腱（图 15.8 c,d）。随后，用自动拉钩将肌腱

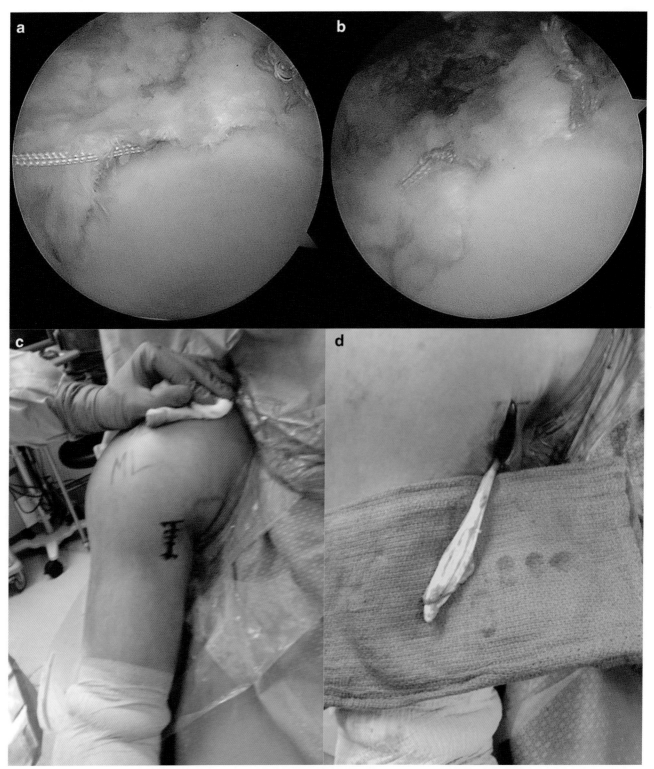

图 15.8 （a-d）关节镜下 SLAP 损伤修复术并开放性肱二头肌肌腱固定术，（a, b）用两枚锚钉修复盂唇，第一枚锚钉位于约 11 点半的位置，第二枚锚钉位于约 10 点钟位置。（c, d）腋窝皮肤褶外侧的切口，胸大肌止点下方放置螺钉行肱二头肌肌腱固定术

完全显露，锁边缝合固定。在肱二头肌间沟的下方区域建立一个 6.5 mm 的盲孔，该孔的位置也位于先前被牵至表面的胸大肌肌腱的深面。然后将肌腱用

（6.25×15）mm 生物可吸收螺钉固定（图 15.8 c, d），并对肌腱本身进行缝合固定来增强固定修复效果。

讨论

上盂唇合并肱二头肌长头腱病变并不少见，该病例是一个很好的例子，患者肱二头肌间沟入口区域部分肱二头肌长头肌腱重度撕裂伴 2 型 SLAP 损伤。该患者的外科治疗包括肱二头肌肌腱固定术，同时可能行 SLAP 修复。考虑到年龄和活动水平，肱二头肌肌腱切断术并不适合。肌腱固定可以在关节镜下进行，固定的位置可以位于肱二头肌间沟区域或胸大肌上方区域，或者使用 Mazzocca 描述的微型开放式胸大肌下肌腱固定术。对年轻、活动量大的男性患者，最常用的术式是胸大肌下肌腱固定术。

病例 3：失败的 SLAP 损伤修复

病史 / 体格检查

一名 43 岁女性患者就诊于骨科门诊，主诉非优势侧肩关节在肩关节镜下 SLAP 损伤修复术 6 个月后疼痛。患者在 SLAP 损伤修复术后早期情况良好，但是最近 4 周出现与其术前症状相似的严重疼痛。患者最近无新的外伤，曾尝试非甾体类抗炎药、肌肉松弛剂和物理治疗，但无明显缓解。

体格检查发现肱二头肌沟压痛阳性，O'Brien 试验、Speed 试验以及 Yergason 试验均阴性。患者肩袖力量较差，冈上肌和冈下肌的力量强度大约只有正常时的 4/5，并有一定程度的因为疼痛引起的活动受限。

鉴于患者在关节镜下 SLAP 修复术后初始情况有所改善，随后的效果却越来越差，以及反复的非手术治疗效果不佳，计划进行高级的影像学检查。由于在进行 SLAP 修复时使用的是生物型可吸收锚钉，使 MRI 成为可供选择的影像学检查。

影像学

如前面的病例所述，获取患肢的标准 MRI 序列（包括关节造影）。冠状位 T2 加权像如图 15.9 a-c 所示，图 15.10 a-c 示相应的轴位 T2 加权像。MRI 显示关节盂内用三枚缝合锚钉修复 SLAP 损伤后的变化。从图中可以看到，SLAP 损伤进一步加重，一直延伸至最上方锚钉头部上方的肱二头肌肌腱（图 15.9 a-c）。SLAP 损伤从前方 2 点钟位置顺前上延伸至后方 10 点钟位置，在轴位图像中最为明显（图 15.10 a-c）。

患者曾尝试过物理治疗、肩峰下注射和盂肱关节内注射等保守治疗措施，但效果有限且症状只能得到间断缓解。SLAP 修复术后 9 个月，患者选择了翻修手术。

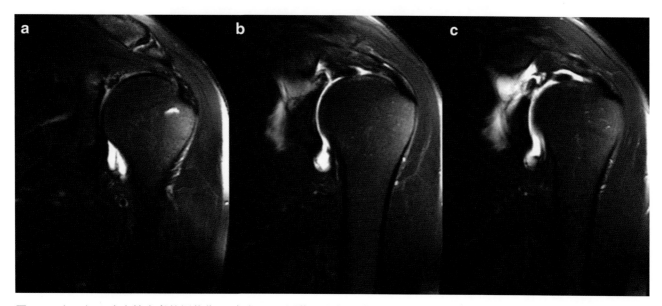

图 15.9 （**a-c**）43 岁女性患者的冠状位 T2 加权 MRI 图像，患者于关节镜下 SLAP 损伤修复术后 6 个月后出现非优势侧肩关节疼痛，目前症状与术前症状相似。冠状位图像可见术后改变，SLAP 损伤进一步加重，一直延伸至最上方锚钉头部上方的肱二头肌肌腱

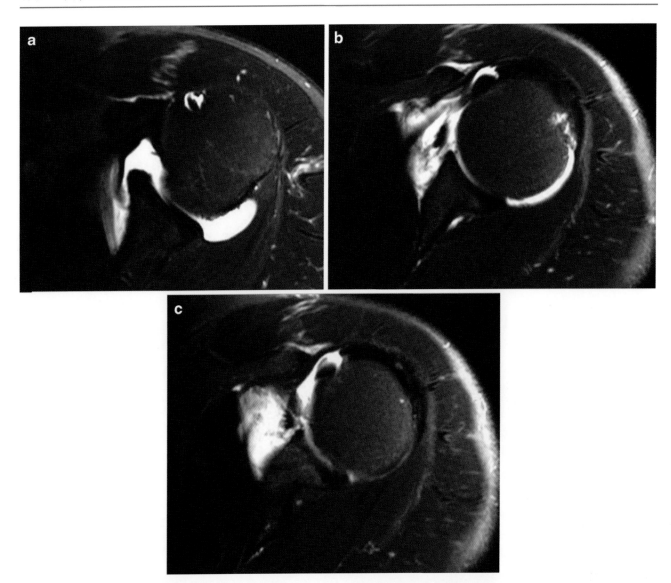

图 15.10 （a-c）同一患者的轴位 T2 加权图像示 SLAP 损伤从前方 2 点钟位置延伸至后方 10 点钟位置

关节镜

患者取沙滩椅位，进行诊断性肩关节镜探查。首先探查关节面，接下来探查前盂唇和下盂唇，均未发现异常。盂肱韧带清晰可见，未见明显损伤。然后探查上盂唇和肱二头肌肌腱附着点，发现先前的缝线已经磨损（图 15.11 a-c）。探查上盂唇时发现关节盂边缘处的盂唇愈合很差，稳定性较差且已经退化（图 15.11 a-c）。正如 MRI 所示，SLAP 损伤现已延伸到肱二头肌肌腱附着点。

考虑到该患者肱二头肌附着点受累，同时由于其对 SLAP 损伤修复的愈合反应较差，因此决定对该患者行肱二头肌肌腱固定术。将肱二头肌肌腱从上盂唇中切开，残留的盂唇在关节镜下用刨削刀刨除干净（图 15.11 d）。将关节镜器械移到肩峰下区域，沿肱二头肌间沟向前移动，在胸大肌止点（pectoralis major insertion）附近找到肱二头肌肌腱，在胸大肌浅表确定一位置并用电凝刀清理干净，以备肌腱固定术用。放置 7.5 mm 导管，沿导管放置 7 mm 的肌腱固定螺钉，随后用缝线缝合以加强固定（图 15.11 e,f）。

讨论

治疗 SLAP 损伤修复失败的病例可能是一项具有挑战性的工作。虽然 SLAP 损伤翻修术是一种选

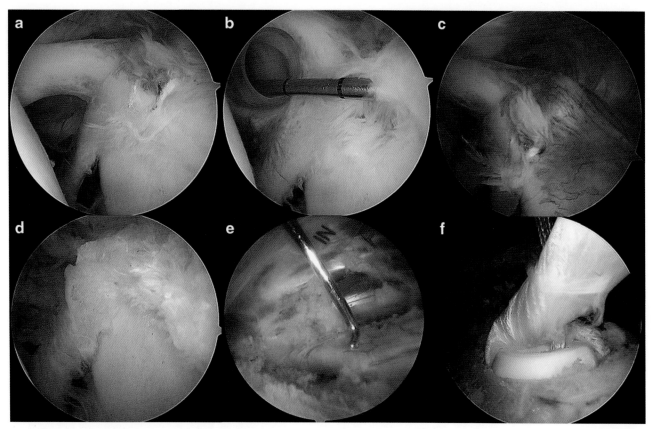

图 15.11 （a-f）关节镜图像：发现先前的缝线已经磨损。（a-c）探查上盂唇时发现关节盂边缘处的盂唇愈合很差且稳定性较差；（d）将肱二头肌切断并对残留的盂唇进行清创；（e,f）关节镜下使用界面螺钉行肱二头肌肌腱固定术

择，但在这种情况下更愿意选择肱二头肌肌腱固定术，特别是对于 30 岁以上的患者以及肱二头肌长头肌腱变性或部分撕裂的患者。通过关节镜下肱二头肌肌腱固定术，成功缓解了患者的症状。

病例 4：退行性 SLAP 损伤和肱二头肌撕裂

病史 / 体格检查

一名 68 岁的健康右利手男性患者就诊于骨科诊所，以期对其左肩关节进行初步评估。患者就诊前的 6～8 个月，其左侧肩部前外侧出现疼痛并逐渐加重。无肩部受伤史。肩关节休息时轻微疼痛，但随着运动的增加其疼痛更加明显。此次就诊之前，患者曾尝试口服抗炎药和物理治疗，但症状无明显缓解。

体格检查发现其肩关节运动范围正常，肩峰撞击征阳性。冈上肌力量轻到中度减弱，冈下肌力量正常。Speed 试验正常，O'Brien 征阳性。鉴于其非手术治疗无效，而且体格检查表明该患者可能存在肩袖损伤或者盂唇损伤，因此有必要行进一步的影像学检查。

影像学

如同前面的病例所述，对该患者进行了患肢标准的 MRI 序列（包括关节造影）。图 15.12 a-f 示冠状 T2 加权像，图 15.13 a-d 示相应的轴向 T2 脂肪抑制像。从 MRI 中可以看到肩锁关节中度退行性改变（图 15.12 a）。在肩峰下区域和三角肌下滑囊内可见轻度水肿，提示滑囊炎。冈上肌腱中段到远段退变，但无局部撕裂征象（图 15.12 a-f）。同时可以看到肩胛下肌肌腱有轻度萎缩和变薄，冈下肌肌腱和小圆肌肌腱是完整的。肱二头肌长头肌腱变薄，部分撕裂并向内侧半脱位，在轴位上显示最清晰（图 15.13 a-d），可见线性信号沿关节内的肱二头肌长头肌腱延伸，提示肱二头肌长头肌腱纵向撕裂，在轴位和

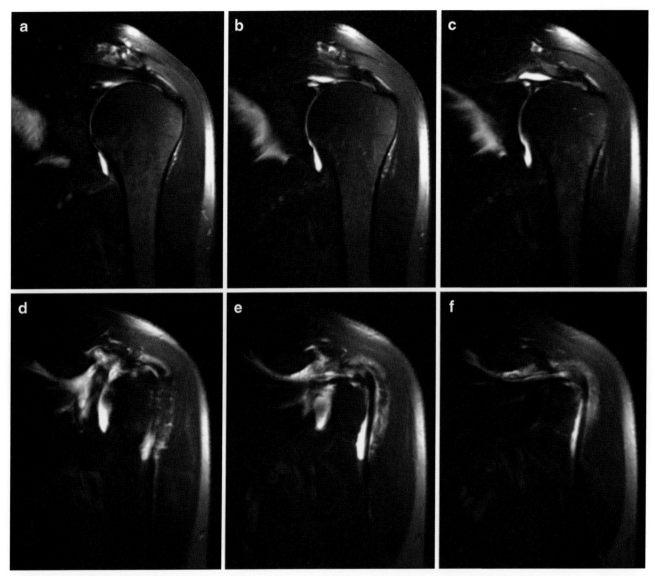

图 15.12 （a-f）68 岁左肩疼痛男性患者的冠状位 T2 加权 MRI 图像：可见肩锁关节中度退行性变（图 15.12 a）；肩峰下区域和三角肌下滑囊内可见轻度水肿

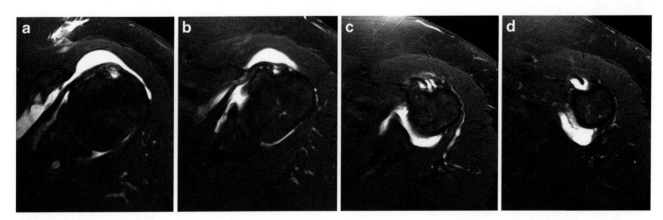

图 15.13 （a-d）同一患者的轴位 T2 脂肪抑制 MRI 图像：肱二头肌肌腱变薄并向内侧半脱位，同时伴局部撕裂；上盂唇和后盂唇的信号异常，与退行性 SLAP 损伤一致

冠状位上可见（图 15.12 a-f 和图 15.13 a-d）。还可以看到上盂唇内的异常信号一直延伸到后盂唇的上方，与退行性 SLAP 损伤一致。尽管患者年龄较大，其关节软骨是完整的。鉴于保守治疗均不能缓解其症状，则须选择手术治疗。

关节镜

关节镜探查结果证实 MRI 检查的阳性发现，肱二头肌根部有严重的磨损，SLAP 损伤也较为明显，同时，肱二头肌肌腱有明显的部分撕裂（图 15.14 a-d）。正如 MRI 所示，整个关节盂和肱骨关节面有轻微退变。彻底探查肩袖的下表面，发现其前缘有些不规则及磨损，但无明显的全层撕裂，刨削刀清理即可。前盂唇有轻微的磨损，用刨削刀打磨干净。考虑到患者的年龄以及上盂唇和肱二头肌肌腱本身的状况，直接切断肱二头肌肌腱。并用关节镜刨削刀清除肌腱残端（图 15.15 a-d）。

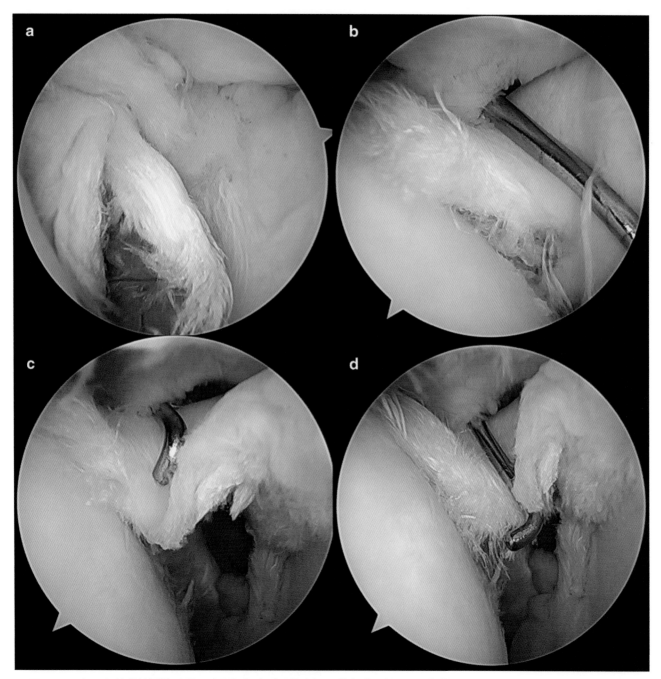

图 15.14 （a-d）关节镜图像示肱二头肌根部有严重的磨损，并有明显的 SLAP 损伤，同时，肱二头肌肌腱亦有明显撕裂

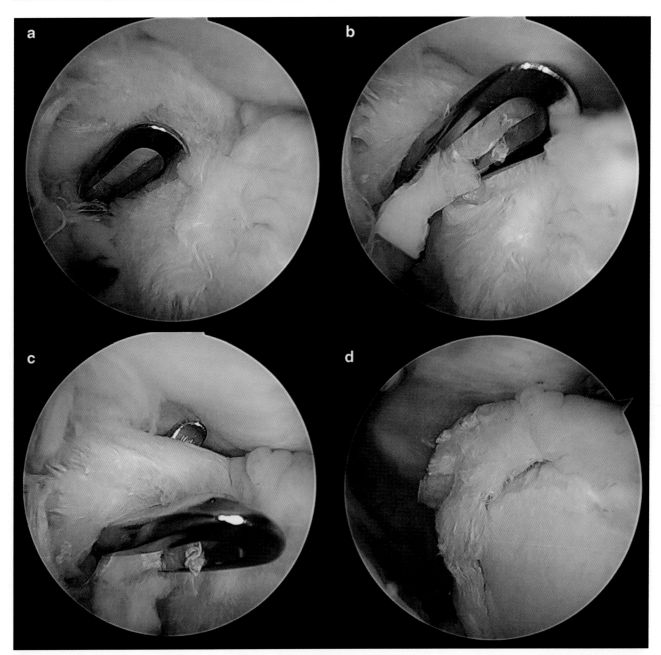

图 15.15 （a-d）根据患者的年龄以及上盂唇和肱二头肌肌腱的自身状况，直接前方经皮开洞行肱二头肌肌腱切断术，再镜下刨削刀清除肌腱残端

讨论

对于 60 岁以上、需求较低以及肱二头肌长头肌腱重度纵向撕裂的患者，肱二头肌肌腱切除术是一种快速、容易操作且预后较为可靠的治疗方案。事先向患者告知术后有发生大力水手征畸形，以及潜在的疲劳不适和（或）重体力劳动或田径运动后肱二头肌痉挛的可能性。

总结

上盂唇、肱二头肌肌腱附着点和肱二头肌长头肌腱病变是肩关节疼痛的一个较为确切的病因。因为二者经常共存，并且是哪个部位的病变引起的症状通常难以区分，故 SLAP 损伤或肱二头肌长头肌腱病变的临床诊断具有挑战性。详细的病史询问、体格检查（包括侵入性操作）以及影像学检查是正确诊断的关键。对于疑似 SLAP 损伤或肱二头肌长头肌腱病变的患者，MRI 是首选的影像学检查，MRI 对于确定伴随的肩部病变也非常有价值。非手术治疗失败后可以采取手术干预措施，治疗方法很多，应根据年龄、功能状态和损伤特征等情况制订个性化手术方式，相关治疗方式包括关节镜下 SLAP 损伤修复、关节镜或开放式肱二头肌肌腱固定术以及关节镜下肱二头肌肌腱切断术。

参考文献

1. Keener JD, Brophy RH. Superior labral tears of the shoulder: pathogenesis, evaluation, and treatment. J Am Acad Orthop Surg. 2009;17:627–37.
2. Andrews JR, Carson Jr WG, McLeod WD. Glenoid labrum tears related to the long head of the biceps. Am J Sports Med. 1985; 13:337–41.
3. Snyder SJ, Karzel RP, Del Pizzo W, Ferkel RD, Friedman MJ. SLAP lesions of the shoulder. Arthroscopy. 1990;6:274–9.
4. Maffet MW, Gartsman GM, Moseley B. Superior labrum-biceps tendon complex lesions of the shoulder. Am J Sports Med. 1995;23:93–8.
5. Morgan CD, Burkhart SS, Palmeri M, Gillespie M. Type II SLAP lesions: three subtypes and their relationships to superior instability and rotator cuff tears. Arthroscopy. 1998;14: 553–65.
6. Nho SJ, Strauss EJ, Lenart BA, et al. Long head of the biceps tendinopathy: diagnosis and management. J Am Acad Orthop Surg. 2010;18:645–56.
7. Snyder SJ, Banas MP, Karzel RP. An analysis of 140 injuries to the superior glenoid labrum. J Shoulder Elbow Surg. 1995;4:243–8.
8. Mazzocca AD, McCarthy MB, Ledgard FA, et al. Histomorphologic changes of the long head of the biceps tendon in common shoulder pathologies. Arthroscopy. 2013;29:972–81.
9. Chen CH, Hsu KY, Chen WJ, Shih CH. Incidence and severity of biceps long head tendon lesion in patients with complete rotator cuff tears. J Trauma. 2005;58:1189–93.
10. Sethi N, Wright R, Yamaguchi K. Disorders of the long head of the biceps tendon. J Shoulder Elbow Surg. 1999;8:644–54.
11. Ahrens PM, Boileau P. The long head of biceps and associated tendinopathy. J Bone Joint Surg Br. 2007;89:1001–9.

投掷运动员肩部疾病

Seth C. Gamradt 著

魏利成 胡 政 译 肖文峰 李衡真 校

16

概述

本章将简单介绍投掷运动员肩部疼痛的病理生理，同时简单讨论重要的体格检查结果。最后，通过一些病例来展示 MRI 与关节镜下表现的相关性。

投掷运动员的疼痛往往是由于过顶运动过程中肩关节受到较大应力所致[1]。肩关节在高速旋转、牵拉和应力作用下，可能发生某些结构急性损伤或者反复的微损伤[2-3]。

对正常或病理状态下的投掷肩的研究一直是临床和生物力学研究的热点，这些研究使得对过顶运动员的肩部损伤的病理机制有了大量的理论解释。虽然对投掷肩的病理生理学的全面讨论超出了本书的范围和目标，但还是应该介绍这些错综复杂的理论。投掷者肩部疼痛的原因包含了由一些肩关节外科权威专家所提出的理论：

1. 1959 年，Bennett 指出对投掷肩行影像学检查时在关节盂后方可见外生骨赘，并指出其可能是后方关节囊的牵拉所致[4]。

2. 1972 年，Neer 描述了肩袖在肩峰前方的肩峰下撞击[5]，这种情况同样也会影响投掷者。肩峰成形术在治疗投掷运动员中已经取得了一定的成功[6]。

3. Jobe 及其同事指出肩关节前方不稳可能是投掷运动员肩痛的原因，在投掷运动员中应用前关节囊重建同样也取得了一定的成功[7-8]。

最近新提出的一些概念，已被尝试用来解释运动员掷肩损伤的原因。

1. **盂肱关节内旋受限（glenohumeral internal rotation deficit，GIRD）**：这个概念描述了过顶运动员为了更好的外旋而放弃部分内旋功能的现象，投掷者肩关节的这种外旋的增益是肩关节常见的生理适应，但当投掷肩的旋转活动度（丢失的内旋加上增加的外旋）与对侧非投掷肩不同时，这种增益往往被认为是病理性的，并且认为这种内旋受限是导致内撞击的原因[9-11]。

2. **内撞击（internal impingement）**：内撞击定义为后上关节盂与肩袖的非正常接触，在生物力学研究和肩关节镜检查中均可见到。上盂唇和肩袖之间发生的反复内撞击让投掷肩有上盂唇自前向后损伤（superior labrum anterior and posterior，SLAP）损伤和关节侧部分肩袖撕裂的风险[10,12-14]。

3. **肩胛骨运动障碍（scapular dyskinesis）**：过顶运动员能形成一种非正常的肩胛骨姿态和肩胛周肌无力，以此来减缓进一步损伤，甚至是完全规避损伤[15]。

4. **运动链（kinetic chain）**：投掷运动的机械力学已经在运动分析实验室中得到了广泛的研究。这些研究分析了运动员们如何将躯干和腿部的力量传递至肩部，并强调了一个事实：投掷运动的实质是将腿部和躯干的力量转化为肩部的旋转力并最终转化为球速。运动链上的任何问题都可能导致力量传递不良，并可能导致受伤风险和肩部的功能障碍[15-16]。

上述理论适用于在比赛或训练中过度用肩的年轻投手或投掷运动员。对于先前功能良好的投掷肩所发生的急性损伤则因鉴别诊断扩大过多，上述讨论不太适用。最后，由于过顶运动，老年运动员们往往表现出更多类型的肩关节状况如肩峰下撞击综合征、肩袖撕裂和喙突下撞击。

S.C. Gamradt, MD (✉)
Keck Medical Center of USC, University of Southern California, Los Angeles, CA, USA
e-mail: gamradt@usc.edu

S.F. Brockmeier (ed.), *MRI-Arthroscopy Correlations: A Case-Based Atlas of the Knee, Shoulder, Elbow and Hip*,
DOI 10.1007/978-1-4939-2645-9_16, © Springer Science+Business Media New York 2015

投掷肩的体格检查评估

针对投掷肩的体格检查是不可或缺的一部分。Mcfarland 等发表了一篇综述，分析了对于投掷运动员而言可能有所发现的相关体格检查[17]。因为 MRI 的高敏感性以及过顶投掷运动员的职业因素，需要结合病史和体格检查来解读 MRI。当症状、病史和体格检查都符合 MRI 的发现时，才可能是正确的诊断。当 MRI 的发现与体格检查结果不相符时，仔细的检查和分析就非常重要。对过顶运动员肩的诊治有句箴言：被治疗的应当是患者的肩膀，而不是 MRI。换句话说，投掷运动员肩部的 MRI 往往会有阳性的发现，但是只有在精心安排的康复计划失败后，才考虑手术治疗，不能操之过急。

表 16.1 详尽列举了各种情况下投掷肩可能存在的鉴别诊断，并提供了相应的可能出现的体格检查结果。需要特别注意的是，这些体格检查许多都不是投掷肩专有的或者特有的，这就意味着不能够依据某个体格检查结果就对一个肩关节作出明确诊断。

投掷肩的 MRI 发现

MRI 通常用于检查损伤或功能障碍的投掷肩，以评估是否存在结构损伤以及损伤程度。常规 MRI 和 MR 关节造影术可用于评估有功能障碍的投掷肩。

一些证据表明 MRI 关节造影对盂唇撕裂和肩袖部分撕裂的诊断更敏感[21-22]。检查时，MRI 采用标准的冠状位/矢状位/横断面扫描；另外，提倡长期进行投掷动作的运动员在外旋外展（abducted external rotated position，ABER）位上进行 MR 关节造影术，作为识别肩袖部分撕裂有效的辅助手段[23-24]。

系统性地评估投掷运动员的 MRI 至关重要。在这些运动员中经常存在多个病理改变（例如 SLAP 损伤和肩袖部分撕裂），对肩袖的影像解释不仅应包括肌腱和肌腱附着部，还应包括肌腹的评估，以明确是否存在肌肉萎缩。评估盂唇的部位应该集中在上盂唇、肱二头肌长头肌腱止点和肱二头肌长头肌腱。但是，应该在 MRI 中检查盂唇的各个方向，因为上唇盂可以延伸到前方和后方。MRI 还应该用于评估肩峰形态、肩锁关节（acromioclavicular，AC），关节盂软骨和周围结构，以确保正确的病理诊断。

病例 1：上唇盂撕裂伴后上唇盂旁囊肿

患者男，19 岁，水球运动员，右肩轻度疼痛 12 个月，其右侧优势肩于某场比赛后突然出现疼痛加剧。患者自诉无法尽力投掷，右臂有僵硬感。

患者颈椎检查正常，Spurling 试验阴性，无肩锁关节压痛，但肱二头肌肌腱有轻度压痛，体格检查无肌肉萎缩或翼状肩，除优势肩外旋轻微（5−/5）

表 16.1　对应投掷肩的部分鉴别诊断以及相应的体格检查

鉴别诊断	体格检查体征
神经根型颈椎病和（或）神经根狭窄	颈椎运动范围及压头试验（Spurling 试验）
肩锁关节骨关节炎或锁骨远端骨溶解	交臂内收和肩锁关节（AC）压痛
肩胛骨位置或运动异常	肩胛骨运动障碍或翼状肩胛
SLAP 损伤	主动抗压（O'Brien）试验
肩关节前向不稳定	恐惧试验/复位试验/加载移位试验/
肩峰下撞击综合征	Hawkin 征/Neer 征
肩关节多向不稳定	沟槽征，负荷，转移
肱二头肌腱鞘炎	Speed 试验和 Yergason 试验，肱二头肌肌腱触诊
盂肱内旋受限	外展内旋受限伴总活动范围减小
胸廓出口综合征	Adson 试验（上臂抬高和旋转颈部时脉搏减弱）
肩袖肌腱炎/肩袖撕裂/肩胛上神经病（部分或全部）	肩袖肌力测试

力弱，整个手臂力量均为 5/5。各方向活动度均正常，无盂肱关节内旋受限。激发试验显示恐惧 / 复位阴性，加载移位试验前方 2 ＋，后方 1 ＋（两肩对称），O'Brien 试验阳性且前臂旋后时症状缓解。Speed 试 验、Yergason 试 验、Neer 征 和 Hawkins 征均为阴性。

鉴于患者疼痛症状的持续时间和严重程度，对患者进行 X 线片和 MRI 关节造影检查。X 线片无明显异常，MRI 关节造影显示 Ⅱ 型上唇盂撕裂，合并冈盂切迹上方的后上盂唇的多房囊肿（图 16.1 a-d）。前盂唇、后盂唇和肩袖均示正常。

6 周的保守治疗后，患者症状无缓解，且在重新开始比赛时无法舒适地进行投掷或游泳。治疗手段包括休息、物理治疗和非甾体类抗炎药物治疗。

因此建议患者进行关节镜手术（图 16.2 a-f）。在手术时，诊断性关节镜检查显示肱二头肌肌腱正

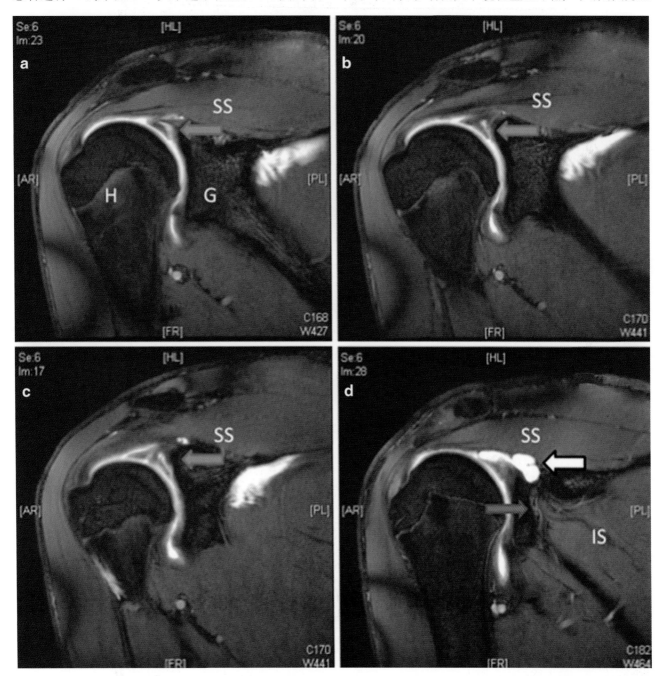

图 16.1　冠状位 T1 脂肪抑制 MR 关节造影图像显示完整的肩袖和明显的上盂唇撕裂（**a-c**），可见造影剂蔓延至上盂唇下方（蓝色箭头）。此外，上盂唇后方可见（白色箭头）冈盂切迹囊肿（**d**）。该囊肿影响了肩胛上神经血管束（红色箭头）的显示，因为它沿冈盂切迹向冈下肌方向消失。H：肱骨；G：关节盂；SS：冈上肌；IS：冈下肌

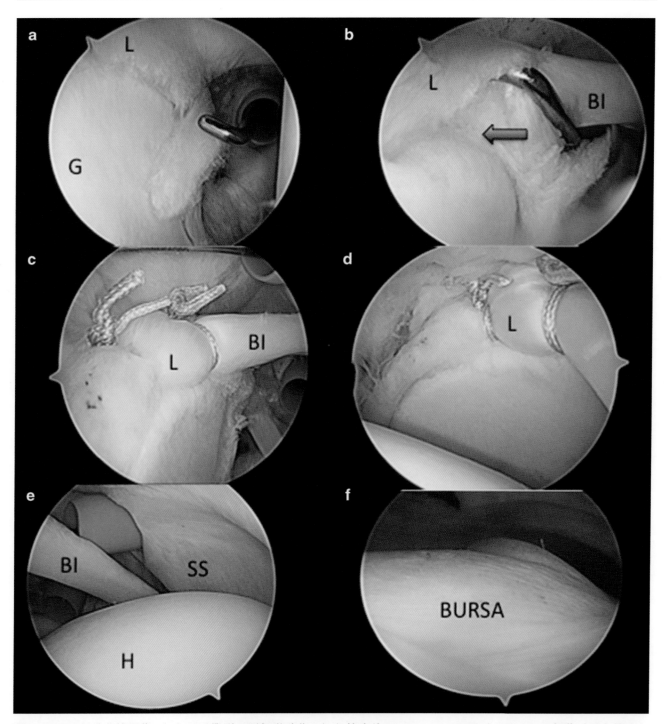

图 16.2 （a-f）关节镜图像。（a）显示撕裂盂唇轻微移位。（b）镜头从 10∶00 ～ 12∶00 显示 Ⅱ 型 SLAP 损伤（黑色箭头）。（c）用两枚锚钉缝合后上盂唇的后入路观察视角。（d）缝合的前上入路观察视角。（e）正常关节的冈上肌。我们注意到在肱二头肌肌腱上方的冈上肌前方的肩袖间隙（用于锚定）。（f）正常肩峰下间隙和肩峰滑囊。L：盂唇；G：关节盂；H：肱骨；BI：肱二头肌肌腱；SS：冈上肌

常，Ⅱ 型上唇盂损伤（10∶00 ～ 12∶00），伴撕裂盂唇轻微移位，后盂唇和前盂唇正常，盂肱关节软骨、冈上肌 / 冈下肌 / 肩胛下肌均示正常。

　　建立两个关节镜入路。使用 3.5 mm 的剃刀通过

后入路进入腋囊并清理，使用两根 2.4 mm 生物可吸收锚钉以普通外科缝合方法修复上唇盂。肩峰下不做处理。

　　术后固定 3 周，允许患者进行被动运动，10 周

后恢复完全主动运动，在 12 周时允许进一步强化运动。投掷计划在 18 周时开始。6 个月时，患者成功恢复并返回赛场。该患者随后继续参加了两年的大学水球比赛。

讨论

虽然投掷运动员在关节镜下修复 SLAP 损伤后的早期结果是非常理想的[25-26]，但最近文献报道显示，该治疗对于投掷运动导致的损伤的评分结果更为敏感，由于运动员也许不能达到之前的运动水平，上盂唇修复流行趋势有所降低[27-29]。Brockmeier 等显示急性创伤性 SLAP 损伤可能在手术后获得更好的短期结果[30]。Provencher 等进行的一项研究表明，军人中 SLAP 修复后出现持续疼痛的比例很高，有时会导致患者进行二次手术[27]。此外，有证据表明，SLAP 损伤的老年运动员可能更适合行肱二头肌肌腱固定术[31]，并且 SLAP 损伤在肩袖修复中可能被忽略[32-33]。投掷运动员的 SLAP 修复可以获得良好或极好的结果，但最近的文献显示，在保守治疗后再进行治疗，能确保运动员在手术后获得更为切实的效益。

病例 2：内部撞击伴 SLAP 撕裂和肩袖部分撕裂

患者男，27 岁，前大学棒球运动员，目前从事休闲垒球。患者自诉右肩疼痛数年，疼痛加重不能投掷 12 个月。患者于投掷动作的起始阶段出现后肩疼痛。无肩部外伤史，数年前肩部有皮质类固醇药物注射史。

患者颈椎检查正常，Spurling 试验阴性，无肩锁关节压痛，肱二头肌肌腱轻度压痛。检查显示无肌肉萎缩或翼状肩。患者力量为 5/5，活动范围双侧前区正常，但盂肱关节有 20° 的内旋受限，右肩外展外旋 105°，外展内旋为 35°。左肩外展外旋为 95°，外展内旋 65°。激发试验显示恐惧 / 复位试验阴性，加载移位试验前方 1 +，后方 1 +（左肩对称），O'Brien 试验阳性，前臂旋后症状缓解。Speed 和 Yergason 试验均为阴性，Neer 征和 Hawkins 征弱阳性。

X 线片显示 2 型肩峰和早期肩锁关节骨关节炎，无其他阳性发现。

因为患者有皮质类固醇药物注射史，所以对患者进行了肩峰下注射治疗。在接下来的几周内患者的基本肩痛减轻。同时还进行了包括卧位牵拉在内的相关物理治疗，以改善患者的内旋受限。然后患者重返垒球赛场，但仍然在投掷时感到疼痛。鉴于患者的症状持续时间和严重程度，对患者行 MRI 关节造影。MRI 关节造影显示后上盂唇小撕裂，另外，在冈上肌后方关节侧肩袖部分撕裂处的对比影像提示密度不均一（图 16.3 a-d）。前盂唇和后盂唇完好无损，但有 MRI 上可以看到肩峰下撞击的证据。

患者选择进行关节镜手术（图 16.4 a-f）。在手术时，诊断性关节镜探查显示正常的肱二头肌肌腱和剥离的 2 型上唇盂撕裂（9:30 ～ 10:30），冈上肌后方 Ellma 分级 1A 级的关节侧部分肩袖撕裂。患者前后盂唇和盂肱关节软骨完整，肩胛上肌 / 肩胛下肌均正常。在关节镜检查时，被动外旋时可观察到撕裂肩袖和后上唇盂的接触。

建立两个关节镜入路，使用 1 枚双负载的 2.4 mm 生物可吸收缝合锚钉以简单方式缝合完成上唇盂修复，将肩袖还原成正常组织。进入肩峰下间隙，进行肩峰下滑囊清理和较为保守的肩峰成形术。

术后固定 3 周，允许患者进行被动活动，10 周后恢复全范围的关节活动，在 12 周时允许强化运动。投掷活动计划在 18 周时开始。6 个月患者成功恢复到竞技状态。患者在术后逐渐恢复，并参加到休闲垒球运动当中，但偶尔在投掷期间感到轻微疼痛。

病例 3：肩袖部分撕裂的修复

患者男，22 岁，铅球运动员，右肩投掷时急性损伤。患者自诉突发力量减弱及肩部不稳定，且无法参加训练。患者未感觉肩脱位或半脱位。X 线片未见异常。患者既往无肩关节病史。

患者颈椎检查正常，Spurling 试验阴性。肩锁关节或肱二头肌肌腱无压痛，视诊无肌肉萎缩或翼状肩胛。除右肩的冈上肌外，其余肌肉力量均为 5/5，右肩的冈上肌肌力为 4/5 且伴明显疼痛。双肩前屈活动范围正常，但右侧伴疼痛，无盂肱关节内旋受限。

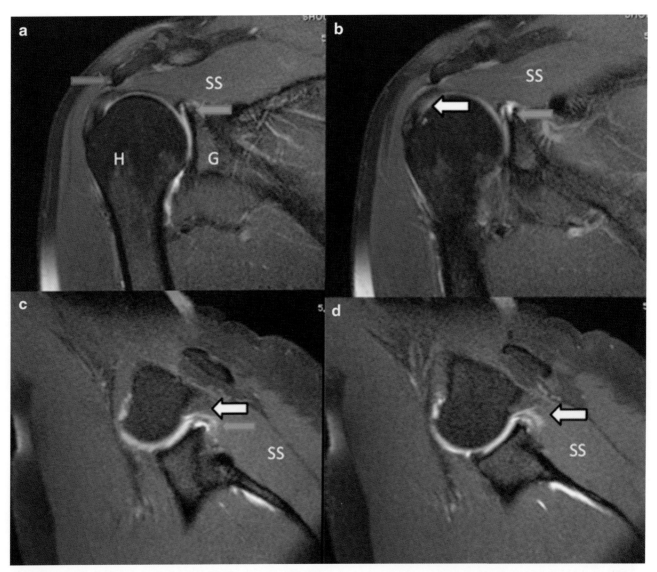

图 16.3 （a-d）冠状位 T1 脂肪抑制像的 MR 关节造影显示肩峰下移（红色箭头）。肩袖基本正常，但冈上肌后方的关节侧有一些高信号（**b** 中的白色箭头）。上唇盂撕裂（**a-c** 中的蓝色箭头），对比剂延伸到上盂唇下和内。ABER 视图（**c,d**）显示肩袖与上关节盂接触。此外，在冈上肌后方的分层关节侧部分肩袖撕裂中观察到对比剂（白色箭头 **c,d**）。H：肱骨；G：关节盂；SS：冈上肌

激发试验显示，恐惧状态时伴疼痛，并且复位后疼痛不能缓解。加载移位试验前方 1＋/后方 1＋（左肩对称于右肩），O'Brien 试验阳性，且旋转前臂疼痛症状无缓解。Speed 和 Yergason 试验阴性，Neer 征和 Hawkins 征弱阳性。

由于肩部力量急剧减弱，决定对患者行 MRI 检查（图 16.5 a-d）。ABER 位 MR 关节造影可见造影剂于肩袖层内走行，提示冈上肌关节侧部分撕裂。盂唇和盂肱关节软骨正常，没有关节不稳导致的骨挫伤，肩峰为 I 型。

由于疼痛，患者服用了非甾体类药物治疗，并

且因为日常活动时的肩部不适而进行了 1 周的固定制动。然后患者开始康复，尽管在第 8 周时恢复了正常的活动范围，但力量仍为 4＋/5，并且无法参加比赛。于是患者决定进行关节镜下肩袖修复术与清创术。

患者选择行关节镜手术（图 16.6 a-f）。术中诊断性关节镜检查显示肱二头肌肌腱和上盂唇正常，冈上肌可见 Ellman 3A 级的肩袖关节侧部分撕裂。后唇、前唇和盂肱关节软骨完整，冈上肌/冈下肌均正常。

对肩袖清创处理，清理大结节足印区。接下来，

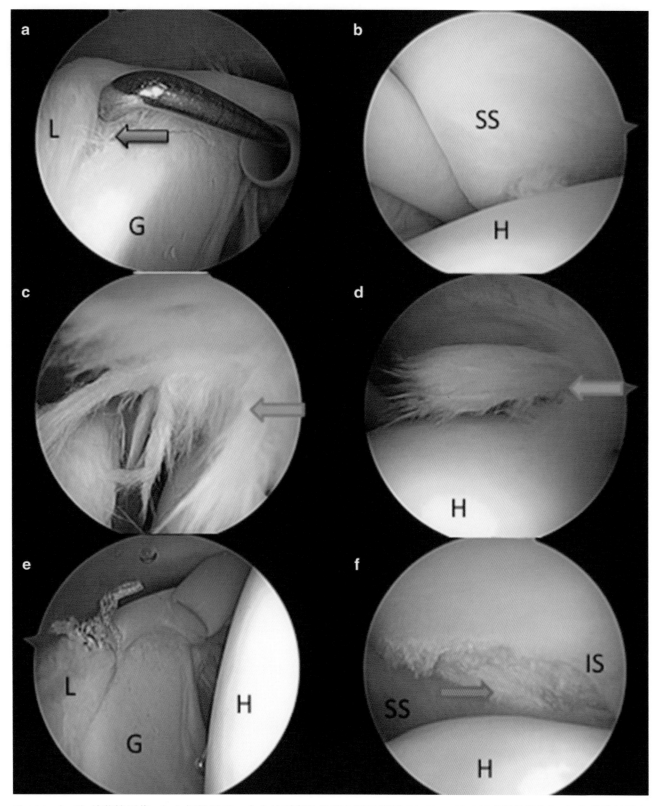

图 16.4 （a-f）关节镜图像。（a）探针显示一个小的剥离的 Ⅱ 型上唇盂撕裂（9:30 ～ 10:30）（黑色箭头）。（b）完整的冈上肌。（c）关节镜下显示冈上肌关节侧撕裂与后上盂之间的关系。（d）中立内收位观察关节侧部分肩袖撕裂。（e）用一枚双线锚钉缝合修复上盂唇。（f）将肩袖清创至正常组织，不进行肩袖修复。L：唇盂；G：关节盂；H：肱骨；IS：冈下肌；SS：冈上肌

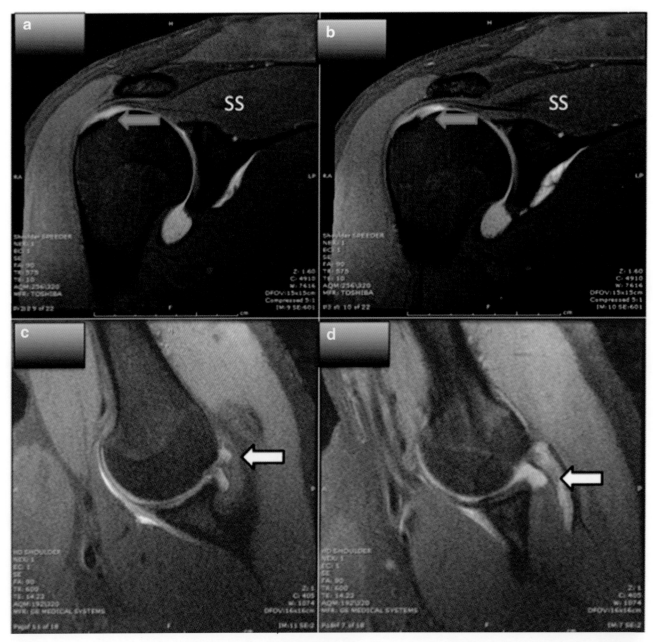

图 16.5 （a-d）冠状位 T1 脂肪抑制像的 MR 关节造影显示 Ⅰ 型肩峰。在 a、b 图中，肩袖在关节面上有高信号（蓝色箭头），上唇盂完整。ABER 位图像（c，d）显示撕裂更广泛，并且撕裂口内对比明显，显示肩袖有分层（白色箭头）。SS：冈上肌

肩峰下滑囊行标准的清理减压手术，以获得足够的肩峰下空间用来缝合打结。生物吸收材料的锚钉以经腱的方式置入大结节。多枚腰穿针用于缝合通道，聚丙烯缝线用于将 4 根来自锚钉的缝合线穿过撕裂肩袖组织的边缘，再次进入肩峰下间隙，镜下行褥式缝合后分别打结。最后进入盂肱关节再次检查修复情况，可看到肩袖组织与骨组完美贴合。

术后，悬吊固定制动 4 周，允许患者进行被动运动，10 周后恢复全范围的关节活动，在 12 周时允许强化运动。投掷活动直到 6 个月开始，9 个月时成功重返运动，尽管伴轻微弹响，最终尚未重返竞技场。

讨论

即使投掷运动员能正常地完成投掷动作，但也能

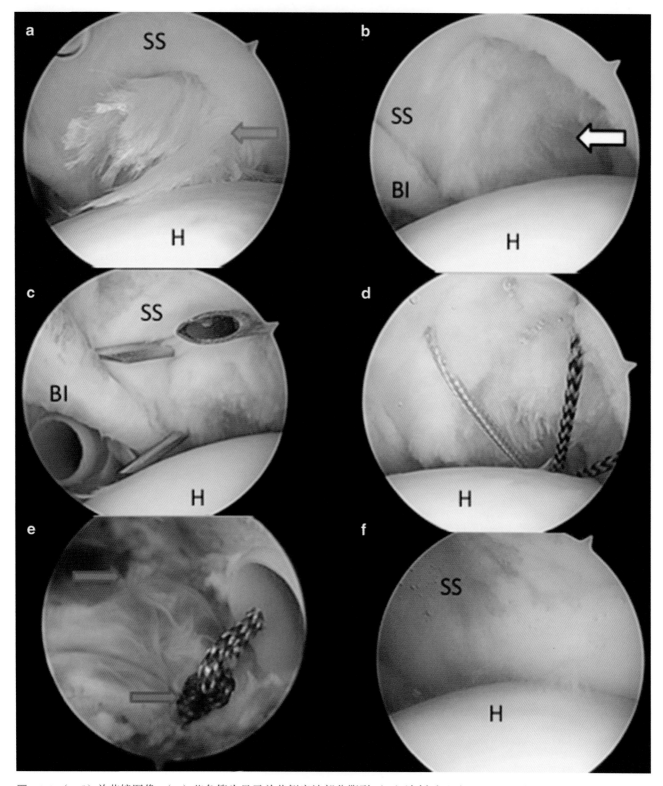

图 16.6 （**a-f**）关节镜图像。（**a**）蓝色箭头显示关节侧肩袖部分撕裂；（**b**）清创后显示 Ellman 3A 级冈上肌撕裂的深部（白色箭头）；（**c**）多根腰穿针经皮穿过作为缝合通道，用以引导缝合线穿过肩袖；（**d**）置入锚钉和穿过缝线后；（**e**）在肩峰下打结（红色箭头）；（**f**）盂肱关节的最终视图显示修复缝合后，冈上肌已成功拉回至足印区。H：肱骨；BI：肱二头肌；SS：冈上肌

常常发现运动员的肩部有肩袖撕裂和唇盂病变[20,34]。所以，在进行手术之前需要长时间的康复治疗。虽然已有关于投掷运动员肩关节镜下修复肩袖部分撕裂的报道且结果良好[35-36]，但对高水平运动员的肩袖清创术效果较差[37]。GIRD/内撞击很少需要行肩袖部分撕裂的修复手术，除非撕裂极其严重或清创术后失败且运动员希望重返赛场[3]。在肩袖修复之后，肩部的过度活动可能产生较大的旋转应力，可能导致肩袖修复手术失败。在投掷运动员中，全层肩袖撕裂的修复手术预后很差，职业生涯中的投掷很难再恢复到竞技水平[38]。

参考文献

1. Dillman CJ, Fleisig GS, Andrews JR. Biomechanics of pitching with emphasis upon shoulder kinematics. J Orthop Sports Phys Ther. 1993;18(2):402–8.
2. Cohn RM, Jazrawi LM. The throwing shoulder: the orthopedist perspective. Magn Reson Imaging Clin N Am. 2012;20(2):261–75, x.
3. Economopoulos KJ, Brockmeier SF. Rotator cuff tears in overhead athletes. Clin Sports Med. 2012;31(4):675–92.
4. Bennett GE. Elbow and shoulder lesions of baseball players. Am J Surg. 1959;98:484–92.
5. Neer 2nd CS. Anterior acromioplasty for the chronic impingement syndrome in the shoulder: a preliminary report. J Bone Joint Surg Am. 1972;54(1):41–50.
6. Tibone JE, Jobe FW, Kerlan RK, Carter VS, Shields CL, Lombardo SJ, et al. Shoulder impingement syndrome in athletes treated by an anterior acromioplasty. Clin Orthop Relat Res. 1985;198:134–40.
7. Jobe FW, Giangarra CE, Kvitne RS, Glousman RE. Anterior capsulolabral reconstruction of the shoulder in athletes in overhand sports. Am J Sports Med. 1991;19(5):428–34.
8. Kvitne RS, Jobe FW. The diagnosis and treatment of anterior instability in the throwing athlete. Clin Orthop Relat Res. 1993;291:107–23.
9. Lintner D, Mayol M, Uzodinma O, Jones R, Labossiere D. Glenohumeral internal rotation deficits in professional pitchers enrolled in an internal rotation stretching program. Am J Sports Med. 2007;35(4):617–21.
10. Myers JB, Laudner KG, Pasquale MR, Bradley JP, Lephart SM. Glenohumeral range of motion deficits and posterior shoulder tightness in throwers with pathologic internal impingement. Am J Sports Med. 2006;34(3):385–91.
11. Tokish JM, Curtin MS, Kim YK, Hawkins RJ, Torry MR. Glenohumeral internal rotation deficit in the asymptomatic professional pitcher and its relationship to humeral retroversion. J Sports Sci Med. 2008;7(1):78–83.
12. Burkhart SS. Internal impingement of the shoulder. Instr Course Lect. 2006;55:29–34.
13. Drakos MC, Rudzki JR, Allen AA, Potter HG, Altchek DW. Internal impingement of the shoulder in the overhead athlete. J Bone Joint Surg Am. 2009;91(11):2719–28.
14. Burkhart SS, Morgan CD, Kibler WB. The disabled throwing shoulder: spectrum of pathology part I: pathoanatomy and biomechanics. Arthroscopy. 2003;19(4):404–20.
15. Burkhart SS, Morgan CD, Kibler WB. The disabled throwing shoulder: spectrum of pathology part III: the SICK scapula, scapular dyskinesis, the kinetic chain, and rehabilitation. Arthroscopy. 2003;19(6):641–61.
16. Braun S, Kokmeyer D, Millett PJ. Shoulder injuries in the throwing athlete. J Bone Joint Surg Am. 2009;91(4):966–78.
17. McFarland EG, Tanaka MJ, Papp DF. Examination of the shoulder in the overhead and throwing athlete. Clin Sports Med. 2008; 27(4):553–78.
18. Lesniak BP, Baraga MG, Jose J, Smith MK, Cunningham S, Kaplan LD. Glenohumeral findings on magnetic resonance imaging correlate with innings pitched in asymptomatic pitchers. Am J Sports Med. 2013;41(9):2022–7.
19. Connor PM, Banks DM, Tyson AB, Coumas JS, D'Alessandro DF. Magnetic resonance imaging of the asymptomatic shoulder of overhead athletes: a 5-year follow-up study. Am J Sports Med. 2003;31(5):724–7.
20. Miniaci A, Mascia AT, Salonen DC, Becker EJ. Magnetic resonance imaging of the shoulder in asymptomatic professional baseball pitchers. Am J Sports Med. 2002;30(1):66–73.
21. Meister K, Thesing J, Montgomery WJ, Indelicato PA, Walczak S, Fontenot W. MR arthrography of partial thickness tears of the undersurface of the rotator cuff: an arthroscopic correlation. Skeletal Radiol. 2004;33(3):136–41.
22. Chandnani VP, Yeager TD, DeBerardino T, Christensen K, Gagliardi JA, Heitz DR, et al. Glenoid labral tears: prospective evaluation with MRI imaging, MR arthrography, and CT arthrography. AJR Am J Roentgenol. 1993;161(6):1229–35.
23. Iyengar JJ, Burnett KR, Nottage WM, Harwin SF. The abduction external rotation (ABER) view for MRI of the shoulder. Orthopedics. 2010;33(8):562–5.
24. Jung JY, Jee WH, Chun HJ, Ahn MI, Kim YS. Magnetic resonance arthrography including ABER view in diagnosing partial-thickness tears of the rotator cuff: accuracy, and inter- and intra-observer agreements. Acta Radiol. 2010;51(2):194–201.
25. Burkhart SS, Morgan CD, Kibler WB. Shoulder injuries in overhead athletes. The "dead arm" revisited. Clin Sports Med. 2000;19(1):125–58.
26. Burkhart SS, Morgan C. SLAP lesions in the overhead athlete. Orthop Clin North Am. 2001;32(3):431–41, viii.
27. Provencher MT, McCormick F, Dewing C, McIntire S, Solomon D. A prospective analysis of 179 type 2 superior labrum anterior and posterior repairs: outcomes and factors associated with success and failure. Am J Sports Med. 2013;41(4):880–6.
28. Gorantla K, Gill C, Wright RW. The outcome of type II SLAP repair: a systematic review. Arthroscopy. 2010;26(4):537–45.
29. Knesek M, Skendzel JG, Dines JS, Altchek DW, Allen AA, Bedi A. Diagnosis and management of superior labral anterior posterior tears in throwing athletes. Am J Sports Med. 2013;41(2): 444–60.
30. Brockmeier SF, Voos JE, Williams 3rd RJ, Altchek DW, Cordasco FA, Allen AA. Outcomes after arthroscopic repair of type-II SLAP lesions. J Bone Joint Surg Am. 2009;91(7):1595–603.
31. McCormick F, Bhatia S, Chalmers P, Gupta A, Verma N, Romeo AA. The management of type II superior labral anterior to posterior injuries. Orthop Clin North Am. 2014;45(1):121–8.
32. Abbot AE, Li X, Busconi BD. Arthroscopic treatment of concomitant superior labral anterior posterior (SLAP) lesions and rotator cuff tears in patients over the age of 45 years. Am J Sports Med. 2009;37(7):1358–62.
33. Franceschi F, Longo UG, Ruzzini L, Rizzello G, Maffulli N, Denaro V. No advantages in repairing a type II superior labrum anterior and posterior (SLAP) lesion when associated with rotator cuff repair in patients over age 50: a randomized controlled trial. Am J Sports Med. 2008;36(2):247–53.
34. Miniaci A, Dowdy PA, Willits KR, Vellet AD. Magnetic resonance imaging evaluation of the rotator cuff tendons in the asymptomatic shoulder. Am J Sports Med. 1995;23(2):142–5.

35. Brockmeier SF, Dodson CC, Gamradt SC, Coleman SH, Altchek DW. Arthroscopic intratendinous repair of the delaminated partial-thickness rotator cuff tear in overhead athletes. Arthroscopy. 2008;24(8):961–5.

36. Conway JE. Arthroscopic repair of partial-thickness rotator cuff tears and SLAP lesions in professional baseball players. Orthop Clin North Am. 2001;32(3):443–56.

37. Reynolds SB, Dugas JR, Cain EL, McMichael CS, Andrews JR. Debridement of small partial-thickness rotator cuff tears in elite overhead throwers. Clin Orthop Relat Res. 2008;466(3):614–21.

38. Mazoue CG, Andrews JR. Repair of full-thickness rotator cuff tears in professional baseball players. Am J Sports Med. 2006; 34(2):182–9.

冻结肩

17

Stephen R. Thompson 著

杨 华 王伊伦 译 李良军 杨韫韬 校

概述

冻结肩（肩周炎）或粘连性肩关节囊炎（Adhesive capsulitis）是一种严重影响肩关节活动的疾病。该病最初由 Duplay 于 1872 年报道，称其为"关节周炎"。Codman 在 1934 年更为详细地阐述了这种疾病，称之为"冻结肩"[1]。随后在 1945 年，Neviaser 在手术中发现关节囊与肱骨粘连，故引入了粘连性关节囊炎这一说法[2]。该病起病隐匿，主要症状为肩关节疼痛伴前屈外旋活动受限。

冻结肩是一种常见疾病，约 2% 的人群受其影响[3]。本病好发于 60 岁左右的人群，女性多于男性。56 岁为发病高峰，40 岁以下、70 岁以上患者罕见。不常活动侧较常活动侧更易发病。同一侧复发极为罕见，但约 20% 的人会出现对侧发病。

"冻结肩"一词能很好地描述临床表现和病史。"冰冻"阶段特征为肩关节活动时疼痛，疼痛继发于关节滑膜炎症；"冻结"阶段疼痛不明显，但僵硬明显；"解冻"阶段僵硬逐渐消失，伴随疼痛。冰冻阶段表现为疼痛进行性加重，尤其在晚上。有的患者可能会有轻微外伤史，如跌倒时肩部着地。这一阶段通常持续 1 ～ 3 个月。冻结阶段表现为疼痛逐渐减轻。一般情况下，在冰冻阶段患者会代偿性减少肩关节活动，以致不能意识到肩关节活动范围逐渐减小。特征性体格检查是主动、被动活动均同等程度受限，被动外旋受限最显著。这一阶段通常持续 4 ～ 18 个月。在解冻阶段，活动范围逐渐恢复。这一阶段往往伴随疼痛，但不如冰冻阶段剧烈。这一阶段可能持续 3 ～ 12 个月。

冻结肩根据临床表现可确诊。尽管目前文献中缺乏正式诊断标准，但根据典型的疼痛模式和主动、被动外旋活动受限的症状可得到正确诊断。盂肱关节骨关节炎和盂肱关节交锁脱位也可导致选择性外旋活动受限。这两种情况很容易通过常规影像学检查得到诊断。MRI 通常不用来诊断冻结肩，但可用来做冻结肩与其他疾病的鉴别诊断，如肩袖撕裂。

尽管是在一百多年前有过报道，但对该疾病的自然史仍不清楚。作为一种迁延性疾病，恢复期可长达 2 年，因此需要患者有耐心[4]。尽管为自限性疾病，但不能低估该病的远期影响。在最长的随访研究报告中，约 60% 的患者有一定程度的关节僵硬，约一半患者有轻度持续性疼痛[5]。

冻结肩的病因暂不清楚[6]。目前有多种病因假设，包括免疫、炎症和纤维化等。鉴于先有疼痛再出现僵硬，最可能的机制是炎症继而发生纤维化，活检可见炎症细胞，组织学分析可见纤维化。此外，还可见含有成纤维细胞和肌成纤维细胞的致密 III 型胶原基质，与掌筋膜挛缩症（Dupuytren's disease）表现相似。同时，还对糖尿病患者或甲状腺疾病患者更常受到冻结肩的影响。因此，有学者认为免疫或微血管因素也起到一定作用。

冻结肩的治疗目标是减轻疼痛并恢复活动范围。绝大多数患者不需手术治疗。有许多非手术治疗措施，包括物理治疗、注射糖皮质激素、非甾体抗炎药物治疗以及关节造影松解。约 90% 的患者不需要手术介入。只有在保守治疗失败的情况下考虑行关节镜下关节囊松解术（capsular release）。

本章将根据病例来说明冻结肩 MRI 与关节镜检查的相关性。鉴于大多数患者不需要 MRI 或关节镜检查，我们将结合具体案例来说明如何进行诊断和治疗。

S.R. Thompson, MD, MEd, FRCSC (✉)
Department of Orthopedics, Eastern Maine Medical Center,
Bangor, ME, USA
e-mail: theskip@gmail.com

S.F. Brockmeier (ed.), *MRI-Arthroscopy Correlations: A Case-Based Atlas of the Knee, Shoulder, Elbow and Hip*,
DOI 10.1007/978-1-4939-2645-9_17, © Springer Science+Business Media New York 2015

病例 1

59 岁右利手男子因左肩疼痛 3 个月余来骨科就诊，诉中度疼痛，当手臂举过顶及向侧面伸展时疼痛加重，因疼痛而难以入睡。否认外伤史。曾服用非处方抗炎药。既往身体健康，无其他用药史。

患者体格检查无明显异常。颈椎正常，专科检查示三角肌轻度萎缩，触诊时喙突和三角肌前方有压痛。主、被动前屈幅度为 100°，主动、被动外旋幅度为 5°，被动外展幅度为 40°。因继发疼痛导致肌力测试受限，但肌力正常。

影像学

该患者做了系列 X 线检查，包括肩关节内旋位、外旋位、Grashey 法（图 17.1）、肩胛骨 Y 位片和腋位（图 17.2）。检查结果显示盂肱关节间隙正常，无关节病证据。腋位片（axillary radiograph）示关节无脱位。

患者于初级医师处行 MRI 检查，有轴面及冈上肌肌腱长短轴位自旋密度成像、抑脂像及 T1、T2 加权成像。图 17.3 a-c 示连续 T2 脂肪抑制 BLADE 冠状斜位成像。

MRI 检查在冻结肩的诊断中不是首选。确诊冻结肩主要依据临床表现综合判断，没有直接可确诊的特异征象。冻结肩的诊断标准包括：

图 17.1 肩胛骨正位（Grashey）片示盂肱关节间隙正常，无关节病

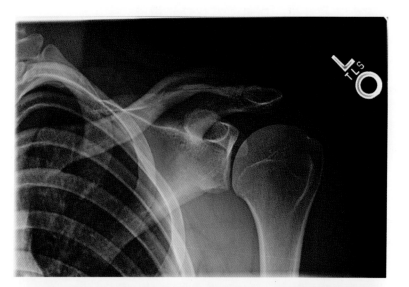

图 17.2 腋位片示盂肱关节无脱位

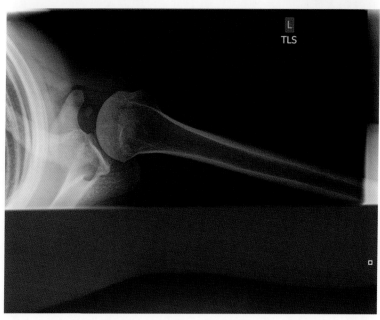

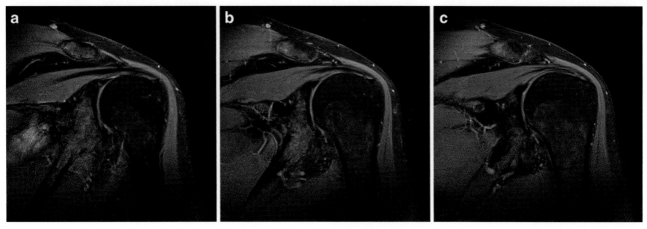

图 17.3　（**a-c**）示连续 T2 脂肪抑制 BLADE 冠状斜位成像，可见关节下囊显著增厚，边界不清

- 盂肱关节囊（glenohumeral joint capsule）沿腋囊增厚
- 喙肱韧带（coracohumeral ligament）增厚
- 喙突下脂肪三角（subcoracoid fat triangle）消失
- 肩袖间隙滑膜炎

　　在本例患者中，图 17.3 a-c 示下关节囊明显增厚且边界不清。冈上肌肌腱轻度变薄，信号增强，符合肩周炎诊断。

治疗

　　鉴于患者临床表现隐匿且主动、被动活动范围受限程度相同，可诊断为冻结肩。X 线检查排除其他引起运动范围受限的疾病，如关节炎、肩关节后脱位等。MRI 检查表明没有肩袖撕裂等引起继发性肩周炎的疾病。该患者采用保守治疗。

　　患者在督导下进行家庭锻炼，每天 5 次，在高架滑轮辅助下进行大幅度摆臂、被动肩部伸展运动如被动前屈、被动外旋、被动水平内收和内旋等运动。

　　保守治疗 6 周后收效甚微。在每个方向上的运动范围都仅增加 5°～ 10°，疼痛略有减轻。故决定改行盂肱关节腔注射皮质类固醇激素（intra-articular corticosteroid injection，IACIs）治疗。鉴于关节囊明显收缩增厚，决定不在门诊进行处理。采用关节造影技术实现关节腔注射。如图 17.4 所示，关节囊几乎完全消失，尤其是腋下隐窝（axillary recess）。

　　约 5 周后患者疼痛几乎完全消失，手臂前屈可达 140°，被动外旋可达 45°。注射后 3 个月，患者症状完全消失，运动范围恢复正常。

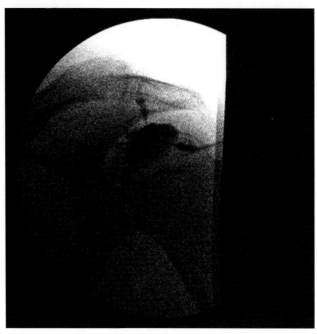

图 17.4　示引导下盂肱关节糖皮质激素注射荧光透视图像。关节囊几乎完全消失，尤其在腋下隐窝处

讨论

- 冻结肩无特异性 MRI 表现
- 冻结肩保守治疗

病例 2

　　54 岁右利手女性患者因右肩疼痛 3 个月余来骨科门诊就诊。患者 3 个月前有摔伤史，右侧着地，自此右肩开始疼痛，进行性加重，夜间尤甚。在过

去 3 周，疼痛有所缓解。患者自服非处方抗炎药，稍有缓解。没有接受物理治疗。既往有甲状腺功能减退，并服用左旋甲状腺素。患者曾在另一骨科医师处就诊并行 MRI 检查，随后医师建议患者转诊。

体格检查无明显异常。颈椎正常，全身检查正常。触诊示大结节处压痛。活动范围检查示主、被动抬手 80°，主、被动外旋 0°，被动外展 35°。肌力检查示冈上肌肌力 4＋/5 级，内、外旋肌力 5/5 级。由于活动受限 Neer 和 Hawkins 征不能引出。

影像学

患者行系列 X 线检查，检查显示盂肱关节间隙正常，无关节病征象及盂肱关节后脱位。

患者仅做普通 MRI 检查，未做增强检查。图 17.5 a-c 示冠状斜位质子密度（proton density，PD）中等加权抑脂相。图 17.6 a-c 示矢状斜位 PD 中等加权像。图 17.5 a-c 示冈上肌插入大结节处前方，提示前后约 13 mm、内外约 10 mm 肌腱全层撕裂。冈上肌肌腹无脂肪萎缩。如图 17.6 a-c 斜矢状位图像所示，喙突下脂肪三角（喙突下脂肪三角为喙突前上方、喙肱韧带上方、关节囊后下方的区域）部分消失。喙突下脂肪三角部分或完全闭塞高度提示粘连性肩关节囊炎。

该患者放射学检查无任何肩周炎证据，这并不罕见[7]。有学者认为这是由于该部位组织在所有序列上均为低信号，且在抑脂像上常无法辨别所致。抑脂像尤其难以辨别腋隐窝边缘。这导致 MRI 检查难以发现冻结肩最常见的征象——盂肱关节囊沿腋囊增厚。MRI 诊断冻结肩的敏感性可通过评估不同脉冲序列提高[7]：①矢状位非脂肪抑制 T1 加权成像检查肩袖间隙；②冠状位非脂肪抑制 T1 或 T2 加权成像检查关节囊厚度；③ T2 加权抑脂像检查关节囊水肿。

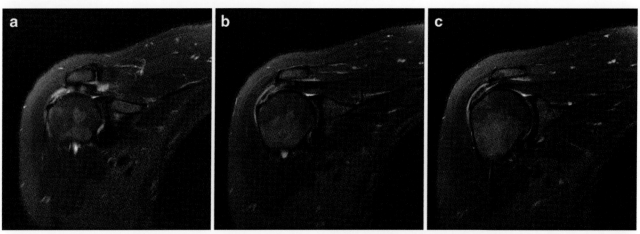

图 17.5 （a-c）示冠状斜位质子密度中等加权抑脂像，可见肩袖全层撕裂

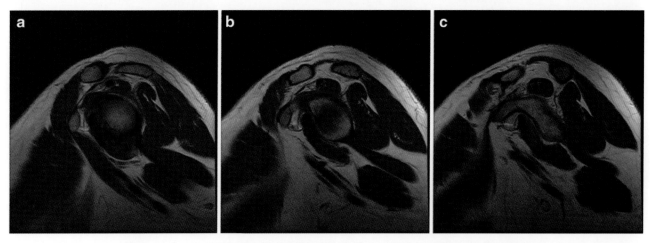

图 17.6 （a-c）示斜矢状位质子密度中等加权像，可见喙突下脂肪三角部分消失

治疗

该患者诊断为冻结肩,应待僵硬消失后再对肩袖撕裂进行治疗。患者经过 6 周物理治疗,关节活动度显著增加,且疼痛减轻。在 12 周的随访中,患者疼痛和僵硬完全消失,肌力测试正常。

病例 3

59 岁左利手男性患者因右肩疼痛伴右肩功能障碍 5 个月余来骨科就诊。起病隐袭,无外伤史。发病后疼痛急性加重,随后缓解,故未引起重视。但在过去的 6 周内,他发现右臂不能外伸及高举过顶。患者将疼痛评级为 2/10 级,主要为夜间痛。患者不规律服用萘普生,未接受物理治疗。既往在 41 岁时被诊断为 2 型糖尿病,服用二甲双胍并进行饮食控制。最近一次评估糖化血红蛋白是 4 周前,为 7.1。

体格检查示颈椎活动正常,无颈椎病证据。左肩主动向前抬高可达 160°,主动外旋可达 60°。右肩主、被动向前抬高仅为 45°,不能外旋,喙突最痛。内外旋肌力 5/5 级,而冈上肌由于僵硬而不能做肌力测试。

影像学

X 线检查未发现异常。患者于初级护理医师处行 MRI 检查,包括标准自旋回波序列、快速低角度(fast low angle shot,FLASH)梯度回波序列和短时间反转恢复(short tau inversion recovery,STIR)序列成像。STIR 序列冠状位图像如图 17.7 a-c 所示。FLASH 序列轴位图像如图 17.8 a-c 所示。STIR 序列矢状位图像如图 17.9 a-c 所示。图 17.7 a-c 示关节囊和腋囊明显增厚。图 17.8 a-c 示肩袖间隙广泛软组织。图 17.9 a-c 示喙突下脂肪三角几乎完全消失,

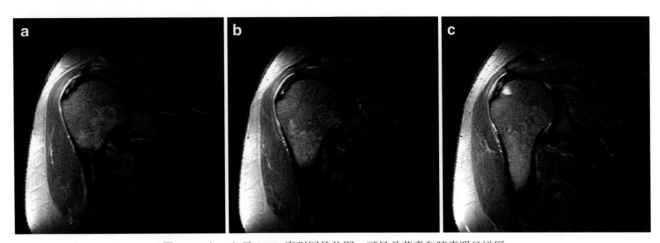

图 17.7 (**a-c**)示 STIR 序列冠状位图,可见关节囊和腋囊明显增厚

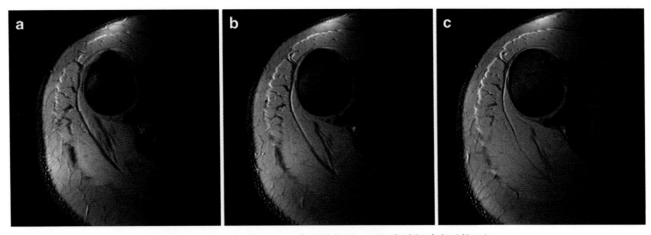

图 17.8 (**a-c**)示 FLASH 序列轴位图,可见肩袖间隙广泛软组织

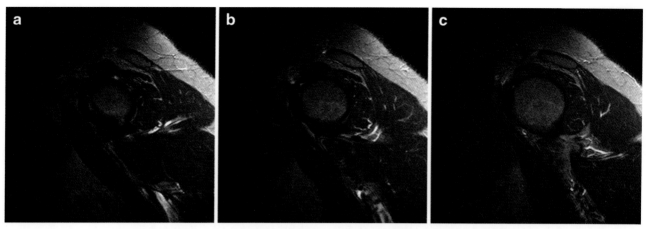

图 17.9 （**a-c**）示 STIR 序列矢状位图，可见喙突下脂肪三角几乎完全消失

喙肱韧带增厚。

关节镜

该患者接受物理治疗 8 周，活动范围及疼痛几乎无改善。鉴于患者有糖尿病病史，故决定进行关节镜松解术。

手术在全麻加肌间沟阻滞麻醉下进行。定位前行麻醉下关节镜检查，以证实冻结肩诊断。然后使用 T-MAX 肩关节定位器（Smith 和 Nephew，Andover，MA）将患者置于沙滩椅体位，肩峰与地面平行。尽管有学者主张在关节镜检查前行麻醉下松解，但这会增加关节内出血继而影响手术视野，并有骨折风险。术前应仔细标记骨性标志。

采用标准后入路。由于关节囊重度挛缩增厚，肩关节镜很难进入关节内。为了降低医源性损伤风险，用脊髓穿刺针插入盂肱关节引导关节镜进入。用约 20 ml 生理盐水扩充关节腔，然后取出注射器并观察生理盐水回流以确定关节腔位置。脊髓穿刺针留在原位引导关节镜进入。

当关节镜进入关节后，从肩袖间隙将脊髓穿刺针插入关节，并取出关节镜鞘（图 17.10），以便显露视野。然后在肩袖间隙由内而外建立前-上路入口，进行关节镜检查。图 17.10 示肩袖间隙显著增厚。图 17.11 示肱二头肌肌腱完好，未见黏连性关节囊炎典型红斑。图 17.12 示肩袖正常。图 17.13 示腋下隐窝几乎完全消失。

标准 90° 射频（radiofrequency，RF）消融探头从肩袖间隙前路插入，消融增厚组织（图 17.14）以显露喙突和喙肩韧带顶端，同时松解盂肱韧带中部。应注意保护肩胛下肌。

接下来是松解前下关节囊。从前路插入螺纹套管。更倾向于使用在髋关节镜检查中常用的柔性射频消融探头，而不是关节镜穿孔器或继续使用标准 90° 射频消融棒[8]。通过前路入口插入柔性射频消融探头（EFLEX ablator electro-thermal probe，Smith 和

图 17.10 关节镜图像，示位于显著增厚肩袖间隙的脊髓穿刺针

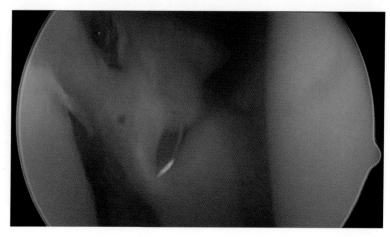

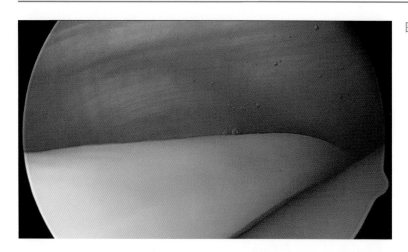

图 17.11 关节镜图像，示正常肱二头肌肌腱

图 17.12 关节镜图像，可见肩袖完好

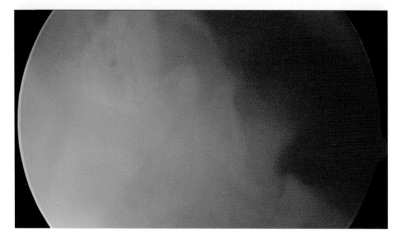

图 17.13 关节镜图像，可见腋下隐窝几乎完全消失

Nephew，Andover，MA），在射频消融棒伸展开后松解余下的前下关节囊（图 17.15）。

一旦到达关节盂面 4:30 方向，使柔性射频消融探头逐渐贴合关节盂及邻近关节唇曲面（图 17.16），以便能够在松解关节囊的同时尽可能远离腋神经。最后，应评估是否需要松解关节囊后方。鉴于内旋功能尚可，故未松解关节囊后方，切除肩峰下

滑囊后手术结束。

讨论

- 冻结肩手术松解指征，尤其是对于糖尿病患者
- 冻结肩手术操作

图 17.14 关节镜图像，示射频消融探头从前路入口进入关节，并对增厚的肩袖间隙进行消融

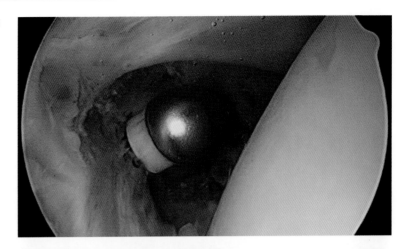

图 17.15 关节镜图像，示柔性射频消融探头从前路入口消融前下关节囊

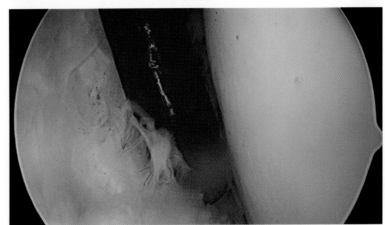

图 17.16 关节镜图像，示柔性射频消融探头从前路入口消融下方关节囊

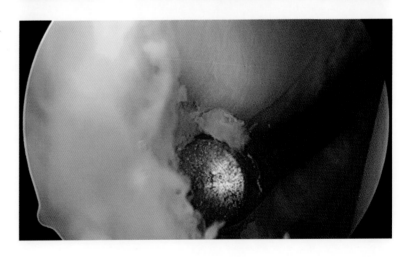

总结

　　冻结肩是一种常见疾病，但经常被当作其他疾病的伴随症状而被误诊。冻结肩可通过典型的临床表现即主动、被动外旋同等程度受限而确诊。X 线检查能排除导致外旋功能障碍的另外两个主要原因——盂肱关节骨关节炎和交锁后脱位。MRI 检查对诊断没有太大帮助，故不作为首选检查方法，但很多患者来就诊时已经做过 MRI 检查。MRI 检查提示冻结肩常伴有四种直接征象，包括盂肱关节囊增厚、喙肱韧带增厚、喙突下脂肪三角消失和肩袖间隙滑膜炎。保守治疗对 90% 的患者有效，在保守治疗无效的情况下可考虑行关节镜下松解术。

参考文献

1. Codman EA. The shoulder; rupture of the supraspinatus tendon and other lesions in or about the subacromial bursa. Boston, MA: T. Todd; 1934.

2. Neviaser JS. Adhesive capsulitis of the shoulder. A study of the pathological findings in periarthritis of the shoulder. J Bone Joint Surg. 1945;27(2):211.

3. van der Windt DA, Koes BW, de Jong BA, Bouter LM. Shoulder disorders in general practice: incidence, patient characteristics, and management. Ann Rheum Dis. 1995;54(12):959.

4. Miller MD, Wirth MA, Rockwood Jr CA. Thawing the frozen shoulder: the "patient" patient. Orthopedics. 1996;19(10):849.

5. Shaffer B, Tibone JE, Kerlan RK. Frozen shoulder. A long-term follow-up. J Bone Joint Surg Am. 1992;74(5):738.

6. Robinson CM, Seah KT, Chee YH, Hindle P, Murray IR. Frozen shoulder. J Bone Joint Surg Br. 2012;94(1):1.

7. Polster JM, Schickendantz MS. Shoulder MRI: what do we miss? AJR Am J Roentgenol. 2010;195(3):577.

8. Thompson SR, Lebel ME. Use of a hip arthroscopy flexible radio-frequency device for capsular release in frozen shoulder. Arthrosc Tech. 2012;1(1):e75.

肩锁关节疾病和肩胛上神经卡压综合征

18

Elaine J. Ahillen，Jonathan P. Braman 和 Marc Tompkins　著
李良军　丁　翔　译　李宇晟　何　苗　校

概述

肩锁（acromioclavicular，AC）关节由锁骨远端、肩峰内侧关节面、关节囊和肩锁韧带组成。内有纤维软骨盘，有助于分散应力[1]。喙锁韧带（coracoclavicular ligament）在维持锁骨远端相对于肩峰的位置中也起作用。

AC 关节常见的病变是退行性骨关节炎。这可能是 AC 关节创伤的慢性后遗症，或者由于过度使用和重复施压所致，可能会随着时间推移而发展。举重运动员或其他举重物的人，尤其是举物过顶者常见 AC 关节病变。与其他部位骨关节炎类似，其症状与影像学上的严重程度并不呈正相关。在 X 线片上，AC 关节骨关节炎表现为关节间隙变窄或消失，伴有骨刺、硬化、软骨下囊肿以及其他骨关节炎的常见 X 线征象。MRI 并不常规用于诊断，但与无症状患者的 MRI 扫描相比，有症状的患者退行性关节改变往往更加严重。另外，反应性骨水肿可能提示有症状而非病理改变[2]。

创伤性 AC 关节损伤通常发生于肩关节外侧的直接暴力，或者跌倒时肩部受伤，也可能是由于跌倒时肘部着地所致[3]。当暴力直接来自于肩关节外侧时，导致肩峰与锁骨远端直接撞击，挤压关节面（1 型损伤）。当暴力来自外上方时，导致肩胛骨外旋。这种旋转首先破坏肩锁韧带（2 型损伤），随着力的继续，喙锁韧带被破坏（3 型损伤）[4]。随着关节囊-韧带复合体的受伤，肩峰也由于肢体的重量而下移，而锁骨被斜方肌拉高[5]。

根据受到损伤的解剖结构和远端锁骨相对于肩峰脱位的方向对 AC 关节损伤进行分类。Allman 在 1967 年描述了 1～3 型 AC 关节损伤，是根据韧带损伤程度分型[3]。1 型损伤仅涉及关节囊和肩锁韧带的一部分纤维，AC 关节无松弛。肩峰和锁骨的相对位置得以维持，急性期 X 线片没有任何变化。2 型损伤是关节囊和肩锁韧带撕裂的损伤，但喙锁韧带完好。X 线片上，锁骨远端高于肩峰，但不超过锁骨宽度，并且即使受到手臂向下的拉力时，这种关系也能保持。3 型损伤涉及关节囊、肩锁韧带和喙锁韧带的撕裂。X 线片显示肩峰低于锁骨远端，并且喙突和锁骨之间的间隙也增加[3]。体格检查显示 AC 关节有肩部压痛，局部畸形程度也随损伤的严重程度而更明显。

之后，Rockwood 在此分类中加入了 4～6 型。在这些类型中，肩锁韧带和喙锁韧带均被撕裂，其类型由锁骨外侧端与肩峰的位置确定。在 4 型损伤中，肩峰向前移位，这使得锁骨远端向后移位。X 线片在腋位上显示最清楚，也能在三维影像上显示，比如 CT 或者 MRI。在 5 型损伤中，肩峰向下方移位，伴有斜方肌筋膜破裂。6 型损伤是锁骨远端低于喙突或移位到喙突下方，这是一种罕见的伤害，Gerber 和 Rockwood 在 1987 年描述了 3 例[6]。

AC 关节损伤在 30 岁前更为常见，轻型别损伤比完全脱位更常见。1 型和 2 型损伤经常采取吊

E.J. Ahillen, MD (✉)
Department of Orthopedic Surgery, TRIA Orthopedic Center, Bloomington, MN, USA
e-mail: Elaine.ahillen@tria.com

J.P. Braman, MD • M. Tompkins, MD
Department of Orthopedic Surgery, University of Minnesota Medical School, Minneapolis, MN, USA
e-mail: Brama011@umn.edu; tompkinsm@hotmail.com

S.F. Brockmeier (ed.), *MRI-Arthroscopy Correlations: A Case-Based Atlas of the Knee, Shoulder, Elbow and Hip*,
DOI 10.1007/978-1-4939-2645-9_18, © Springer Science+Business Media New York 2015

带固定、早期运动和理疗等措施进行治疗。对 3 型损伤的最佳治疗方式有争议，治疗应该个体化。对于进行过顶运动的运动员或者对肩关节功能要求较高的患者，进行手术复位和喙锁韧带重建可能会有益处。对于 4 ～ 6 型损伤的患者，有手术治疗的指征，采用手术复位、喙锁韧带重建和斜方肌筋膜修复[7]。

除了韧带损伤之外，关于 AC 关节损伤的讨论还常包括锁骨远端骨折。锁骨远端骨折常根据它们相对于喙锁韧带的位置和这些韧带的损伤来描述，其中一些损伤最适合用喙锁韧带重建来治疗，与高类别的 AC 关节脱位类似。

本章讨论肩胛上神经，因为它支配 AC 关节，且类似的关节镜技术可以用来治疗关节病变，也可以用来治疗肩胛上神经卡压症（suprascapular nerve compression）。肩胛上神经来源于臂丛神经的上干，包含支配肩关节的感觉神经纤维和支配冈上肌和冈下肌的运动神经纤维。在进入上述两块肌肉之前，肩胛上神经位于斜方肌和肩胛舌骨肌的深面，然后与肩胛上动脉一起进入肩胛上切迹，动脉行经肩胛横韧带的浅面，而神经位入肩胛横韧带深面[8-9]。穿过该韧带 1 cm 内，肩胛上神经分支支配冈上肌，然后主干在冈盂切迹向下行走支配冈下肌。在整个过程中，神经也会向喙锁韧带、AC 关节、肩缝下滑囊和后盂肱关节囊发出感觉分支[8]。肩部的皮肤和软组织感觉有多个神经支配[10]。

肩胛上神经功能障碍的发病率不明。据估计，约占肩部主诉的 1% ～ 4.3%，但真正的患病率可能更高[8,10]。35 岁以下的患者更常见，男性为女性的 3 ～ 4 倍[9]。该神经最常见的压迫部位是肩胛上切迹[11]。神经在肩胛上切迹处发生急转弯，可能被卡压在切迹上表面和肩胛横韧带的下表面，这被称为吊索效应，并且在 1979 年由 Rangrery 等描述[11]。这种方式的神经激惹可能在向上或向下耸肩、过度外展时更明显，神经压迫机制通常与运动或过度使用有关[8]。也有学者认为神经压迫可能与肩胛横韧带的钙化以及肥厚、分页的韧带变异有关[8]。肩袖巨大撕裂的患者在肩胛上切迹处也可以看到肩胛上神经的牵拉伤，目前还不清楚这类患者在进行肩袖修复的同时是否应该进行神经的松解减压[12]。

肩胛上神经卡压症的患者经常主诉肩部隐痛和

肌力变弱。体格检查可能有冈上肌和（或）冈下肌肌萎缩[10]。对肩胛上神经压迫的非手术治疗包括 4 ～ 6 周的口服抗炎镇痛药、避免患肢过顶运动和物理治疗。治疗重点在于加强肩袖力量和肩胛骨的稳定性[8]。也可以使用皮质类固醇局部注射[9]。手术治疗的指征为电生理诊断明确的神经卡压患者，或 3 ～ 6 个月非手术治疗失败的患者[9]。异常的电生理诊断结果是运动潜伏期延长、失神经电位和延迟传导时间[10]。Boykin 等在 2011 年的一项研究中评估了 40 例电生理检查阳性的肩胛上神经卡压病例，发现 88% 有运动单位动作电位异常，33% 有肌电图异常[10]。手术治疗是在肩胛上切迹处松解肩胛横韧带来进行肩胛上神经减压。

病例 1：肩锁关节关节炎

病史 / 体格检查

男性，42 岁，右肩部疼痛 18 个月。最初在做俯卧撑后疼痛，并且随着频率的增加而明显，随后主要是在剧烈活动后或尝试投掷之后疼痛。之前曾在附近的骨科诊所就诊，接受了多次注射治疗。肩峰下注射无明显效果，但向 AC 关节内注射两次后几乎可以完全缓解症状，但缓解期仅持续 1 周。

患者的肩关节活动范围正常且无痛，双肩对称。AC 关节局部压痛。O'Brien 征阳性，疼痛部位位于 AC 关节。Speed 和 Yergason 征阴性。结节间沟无压痛。血管神经检查正常。对侧肩关节无任何症状。

影像学

图 18.1 a,b 是该患者就诊当天的 X 线片，图 18.2 a-d 是患者近期的 MRI。

AC 关节炎的 X 线片和 MRI 发现与患者的临床表现一致，症状提示 AC 关节病变并且 AC 关节注射治疗后疼痛短暂缓解。MRI 上没有其他的结构有病理改变。特别是肩袖、肱二头肌肌腱、盂唇和关节软骨均完好无损。保守治疗并没有充分控制患者的症状，与患者讨论了手术干预的风险和益处后，患者选择进行关节镜下锁骨远端切除术。

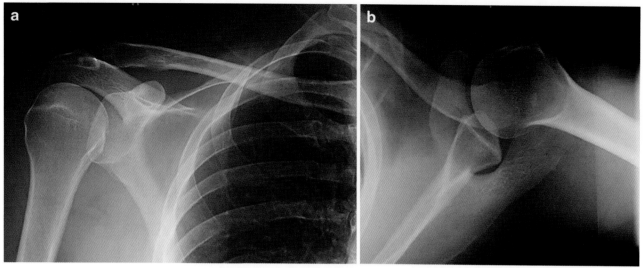

图 18.1 （a,b）前后位和腋位 X 线片显示肩锁关节关节炎、关节间隙变窄，肩峰和锁骨远端骨赘形成、关节面硬化和软骨下骨囊性变

关节镜

采用肌间沟阻滞（interscalene block）加局部浸润麻醉。体位采用沙滩椅位。因为没有怀疑其他肩部病变，关节镜检仅限于 AC 关节。使用 1.5 英寸 22 号针头进行 AC 关节定位，然后先在 AC 关节的后方作一入路，使用 2.7 mm 的关节镜插入 AC 关节，再采用前入路将 4.0 mm 的刨削置入 AC 关节。可见关节内纤维软骨盘明显退变，用刨削刀和射频消融刀清除。然后用磨头从锁骨外侧端打磨骨质，该病例锁骨远端约 8 mm 的骨质被切除，剩下的锁骨和肩峰之间有 1 cm 的间隙。

关节镜检查结果与 X 线和 MRI 诊断结果一致：AC 关节炎。

讨论

AC 关节炎的影像学改变较常见，无症状的患者常在偶然检查中发现。当 AC 关节炎出现症状时，通常用普通 X 线片即可证实，MRI 并不是必须的。

关节镜下锁骨远端切除术可治疗 AC 关节炎。这可以单独通过 AC 关节的关节镜手术来完成，如上述病例，也可以作为肩峰下关节镜手术的一个组成部分。术后正位和腋位 X 线片如图 18.3 a,b 所示，关节镜图像如图 18.4 a-e 所示。

病例 2：AC 关节脱位

病史 / 体格检查

25 岁，男性，右肩直接着地摔伤后 2 个月。受伤当天就诊于急诊科，被诊断为 III 型 AC 关节脱位。随后，患者间断地佩戴吊带，并到骨科医师和理疗师处就诊。2 个月后来我们诊所，诉右侧 AC 关节局部仍疼痛，某些动作会加重症状，如将患肢举过头顶或者拎重物时。

体格检查右侧 AC 关节处明显突出，符合 V 型 AC 脱位。此外，局部触诊有压痛。肩部的运动范围同对侧，均正常。四肢神经血管完整无损，对侧肩部体格检查正常，其余部位体格检查无异常。

影像学

在初次就诊的急诊机构拍摄了右肩三个方位的 X 线片（图 18.5 a-c），包括肩关节前后位、肩胛骨 Y 位以及腋轴位，可见肩峰相对于锁骨远端的向下位移、喙锁间距增加超过 100%。盂肱关节位置正常。X 线片的诊断是 V 型 AC 关节脱位。

X 线片发现的肩锁关节脱位与患者的临床表现一致。此时，向患者推荐继续保守治疗，告知患者许多有这种损伤的人不需要手术。我们讨论了非手术治疗的成功率，同时告知推迟重建的手术成功率

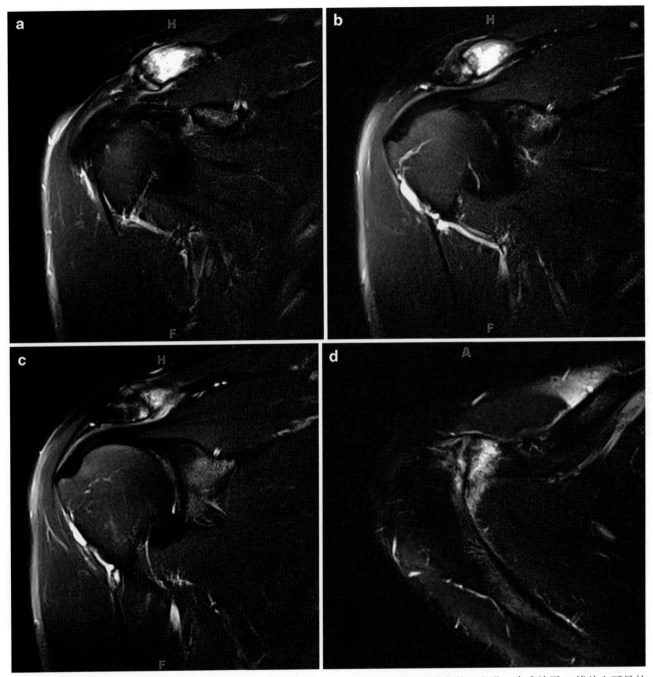

图 18.2 （a-c）冠状位 MRI 图像，d 为腋位 MRI。这些 T2 MRI 显示锁骨远端和肩峰水肿，也进一步确认了 X 线片上可见的退行性改变

并不亚于急性修复。

　　1 个月后，患者返回诊所，症状没有改善。此时，与患者讨论手术干预的风险和益处。患者选择进行关节镜辅助下喙锁韧带重建。

关节镜

　　麻醉采用肌间沟神经阻滞（interscalene nerve block），体位取沙滩椅位。采用标准的前后位关节镜入路，完成盂肱关节诊断性关节镜检查。

　　将关节镜置入肩峰下间隙并建立一个外侧入路。使用射频装置清理肩峰下间隙并显露喙肩韧带。然后建立一个前外侧入路，并使关节镜从外侧入路进入。使用射频装置通过前外侧入路清除喙突周围的滑囊组织，暴露喙突的上面、下面和外侧。注意保持射频刀头的工作表面紧贴喙突并避免在喙突内侧

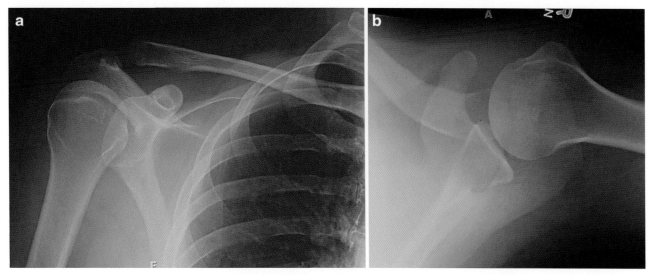

图 18.3 （a，b）术后前后位和腋位 X 线片显示肩峰与锁骨远端之间的距离增加

或远侧烧灼，以避免神经血管损伤。

在锁骨远端内侧 2～3 cm 的锁骨上方做 3 cm 切口。经锁骨切口，在锁骨前方引入一个缝线穿梭装置。在关节镜监视下，缝线通过喙突内侧并从喙突下方穿过。用抓线器取出线环，并将 5 号不可吸收缝合线引入穿过喙突。在锁骨上方，AC 关节内侧约 1.5 cm 处钻 6 mm 的孔，然后在第一个孔内侧 2 cm 处钻第二个孔。缝合穿梭装置穿过每个锁骨隧道，分别将 5 号不可吸收缝合线的两端从两个锁骨隧道引出。

将一条同种异体半腱肌肌腱两端用缝线进行编织，缝线和肌腱之间编织的强度要足够将肌腱从锁骨骨道拉出。另外准备一根核心缝线。将附着于肌腱一端的编织线和核心缝线的一端，一起和之前穿过锁骨骨道的 5 号不可吸收缝线的一端系在一起，通过该 5 号不可吸收缝线将二者引入第一个锁骨隧道，围绕喙突下方穿过并从第二个锁骨隧道拉出。手法复位 AC 关节，将核心缝线夹在锁骨隧道之间的骨桥上进行临时固定。使用透视检查获得可接受的复位，在手臂上纵向牵引并将核心缝线打结。该术中图像见图 18.6。然后将张力施加到移植物的两端并且使用界面螺钉固定移植物，在最终固定过程中再次使用手法复位保持 AC 关节位置正常。再次透视检查与之前的图像相似，关闭伤口。

术中所见与 X 线检查结果相吻合：V 型 AC 关节脱位。

图 18.7 a-d 展示的是在尸体中拍摄的关节镜图像，因此允许更广泛地切除滑囊组织，便于对解剖结构的观察。

讨论

肩锁关节脱位临床上常见，没有进行 MRI 检查时可通过 X 线片检查证实。在获得 MRI 的 Ⅲ 型 AC 脱位或更严重的病例中，除了在 X 线片上的发现（例如锁骨外侧相对于肩峰的移位）外，图 18.8 a-d 中 MRI 将显示喙锁韧带的破坏和相关结构水肿。

该患者尝试保守治疗是合理的。传统上，V 型 AC 关节脱位的患者，其喙锁间距增加超过 100%，并且常常有斜方肌筋膜破裂，建议进行手术。然而，有些患者保守治疗可以改善症状，并且能够很好地耐受锁骨远端的新位置，尤其是在如果锁骨不是直接在皮下时。对于确实需要手术的患者，可以急诊或延迟进行喙锁韧带重建。

病例 3：肩胛上神经卡压

病史 / 体格检查

女性，38 岁，右肩部疼痛及力量减弱 1 年余就诊于骨科门诊。该患者 16 个月前从楼梯上摔倒，致右肩部疼痛，立即完善 MRI 检查。患者自述当患者的肩关节有疼痛，但能够忍受，因此没有做进一步的干预和治疗。数月后，患者增加了活动水平和日常锻

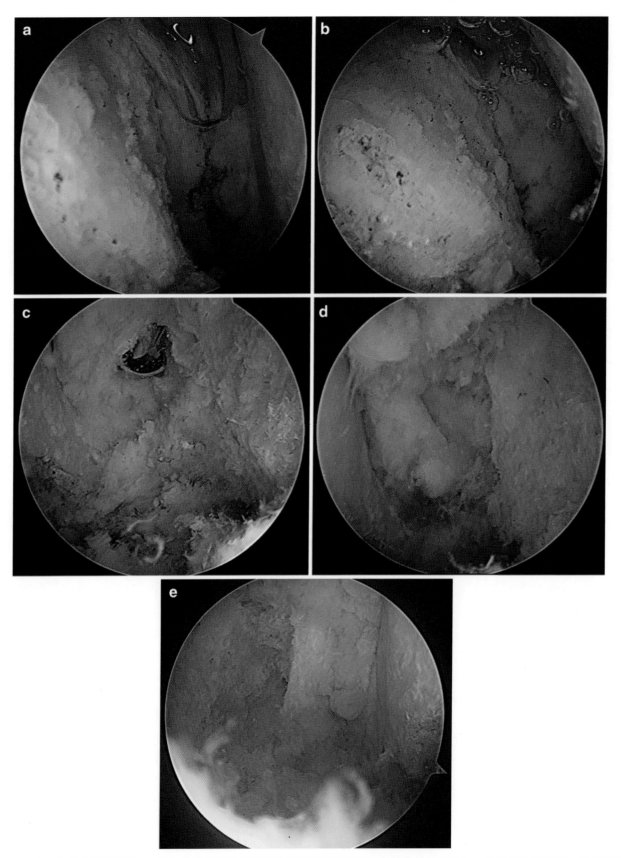

图 18.4 （a-e）关节镜下图像。a 和 b 显示在锁骨远端切除之前肩锁关节关节炎图像（后入路）。c 为从前入口观察，并且看到刨削刀从后入口进入 AC 关节。d 和 e 显示锁骨远端切除后 AC 关节产生的空间；d 为从前入口观察，e 为从后入口观察

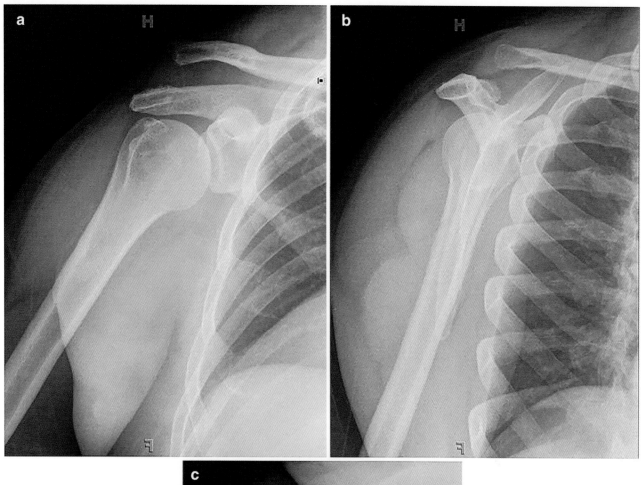

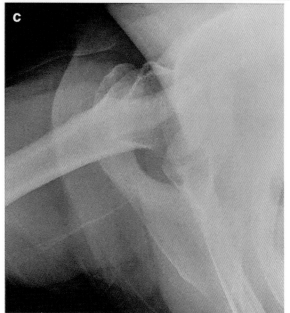

图 18.5 （**a-c**）显示 V 型 AC 关节脱位患者的右肩正位、肩胛骨 Y 位和腋轴位 X 线片

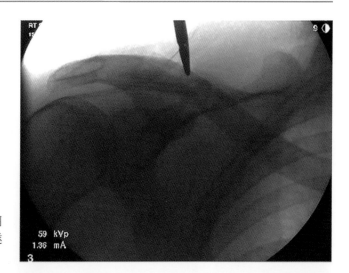

图 18.6　术中透视正位片显示 AC 关节脱位已临时复位。图像中的夹钳通过夹紧核心缝线（绕过喙突下方并从锁骨两隧道穿出）的两端来保持适当张力以维持复位

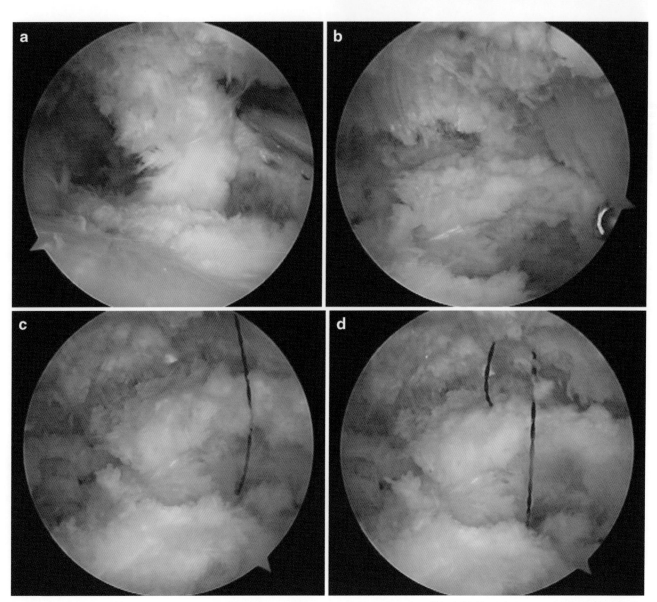

图 18.7　（a-d）在尸体中拍摄的一系列关节镜图像，以便更广泛地去除滑囊组织，使解剖结构更清晰。（a）完整的喙锁韧带；（b）喙锁韧带被切断，可见喙突；（c,d）缝合套索绕过喙骨

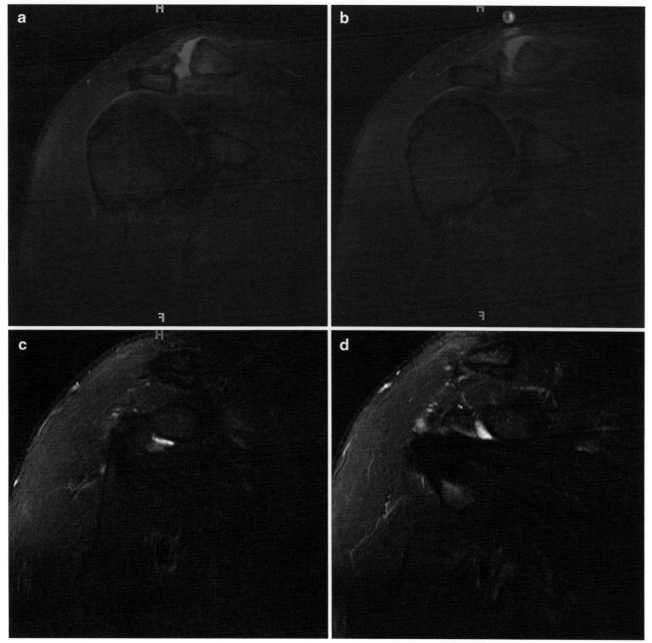

图 18.8 （**a-d**）显示 AC 关节脱位患者的代表性冠状位 MRI 图像。**a** 和 **b** 显示肩锁韧带撕裂和锁骨相对于肩峰的抬高。**c** 和 **d** 显示喙锁韧带撕裂

炼。这导致其右肩关节疼痛，自觉右肩较对侧肩关节肌力更弱、更易疲劳。4 周后，患者不能忍受疼痛，因此停止锻炼并去看家庭医生。家庭医生为患者预约了增强 MRI 及肌电图检查，并推荐患者去骨科诊所。患者否认在受伤后的这段时间右肩部有麻木的症状。

患者双肩肌力不对称，右肩外旋抗阻肌力减弱（约为对侧的 4/5）。双侧压腹试验及抬离试验均正常。双肩主动及被动活动度一致。与健侧肢体相比，右侧没有神经血管症状，其他的检查结果也没有明显异常。

肌电图检测异常，提示冈上肌及冈下肌存在慢性和急性失神经支配（denervation）。除此之外，没有更多的病理迹象。

影像学

有受伤当时的 MRI 及伤后 16 个月的增强 MRI。也有右肩的近期 X 线片。

X 线片上未发现明显异常（图 18.9 a-c）。

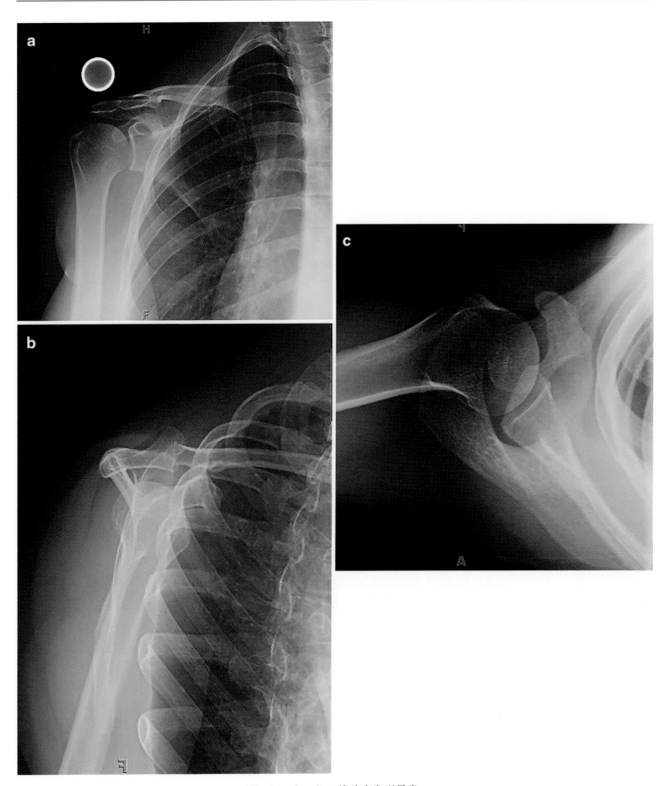

图 18.9 （a-c）X 线片未发现异常

受伤当时的 MRI 如图 18.10 所示。

增强 MRI 与受伤当时的 MRI 相比，冈上肌及冈下肌进行性水肿，在肩胛上切迹、冈盂切迹及四边孔没有明确的肿块或者囊肿形成的证据。肩袖无撕裂。最初 MRI 及 MR 关节造影的比较如图 18.11 a-d。

冈上肌、冈下肌的肌腱无撕裂，但肌肉萎缩或水肿，这与冈上肌、冈下肌的去神经化损伤的肌电图结果以及临床表现一致。在这种情况下，考虑进行关节镜下肩胛上切迹处肩胛上神经减压术（suprascapular nerve decompression）。尽管在 MR 影像上没有明确的证据表明该区域存在肿块压迫，但仍建议神经减压术，以期达到减轻神经继续受压损伤的目的。与患者讨论并告知目前还不能明确减压术后症状是否能得到改善。

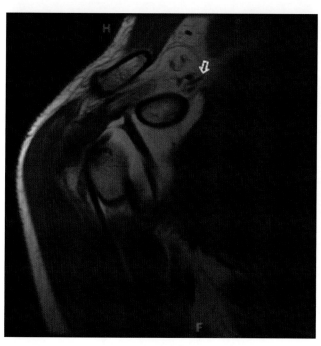

图 18.10　冠状位图像显示肩胛横韧带（白色箭头），其上方有肩胛上动脉通过，其下方有肩胛上神经通过

关节镜

麻醉方式采用肌间沟神经阻滞，体位为沙滩椅位。

先标记 2 个入路，在肩峰前外侧角远端 3 cm 处，分别偏前和偏后各 1 cm 处做切口。关节镜镜头经其中后方入路置入，然后在镜头直视下做前外侧入路。可见广泛滑囊炎，确认肩袖完整。

镜下确认喙肩韧带及其在喙突止点；在喙突水平面，找到冈上肌的前面部分和斜方韧带。

在锁骨后方做第三个入路并用钝套管针扩大。使用一个钝的交换棒置入这个入路，将冈上肌肌腱拨向内后方，然后钝性分离喙突内侧的软组织，显露喙突内侧基底部，直到明确肩胛横韧带。找到从韧带上经过的动脉，这个区域有一些脂肪组织。在肩胛横韧带下方有颗粒状脂肪，去除这些脂肪组织后就能显露韧带深面的肩胛上神经。

小心分离肩胛上动脉和肩胛上神经，用 1.5 mm 咬钳咬断韧带。用探针和钝性交换棒移动肩胛上神经。在韧带下方神经经过处发现神经狭窄。因此，术中发现与临床诊断一致：在肩胛上切迹处肩胛上神经受压。

关节镜下图片如图 18.12 a-d。

图 18.13 a-c 展示的是来自于尸体的关节镜图像，为了能更好的观察解剖结构，我们切除了较多的组织。

讨论

肩胛上神经减压术是为了松解持续受压的神经并且减轻潜在的神经不可逆性损伤。尽管术后能很大程度地缓解疼痛，但已经萎缩的肌肉功能不一定能恢复。术后 2 周应开始关节主动活动。尽管进行了手术治疗，仍应告知患者，萎缩的肌肉和功能不一定能恢复。

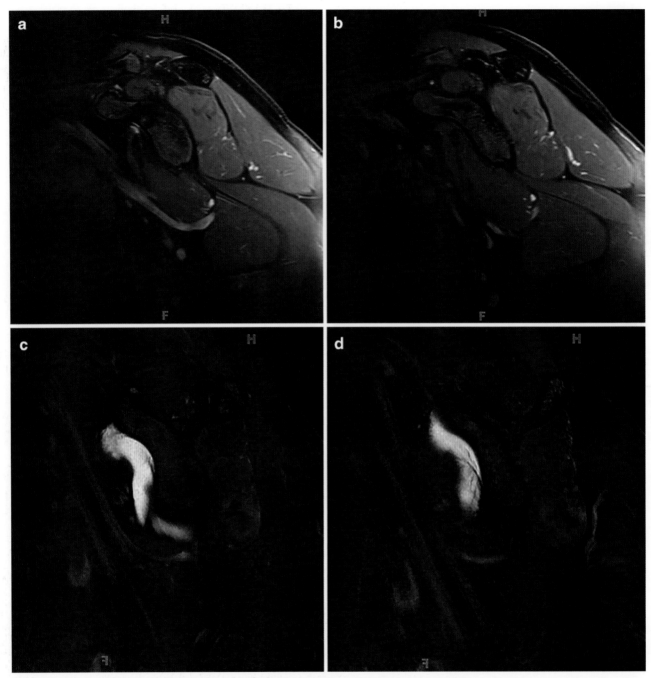

图 18.11 （**a-d**）连续地从内向肩胛盂走行的 MRI 层面。**a** 和 **b** 为受伤当时的 MRI 图像，**c** 和 **d** 为 16 个月后的类似层面的 MR 关节造影，可见冈上肌、冈下肌及小圆肌肌肉周围进行性水肿

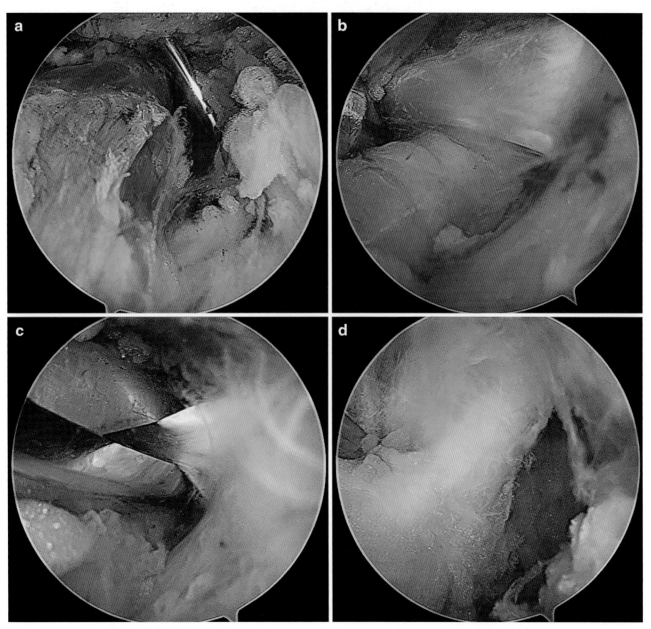

图 18.12　（**a**）在冈上肌的前缘使用钝性牵开器直视下清除组织；（**b**）肩胛横韧带；（**c**）切除韧带；（**d**）切断韧带后游离肩胛上神经

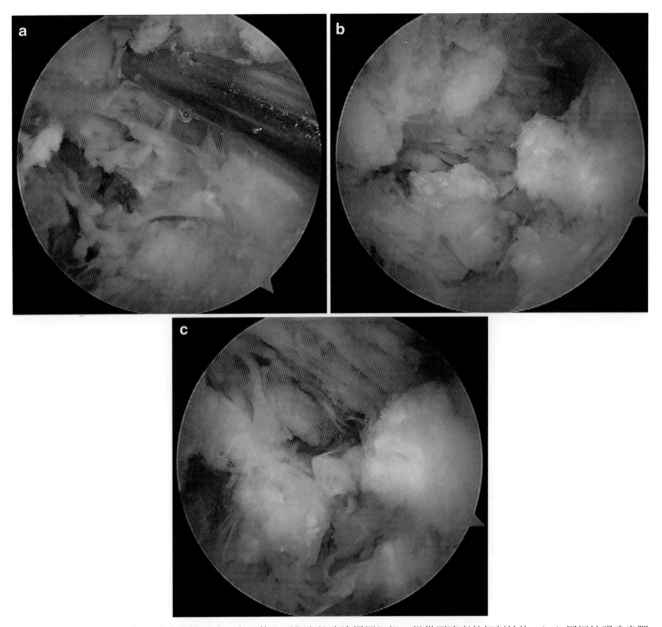

图 18.13　**a–c** 展示了尸体上的关节镜图片，在尸体上更彻底的清除周围组织，提供更清晰的解剖结构。（**a**）用探针明确肩胛上动脉位于肩胛横韧带上方；（**b**）切断肩胛横韧带后；（**c**）动脉与被切断韧带间的关系

参考文献

1. Lemos MJ. The evaluation and treatment of the injured acromioclavicular joint in athletes. Am J Sports Med. 1998;26(1):137–44.
2. Moen TC, Babatunde OM, Hsu SH, Ahmad CA, Levine WN. Suprascapular neuropathy: what does the literature show? J Shoulder Elbow Surg. 2012;21(6):835–46.
3. Allman Jr FL. Fractures and ligamentous injuries of the clavicle and its articulation. J Bone Joint Surg Am. 1967;49(4):774–84.
4. Weaver JK, Dunn H. Treatment of acromioclavicular injuries, especially complete acromioclavicular separation. J Bone Joint Surg. 1972;54-A(6):1187–94.
5. Fialka C, Stampfl P, Oberleitner G, Vecsei V. Traumatic acromioclavicular joint separation—current concepts. Eur Surg. 2004; 36(1):20–4.
6. Gerber C, Rockwood Jr CA. Subcoracoid dislocation of the lateral end of the clavicle. A report of three cases. J Bone Joint Surg Am. 1987;69(6):924–7.
7. Li X, Ma R, Bedi A, Dines DM, Altchek DW, Dines JS. Current concepts review: management of acromioclavicular joint injuries. J Bone Joint Surg Am. 2014;96-A(1):73–84.
8. Amendola NA, Richmond J, Sgaglione NA. Chapter 27, Arthroscopic suprascapular nerve release. In: Barber FA, Bynum JA, editors. Operative arthroscopy [internet]. Philadelphia, PA: Lippincott Williams & Wilkins; 2012. p. 318–26.

9. Lubahn JD, Cermak MB. Uncommon nerve compression syndromes of the upper extremity. J Am Acad Orthop Surg. 1998;6(6):378–86.

10. Boykin RE, Friedman DJ, Zimmer ZR, Oaklander AL, Higgins LD, Warner JP. Suprascapular neuropathy in a shoulder referral practice. J Shoulder Elbow Surg. 2011;20(6):983–8.

11. Polguj M, Sibiński M, Grzegorzewski A, Grzelak P, Majos A, Topol M. Variation in morphology of suprascapular notch as a factor of suprascapular nerve entrapment. Int Orthop. 2013;37(11): 2185–92.

12. Shubin Stein BE, Ahmad CS, Pfaff CH, Bigliani LU, Levine WN. A comparison of magnetic resonance imaging findings of the acromioclavicular joint in symptomatic versus asymptomatic patients. J Shoulder Elbow Surg. 2006;15(1):56–9.

肩关节置换术后并发症

19

Phillip Williams，Gabrielle Konin 和 Lawrence V. Gulotta　著

张方杰　李宇晟　译　李良军　杨韫韬　校

背景

超过 90% 的肩关节置换术都取得了成功，其并发症发生率约为 15%[1-5]。然而，并非所有的并发症都会导致患者的不良后果。相反，没有出现并发症也并不能保证良好的临床效果，比如说僵硬或不明原因的疼痛[6]。因此，肩关节置换术失败是一个广义的范畴，不仅仅是症状和体征的严重性，也包括患者对手术结果的不满意[7]。按照这个定义，Hasan 及其同事研究了 144 例肩关节置换术，并总结了导致手术失败的主要原因，包括：关节僵硬、关节不稳、肩袖撕裂、肱骨结节或外科颈不愈合、关节盂假体松动、关节盂磨损、关节盂聚乙烯磨损、假体部件错位、肱骨假体松动、假体周围骨折、感染、神经损伤和异位骨化（heterotopic bone）[6]。

与 Hasan 等的研究结果相似[6]，许多研究者已经确定了肩关节置换术后并发症的共同特征，尽管各项研究的并发症发生率并不同。马森等[5]分析了 18 项全肩关节置换术（TSA）相关的研究后报道在至少 2 年的随访时间中观察到的并发症发病率为 16%（0～62%）。并根据发生率高低排序为：假体松动、关节不稳、肩袖撕裂、假体周围骨折、感染、

植入失败包括模块化假体的分离、三角肌功能障碍。在另一项研究中，Cofield[4]报道的并发症发生率为 14%，并确定了 8 个主要原因：关节不稳、肩袖撕裂、异位骨化、关节盂假体松动、术中骨折、神经损伤、感染和肱骨假体松动。最近，Bohsali 及其同事[8]回顾性分析了 39 项 TSA 相关研究，报告并发症发生率为 14.7%。最普遍的并发症共计 2810 例逐次为假体松动、关节不稳、假体周围骨折、肩袖撕裂、神经损伤、感染和三角肌功能障碍。Kalandiak 等[9]将置换失败的并发症归为三大类：涉及软组织（不稳定，僵硬，结节畸形愈合或不愈合，肩袖撕裂）、涉及关节盂假体以及涉及肱骨假体。

肩关节置换术后疼痛或失败的影像学评估应与详细的病史、体格检查和实验室结果相结合。X 线片能提供足够的骨和软组织相关的信息，可以用以初步评估肩关节置换。相互正交的图像，一般常选择盂肱关节正位和侧位。盂肱关节真正的正位片是从肩胛骨平片往后 40 度拍摄（Grashey view）。常规的冠状位拍摄的正位片其实盂肱关节是旋转的，不能完整的看到盂肱关节面[11]。肩锁关节通常可以在冠状位 AP 投影上观察，但其成像是 10° 头侧倾斜视图[12]。腋侧位片可以评估关节盂解剖，包括变异和骨缺损、肱骨头位置和大结节后移情况[13-14]。

术后应即刻拍摄 X 线片，有助于评估假体的位置和置入情况，评估骨水泥界面，并排除重要的骨性并发症，如肱骨结节骨折移位。另外，术后早期照片建立了骨/骨水泥、骨水泥/植入物的基线数据，便于与后期的随访进行对比[15]。非常重要的是，要注意盂肱关节的真实 AP 图像要求肩关节向外旋转 20°，但是这一体位对大多数早期术后患者而言难以

P. Williams, MD (✉)
Department of Orthopedic Surgery, Hospital for Special Surgery,
New York, NY, USA
e-mail: williamsp@hss.edu

G. Konin, MD
Department of Radiology and Imaging, Hospital for Special Surgery,
New York, NY, USA
e-mail: koning@hss.edu

L.V. Gulotta, MD
Department of Sports Medicine and Shoulder Service,
Hospital for Special Surgery, New York, NY, USA
e-mail: gulottal@hss.edu

S.F. Brockmeier (ed.), *MRI-Arthroscopy Correlations: A Case-Based Atlas of the Knee, Shoulder, Elbow and Hip*,
DOI 10.1007/978-1-4939-2645-9_19, © Springer Science+Business Media New York 2015

实现，因此应该避免。

与髋关节和膝关节置换术不同，尚未确定评估肩关节假体最佳位置的综合方案[16]。作者根据观察结果提出了一般性建议。Iannotti 等[17]建议肱骨假体应位于结节水平以上，不超过 1 cm，以避免撞击和肩袖撕裂。Figgie 等[18]发现术后功能与关节盂和肱骨假体的位置相关。与没有恢复正确力线位置的患者相比，当肱骨头高于结节，关节盂和肱骨偏心距恢复后，运动范围会有所改善，放射透亮带（radiolucent lines）的发生率会降低。肩关节置换术患者需要长期警惕并发症，因为并发症通常延迟出现。Deshmukh 等[18-20]分析了并发症的发生时间发现，平均而言假体松动发生在置换术后（7.7±4.8）年，感染发生在（12.1±2.9）年，脱位发生在（2.1±3.6）年，假体周围骨折发生在（5.8±4.7）年。无论患者何时出现相关症状，全面了解影像学上的病理性改变对于提高医疗质量是必不可少的。

在本章中，我们将讨论一些比较常见的导致 TSA 失败的原因和利用 MRI 在诊断和治疗中的作用。在可能的情况下，病例用于证明 MRI 表现与翻修手术术中所见之间的相关性。

假体松动

病例 1

67 岁的右利手男性，约在 5 年前进行了左侧全肩关节置换术。现在的主诉是活动时疼痛。体格检查示前屈 160°，外旋 45°，内旋可到腰椎。肩袖测试显示力量尚可，压腹试验阴性。X 线片显示关节盂假体周围有放射透亮带，但没有明显的松动（图 19.1）。MRI 显示松动位于关节盂假体周围（图 19.2 a,b）。

随后患者在关节镜下移除了松动的关节盂假体（图 19.3 a-c），该假体是通过肩袖间隙移除。在关节镜检查时进行了活检并培养 14 天以排除痤疮丙酸杆菌（P. acnes.）的感染，结果显示细菌培养阴性。患者之后恢复并保持活动时无痛，因此不再需要接受再次的假体植入。

在 Bohsali 等的分析中，关节盂和肱骨假体松动经常发生，二者合计约占并发症的 39%[8,18-20]。而且，83% 的松动病例涉及关节盂假体固定失败。关

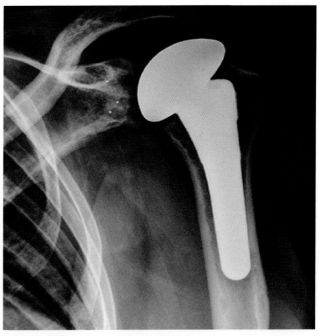

图 19.1　关节盂窝假体松动并可见放射透亮带

节置换术假体松动在 X 线片上可表现为植入物 / 骨水泥 / 骨界面处的放射透亮带。透亮带的厚度最小分辨率为 0.5 mm。根据假体外形将关节盂假体分为八个区域，肱骨假体分为六个区域[21-24]。Franklin 等[25]设计了长杆状关节盂假体周围的放射透亮带分类标准（表 19.1）。同样，Lazarus 等[26]开发了钉状关节盂假体周围的放射透亮带分类标准。对于关节盂假体，放射透亮带的总体发生率为 22%～95%[2,7,27-29]。然而，仅依靠 X 线片确定固定是否安全牢固可能是有问题的，因为可能很难获得可重复的关节盂 X 线[30]。Nagels 等[31]使用数字 X 线立体摄影测量分析了关节盂假体的松动，发现这有助于更准确地检测早期松动。然而，由于缺乏经验和不熟悉该技术，限制了它在实践中的使用。

在反式全肩关节置换术（reverse total shoulder arthroplasty，RTSA）中，肩胛骨凹痕是另一种可能导致植入失败的关节盂并发症。该术语描述了 RTSA 一项常见并发症，指上肢内收时肱骨杯的内侧缘撞击肩胛颈下部导致的骨侵蚀[32-38]。一项大型的多中心研究发现在平均随访 51 个月时其发生率为 68%。此外，凹痕伴随着肢体力量和向前上举的减弱以及关节盂和肱骨的放射透亮线发生率增加[39]。Nyffeler 等[40]总结，基盘置于关节盂的较低位置可以防止出现凹痕并改善活动范围。已证明具有旋

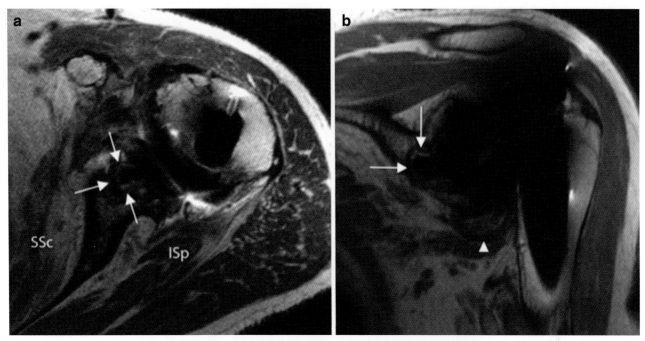

图 19.2　轴位（**a**）和冠状斜位（**b**）脂肪抑制质子密度图像显示在 2 例患者的关节盂窝底座和主干边缘可见松动征象，即周围高信号与相邻的低信号（箭）。在冠状斜位上可见腋窝凹陷处的由磨损诱发的滑膜炎（箭头）

转中心外移的球形关节面能降低肩胛骨凹痕的发生率[41-43]。

关于肱骨头假体（prosthetic humeral head），分析它相对于大结节的位置在额状面上假体柄的位移可以识别肱骨假体是否存在松动[44]。为了更准确地测量假体柄的移位，作者设计了各种术语。沉降（subsidence，S）描述了肱骨假体最上端与大结节之间的垂直距离[22]。倾斜（tilt）是肱骨假体位置向内侧或外侧的变化，通过测量四个区域的肱骨假体的外表面与皮质骨外表面之间的距离来计算：上外侧（在 1 区和 2 区之间）、下外侧（2 区和 3 区）、上内侧（6 区和 7 区）和下内侧（5 区和 6 区）[22,45]。肱骨假体位置的沉降和倾斜的临床相关阈值分别是 ≥ 5 mm 和 ≥ 10 mm[44]。

不稳定

肩关节置换术可以扰乱骨和软组织对盂肱关节的复杂的限制作用。肩关节置换术后的不稳定发生率为 4%，并占多项研究中所有并发症的 30%[8,18-19,46-47]。具体而言，前方和上方不稳定占不稳定病例的 80%[8,18-19,46-47]。上方不稳定与肩袖或喙肩弓的缺陷相关[4,28,48-49]。导致前部不稳定的原因包括肱骨假体旋转不良、前关节盂缺损、前三角肌功能障碍、肩胛下肌肌腱和前方关节囊功能障碍[5,46,50]。

X 线片可用于评估假体的不稳定性。腋位 X 线片是评估假体头在矢状面半脱位的金标准。此外，根据方向和严重程度将半脱位程度分为无脱位、轻微、中度或严重（表 19.2）[20]。标准 AP 片上的关节增宽指示不稳定，其原因可能是由于肱骨假体尺寸过小、过度截骨或肩袖缺损[44]。

肩胛下肌肌腱功能障碍与许多 TSA 后的前方不稳定密切相关[51-53]，但是由于金属伪影，很难清晰可视。超声检查可以非常准确地诊断术后肩袖撕裂（图 19.4）[54-55]。在一项包括 30 例 TSA 后采用超声检查肩胛下肌愈合率的研究中，超声检查确定了 4 例肌腱撕裂，而其他影像学检查却没有发现肩胛下肌腱存在缺损[56]。Sofka 等的研究发现 11 例 TSA 后有 6 例肩胛下肌腱撕裂[57]。

后方不稳定通常是假体过度后倾所致[8,50,58-59]。因此，后关节盂侵蚀和软组织失衡会导致不稳定[8]。在腋位 X 线片上可以看到后方半脱位（图 19.5），CT 也可用于准确地确定关节盂型[54]。

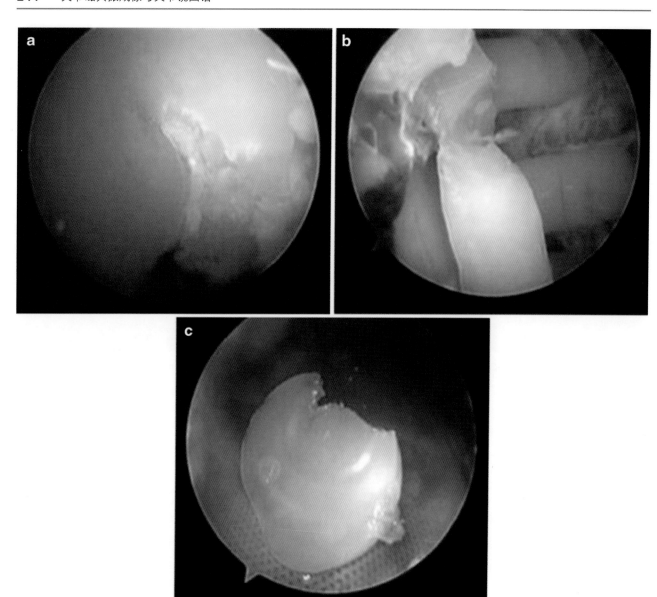

图 19.3 （a）后入路进行关节镜检查时的图像显示破裂和松动的关节盂假体；（b）在关节镜下通过肩袖间隔入路移除关节盂假体；（c）移除后的关节盂假体

表 19.1　关节盂窝主干周围的透亮带分类

0 级	无透亮带
1 级	透亮带位于上凸缘或下凸缘
2 级	主干上不完整的透亮带
3 级	主干周围完整的透亮带（宽度 ≤ 2 mm）
4 级	主干周围完整的透亮带（宽度 > 2 mm）
5 级	总体松动

Used with permission from Franklin JL, Barrett WP, Jackins SE, Matsen FA. Glenoid loosening in total shoulder arthroplasty. Association with rotator cuffdeficiency. J Arthroplasty. 1988；3（1）：39-46

表 19.2　假体头部半脱位的分类

无	肱骨头位于关节盂腔中心
轻度	头部中心相对关节盂中心移位 < 25%
中度	头部中心相对关节盂中心移位 25% ～ 50%
重度	头部中心相对关节盂中心移位 > 50%

Used with permission from Sperling JW, Cofield RH, Rowland CM. Minimum fifteen-year follow-up of Neer hemiarthroplasty and total shoulder arthroplasty in patients aged fifty years or younger. J Shoulder Elbow Surg. 2004；13（6）：604-13

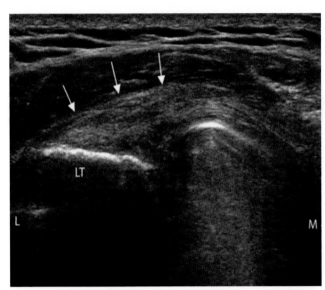

图 19.4　超声图像在长轴上描绘了完整的肩胛下肌肌腱（箭头）。LT：小结节；L：左侧；M：内侧

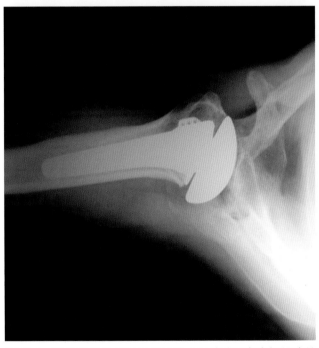

图 19.5　腋位 X 线片显示继发于偏心后关节盂窝磨损的肱骨头假体后方半脱位

假体周围骨折

据报道，假体周围肱骨骨折的发生率估计在 1.5% ～ 3%[5,46,60]。对疑似骨折患者的初步评估应该包括前后位和腋位 X 线片。Cofield 和 Wright 发明了一种肱骨假体周围骨折的分类系统[61]。A 型骨折发生在假体尖端并向近端延伸。B 型骨折发生在假体的尖端而无延伸。C 型骨折发生在假体尖端并向远端扩展[62]。

肩袖撕裂

病例 2

73 岁的右利手男性，约 18 个月前在外院进行右侧 TSA 之后出现疼痛和功能受限。体格检查显示假性瘫痪，试图上抬和前上方抬不能。X 线片显示上方和前方半脱位（图 19.6 a, b），MRI 显示肩胛下肌裂开并回缩到喙突（图 19.7）和肌腹脂肪浸润。

患者接受了反式全肩关节置换翻修手术（图 19.8）。4 年后，患者现在可前屈 150°，外旋 15°，内旋至后面口袋，所有疼痛都很轻。

肩袖撕裂可以通过 X 线片上肱骨头的向上移位并测量肩峰-肱骨距离的减少进行评估。然而，这种测量可能不精确，因为它受到投射角度、尺寸大小和性别的影响。Skirving[30] 提倡在手臂位于中立位或者外旋位时拍摄的真正 AP 位上的肩胛肱骨线连续的重要性（类似于髋关节的 Shenton 线）。Shenton 线是一个更敏感的指标，当它出现中断时，表明肱骨向上异位，因此代表肩袖撕裂。尽管 X 线片可以发现这些改变，但是 X 线片评估肩袖的完整性、肌肉质量和撕裂肌腱的回缩程度有限。

因此，面对临床和常规成像的限制性，MRI 可以提供更准确的诊断[63]。然而，肩关节置换术中由于植入物导致局部磁场扭曲而产生的磁化率会模糊局部结构，这使得 MRI 的成像受到挑战。磁敏感性伪影的强度是与假体铁磁性相关的函数，钛比钴铬合金假体具有更少的铁磁性（因此造成更少的伪影），如同假体相对于外部磁场具有更少的向量。此外，较之于髋关节或膝关节置换术，肩关节相对于等中心成像的偏心位置和大球面假体都增加了偏心的位置，肩部相对于成像孔的等中心和大球形部件增加了磁敏感性伪影[63-64]。

传统快速自旋回波技术（fast spin echo techniques）的进步改善了假体周围软组织的可视性。在 42 例肩关节置换术后疼痛的 MRI 研究中，Sperling 等[63] 认为 MR 成像是确定肩袖完整性的有用工具；然而，他

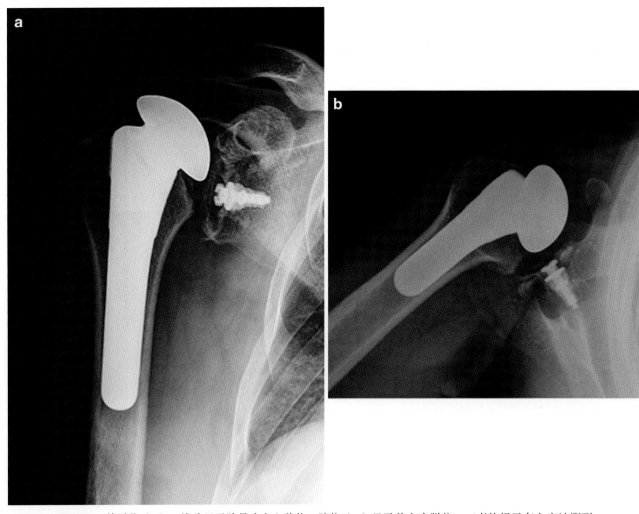

图 19.6　前后位（a）X 线片显示肱骨头向上移位，腋位（b）显示前方半脱位。三者均提示存在肩袖撕裂

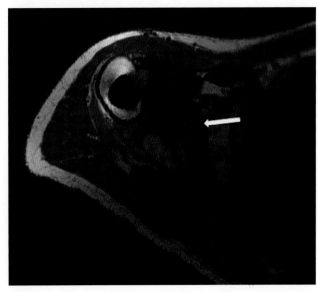

图 19.7　MRI 显示肩胛下肌肌腱撕裂，主腱残端回缩至喙突（箭头）

们发现由肱骨球形假体产生的伪影可以遮挡小结节和关节盂。相对较新的商用脉冲序列，多采集可变共振图像组合（multiacquisition variable-resonance image combination，MAVRIC）和切片编码金属伪影校正（slice-encoding metal artifact correction，SEMAC），可进一步降低植入物附近的磁敏感性伪影[65-67]。这些新的脉冲序列依赖于传统成像技术，可应用于标准的临床上的 1.5 T 和 3 T MRI 硬件。

　　早期研究表明，MAVRIC 图像可以发现采用标准金属伪影减少 FSE 序列上不可见的病理改变。Hayter 等[65]评估了 27 例肩关节置换术后采用 MAVRIC 图像和标准金属伪影减少 FSE 序列检查的图像质量。研究结果显示可以明显改善滑膜、假体周围骨、关节盂骨溶解和冈上肌肌腱的可视化。重要的是，与单独的 FSE 成像相比，MAVRIC 检测到

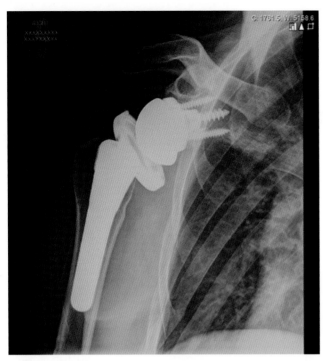

图 19.8　前后位 X 线片，肩关节翻修采用反式肩关节置换术

SEMAC 的轴位图像可以更好地阐明足印处的肩胛下肌撕裂（图 19.7）。

　　通过减少图像失真和改善骨假体界面的可视化，这些新的金属还原技术（MAVRIC/SEMAC）可以补充传统的 FSE 图像，最终提供比 MAVRIC 图像更高的空间分辨率，从而提供更多的软组织可视化细节[65]。

　　与 MRI 类似，超声能够无辐射地评估关节周围的软组织；此外，超声检查增加了消除植入物干扰的好处并允许动态检查。Westhoff 等[68] 对 22 例患者进行了静态和动态超声检查，结果与临床表现相关。在几例肩关节的冈上肌和冈下肌肌腱内检查到病理变化。在 7 例肩关节的肱二头肌肌腱周围检查到晕轮征（图 19.10）。根据 Rupp 等的研究，这种肱二头肌肌腱周围的低回声环与滑膜鞘中的液体相关，意味着盂肱关节积液[69]。5 例患者关节内容量增加，其中 2 例的肱二头肌周围存在晕轮征。仅在 1 例患者的肩关节处发现三角肌下滑囊炎。动态检查期间在一个肩上检测到松动关节盂。病理结果与较差的临床表现相关，而缺乏相关病理结果也意味着临床表现较好。

　　Sofka 和 Adler[57] 对 11 例肩关节置换术后怀疑

的冈上肌肌腱撕裂显著增加（图 19.9 a,b）。虽然小结节和肩胛下肌足印通常较为模糊，肌腱连接处及其肌腹的可视性，应该仔细评估以免失败，因为这是一个前方不稳定的常见原因。应用 MAVRIC 或

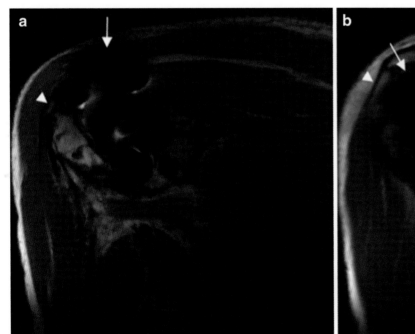
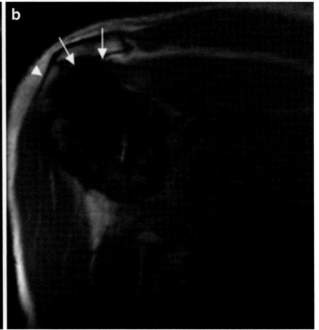

图 19.9 （a）冠状斜位 FSE 质子密度图像显示较大的零相位伪影，在冈上肌肌腱连接处上方阻碍了其成像（箭）。注意冈上肌足印（箭头）仍然可视，在这种情况下其表现为高信号，表示肌腱变性但没有撕裂。（b）冠状斜位 MAVRIC FSE 质子密度图像可以观察冈上肌肌腱连接处（箭），从而增加发现冈上肌肌腱撕裂和回缩的能力。注意能够看到三角肌起始（箭头）

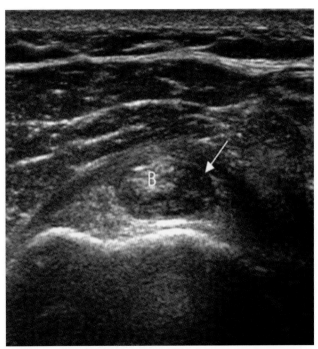

图 19.10　超声图像显示在短轴上肱二头肌长头肌腱（B）有滑液和碎片的低回声边缘（箭头）——"晕轮"征

肩袖撕裂、疼痛和活动范围缩小的患者进行了超声检查。结果包括 6 例冈上肌肌腱撕裂和 3 例冈下肌肌腱撕裂。有 9 例患者存在肱二头肌肌腱炎。假体没有妨碍对任何患者的肩袖检查（图 19.11）。最终得出的结论为超声检查是一种快速可靠的、用于评估肩关节置换术后假体周围软组织包括肩袖的方法。

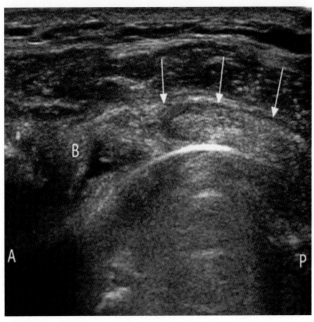

图 19.11　短轴超声图像显示完整的冈上肌肌腱（箭头）。冈上肌深处的高回声曲线是肱骨假体。B：肱二头肌长头肌腱

超声的缺点是它没有给出关节的全局图，对假体松动评估的能力有限[70]。

尽管相对而言 MRI 和超声常用于评估大多数肩部软组织的异常，但 CT 关节造影也可以准确评估肩袖、关节囊-盂唇-韧带结构以及盂肱关节的关节软骨[71-72]。多能 CT（multi-detector CT，MDCT）可以提供出色的空间分辨率和多维能力，从而显著提高了肩关节 CT 造影的诊断能力[73]。一些作者[74-75]更喜欢 MDCT 关节造影检查肩部假体，因为这些图像具有最小的伪影，同时可以充分评估假体和假体周围骨和软组织异常。容积 3D CT 的后处理还可以显著减少射束硬化伪像并且可以用于评估肩部假体完整性[76]。另外，如果临床怀疑存在关节内感染，可以在关节腔内注射造影剂时抽吸关节液进行细菌学培养和鉴定[77]。MDCT 关节造影的一般适应证包括无法进行 MRI 或 MRI 无法充分评估肩部情况。例如，适应证包括金属硬件靠近关节、MRI 不兼容的植入性医疗设备的存在以及具有幽闭恐惧症的病史。在对肩关节术后患者进行检查时，MDCT 关节造影比非造影的 MRI 更准确[78]。但是，到目前为止还没有直接比较 MDCT 关节造影和 MR 关节造影的相关研究。

感染

虽然感染是初次肩关节置换术后的罕见并发症，但可能会产生毁灭性后果。Bohsali[8]发现几项研究的总体发生率为 0.7%。宿主易感因素包括糖尿病、类风湿性关节炎、系统性红斑狼疮、既往手术和远处感染源。感染的外在原因包括化疗、全身性皮质类固醇激素治疗以及反复的关节内类固醇激素注射治疗[5,46]。

临床上，疼痛通常是最常见的症状。实验室检查如 C- 反应蛋白、红细胞沉降率和白细胞计数是感染的重要指标[5,46,79-80]。肩关节手术后最常见的病原菌是痤疮丙酸杆菌和凝固酶阴性的葡萄球菌[81]。一个起初固定牢固的肱骨假体变得松动应当首先考虑是感染造成的，除非有明确的其他原因[62]。

X 线片上，有一些非特异性的改变提示感染，包括骨膜反应、散在的骨溶解病灶或广泛的在没有植入物磨损情况下的骨吸收[82]。事实上，在感

染的早期阶段，X 线片可能是正常表现。然而，X
线片可以非常好地排除其他问题如脱位和假体周围
骨折[83]。

目前检查疑似关节置换术后感染的成像模式多
选择放射性核素显像，因为通常不受金属硬件的影
响[84]。核素骨扫描的优点在于广泛可用、相对便宜
且易于操作[85]。在一项总计 72 例关节置换术的研
究中，Levitsky 及其同事[86] 发现核素骨扫描的敏感
性为 33%，特异性为 86%，阳性预测值为 30%，阴
性预测值为 88%。为了提高特异性，已建立放射性
核素成像的标准方案。首先进行锝扫描以发现所有
高代谢活动的区域。随后，靶向白细胞的铟 -111 在
炎症区域积聚。叠加这些结果可以区分真正的感染
和骨折或重塑等非感染区的高代谢活动[82]。F- 氟脱
氧葡萄糖正电子发射断层扫描（F-fluorodeoxyglucose
positron emission tomography，FDG PET）与传统放
射性核素成像相比具有许多优点，例如在短时间内
提高空间分辨率[87]。然而，关于 FDG PET 的数据
表明，在诊断关节假体感染方面它并不优于传统核
医学[88-90]。因此，当血清学检查结果异常或可疑异
常时，放射性核素成像应作为辅助手段来支持感染
的诊断[82]。

总结

虽然对于大多数患者而言肩关节置换术非常成
功，但其 15% 的并发症发生率促使临床医师在面对
以疼痛为主诉的术后患者时应提高警惕。常见的并
发症包括假体松动、不稳定、假体周围骨折、肩袖
撕裂和感染。详细的病史、体格检查和根据可疑的
病理改变选择最佳的影像学检查方式才能做到正确
的诊断和最终改善患者的治疗结果。

参考文献

1. Barrett WP, Thornhill TS, Thomas WH, Gebhart EM, Sledge CB. Nonconstrained total shoulder arthroplasty in patients with polyarticular rheumatoid arthritis. J Arthroplasty. 1989;4(1):91–6.
2. Barrett WP, Franklin JL, Jackins SE, Wyss CR, Matsen FA. Total shoulder arthroplasty. J Bone Joint Surg Am. 1987;69(6):865–72.
3. Cofield RH. Total shoulder arthroplasty with the Neer prosthesis. J Bone Joint Surg Am. 1984;66(6):899–906.
4. Cofield RH, Edgerton BC. Total shoulder arthroplasty: complications and revision surgery. Instr Course Lect. 1990;39:449–62.
5. Matsen III FA, Rockwood CA, Wirth MA, Lippitt SB. Glenohumeral arthritis and its management. In: Rockwood Jr CA, Matsen 3rd FA, editors. The shoulder, vol. 2. Philadelphia, PA: Elsevier Health Sciences; 2009. p. 840–964.
6. Hasan SS, Leith JM, Campbell B, Kapil R, Smith KL, Matsen FA. Characteristics of unsatisfactory shoulder arthroplasties. J Shoulder Elbow Surg. 2002;11(5):431–41.
7. Brenner BC, Ferlic DC, Clayton ML, Dennis DA. Survivorship of unconstrained total shoulder arthroplasty. J Bone Joint Surg Am. 1989;71(9):1289–96.
8. Bohsali KI, Wirth MA, Rockwood CA. Complications of total shoulder arthroplasty. J Bone Joint Surg Am. 2006;88(10):2279–92.
9. Kalandiak SP, Wirth MA, Rockwood CA. Complications of shoulder arthroplasty. In: Williams GR, editor. Shoulder and elbow arthroplasty. Philadelphia, PA: Lippincott Williams & Wilkins; 2005. p. 229–49.
10. Norris TR. Fracture and fracture dislocations of the glenohumeral complex. In: Chapman MW, Madison M, editors. Operative Orthopaedics. Philadelphia, PA: Lippincott Williams & Wilkins; 1993. p. 405–24.
11. Liberson F. The value and limitation of the oblique view as compared with the ordinary anteroposterior exposure of the shoulder: a report of the use of the oblique view in 1800 cases. AJR Am J Roentgenol. 1937;37(4):498–509.
12. Zanca P. Shoulder pain: involvement of the acromioclavicular joint. (Analysis of 1,000 cases). Am J Roentgenol Radium Ther Nucl Med. 1971;112(3):493–506.
13. Castagno AA, Shuman WP, Kilcoyne RF, Haynor DR, Morris ME, Matsen FA. Complex fractures of the proximal humerus: role of CT in treatment. Radiology. 1987;165(3):759–62.
14. Friedman RJ, Hawthorne KB, Genez BM. The use of computerized tomography in the measurement of glenoid version. J Bone Joint Surg Am. 1992;74(7):1032–7.
15. Green A, Green A, Norris TR, Norris TR. Imaging techniques for glenohumeral arthritis and glenohumeral arthroplasty. Clin Orthop Relat Res. 1994;307:7–17.
16. Iannotti JP, Gabriel JP, Schneck SL, Evans BG, Misra S. The normal glenohumeral relationships. An anatomical study of one hundred and forty shoulders. J Bone Joint Surg Am. 1992;74(4):491–500.
17. Figgie HE, Inglis AE, Goldberg VM, Ranawat CS, Figgie MP, Wile JM. An analysis of factors affecting the long-term results of total shoulder arthroplasty in inflammatory arthritis. J Arthroplasty. 1988;3(2):123–30.
18. Deshmukh AV, Koris M, Zurakowski D, Thornhill TS. Total shoulder arthroplasty: long-term survivorship, functional outcome, and quality of life. J Shoulder Elbow Surg. 2005;14(5):471–9.
19. Stewart MP, Kelly IG. Total shoulder replacement in rheumatoid disease: 7- to 13-year follow-up of 37 joints. J Bone Joint Surg Br. 1997;79(1):68–72.
20. Sperling JW, Cofield RH, Rowland CM. Minimum fifteen-year follow-up of Neer hemiarthroplasty and total shoulder arthroplasty in patients aged fifty years or younger. J Shoulder Elbow Surg. 2004;13(6):604–13.
21. Orfaly RM, Rockwood CA, Esenyel CZ, Wirth MA. A prospective functional outcome study of shoulder arthroplasty for osteoarthritis with an intact rotator cuff. J Shoulder Elbow Surg. 2003;12(3):214–21.
22. Sanchez-Sotelo J, Wright TW, O'Driscoll SW, Cofield RH, Rowland CM. Radiographic assessment of uncemented humeral components in total shoulder arthroplasty. J Arthroplasty. 2001;16(2):180–7.
23. Mileti J, Boardman ND, Sperling JW, et al. Radiographic analysis of polyethylene glenoid components using modern cementing techniques. J Shoulder Elbow Surg. 2004;13(5):492–8.

24. Klepps S, Chiang AS, Miller S, Jiang CY, Hazrati Y, Flatow EL. Incidence of early radiolucent glenoid lines in patients having total shoulder replacements. Clin Orthop Relat Res. 2005;435:118–25.

25. Franklin JL, Barrett WP, Jackins SE, Matsen FA. Glenoid loosening in total shoulder arthroplasty. Association with rotator cuff deficiency. J Arthroplasty. 1988;3(1):39–46.

26. Lazarus MD, Jensen KL, Southworth C, Matsen FA. The radiographic evaluation of keeled and pegged glenoid component insertion. J Bone Joint Surg Am. 2002;84-A(7):1174–82.

27. Amstutz HC, Thomas BJ, Kabo JM, Jinnah RH, Dorey FJ. The Dana total shoulder arthroplasty. J Bone Joint Surg Am. 1988; 70(8):1174–82.

28. Boyd AD, Thomas WH, Scott RD, Sledge CB, Thornhill TS. Total shoulder arthroplasty versus hemiarthroplasty. Indications for glenoid resurfacing. J Arthroplasty. 1990;5(4):329–36.

29. Torchia ME, Cofield RH, Settergren CR. Total shoulder arthroplasty with the Neer prosthesis: long-term results. J Shoulder Elbow Surg. 1997;6(6):495–505.

30. Skirving AP. Total shoulder arthroplasty—current problems and possible solutions. J Orthop Sci. 1999;4(1):42–53.

31. Nagels J, Valstar ER, Stokdijk M, Rozing PM. Patterns of loosening of the glenoid component. J Bone Joint Surg Br. 2002;84(1): 83–7.

32. Boileau P, Watkinson DJ, Hatzidakis AM, Balg F. Grammont reverse prosthesis: design, rationale, and biomechanics. J Shoulder Elbow Surg. 2005;14(1 Suppl S):147S–61.

33. Werner CML, Steinmann PA, Gilbart M, Gerber C. Treatment of painful pseudoparesis due to irreparable rotator cuff dysfunction with the Delta III reverse-ball-and-socket total shoulder prosthesis. J Bone Joint Surg Am. 2005;87(7):1476–86.

34. Sirveaux F, Favard L, Oudet D. Grammont inverted total shoulder arthroplasty in the treatment of glenohumeral osteoarthritis with massive rupture of the cuff. Results of a multicentre study of 80 Shoulders. J Bone Joint Surg Am. 2004;86(3):388–95.

35. Grassi FA, Murena L, Valli F, Alberio R. Six-year experience with the Delta III reverse shoulder prosthesis. J Orthop Surg (Hong Kong). 2009;17(2):151–6.

36. John M, Pap G, Angst F, et al. Short-term results after reversed shoulder arthroplasty (Delta III) in patients with rheumatoid arthritis and irreparable rotator cuff tear. Int Orthop. 2010;34(1):71–7.

37. Farshad M, Gerber C. Reverse total shoulder arthroplasty-from the most to the least common complication. Int Orthop. 2010;34(8): 1075–82.

38. Vanhove B, Beugnies A. Grammont's reverse shoulder prosthesis for rotator cuff arthropathy. A retrospective study of 32 cases. Acta Orthop Belg. 2004;70(3):219–25.

39. Levigne C, Garret J, Boileau P, Alami G, Favard L, Walch G. Scapular notching in reverse shoulder arthroplasty: is it important to avoid it and how? Clin Orthop Relat Res. 2011;469(9):2512–20.

40. Nyffeler RW, Werner C, Gerber C. Biomechanical relevance of glenoid component positioning in the reverse Delta III total shoulder prosthesis. J Shoulder Elbow Surg. 2005;14(5):524–8.

41. Levy JC, Virani N, Pupello D, Frankle M. Use of the reverse shoulder prosthesis for the treatment of failed hemiarthroplasty in patients with glenohumeral arthritis and rotator cuff deficiency. J Bone Joint Surg Br. 2007;89(2):189–95.

42. Cuff D, Pupello D, Virani N, Levy J, Frankle M. Reverse shoulder arthroplasty for the treatment of rotator cuff deficiency. J Bone Joint Surg Am. 2008;90(6):1244–51.

43. Kalouche I, Sevivas N, Wahegaonker A, Sauzieres P, Katz D, Valenti P. Reverse shoulder arthroplasty: does reduced medialisation improve radiological and clinical results? Acta Orthop Belg. 2009;75(2):158–66.

44. Merolla G, Di Pietto F, Romano S, Paladini P, Campi F, Porcellini G. Radiographic analysis of shoulder anatomical arthroplasty. Eur J Radiol. 2008;68(1):159–69.

45. Sperling JW, Cofield RH, O'Driscoll SW, Torchia ME, Rowland CM. Radiographic assessment of ingrowth total shoulder arthroplasty. J Shoulder Elbow Surg. 2000;9(6):507–13.

46. Wirth MA, Rockwood CA. Complications of total shoulder-replacement arthroplasty. J Bone Joint Surg Am. 1996;78(4):603–16.

47. Sperling JW, Cofield RH, Rowland CM. Neer hemiarthroplasty and Neer total shoulder arthroplasty in patients fifty years old or less. Long-term results. J Bone Joint Surg Am. 1998;80(4):464–73.

48. Neer CS. Replacement arthroplasty for glenohumeral osteoarthritis. J Bone Joint Surg Am. 1974;56(1):1–13.

49. Jahnke AH, Hawkins RJ. Instability after shoulder arthroplasty: causative factors and treatment options. Semin Arthroplasty. 1995;6(4):289–96.

50. Brems JJ. Complications of shoulder arthroplasty: infections, instability, and loosening. Instr Course Lect. 2002;51:29–39.

51. Gartsman GM, Russell JA, Gaenslen E. Modular shoulder arthroplasty. J Shoulder Elbow Surg. 1997;6(4):333–9.

52. Hawkins RJ, Bell RH, Jallay B. Total shoulder arthroplasty. Clin Orthop Relat Res. 1989;242:188–94.

53. Middleton WD, Reinus WR, Totty WG, Melson CL, Murphy WA. Ultrasonographic evaluation of the rotator cuff and biceps tendon. J Bone Joint Surg Am. 1986;68(3):440–50.

54. Hennigan SP, Iannotti JP. Instability after prosthetic arthroplasty of the shoulder. Orthop Clin North Am. 2001;32(4):649–59, ix.

55. Stefko JM, Jobe FW, VanderWilde RS, Carden E, Pink M. Electromyographic and nerve block analysis of the subscapularis liftoff test. J Shoulder Elbow Surg. 1997;6(4):347–55.

56. Armstrong A, Lashgari C, Teefey S, Menendez J, Yamaguchi K, Galatz LM. Ultrasound evaluation and clinical correlation of subscapularis repair after total shoulder arthroplasty. J Shoulder Elbow Surg. 2006;15(5):541–8.

57. Sofka CM, Adler RS. Original report. Sonographic evaluation of shoulder arthroplasty. AJR Am J Roentgenol. 2003;180(4):1117–20.

58. Warren RF, Coleman SH, Dines JS. Instability after arthroplasty: the shoulder. J Arthroplasty. 2002;17(4 Suppl 1):28–31.

59. Moeckel BH, Altchek DW, Warren RF, Wickiewicz TL, Dines DM. Instability of the shoulder after arthroplasty. J Bone Joint Surg Am. 1993;75(4):492–7.

60. Kumar S, Sperling JW, Haidukewych GH, Cofield RH. Periprosthetic humeral fractures after shoulder arthroplasty. J Bone Joint Surg Am. 2004;86-A(4):680–9.

61. Wright TW, Cofield RH. Humeral fractures after shoulder arthroplasty. J Bone Joint Surg Am. 1995;77(9):1340–6.

62. Sperling JW, Hawkins RJ, Walch G, Mahoney AP, Zuckerman JD. Complications in total shoulder arthroplasty. Instr Course Lect. 2013;62:135–41.

63. Sperling JW, Potter HG, Craig EV, Flatow E, Warren RF. Magnetic resonance imaging of painful shoulder arthroplasty. J Shoulder Elbow Surg. 2002;11(4):315–21.

64. Potter HG, Foo LF. Magnetic resonance imaging of joint arthroplasty. Orthop Clin North Am. 2006;37(3):361–73, vi–vii.

65. Hayter CL, Koff MF, Shah P, Koch KM, Miller TT, Potter HG. MRI after arthroplasty: comparison of MAVRIC and conventional fast spin-echo techniques. AJR Am J Roentgenol. 2011;197(3): W405–11.

66. Koch KM, Lorbiecki JE, Hinks RS, King KF. A multispectral three-dimensional acquisition technique for imaging near metal implants. Magn Reson Med. 2009;61(2):381–90.

67. Koch KM, Brau AC, Chen W, et al. Imaging near metal with a MAVRIC-SEMAC hybrid. Magn Reson Med. 2011;65(1):71–82.

68. Westhoff B, Wild A, Werner A, Schneider T, Kahl V, Krauspe R. The value of ultrasound after shoulder arthroplasty. Skeletal Radiol. 2002;31(12):695–701.

69. Rupp S, Seil R, Kohn D. [Significance of the hypoechoic area around the long biceps tendon in shoulder sonography—underlying pathology]. Z Orthop Ihre Grenzgeb. 1999;137(1):7–9.

70. McMenamin D, Koulouris G, Morrison WB. Imaging of the shoulder

after surgery. Eur J Radiol. 2008;68(1):106–19.

71. Buckwalter KA. CT Arthrography. Clin Sports Med. 2006; 25(4):899–915.

72. de Jesus JO, Parker L, Frangos AJ, Nazarian LN. Accuracy of MRI, MR arthrography, and ultrasound in the diagnosis of rotator cuff tears: a meta-analysis. AJR Am J Roentgenol. 2009;192(6): 1701–7.

73. Cody DD. AAPM/RSNA physics tutorial for residents: topics in CT. Image processing in CT. Radiographics. 2002;22(5):1255–68.

74. Woertler K. Multimodality imaging of the postoperative shoulder. Eur Radiol. 2007;17(12):3038–55.

75. Lee M-J, Kim S, Lee S-A, et al. Overcoming artifacts from metallic orthopedic implants at high-field-strength MR imaging and multi-detector CT1. Radiographics. 2007;27(3):791–803.

76. Fayad LM, Johnson P, Fishman EK. Multidetector CT of musculo-skeletal disease in the pediatric patient: principles, techniques, and clinical applications. Radiographics. 2005;25(3):603–18.

77. Fritz J, Fishman EK, Small KM, et al. MDCT arthrography of the shoulder with datasets of isotropic resolution: indications, technique, and applications. AJR Am J Roentgenol. 2012; 198(3):635–46.

78. De Filippo M, Bertellini A, Sverzellati N, et al. Multidetector computed tomography arthrography of the shoulder: diagnostic accuracy and indications. Acta Radiol. 2008;49(5):540–9.

79. Wolfe SW, Figgie MP, Inglis AE, Bohn WW, Ranawat CS. Management of infection about total elbow prostheses. J Bone Joint Surg Am. 1990;72(2):198–212.

80. Yamaguchi K, Adams RA, Morrey BF. Infection after total elbow arthroplasty. J Bone Joint Surg Am. 1998;80(4):481–91.

81. Dodson CC, Thomas A, Dines JS, Nho SJ, Williams RJ, Altchek DW. Medial ulnar collateral ligament reconstruction of the elbow in throwing athletes. Am J Sports Med. 2006;34(12): 1926–32.

82. Bauer TW. Diagnosis of periprosthetic infection. J Bone Joint Surg Am. 2006;88(4):869.

83. Palestro CJ, Love C, Miller TT. Infection and musculoskeletal conditions: imaging of musculoskeletal infections. Best Pract Res Clin Rheumatol. 2006;20(6):1197–218.

84. Love C, Marwin SE, Palestro CJ. Nuclear medicine and the infected joint replacement. Semin Nucl Med. 2009;39(1):66–78.

85. Gemmel F, Wyngaert H, Love C, Welling MM, Gemmel P, Palestro CJ. Prosthetic joint infections: radionuclide state-of-the-art imaging. Eur J Nucl Med Mol Imaging. 2012;39(5): 892–909.

86. Levitsky KA, Hozack WJ, Balderston RA, et al. Evaluation of the painful prosthetic joint. Relative value of bone scan, sedimentation rate, and joint aspiration. J Arthroplasty. 1991;6(3):237–44.

87. de Winter F, van de Wiele C, Vogelaers D, de Smet K, Verdonk R, Dierckx RA. Fluorine-18 fluorodeoxyglucose-position emission tomography: a highly accurate imaging modality for the diagnosis of chronic musculoskeletal infections. J Bone Joint Surg Am. 2001;83-A(5):651–60.

88. Love C, Marwin SE, Tomas MB, et al. Diagnosing infection in the failed joint replacement: a comparison of coincidence detection 18F-FDG and 111In-labeled leukocyte/99mTc-sulfur colloid mar-row imaging. J Nucl Med. 2004;45(11):1864–71.

89. Zhuang H, Duarte PS, Pourdehnad M, et al. The promising role of 18F-FDG PET in detecting infected lower limb prosthesis implants. J Nucl Med. 2001;42(1):44–8.

90. Kwee TC, Kwee RM, Alavi A. FDG-PET for diagnosing prosthetic joint infection: systematic review and metaanalysis. Eur J Nucl Med Mol Imaging. 2008;35(11):2122–32.

第三部分
肘关节

Larry D. Field，Michael J. O'Brien 和 Felix H. Savoie III　著

肘关节镜检及镜下解剖

20

Benjamin S. Miller 和 E. Rhett Hobgood 著

雷光华 谢名晟 译 龙慧中 杨 华 校

概述

关节镜已被证实是评估和治疗肘关节内疾病的理想工具。肘关节镜用于游离体摘除[1-7]、滑膜切除[8-9]、黏连松解[10-11]、骨赘切除[12-13]、剥脱性骨软骨炎病灶清除[5,14-16]、桡骨头切除[17]、滑膜皱壁切除[18-19]、关节不稳[20]和化脓性关节炎的治疗[21]以及复杂肘关节疼痛的诊断性检查[5]。

肘关节镜的发展使外科医师能通过关节镜技术治疗多种疾病，包括过去使了该技术治疗存在风险的疾病。尽管技术要求很高，但近期随着手术技术的进步、关节镜器械设备的更新以及医生对肘关节局部解剖的理解加深提高，使得该手术更安全有效。近期，适应证已扩展到包括剥脱性软骨炎的自体软骨移植、肱骨外上髁炎的治疗和肘关节周围骨折的复位和固定。应用肘关节镜也可治疗后外侧关节不稳[22]。

关节镜治疗肘关节病变的潜在优势包括全面评估肘关节、小切口减少医源性损害，且由于有限切开关节囊，可减少瘢痕和关节僵直。缺点在于，因为靠近神经血管结构，需要安全有效的手术技术。了解肘关节的解剖和肘关节镜的原则和技术后，外科医师才能进行安全有效的操作。

解剖学

在进行关节镜手术之前，必须对相关解剖有彻底的了解。可以触诊和标记体表标志为手术过程提供参考。从后面开始，可以触及肱三头肌肌腱和鹰嘴[23]。往内侧，可以在肱骨内上髁后侧面的凹槽中触及尺神经。屈伸肘关节，同时触诊尺神经沟，这对识别尺神经是否存在半脱位非常重要。在16%的人群中存在可半脱位的尺神经[24]。非常有必要标记尺神经的行程来提示神经的位置。在外侧，肱骨外上髁、桡骨头和鹰嘴尖端形成一个三角形，是肘部"软点"的边界的标志。

浅层神经结构包括前臂内侧和外侧皮神经。前臂外侧皮神经，是肌皮神经的终末支，源于肱二头肌的远端，从外侧穿过肱桡肌近端到达肘窝。当它延伸至外侧面时，会发出分支支配前臂侧面的感觉。前臂内侧皮神经与上臂内侧的贵要静脉伴行。在肘关节的近端分支并支配前臂内侧的感觉。仅切开皮肤和使用钝性套管针可以避免对浅表神经的损害[25]。

深层神经血管结构包括正中神经、桡神经、尺神经和肱动脉。肱动脉位于正中神经外侧，行走于肱肌和肱二头肌之间。向内行至肱二头肌肌腱并深入到肱二头肌腱膜，在肘关节远端桡骨头的水平产生分支。正中神经伴肱动脉沿肱肌前表面走行。当穿过肘关节时，它就在肱动脉的内侧；当进入前臂时，它深入至旋前圆肌但位于其深头的表面。尺神经走行于内侧肌间隔的后面。在肘关节水平，它在肱骨内上髁的后部并可在此处被触及；进入前臂后，走行于指浅屈肌和指深屈肌之间。桡神经向肱骨后

B.S. Miller, MD (✉) • E.R. Hobgood, MD
Mississippi Sports Medicine and Orthopedic Center,
Jackson, MS, USA
e-mail: Benjimiller7@gmail.com; rhetthobgood@msmoc.com

S.F. Brockmeier (ed.), *MRI-Arthroscopy Correlations: A Case-Based Atlas of the Knee, Shoulder, Elbow and Hip*,
DOI 10.1007/978-1-4939-2645-9_20, © Springer Science+Business Media New York 2015

方绕行,并在肘关节近端穿透外侧肌间隔,然后走行于肱肌和肱桡肌之间。桡神经在肘关节的近端分支为桡神经浅支和骨间背侧神经;桡神经浅支入前臂,深至肱桡肌;骨间背侧神经绕桡骨头外侧向远端延伸并进入旋后肌。

关节镜检查基础

患者体位

仰卧位

患者仰卧于手术台上,外移术侧手臂使肩部位于床缘。术肢位于肩外展90°、屈肘90°和前臂旋转中立位,应用非无菌止血带。如图20.1所示悬吊手臂。仰卧位具有在必要时可转为开放手术以及快速建立患者的呼吸通道的优点。仰卧位的缺点包括需要悬挂装置,以及难以查看关节腔后方并进行手术操作;另外手臂在这种悬吊方式下并不是完全稳定的,需要一名助手在手术过程中维持手臂提供稳定(图20.1)。

俯卧位

俯卧位作为另一种体位进入是肘关节后方最好的方式。可直接观察肱尺关节后方。面部和胸部用泡沫气垫/头部固定器撑垫并绑上胸带。非手术侧肢体置于肩关节外展、外旋90°,肘关节屈曲90°。通常使用一个特殊的臂架来使术侧手臂处于最佳位置。应用非无菌手臂止血带,手臂处于肩外展90°和旋转中立位。用一个固定在手术床的臂托支撑上臂中段位置,以便在关节镜检查中可以屈曲和伸直肘关节(图20.2 a,b)。

俯卧位有了几个优点。能轻松实现肘关节的屈曲伸直;能轻松到达肘关节后方间室处理许多后方病变;需要时,容易中转成开放手术,后入路开放手术不需要改变体位;用臂托支撑手臂,可通过内旋或者外旋肩部来进行俯卧位的肘关节内侧或者外侧手术操作(图20.3、图20.4)。俯卧位的缺点主要与患者的体位、通气和麻醉选择有关。这种体位必须用泡沫垫支撑头部和面部,以确保呼吸通道,并需要胸部卷以方便通风;局部麻醉耐受性差,可能不

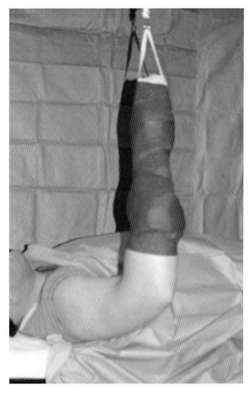

图20.1 肘关节镜手术仰卧位悬吊前臂

能提供足够的麻醉,因此必须转为全身麻醉。在这种情况下,必须重新体位以建立呼吸通道。

侧卧位

侧卧位能获得仰卧位和俯卧位的优点,同时避免了这两种体位的主要缺陷。用沙袋将患者置于侧卧位。放置合适的腋窝卷。手术肢体置于臂架或垫枕上,肩部内旋屈曲90°。肘关节保持屈曲90°(图20.5)。

肘部保持在俯卧位,从而具有俯卧位的优点。相对于俯卧位,患者体位简化,并且对于麻醉医师来说,该体位气道暴露充分并易于维持。缺点则是需要一个垫枕,如果需要转成开放手术时,重新摆体位不是很方便。

手术入路

在肘关节镜检查前,必须全面了解肘关节周围的骨骼和神经血管解剖。摆好体位、备皮和消毒铺单后,应该触诊肘部的体表标志,并用无菌标记笔标记。应标记出内上髁和外上髁、鹰嘴和桡骨头。

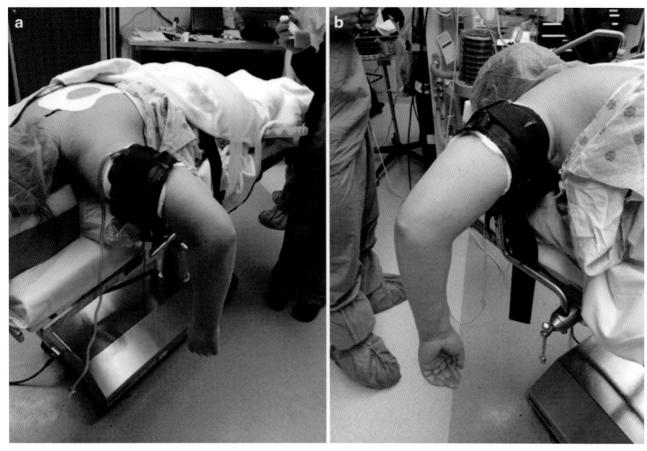

图 20.2　（a,b）首选的肘关节镜手术体位是俯卧位，上臂中部置于臂托上，在手术过程中这种体位可提供足够的活动空间

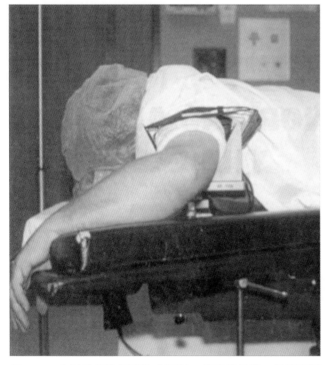

图 20.3　在肘关节外侧开放入路时，使肩部外旋，并用手臂板支撑前臂

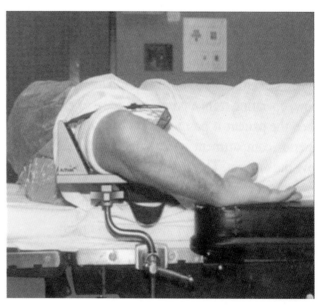

图 20.4　在肘关节内侧开放入路时，肩关节内旋，前臂置于手臂板上

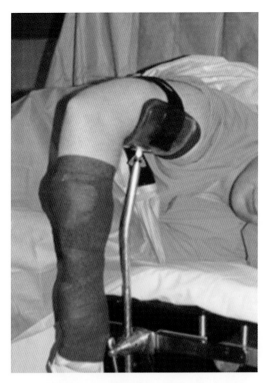

图 20.5 肘关节镜手术侧卧位（used with permission from Baker CL，Grant LJ. Arthroscopy of the elbow. Am J Sports Med. 1999；27：251-64）

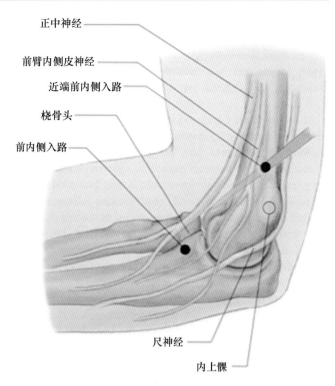

正中神经
前臂内侧皮神经
近端前内侧入路
桡骨头
前内侧入路

尺神经
内上髁

内侧视图

图 20.6 前内侧和近端前内侧手术入路的内侧肘部图。尺神经、正中神经和前臂内侧神经都接近于上图所示的手术入路。注意：与前内侧手术入路相比，近端前内侧手术入路与正中神经的距离增大（used with permission from Cole BJ, Sekiya JK. Surgical techniques of the shoulder, elbow, and knee in sports medicine. Philadelphia：Elsevier Saunders；2008）

还应注意触诊尺神经确保位于（尺神经）沟内。做手术入路之前应该注意尺神经是否半脱位或者可半脱位，以避免引起神经损伤。还应注意的是，肘关节镜检查的所有体位都需要肘关节屈曲 90°，因为屈肘时神经血管向前移为建立手术入路提供了更多的空间[26]。

近端前内侧入路（图 20.6、图 20.7）

近端前内侧入路位于肱骨内上髁近端 2 cm，内侧肌间隔前方 1 ~ 2 cm。于皮肤上做一切口，将钝头套管针推进至肱骨前表面。套管针与前皮质保持接触，然后下滑至肘关节。该技巧使套管针保持在肱肌的后部，从而保护正中神经和肱动脉。保持在内侧肌间隔和尺神经的前面进行钝性分离。在创建这一入路的过程中有损伤前臂内侧皮神经、正中神经及尺神经的风险。前臂内侧皮神经距离切口大约 2.3 mm 处因而有损伤的危险。套管针在肱骨和肱肌之间向远端推进时可能会损伤正中神经。正中神经至套管针头的平均距离为 12.4 ~ 22 mm[22,27]。

该手术入路的相对禁忌证包括尺神经半脱位或

既往有尺神经前置手术史。在尺神经前置移位的情况下，要先分离暴露尺神经走行，再建立手术入路。如果没有尺神经半脱位或移位史，尺神经位于距此入路 12 ~ 23.7 mm，只要将套管针置于肌间隔之前就没有风险的[22,27]。

此手术入路易于建立，可以清楚查看从内侧沟到外侧沟的整个肘关节前间隙。因此，近端前内侧入路是肘关节镜的首选手术入路。

前内侧入路（图 20.6、图 20.7）

前内侧入路位于肱骨内上髁前方 1 ~ 2 cm，远端 2 cm[29]。于皮肤做一切口，对准桡骨头，钝头套管针在肱骨和肱肌之间穿过屈肌群。由于套管针在内上髁前方且尺神经在其正常的解剖位置，不会损伤尺神经。最有可能损伤的神经是距切口仅 1 ~ 2 mm 的前臂内侧皮神经[22]。只切皮肤和使用钝套管针进

套管针与桡神经之间的距离是 9.9 ～ 14.2 mm [22,31]。当建立标准的前外侧入路时，此距离明显地缩小至 4.9 ～ 9.1 mm [22,31]。前臂外侧皮神经距此入路 6 mm 处经过 [22]。

套管针继续向远端推进，穿过肱桡肌和肱肌后，进入关节囊。将关节镜置入套管后，可显示前关节囊、外侧沟、桡骨头、肱骨小头、冠状突和肱尺关节（ulnohumeral articulation）的前外侧。一些学者认为，近端前外侧入路为外侧关节腔提供更好的视野 [31]。

前外侧入路（图 20.8）

前外侧入路在肱骨外上髁前方 1 cm 和远端 3 cm 处 [18]。置入钝性套管针，穿过桡侧腕短伸肌（extensor carpi radialis brevis muscle）后进入外侧关节囊。此入路不利于处理外侧关节的病变，但可以查看关节的前内侧部分，包括滑车、冠突窝、冠状突和桡骨头内侧 [31]。一定注意不要将切口远端延伸至桡骨头，因为骨间背侧神经在距桡骨头 1 ～ 1.5 cm 处绕桡骨颈走行。此外，还有可能损伤桡神经。桡神经从这个切口

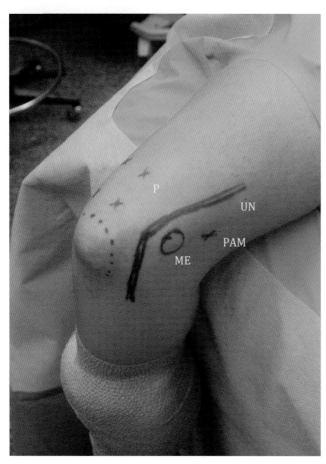

图 20.7　肘内侧示意图。P：后方入路；PAM：近端前内侧入路；UN：尺神经；ME：肱骨内上髁（used with permission from Baker CL，Grant LJ. Arthroscopy of the elbow. Am J Sports Med. 1999；27：251-64）

行皮下剥离可以降低损伤风险 [25,27]。正中神经距离切口 7 ～ 14 mm，如果术者保持在肱肌后方进行分离，则损伤的风险较小 [22,30]。标准的前内侧入路与正中神经的距离几乎是近端前内侧入路的一半，这是由上述解剖测量值的差异所决定的；标准前内侧入路距其是 7 ～ 14 mm，而近端前内侧入路是 12 ～ 23.7 mm。因此近端前内侧入路为标准前内侧入路提供了一个可替代的安全选择，可降低正中神经损伤的风险。

近端前外侧入路（图 20.8）

除近端前内侧入路外，近端前外侧入路也可作为起始入路 [9,31-32]。此入路位于肱骨外上髁近端 2 cm，前方 2 cm，由于与桡神经的安全距离更大，作为标准前外侧手术入路的替代 [22,31]。肘关节屈曲 90° 并在建立近端前外侧入路时注水充盈，解剖学研究提示

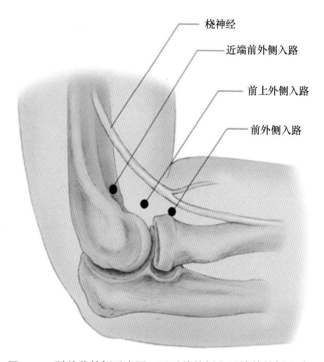

图 20.8　肘关节外侧示意图，显示前外侧和近端前外侧入路。注意：与前外侧入路相比，近端前外侧入路与桡神经的距离增大（used with permission from Cole BJ，Sekiya JK. Surgical techniques of the shoulder，elbow，and knee in sports medicine. Philadelphia：Elsevier Saunders；2008）

桡神经

近端前外侧入路

前上外侧入路

前外侧入路

5～9 mm 处经过[22,27-28]。

Inside-out 技术能让关节镜通过前内侧或者近端前内侧入路推进至桡骨头上方并紧压在桡骨头外侧关节囊上。用交换棒替换套管中的（关节）镜头，推进穿过桡侧腕伸肌直至顶到皮肤，在此处做一切口，然后在交换棒上套入套管。此入路便于到达桡骨头并能查看环状韧带。

直接外侧入路（图 20.9～图 20.11）

此入路也被称为软点入路，常在此入路用 18G 管径针头注水充盈关节。软点位于以外上髁、桡骨头和鹰嘴尖为标志的三角形内。对于神经结构来说此入路相当安全，但有损伤距该入路约 7 mm 的前臂背侧皮神经的可能[33]。此入路最大的风险是液体渗出到软组织内和术后伤口渗液[22-23,28]。

当建立此入路时，套管针穿过肘前肌向前推进，并通过的关节囊进入外侧肘关节。此入路可以显示

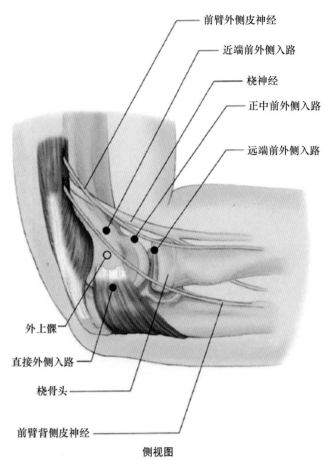

侧视图

图 20.10 显示直接外侧入路的肘关节侧位示意图，该入路位于肱骨外上髁、桡骨头和鹰嘴尖为标志的软点上（used with permission from Cole BJ, Sekiya JK. Surgical techniques of the shoulder, elbow, and knee in sports medicine. Philadelphia：Elsevier Saunders；2008）

桡尺关节和桡骨头与肱骨小头的下方。此外，此入路还为肱桡关节（radiocapitellar joint）和外侧沟的清理术提供了安全的入口。由于有软组织外渗的风险，建议将此入路推迟到手术快结束时进行。

后入路（图 20.12、图 20.13）

根据具体病变可建立多个后入路，包括近端和远端后正中入路，以及近端和远端后外侧入路。远端后正中入路位于中线，鹰嘴尖近端 3 cm 处，穿过肱三头肌肌腱。此外，近端后正中入路也可以在远端后正中入路 1～2 cm 处建立（距鹰嘴尖近端 4～5 cm）。切开皮肤，然后用钝性套管针插入鹰嘴窝。肘关节处于屈曲位置时，关节囊贴近关节腔。因此，建立后方入路前，最好先建立前方入路形成进水通道，充盈关节腔。另外，插入钝性套管针后，套管的顶端

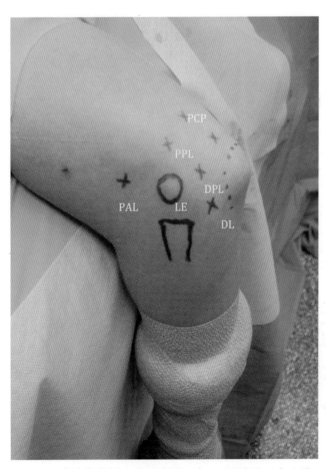

图 20.9 肘关节外侧入路示意图。PCP：近端后正中入路；PPL：近端后外侧入路；DPL：远端后外侧入路；DL：直接侧方入路；PAL：近端前外侧入路；LE：肱骨外上髁

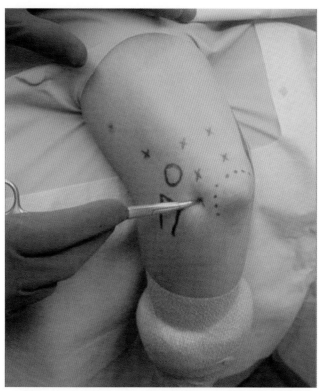

图 20.11 直接外侧入路示意图。器械指向软点，即直接外侧入路的位置（used with permission from Baker CL, Grant LJ. Arthroscopy of the elbow. Am J Sports Med. 1999；27：251-64）

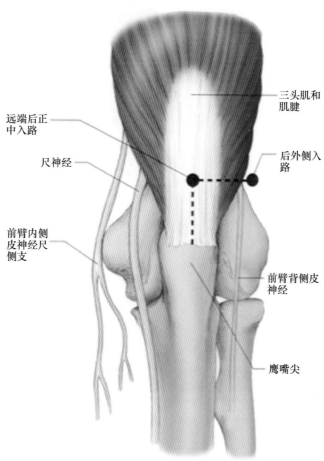

三头肌和肌腱

远端后正中入路

尺神经

后外侧入路

前臂内侧皮神经尺侧支

前臂背侧皮神经

鹰嘴尖

后视图

图 20.12 肘部远端后正中入路（该图命名为直接后入路）和远端后外侧入路示意图（used with permission from Cole BJ, Sekiya JK. Surgical techniques of the shoulder, elbow, and knee in sports medicine. Philadelphia：Elsevier Saunders；2008）

要顶到骨面。一般可以旋转套管推进，利用套管边缘的切割帮助穿透关节囊。如果套管顶端没有顶到骨面，那么取出钝性穿刺针后，套管尖端可能仍在关节囊外。若取出钝性穿刺针后，有液体从套管流出，则证明套管已经穿透关节囊，置入关节腔内。尺神经位于该区域关节囊浅表，在内侧沟中观察或操作时应注意。通过这些入路可查看肱尺关节后方、鹰嘴窝（olecranon fossa）、内侧和外侧沟[35]。可通过该入路进行几种常规的手术，包括鹰嘴骨赘切除、游离体取出以及用于肱尺关节置换术时鹰嘴窝的塑形或者肱骨开窗[28,35]。

近端和远端后外侧入路非常相似，常与后正中入路互换使用。远端后外侧入路位于肱三头肌肌腱外侧，距鹰嘴尖近端 3 cm 处。近端后外侧入路位于肱三头肌肌腱外侧，距鹰嘴尖近端 4 ～ 5 cm 处。套管针向鹰嘴窝方向推进，且套管按前述方法穿过关节囊。该句改为"建立此入路时，将肘关节屈曲45°，使肱三头肌和后方关节囊松弛会有帮助[22]。这些入路可观察到肱尺关节及内、外侧沟。关节镜可经此入路推进到外侧沟，可查看肱桡关节和桡骨

头的后方。再次强调，因为尺神经横向斜行于肘关节内侧关节囊浅表，当行内侧沟清除术时，必须注意避免损伤尺神经[35]（图 20.13）。

本章的目的是强调局部解剖对安全建立关节镜手术入路的重要性，使外科医师能够安全有效地进行肘关节镜手术。以下用两个病例介绍肘关节手术入路的选择和诊断性肘关节镜检。

病例 1

患者，女，53 岁，因左肘疼痛来就诊。左侧优势手。曾是校级垒球运动员。患者主诉肘关节屈伸活动末端疼痛。目前疼痛已干扰她日常活动，使其

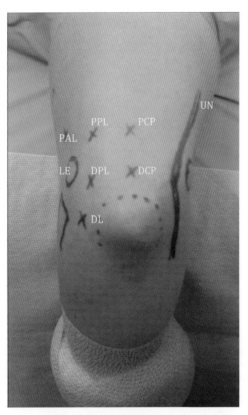

图 20.13 "肘部后手术入路示意图，显示的入路，包括近端和远端后正中入路，以及近端和远端后外侧入路。PCP：近端后正中入路；DCP：远端后正中入路；PPL：近端后外侧入路；DPL：远端后外侧入路；DL：直接外侧入路；PAL：近端前外侧入路；LE：肱骨外上髁；UN：尺神经

无法参与娱乐性垒球活动。患者每天服用消炎镇痛药，但现在药物已经无法缓解疼痛。

体格检查

左上肢：左肘关节的主动和被动活动范围是伸直－30°至屈曲130°，肘关节伸直和屈曲时疼痛。前臂旋后和旋前运动正常，同右上肢。左肘内翻和外翻应力稳定。（左）肘关节在整个活动范围均有捻发音。左上肢神经血管检查未见异常。

影像学

X线（图 20.14 和图 20.15）：左肘关节前后位、侧位片示，鹰嘴尖和冠状有前突骨赘形成。

MRI（图 20.16～图 20.18）：图像显示患者肘部病理改变。图 20.16 肘部的矢状位图显示：鹰嘴、

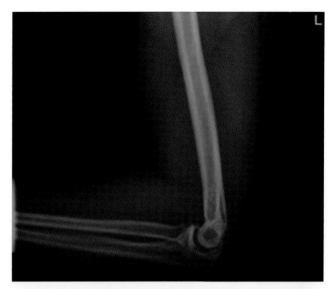

图 20.14 左肘侧位 X 线片

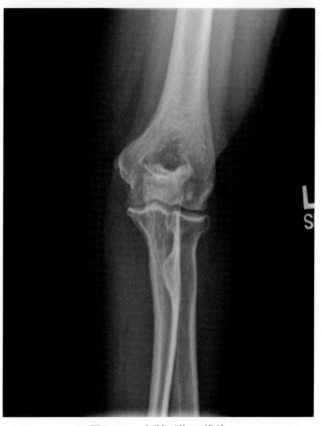

图 20.15 左肘正位 X 线片

鹰嘴窝的后缘及冠状窝前部可见骨赘，此为体查时关节运动范围缩小的原因。图 20.17 和图 20.18 分别为 MRI 水平位 T1 序列和 T2 序列。图像均显示鹰嘴窝及尖有骨赘形成。

保守治疗失败后，告知患者肘关节镜清理术的

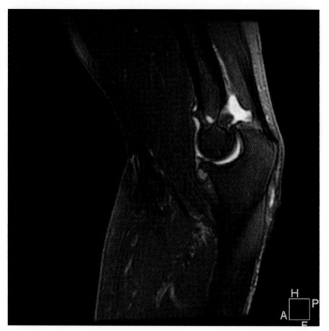

图 20.16 矢状位 T2 MRI 图像显示在鹰嘴窝的后方、鹰嘴尖、冠状突前方和冠状窝的骨赘

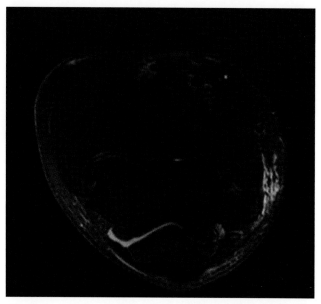

图 20.18 水平位 MRI T2 图像显示 鹰嘴窝内和沿着相对应的鹰嘴周围有骨赘

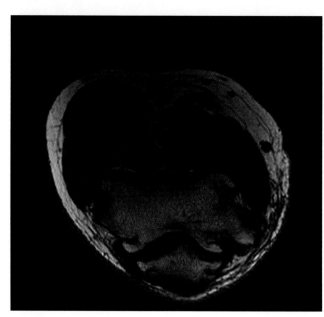

图 20.17 水平位 MRI T1 图像显示鹰嘴及鹰嘴窝的骨赘

风险和益处后，患者同意进行肘关节镜手术。

手术方法

取俯卧位，将非无菌止血带置于在上臂，注意尽量靠上臂近端放置，以确保消毒铺单后能充分暴露手术视野。用一个连接于手术台的臂托支撑上臂中段（图 20.2 a、b 及图 20.5）。用 Chlora Prep™（CareFusion 的手术前皮肤预备产品）对上臂和前臂进行消毒。用防水无菌单包裹（术侧）手并缠上自粘性 Coban（3M，St.Paul，MN）来密封手和前臂使其与手术区域分隔。标准的无菌铺单后，用绷带驱血。止血带充气。被用无菌标记笔标记出骨性体表标志。此外，触诊出尺神经并标记其在尺神经沟菌标，评估尺神经是否半脱位。将一根 18G 的腰穿针从直接外侧入路进针，然后注入 20 ~ 30 cm³ 的无菌生理盐水直到感觉到阻力（图 20.19）。

建立近端前内侧入路（图 20.4 和图 20.6）；入路位于肱骨内上髁近端 2 cm，肌间隔前方 1 ~ 2 cm 处[18]。用 11 号尖刀片将皮肤切开一小口，从此处将套有 4.5 mm 金属套管的钝性套管针插入，并向远端推进至肱桡关节。接下来，套管针推进抵达肱骨前方。在推进时紧贴肱骨前方保证前方神经血管结构受到肱肌保护。取出套管针后有液体流出证实已置入关节腔内。置入 4.0 mm 30° 关节镜，进行前关节腔诊断性关节镜检查。

近端前内侧手术入路能系统地评估内侧沟、滑车、冠状突、前关节囊、肱骨小头、桡骨头和外侧沟。辅以前臂旋前和旋后有助于评估肱桡关节稳定性和关节软骨损伤。然后，旋转 30° 关节镜，以便于评估前关节囊和桡侧腕伸肌短肌腱止点。通过退出视野并重新定位关节镜镜头来评估冠状突和滑车。

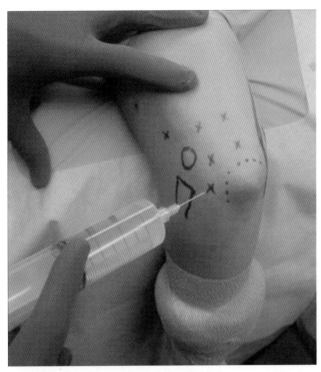

图 20.19 在软点位置的直接外侧入路注入生理盐水

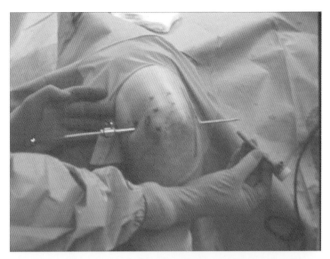

图 20.20 该图示意，术中用交换棒穿过关节腔和肌肉组织直到顶起皮肤。当触摸其在皮下时，在交换棒上方做一切口，将交换棒从新切口刺出后在其上套入一个套管。取出交换棒同时从新的套管中置入关节镜

接下来，建立近端前外侧入路。"outside-in" 技术用于此入路，插入一根腰穿针标记该入路位置：位于肱骨外上髁近端 2 cm，前方 2 cm。取出腰穿针，用 11 号于皮肤做一切口。将钝性套管针和套管置入关节，在套管针推进时保持其始终接触肱骨皮质前方。建立前外侧入路的另一种方法是在交换棒置入前内侧套管中并穿过关节和肌肉组织直至顶起外侧皮肤（图 20.20）。切开皮肤，顺交换棒置入套管即建立了前外侧入路，取出交换棒置入关节镜。随后在近端前外侧入路进行关节镜诊断性检查，包括系统地评估外侧沟、桡骨头、肱骨小头、前关节囊、滑车、冠状突和内侧沟。

肘关节前方间室的关节镜手术也可以从近端前外侧入路开始。近端前外侧入路的建立需要用上述讨论的 "outside-in" 技术。关节镜诊断性探查可以从肘关节外侧向内侧进行。此时，建立近端前内侧入路的安全做法是从近端前外侧入路插入交换棒并穿透内侧关节囊，顶起近端前内侧入路附近的皮肤。用刀片做一皮肤切口推出交换棒，再顺着交换棒拧入套管，就可以从内侧开始探查。

建立近端前方入路后，关节镜探查证实患者在冠状突及相应的肱骨远端有明显的骨赘。将磨钻插入前外侧入路，去除肱骨前方冠状突的骨赘（图 20.21）。

保持近端前内侧入路注水充盈关节，建立远端后外侧入路。插入关节镜，可见鹰嘴窝。往下调整镜头可看到鹰嘴尖。鹰嘴窝和鹰嘴都发现有骨赘。伸直肘关节致鹰嘴尖与鹰嘴窝接触，证实（两者）碰撞导致患者肘关节活动范围缩小。沿着肱尺关节往内至内侧沟。在清理内侧沟时须小心，因为尺神经位于该区域关节囊的浅表处。将关节镜退回到鹰嘴窝，然后再沿着肱尺关节，可探查外侧沟。将关

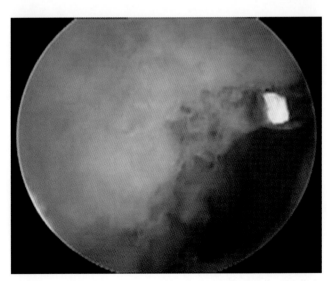

图 20.21 关节镜显示在前方间室内，用磨钻清除位于屏幕中心肱骨前方的骨赘

节镜推进到外侧沟，旋转角度往外查看。可显示桡骨头后方的肱桡关节。该患者主要的表现是骨赘引起的后方撞击。

探查完后方关节腔后，在腰穿针定位下，建立近端后正中入路。此入路可以很好地显示鹰嘴骨赘。同样，探查鹰嘴窝对去除任何可能阻碍关节活动的骨赘很重要。由于骨赘体积大，决定用小骨凿将其切除。通过"outside-in"技术建立远端后外侧入路辅助清除骨赘。通过远端后外侧入路置放骨凿并从近端后正中入路对其进行观察。在骨凿清理骨赘恢复鹰嘴的原貌后，用关节镜抓钳清除骨屑。最后，用磨钻完成骨赘的精确切除并从鹰嘴窝去除一层浅骨赘。从近端后正中入路，再一次探查内侧和外侧沟，确认没有遗留骨屑。通过从远端后外侧或近端后正中入路直视下伸直肘关节，外科医师可以确认患者肘关节已可完全伸直。

手术结束前，手术中透视检查屈曲和伸直位的肘关节来确认前方和后方骨赘已完全切除。

病例 2

34 岁男性因左肘不适来就诊。左侧优势手。17 岁时有肘关节脱位的病史。未诉关节不稳定，但在练习柔道时有交锁感。

体格检查

左肘关节的主动和被动的活动范围为伸直－10°至屈曲 130°。在反复的关节活动过程中间歇性地发生关节交锁。左前臂可充分旋后和旋前，与右肢无异。左肘对内翻和外翻应力稳定。侧方轴移试验和移动外翻试验等稳定性试验均为阴性。关节活动全过程有捻发音。左上肢血管神经检查未见异常。

影像学

X 线片（图 20.22 和图 20.23）：左肘关节正、侧位 X 线示，鹰嘴、冠状突和肱骨前方有多个游离体和骨赘形成。

CT 扫描（图 20.24 和图 20.25）：CT 扫描显

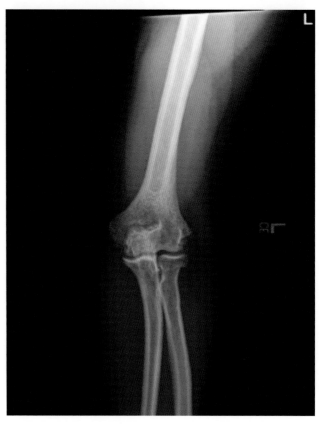

图 20.22　左肘正位 X 线片

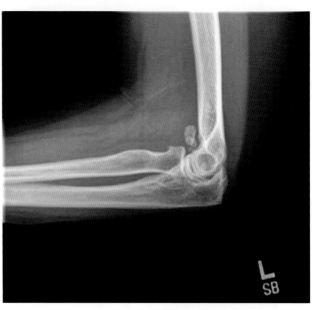

图 20.23　左肘侧位 X 线片

示具体骨性解剖结构，并观察骨赘范围以规划关节镜手术。CT 扫描图像显示关节内多个游离体，边缘有骨赘形成。图 20.24 为左侧肘关节的 CT 矢状位，显示鹰嘴骨赘造成骨性撞击以及鹰嘴尖端后方

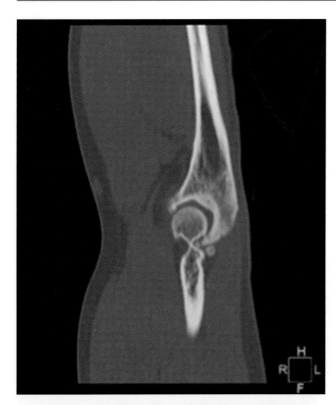

图 20.24　CT 扫描图

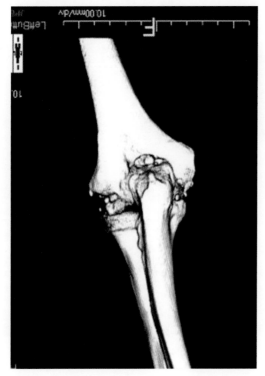

图 20.25　左肘 CT 三维重建图

的游离体。图 20.25 是 CT 三维重建图像（CT 3-D reconstruction），显示鹰嘴关节面及周围大量游离体及骨赘。

患者保守治疗无效，要求行关节镜手术清除游离体和骨赘。

手术方法

患者取俯卧位，按前述"outside-in"方法建立近端前内侧入路。开始行关节镜由内向外的诊断性探查。如图 20.26 所示，在前立关节腔可见多个游离体。随后，建立近端前外侧入路。如图 20.27 所示，通过近端前外侧入路引入抓取器，用于移除游离体。如果骨软骨碎片或游离体的大小超过套管的大小，则可能需要弄碎或使用刨削器清除。在某些情况下（游离体直径大于套管直径），可以用抓取器将套管和游离体一起经软组织往外拉。通过牢固地抓持住游离体并旋转抓取器将其取出，另外，如图 20.28 所示，有时需要用腰穿针固定游离体，以便抓取器抓取。

取出游离体后，用高速磨钻清除肱骨前方和冠突的骨赘。然后屈曲肘关节，直到冠突与肱骨前方接触，来确定骨赘被充分切除。关节前间室处理完后，从近端前内侧入路进入保持灌注，建立远端后外侧入路开始后间室关节镜检查。鹰嘴尖端有一骨赘阻碍了关节伸直。采用高速磨钻和小骨刀切除骨赘。再用高速磨钻去除鹰嘴窝附近骨赘。直至肘关节伸直功能恢复。

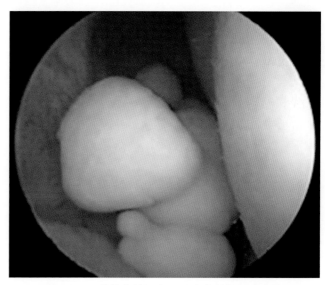

图 20.26　肘关节前间室可见多个骨软骨游离体

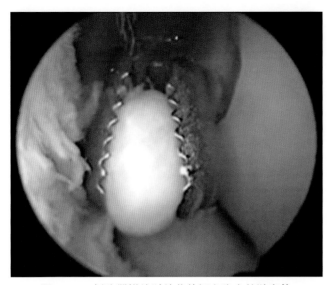

图 20.27 抓取器钳从肘关节前间室取出的游离体

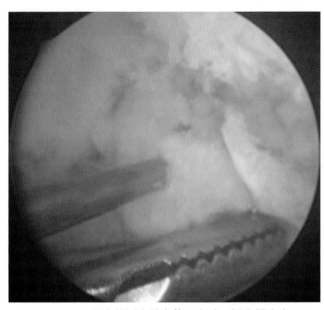

图 20.28 腰穿针固定游离体，有助于抓取器取出

总结

肘关节镜在肘关节手术中的应用越来越方广泛，适应证也越来越多。全面深入了解肘关节局部解剖对于预防并发症至关重要。最常见的适应征之一是关节内游离体。在安全而系统的手术下，肘关节镜下游离体取出的成功率高达 90%[3]。

参考文献

1. McKenzie PJ. Supine position. In: Savoie FH, Field LD, editors. Arthroscopy of the elbow. New York: Churchill Livingstone; 1996. p. 35–9.
2. Morrey BF. Arthroscopy of the elbow. In: Anderson LD, editor. Instructional course lectures, vol. 35. Rosemont, IL: American Academy of Orthopaedic Surgeons; 1986. p. 102–7.
3. O'Driscoll SW. Elbow arthroscopy for loose bodies. Orthopaedics. 1992;15:855–9.
4. O'Driscoll SW. Elbow arthroscopy: loose bodies. In: Morrey BF, editor. The elbow and its disorders. 3rd ed. Philadelphia, PA: Saunders; 2000. p. 510–4.
5. O'Driscoll SW, Morrey BF. Arthroscopy of the elbow: diagnostic and therapeutic benefits and hazards. J Bone Joint Surg Am. 1992;74:84–94.
6. Savoie FH. Arthroscopic management of loose bodies of the elbow. Oper Tech Sports Med. 2001;9(4):241–4.
7. Savoie FH. Guidelines to becoming an expert elbow arthroscopist. J Arthroscopic Relat Surg. 2007;23(11):1237–40.
8. Andrews JR, Baumgarten TE. Arthroscopic anatomy of the elbow. Orthop Clin North Am. 1995;26:671.
9. Wiesler ER, Poehling GG. Elbow arthroscopy: introduction, indications, complications, and results. In: McGinty JB, Burkhart SS, Jackson RW, et al., editors. Operative arthroscopy. 3rd ed. Philadelphia, PA: Lippincott-Raven; 2003. p. 661–4.
10. Byrd JW. Elbow arthroscopy for arthrofibrosis after type I radial head fractures. Arthroscopy. 1994;10:162–5.
11. Jones GS, Savoie FH. Arthroscopic capsular release of flexion contractures (arthrofibrosis) of the elbow. Arthroscopy. 1993; 9:277–83.
12. O'Driscoll SW. Arthroscopic treatment for osteoarthritis of the elbow. Orthop Clin North Am. 1995;26:691–706.
13. Ogilvie-Harris DJ, Gordon R, MacKay M. Arthroscopic treatment for posterior impingement in degenerative arthritis of the elbow. Arthroscopy. 1995;11:437–43.
14. Baumgarten TE, Andrew JR, Satterwhite YE. The arthroscopic evaluation and treatment of osteochondritis dissecans of the capitellum. Am J Sports Med. 1998;26:520–3.
15. Ruch DS, Cory JW, Poehling GG. The arthroscopic management of osteochondritis dissecans of the adolescent elbow. Arthroscopy. 1998;14(8):797–803.
16. Savoie FH, Field LD. Basics of elbow arthroscopy. Tech Orthop. 2000;15(2):138–46.
17. Menth-Chiari WA, Ruch DS, Poehling GG. Arthroscopic excision of the radial head: clinical outcome in 12 patients with post-traumatic arthritis after fracture of the radial head or rheumatoid arthritis. Arthroscopy. 2001;17(9):918–23.
18. Andrews JR, Carson WG. Arthroscopy of the elbow. Arthroscopy. 1985;1:97–107.
19. Clarke R. Symptomatic lateral synovial fringe of the elbow joint. Arthroscopy. 1988;4:112–6.
20. Smith 3rd JP, Savoie FH, Field LD. Posterolateral rotatory instability of the elbow. Clin Sports Med. 2001;20(1):47–58.
21. Thomas MA, Fast A, Shapiro DL. Radial nerve damage as a complication of elbow arthroscopy. Clin Orthop Relat Res. 1987;215: 130–1.
22. Savoie 3rd FH, O'Brien MJ, Field LD, Gurley DJ. Arthroscopic and open radial ulnohumeral ligament reconstruction for posterolateral rotatory instability of the elbow. Clin Sports Med. 2010;29(4):611–8.
23. Poehling GG, Ekman EF, Ruch DS. Elbow arthroscopy: introduction and overview. In: McGinty J, Caspari R, Jackson R, et al., editors. Operative arthroscopy. 2nd ed. Philadelphia, PA:

24. Poehling GG, Ekman EF. Arthroscopy of the elbow. In: Jackson D, editor. Instructional course lectures, vol. 44. Chicago, IL: AAOS; 1994. p. 214–23.

25. Childress HM. Recurrent ulnar nerve dislocation at the elbow. Clin Orthop. 1986;108:168.

26. Baker CL, Grant LJ. Arthroscopy of the elbow. Am J Sports Med. 1999;27:251–64.

27. Lindenfeld TN. Medial approach in elbow arthroscopy. Am J Sports Med. 1990;18:413.

28. Adolfsson L. Arthroscopy of the elbow joint: a cadaveric study of portal placement. J Shoulder Elbow Surg. 1994;3:53–61.

29. Plancher KD, Peterson RK, Breezenoff L. Diagnostic arthroscopy of the elbow: set-up, portals, and technique. Oper Tech Sports Med. 1998;6:2–10.

30. Stothers K, Day B, Reagan WR. Arthroscopy of the elbow: anatomy, portal sites, and a description of the proximal lateral portal. Arthroscopy. 1995;11:449–57.

31. Field LD, Altchek DW, Warren RF, et al. Arthroscopic anatomy of the lateral elbow: a comparison of three portals. Arthroscopy. 1994;10:602–7.

32. Savoie FH, Field LD. Anatomy. In: Savoie FH, Field LD, editors. Arthroscopy of the elbow. New York: Churchill Livingstone; 1996. p. 3–24.

33. Aboud JA, Ricchetti ET, Tjoumakaris F, Ramsey ML. Elbow arthroscopy: basic setup and portal placement. J Am Acad Orthop Surg. 2006;14:312–8.

34. Poehling G, Whipple T, Sisco L, Goldman B. Elbow arthroscopy: a new technique. Arthroscopy. 1989;5:222.

35. Lyons TR, Field LD, Savoie FH. Basics of elbow arthroscopy. In: Price CT, editor. Instructional course lectures, vol. 49. Rosemont, IL: American Academy of Orthopaedic Surgeons; 2000. p. 239–46.

肱骨内、外上髁炎

21

Patrick M. O'Brien 和 Felix H. Savoie III　著

罗　伟　李　昆　译　鲁文浩　杨　华　校

概述

根据肌腱发生病理改变的部位，将肱骨上髁炎分为外上髁炎和（或）内上髁炎[1]。Runge 于 1873 年首次在 German literature 上提出肱骨外上髁炎[2]。10 年后，即 1883 年，Morris 首次指出肱骨外上髁炎与网球的联系[3]。这也导致"网球肘（golfer's elbow）"这一用来形容肱骨外上髁炎的专业术语的出现，而肱骨内上髁炎则被称为"高尔夫肘"。这两种情况都会导致肘部的疼痛和不适。然而，外上髁炎相比于内上髁炎在临床上更为常见，其发生的概率是内上髁炎的 7 ～ 20 倍[6]，并影响到 1% ～ 3% 的普通人口和多达 7% 的体力劳动者[4-5]。

国外的一些学者，包括 Cyriax[7]、Goldie[8]、Coonrad 与 Hooper[9] 等，研究了外上髁炎的病因和发病机制。最近，Nirschl 及其同事[10-11]将肱骨外上髁炎的潜在损伤定位于桡侧腕短伸肌（extensor carpi radialis brevis，ECRB）的起始部位。娱乐活动或职业活动中反复过度使用均可导致 ECRB 肌腱起始部位的细微撕裂。然而，如果不能成功修复这些撕裂，将导致被未成熟修复组织所替代。组织学上，这种未成熟修复组织表现为非炎性退行性肌腱变性，伴成纤维细胞和紊乱的胶原纤维的增生以及新生血管的形成。这一病理改变被称为"血管成纤维细胞性肌腱变性（angiofibroblastic tendinosis）"[11]。在肱骨内上髁炎中也发现了类似的病理改变，但病理性纤维化组织多见于屈肌-旋前肌肌群的起始部位，尤其是旋前圆机（pronator teres，PT）和桡侧腕屈肌（Flexor carpi radialis，FCR）的肱骨止点[12]。

肱骨内、外上髁炎均好发于 40 ～ 50 岁人群，男女发病率相当，且多见于优势臂[1,10]。网球运动员常遭遇肱骨外上髁炎，但高尔夫运动员并不经常出现肱骨内上髁炎；肱骨内上髁炎则多发于棒球运动员或需反复强力进行肘外翻活动的人群[6]。这两种疾病均起病隐匿。

临床表现

临床上，肱骨外上髁炎的患者常诉肘外侧剧痛，伸肘位主动伸腕或被动屈腕时疼痛加剧[13]。体格检查时可发现，桡侧腕短伸肌腱前部稍外侧至中点处疼痛最为明显，伸肘状态下抵抗伸腕和伸指活动会使疼痛加剧。该病还需与临床表现为肘外侧疼痛的其他疾病进行鉴别诊断，包括颈神经根病（cervical radiculopathy）、桡骨隧道综合征（radial tunnel syndrome）、肱桡关节软骨损伤（一种肘部滑膜皱襞），和（或）后外侧旋转不稳定[13]。肱骨内上髁炎的疼痛则分为两种类型：一种表现为肱骨上髁骨尖的烧灼样疼痛；另一种则与肱骨外上髁炎的疼痛性质相似，但疼痛多位于肱骨上髁骨尖的外侧，即屈肌-旋前肌的起始部位。在抵抗伸腕和前臂旋前时疼痛有时加剧，包括伴发肘外翻不稳定和尺神经炎的其他情况需要加以评估[12]。一些需要鉴别诊断的肘内、外侧疼痛性疾病的总结见表 22.1。

P.M. O'Brien, MD (✉)
Mississippi Sports Medicine and Orthopedic Center,
Jackson, MS, USA
e-mail: patrick.m.obrien2@gmail.com

F.H. Savoie III, MD
Department of Orthopedic Surgery, Tulane University School of
Medicine, Tulane Medical Center, New Orleans, LA, USA
e-mail: fsavoie@tulane.edu

S.F. Brockmeier (ed.), *MRI-Arthroscopy Correlations: A Case-Based Atlas of the Knee, Shoulder, Elbow and Hip*,
DOI 10.1007/978-1-4939-2645-9_21, © Springer Science+Business Media New York 2015

表 21.1　肘关节外侧和内侧疼痛

肘外侧疼痛	肘内侧疼痛
（肱骨）外上髁炎	（肱骨）内上髁炎
颈神经根病	颈神经根病
桡骨隧道综合征	屈肌旋前肌肌腱肌扭伤 / 撕裂
肱桡关节软骨损伤 肘关节滑膜皱襞	尺侧副韧带损伤
	尺神经炎
后外侧旋转不稳定	外翻过度延伸

Summary of the differential diagnoses to be considered when evaluating a patient with either lateral-or medial-sided elbow pain
Published with kind permission. Copyright © Felix H. Savoie, Ⅲ, MD

影像学评估

尽管肱骨内、外上髁炎均属于临床诊断，但影像学资料常作为肘内、外侧疼痛患者的辅助诊断手段。肘关节正位、侧位及斜位 X 线片也常用于疾病的诊断，但通常无异常表现。另外，有研究发现，22% ～ 25% 的肱骨外上髁炎患者的肱骨外上髁附近的软组织钙化，但其预后价值还有待研究[10]。

MRI 虽不是诊断肱骨内、外上髁炎必要的检查手段，但对于病情评估具有较好的辅助作用，尤其在对周围组织结构及关节面的评估中，MRI 可用于排除有无其他引起肘关节疼痛的潜在病因的存在。由于 MRI 可用于评价尺侧副韧带的完整性，所以对肘内侧疼痛患者的诊断尤为重要。肱骨内、外上髁炎患者的典型 MRI 分别表现为短 T1 反转恢复序列（short T1 inversion recovery，STIR）和 T2 加权像中伸肌或屈肌-旋前肌肌腱起始部位增厚呈异常高信号[14]。总之，MRI 对于诊断肱骨上髁炎的敏感性高达 90% ～ 100%，特异性高达 83% ～ 100%[15]，且可以与关节腔内对比剂同时或非同时使用。

治疗方案及结局

大多数肱骨内、外上髁炎患者均对保守治疗反应较好，但目前尚无统一的治疗指南，因此多种治疗方案均有使用。初始阶段的治疗包括休息、冰敷及使用非甾体类抗炎药物。接下来是物理治疗阶段，包括反力支具和（或）类固醇注射[13]。此

外，体外冲击波治疗（extracorporeal shock wave therapy）[16-18]、富血小板血浆注射治疗（platelet-rich plasma injection）[19] 及低剂量热融治疗（low-dose thermal ablation devices）[20] 也常用于临床研究。据相关数据报道，肱骨上髁炎患者在 1 ～ 2 年内治愈率高达 90%[9-10]。虽然大多数患者对非手术治疗反应良好，但对于一些顽固性患者仍需进行外科手段干预。Bot 等近期发现，虽然近 90% 的肱骨外上髁炎的患者经至少一年的保守治疗后，症状得到不同程度的改善，但仅有 13% 的患者在 3 个月内达到完全治愈，34% 的患者在 1 年内完全治愈[21]。这些资料阐明外科手术干预对于治疗肱骨内、外上髁炎的必要性。

尽管有前述的发现，但仍建议在对于肱骨内、外上髁炎患者实施外科手术治疗之前，至少进行 3 ～ 6 个月的非手术治疗。早在 1955 年，Bosworth 等[22] 就曾提出，传统的外科手术治疗包括对病变组织进行开放清创术，Nirschl 和 Pettrone 在 1979 年[10] 治疗肱骨外上髁炎时亦是如此。临床上也有实施经皮桡侧腕短伸肌减压术治疗该病的报道[23-24]，但由于关节镜技术在肘关节手术中的优势地位，临床上越来越倾向于使用关节镜技术治疗肱骨上髁炎。Baker 等首先报道了 40 例（42 个肘）实施关节镜手术治疗的顽固性肱骨外上髁炎患者，其中有些联合实施了肱骨外上髁去骨皮质术[25]。关节镜技术目前仍在不断发展中，关节镜下不仅可以进行简单的清创术，还可使用缝线及缝线锚钉进行桡侧腕短伸肌及皱襞修复[20]。

由于肱骨外上髁炎发病率更高，对关节镜治疗肱骨外上髁炎的临床结局的研究较肱骨内上髁炎更为广泛。一些研究对比了开放清创术和关节镜下清创术对于治疗肱骨外上髁炎的疗效差异，虽然相关数据显示二者总体疗效相当，但经关节镜治疗的患者可更早恢复正常工作[25-28]。最近，Solheim 等发现经关节镜治疗的患者较开放手术的患者有更好的 QuickDASH 评分结果[29]。关节镜技术的另一优势在于可对肘关节内部情况做全面评估，并可发现任何伴发的病理性改变，由于并发关节内病变的患者高达 44%，这使得关节镜技术在临床上被广泛使用[30]。

关节镜技术在肱骨外上髁炎的治疗中已得到广泛接受和认可，在肱骨内上髁炎的治疗中也备受关注。这是由于尺神经和内侧尺侧副韧带在解剖位置

上与屈肌-旋前肌群的起始部位距离非常接近。但是，解剖模型显示，这些结构与需要实施清创的部位距离较远，因此在实施关节镜清创术治疗肱骨内上髁炎时受损伤的风险较小[31]。但肘关节关节镜手术的禁忌证依旧存在，相对禁忌证包括曾因尺神经移位或尺神经半脱位行肘关节内侧手术治疗的患者。绝对禁忌证包括活动性感染患者。

病例介绍：肱骨内、外上髁炎患者

女性，38 岁，右利手，长期右手肘疼痛。患者的疼痛主要位于肘部的外侧和内侧。这一症状已经存在许久，初诊时采用抗炎药、手腕支具以及局部

封闭治疗。进行过骨科会诊，并进行了一系列注射，并给予一些临时缓解方案，但是都会复发，并且疼痛均加重。疼痛表现为为持续性，夜间和进行提拉活动时加剧。否认右肘外伤史及手术史。

在患者初次到骨科诊室就诊时，体格检查示内侧和外侧髁触诊时均有压痛。肘部主动和被动运动范围正常，前臂旋前及旋后可。对抗腕关节伸展时外侧疼痛加剧，对抗腕关节屈曲时内侧疼痛加剧。无肘关节不稳，内翻 / 外翻应力测试阴性，外侧肘关节轴移试验为阴性。肌力正常，神经功能没有感觉障碍，也没有麻木的症状，Tinel 征阴性。

影像学评估包括 2 次右肘 X 线片，结果显示正常。对患者的骨科医师所做的 MRI 进行了回顾。如图 22.1 a-d，内侧屈肌群的腱性部分和外侧伸肌群的

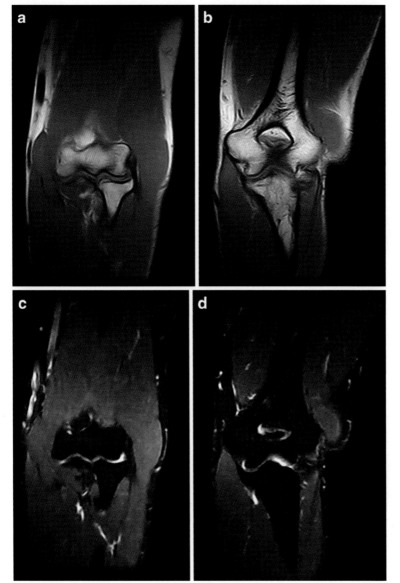

图 21.1　冠状 T1 加权和 STIR MRI 图像表明在常见伸肌腱起点（**a,c**）和屈肌-旋前肌块（**b,d**）内信号强度增加。此外，关节内表面也是正常的（**a,b**），尺侧副韧带（**c,d**）也是如此（**a-d**：Published with kind permission. Copyright © Felix H. Savoie，Ⅲ，MD）

腱性部分都有高信号影，与内侧和外侧上髁炎一致。在患者初诊时我们提出了进一步的保守治疗意见，包括物理治疗、局部注射及口服抗感染药物、手腕支具、内侧及外侧上髁的重复局部封闭治疗。这一系列治疗方式良好地缓解了症状，但患者 3 个月后仍然复发。因此患者最后接受肘关节镜的治疗。

将患者带入手术室，诱导全麻。取俯卧位，消毒患者的右上肢，并以正常的无菌方式包裹起来。注射 30 ml 无菌生理盐水后，采取近端前内侧入口以及将 30° 关节镜插入关节内。开始检查肘关节外侧部，重点是肱桡关节（图 21.2 a）。然后利用腰穿针定位法建立一个侧方上髁前方的侧方入路（图 21.2 b）。使用关节镜刨削刀对 ECRB 肌块下的关节囊进行清扫，从而可以在 ECRB 中看到退行性的"肌腱变性"，颜色变成灰色（图 21.3 a）。该清扫术清除了显露出的退变的肌腱。健康的 ECRB，其颜色为白色并更闪亮（图 21.3 b）。肌腱松解术完成后，可见到桡侧腕长伸肌（extensor carpi radialis longus，ECRL）的肌纤维（图 21.3 c）。同时术中对外侧髁也行少量骨清创术。

然后转向内侧，通过之前的外侧入路放置关节镜。首先看到屈肌-旋前肌群的肌纤维（图 21.4 a）。随后进行内侧上髁的清创，从前向后移动，直到看到屈肌-旋前肌群的肌腱纤维。之后再一次清理变灰的退变组织（图 21.4 b）直至发现白色的、发亮的健康肌腱组织（图 21.4 c，d）。缝合外侧切口，以防止瘘的形成及保持持续的引流。术后即刻在手臂放置后夹板，使肘关节维持 90° 屈曲位。

结论

肱骨上髁炎是肘关节疼痛患者的常见诊断，其中肱骨外上髁炎较内上髁炎更为常见。临床上，患者肱骨内上髁或外上髁疼痛起病隐匿，且抵抗伸腕时外上髁疼痛加重，抵抗屈腕时内上髁疼痛加重。两种情况可能同时出现，且均需评估，尤其在诊断肘关节内侧疼痛性疾病时。虽然两种疾病都是通过临床诊断，但 MRI 可以为病情评估提供有价值的信息，尤其是在对邻近组织的病理改变进行评估时。临床上经常使用的保守治疗方法种类繁多且疗效显著。但对于一些顽固性病例，仍需采取外科手段进行干预。与传统的开放式清创术相比，关节镜治疗肱骨上髁炎不仅效果相当，甚至优于传统手术，且患者可更快恢复正常工作和运动。

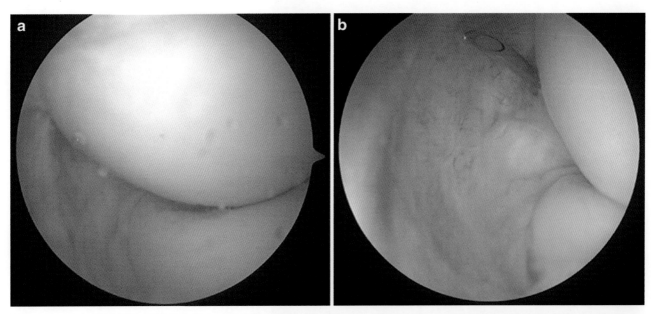

图 21.2 （a）关节镜下从近端前内侧入路观察肱桡韧带的视野；（b）腰穿针用于在外侧上髁正前方创建外侧入路（a，b：Published with kind permission. Copyright © Felix H. Savoie，Ⅲ，MD）

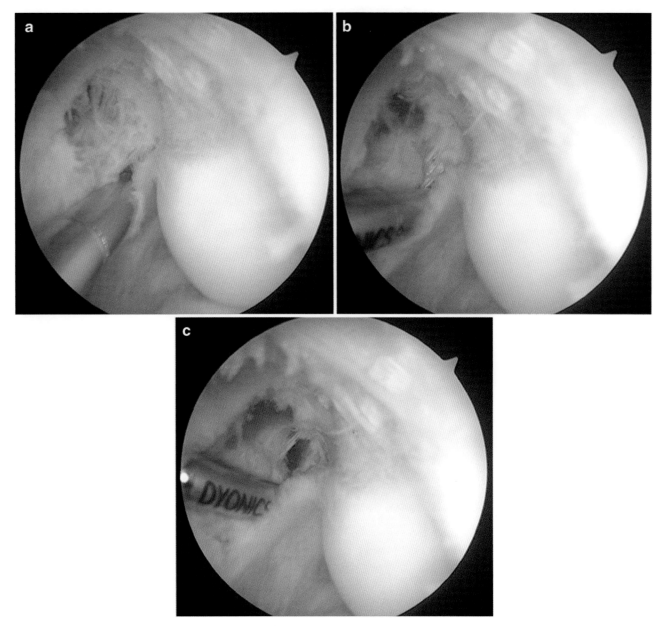

图 21.3 （a）在对下方关节囊进行清创后，显露出 ECRB 的退行性灰色"肌腱变性"组织；（b）病变组织的进一步清创显示白色、有光泽的 ECRB 肌腱；（c）在完全松解 ECRB 10 次后，可见 ECRL 的肌肉纤维。同时进行了外上髁的少量骨清创术（**a-c**：Published with kind permission. Copyright © Felix H. Savoie，Ⅲ，MD）

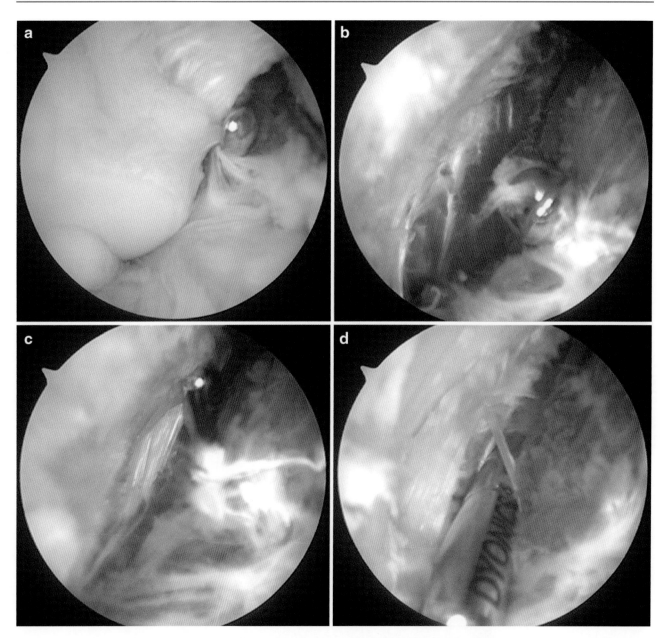

图 21.4　（**a**）肘关节内侧视野，上方可见滑车，下方可见冠状突。已开始用关节镜刨削刀清理内上髁。（**b**）继续清创后显示出屈肌-旋前肌肌腱的退化"腱鞘"组织，外观呈灰色。（**c**，**d**）在对病变组织进行清创后，可以看到代表健康肌腱组织的白色闪亮纤维（**a-d**：Published with kind permission. Copyright © Felix H. Savoie，Ⅲ，MD）

参考文献

1. Jobe FW, Ciccotti MG. Lateral and medial epicondylitis of the elbow. J Am Acad Orthop Surg. 1994;2:1–8.
2. Runge F. Zur genese und behandlung des schreibekramfes. Berl Klin Wochenschr. 1873;10:245.
3. Morris HP. Lawn-tennis elbow. BMJ. 1883;2:557.
4. Shiri R, Vukari-Juntura E, Varorfen H, Heliovaara M. Prevalence and determinants of lateral and medial epicondylitis: a population study. Am J Epidemiol. 2006;164:1065–74.
5. De Smedt T, de Jong A, Van Leemput W, Lieven D, Van Glabbeek F. Lateral epicondylitis in tennis: update on aetiology, biomechanics and treatment. Br J Sports Med. 2007;41:816–9.
6. Leach RE, Miller JK. Lateral and medial epicondylitis of the elbow. Clin Sports Med. 1987;6:259–72.
7. Cyriax JH. The pathology and treatment of tennis elbow. J Bone Joint Surg Am. 1936;18:921–40.
8. Goldie I. Epicondylitis lateralis humeri (epicondylalgia or tennis elbow): a pathogenetical study. Acta Chir Scand Suppl. 1964;57:339.
9. Coonrad RW, Hooper WR. Tennis elbow: its course, natural history, conservative, and surgical management. J Bone Joint Surg Am. 1973;55:1183–7.

10. Nirschl RP, Pettrone FA. Tennis elbow: the surgical treatment of lateral epicondylitis. J Bone Joint Surg Am. 1979;61:832–9.

11. Kraushaar BS, Nirschl RP. Tendinosis of the elbow (tennis elbow): clinical features and findings of histological, immunohistochemical, and electron microscopy studies. J Bone Joint Surg Am. 1999; 81:259–78.

12. Chen FS, Rokito AS, Jobe FW. Medial elbow problems in the overhead-throwing athlete. J Am Acad Orthop Surg. 2001; 9:99–113.

13. Calfee RP, Patel A, DaSilva MF, Akelman E. Management of lateral epicondylitis: current concepts. J Am Acad Orthop Surg. 2008; 16:19–29.

14. Dewan AK, Chhabra AB, Khanna AJ, Anderson MW, Brunton LM. MRI of the elbow: techniques and spectrum of disease: AAOS exhibit selection. J Bone Joint Surg Am. 2013;95(14):e99 1–13.

15. Miller TT, Shapiro MA, Schultz E, Kalish PE. Comparison of sonography and MRI for diagnosing epicondylitis. J Clin Ultrasound. 2002;30(4):193–202.

16. Haake M, Konig IR, Decker T, Riedel C, Buch M, Muller HH. Extracorporeal shock wave therapy in the treatment of lateral epicondylitis: a randomized multicenter trial. J Bone Joint Surg Am. 2002;84:1982–91.

17. Pettrone FA, McCall BR. Extracorporeal shock wave therapy without local anesthesia for chronic lateral epicondylitis. J Bone Joint Surg Am. 2005;87:1297–304.

18. Buchbinder R, Green SE, Youd JM, Assendelft WJ, Barnsley L, Smidt N. Shock wave therapy for lateral elbow pain. Cochrane Database Syst Rev. 2005;(1):CD003524.

19. Edwards SG, Calandruccio JH. Autologous blood injections for refractory lateral epicondylitis. J Hand Surg Am. 2003;28:272–8.

20. Savoie III FH, VanSice W, O'Brien MJ. Arthroscopic tennis elbow release. J Shoulder Elbow Surg. 2010;19:31–6.

21. Bot SDM, van der Waal JM, Terwee CB, van der Windt DAWM, Bouter LM, Dekker J. Course and prognosis of elbow complaints: a cohort study in general practice. Ann Rheum Dis. 2005;64: 1331–6.

22. Bosworth DM. The role of the orbicular ligament in tennis elbow. J Bone Joint Surg Am. 1955;37:527–34.

23. Baumgard SH, Schwartz DR. Percutaneous release of the epicondylar muscles for humeral epicondylitis. Am J Sports Med. 1982; 10:233–6.

24. Yerger B, Turner T. Percutaneous extensor tenotomy for chronic tennis elbow: an office procedure. Orthopedics. 1995;8:1261–3.

25. Baker Jr CL, Murphy KP, Gottlob CA, Curd DT. Arthroscopic classification and treatment of lateral epicondylitis: two-year clinical results. J Shoulder Elbow Surg. 2000;9:475–82.

26. Owens BD, Murphy KP, Kuklo TR. Arthroscopic release for lateral epicondylitis. Arthroscopy. 2001;17:582–7.

27. Peart RE, Strickler SS, Schweitzer Jr KM. Lateral epicondylitis: a comparative study of open and arthroscopic lateral release. Am J Orthop. 2004;33:565–7.

28. Mullett H, Sprague M, Brown G, Hausman M. Arthroscopic treatment of lateral epicondylitis: clinical and cadaveric studies. Clin Orthop Relat Res. 2005;439:123–8.

29. Solheim E, Hegna J, Oyen J. Arthroscopic versus open tennis elbow release: 3- to 6-year results of a case-control series of 305 elbows. Arthroscopy. 2013;29:854–9.

30. Szabo SJ, Savoie III FH, Field LD, Ramsey JR, Hosemann CD. Tendinosis of the extensor carpi radialis brevis: an evaluation of three methods of operative treatment. J Shoulder Elbow Surg. 2006;15:721–7.

31. Zonno A, Manuel J, Merrell G, Ramos P, Akelman E, DaSilva MF. Arthroscopic technique for medial epicondylitis: technique and safety analysis. Arthroscopy. 2010;26:610–6.

投掷运动员肘关节韧带损伤

Jonathan Capelle，Felix H. Savoie Ⅲ 和 Michael J. O'Brien　著

罗　伟　李　昆　译　魏利成　鲁文浩　校

22

概述

从事过顶运动的运动员进行的投掷运动，特别是棒球投手的投掷运动，会对肘关节造成一个巨大的外翻力。这种反复应力可能会对主要的稳定装置即尺侧副韧带（medial ulnar collateral ligament，MUCL）逐渐造成微小的创伤，最终导致其功能的丧失。

MUCL 的前束主要限制 20°～120°时的外翻力。投球这一动作能对此韧带造成的最大阻力高达 290 N，角速度在 3100°/s 左右[1]。

在评估这些患者时，完整病史十分重要。MUCL 损伤虽然在一些特殊事件之后偶尔表现为一种急性的症状，但是通常表现为慢性内侧肘部疼痛，活动时加重。投手们可能会注意到他们的速度或控制力量下降，手臂耐力下降。另外，还必须注意到任何尺神经刺激的迹象，因为这可能会影响治疗方案。

体格检查包括外翻压力试验、移动外翻应力试验和**改良挤奶试验（milking maneuver）**，注意是否会引起任何疼痛或不稳定。对于尺神经应评估其是否有半脱位和 Tinel 征。如果考虑进行手术，应触诊掌长肌，以便作为自体移植物使用。

在肘部 X 线片上通常可以看到 MUCL 的损伤，但是细小的撕裂及脱落的小骨片大部分来自于肱骨。对于慢性损伤，X 线片上通常可以看到韧带的钙化灶。MRI 是诊断 MUCL 损伤的主要影像学检查方式。MRI 可以发现水肿、MUCL 部分或者完全撕裂、撕脱伤以及其他相关性损伤，比如游离体存在、旋前肌腱的撕裂及软骨损伤。

手术适应证包括与无力的 MUCL 相关的疼痛及不稳造成的无法重返赛场的运动员。而不打算从事体育事业的业余运动员往往会放弃手术。对于日常活动而言，即使 MUCL 不健全，肘关节也不会因为疼痛或不稳定而影响功能。

在韧带重建手术发展之前，MUCL 的撕裂或撕脱意味着运动员职业生涯的结束。根据一些研究显示，这些受伤的球员只有 42% 能通过非手术治疗恢复到以前的运动水平[2]。Jobe 在 1986 年第一次发表了关于 MUCL 重建手术的文章。这一技术包括尺神经移位术和通过尺骨与内上髁骨道进行八字重建[3]。此后，多种重建技术取得了飞速发展，包括螺丝固定、韧带转接以及混合技术。据报道，由于这些技术的发展，80%～90% 的运动员能够获得完全康复[4-7]。虽然 MUCL 重建术已经成为负伤运动员的主要治疗方案，但是值得注意的是，对于单独的韧带远端或近端损伤的年轻患者来说，韧带修复术往往能取得令人满意的结果[8]。

J. Capelle, MD (✉)
Department of Orthopedics, Mississippi Sports Medicine
and Orthopedic Center, Jackson, MS, USA
e-mail: Jcapelle11@gmail.com

F.H. SavoieIII, MD • M.J. O'Brien, MD
Department of Orthopedic Surgery, Division of Sports Medicine,
Tulane University School of Medicine, Tulane Medical Center,
New Orleans, LA, USA
e-mail: fsavoie@tulane.edu; mobrien@tulane.edu

病例 1：MUCL 撕脱

病史 / 体格检查

男，17 岁，在上个赛季右手投球时损伤右肘。

S.F. Brockmeier (ed.), *MRI-Arthroscopy Correlations: A Case-Based Atlas of the Knee, Shoulder, Elbow and Hip*,
DOI 10.1007/978-1-4939-2645-9_22, © Springer Science+Business Media New York 2015

既往接受过一段时间的非手术治疗，包括使用支架以及物理疗法，但是仍有投球困难，因此接受了手术评估。

体格检查，患者外翻移动应力试验阳性：患者在外翻30°时有超过3度的不稳，在肘部内侧压痛感明显，**改良挤奶试验**阳性。在运动过程中屈伸活动正常，患者无明显侧方病变。

影像学

X线片如图22.1 a,b所示，无任何病理改变。无骨撕脱，鹰嘴窝或肱骨及桡关节无退行性改变。采用MRI进一步检查MUCL。MRI结果包括冠状位上T1、T1脂肪抑制和T2像，矢状位上T1及T2脂肪抑制像，轴状位T1及T2脂肪抑制像。冠状位脂肪抑制T2像如图22.2 a-d所示，冠状位T1如图22.3 a-d所示。

从图22.1 a,b和图22.2 a-d中可以看到一处来自尺骨高耸结节的MUSL撕裂。整个撕裂起自高耸结节，大小为（7×4）mm，伴有边缘硬化，提示亚急性病变。在T2图像上也可以看到一些骨髓水肿征象。在尺侧副韧带仍可以看到一些插入的骨折片，但是韧带的其余部分没有撕裂的迹象。对外侧副韧带进行评估，无病理变化。同样，在影像学上也没有发现软骨软化症或软骨缺损。

鉴于临床和影像学的相关性以及非手术治疗的失败性，与患者及其家属讨论了手术干预的风险和益处。患者希望恢复到以前的运动水平，于是决定进行肘关节镜检查和尺侧副韧带开放修复手术。

手术治疗

将患者送入手术室，取俯卧位。标准肘关节镜

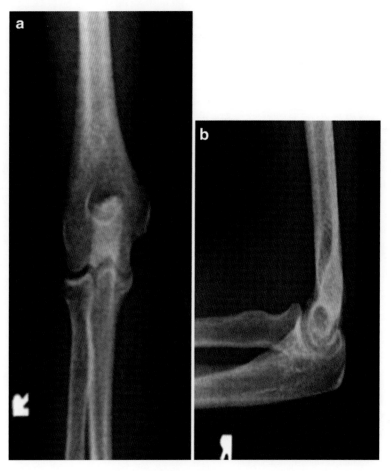

图22.1 （a,b）肘部X线片（前后位和侧位）未显示任何损伤迹象（a,b：Published with kind permission. Copyright © Felix H. Savoie，Ⅲ，MD）

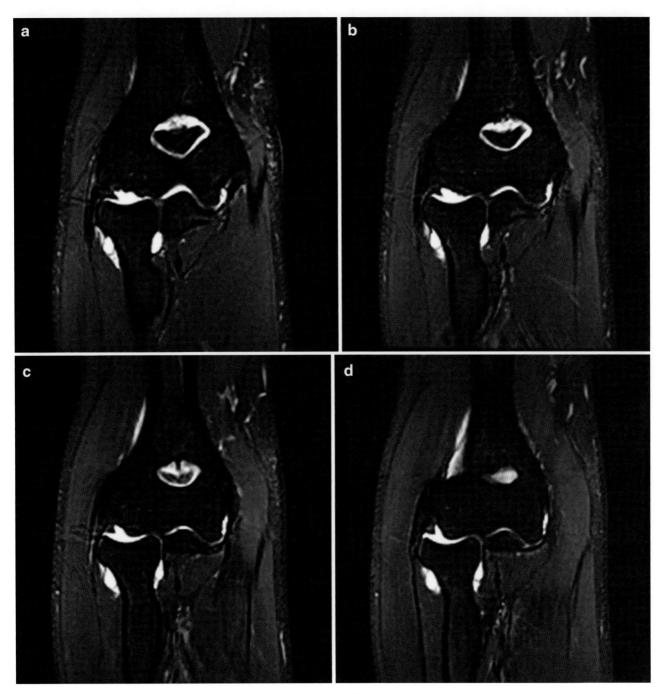

图 22.2 （a-d）冠状位 T2 脂肪抑制图像，显示信号改变和高耸结节处 UCL 的小骨撕脱（**a-d**: Published with kind permission. Copyright © Felix H. Savoie，Ⅲ，MD）

诊断检查见图 22.4 a-c。桡侧关节和关节囊正常，内侧面有不稳定的迹象，但没有包膜损伤的迹象。内侧沟正常。侧沟内发现有增厚的皱襞，进行切除。关节镜部分完成。

　　然后旋转手臂暴露肘部内侧，病例的开放部分

如图 22.5 a-d 所示完成。采用尺内侧副韧带直接入路。分离在内侧连着屈肌–旋前肌群肌腱的后部，同时保持钝拉钩的位置以保护尺神经。检查 MUCL，韧带本身情况良好。肱骨连接部分完好，但是注意到尺骨上有一块撕裂的小骨片。仔细分离韧带，以

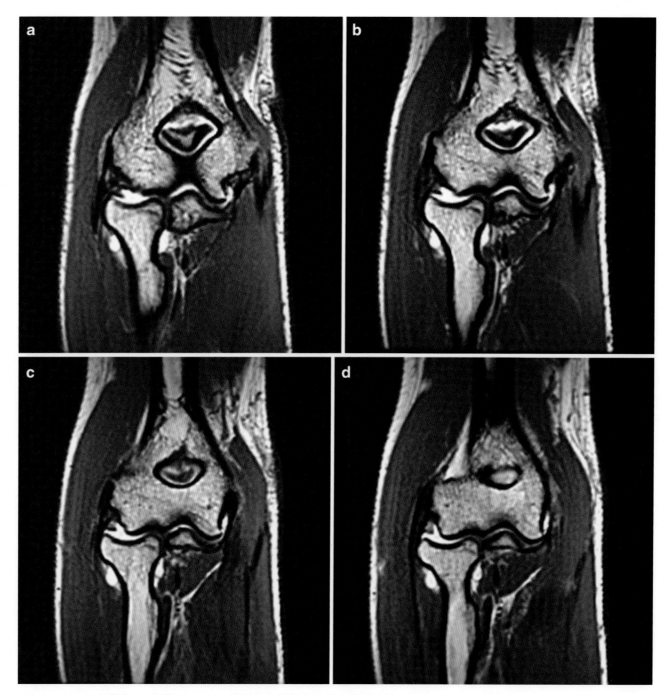

图 22.3 （a-d）冠状位 T1 图像显示 UCL 尺侧与高耸结节处的小撕脱连接（a-d：Published with kind permission. Copyright © Felix H. Savoie，Ⅲ，MD）

显示高耸结节上的附着点。切除小骨，**粗糙骨性足迹**，以改善韧带缝合处的愈合。韧带附着点处双排固定，两点通过韧带的后侧固定，其余的两点通过前侧面固定。将两股进行捆绑，使 MUCL 固定在覆盖区。用 1 号可吸收线缝合肌腱中段。对肘部进行测试，发现肘部结构稳定，然后用标准的方式冲洗和关闭切口。

病例 2   MUCL 撕裂

病史 / 体格检查

一位 19 岁的右投手在投球时肘部受伤，尽管最初进行了动作的调整和治疗，但由于疼痛和功能障碍，无法继续比赛。

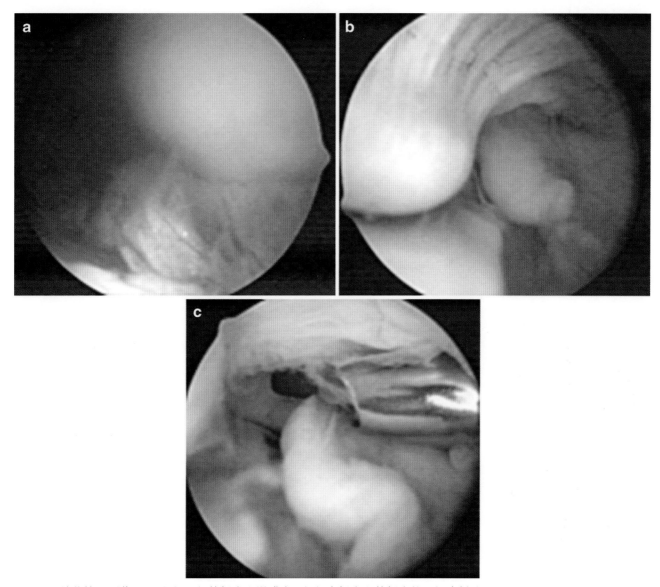

图 22.4 关节镜下图像，显示（**a,b**）外侧沟和滑膜炎、（**c**）内侧沟和外侧沟的组织清创（**a-c**：Published with kind permission. Copyright © Felix H. Savoie，Ⅲ，MD）

体格检查患者触诊无特殊的压痛。有 3 度 30° 外翻应力测试不稳定。运动范围没有显示出任何弯曲或伸展缺陷。肌力测试 5 级。患者无任何单侧病理变化的证据。

影像学

图 22.6 a,b X 线片显示内上髁有一个小的骨撕脱，未发现退行性变。MRI 下进一步评价尺侧副韧带。获得了 T1 与 T2 冠状位脂肪抑制像、矢状位 T2 脂肪抑制像、轴位 T1 与 T2 脂肪抑制像。图 22.7 a-f 显示冠状位 T2 加权像，图 22.8 a-e 显示 T1 加权像。

在这两个图中都可以看到 MUCL 中间的撕裂。图 22.7 a-f 和 22.8 a-e 接近内上髁。在图 22.7 a-f 中的 T2 加权图像上，能更好地识别信号改变和内上髁的小骨撕脱。外侧副韧带完整。告知患者及家属肱尺及肱桡关节无明显软骨病理改变。患者希望重返赛场，并选择进行肘关节镜检查和开放式掌长肌腱自体移植尺侧副韧带重建手术。

手术治疗

将患者送入手术室，在麻醉下再次进行检查，发现肘关节严重不稳。患者取俯卧位，以标准的方

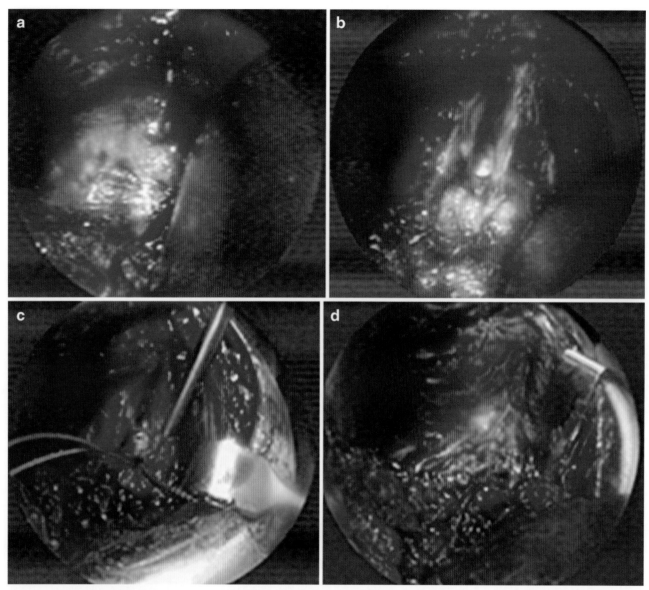

图 22.5　手术开放部分的图像显示（**a**）MUCL 中间部分完好；（**b**）尺骨侧 MUCL 撕脱；（**c**）缝合锚点置入高耸结节；（**d**）完成高耸结节处 MUCL 的修复（**a-d**：Published with kind permission. Copyright © Felix H. Savoie，Ⅲ，MD）

式做好准备。旋转手臂以提供进入掌侧的入路，从腕部近端折痕处，横断于掌侧筋膜。使用第二个切口（进一步靠近近端）分离肌腱，然后使用肌腱切割器完成切割。将肌腱置于桌上备用。

　　如图 22.9 a-d 所示，进行标准肘关节镜诊断检查。肘部的外侧部有轻度滑膜炎，但无软骨软化或剥脱性骨软骨炎（osteochondritis dissecans，OCD）病变的迹象。从内侧和外侧入口可见中间开口，无终点。通过外侧沟可以看到肘关节的 "Warren 通过征"，再次显示内侧不稳定。手术的关节镜部分终止。

　　旋转手臂以进入肘关节的内侧；图 22.10 a-d 显示尺侧副韧带重建（UCL reconstruction）。作内侧切口，保护尺神经，分离及切开屈肌−旋前肌群。在检查韧带时，注意到内上髁有一个骨性撕脱，这可能代表较老的损伤，因为韧带实际上不是从上髁分离出来的。高耸结节韧带撕脱表明韧带中部有撕裂。从后方切韧带以获得进入插入部位的途径。通过高耸结节用钻孔器钻一个 5 mm 的导航孔。然后将准备好的掌肌腱拉入孔内，用螺钉固定。用一个 4.5 mm 和 2 个 3.5 mm 构成 Y 形隧道。使掌肌腱通过这些隧道，然后将剩下的 MUCL 缝到这些移植物上来以加强移植的稳定性。对肘进行了测试，发现关节稳定。关节囊已修复，按标准方式闭合伤口。

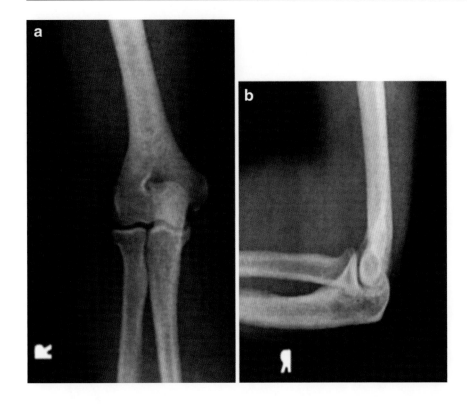

图 22.6 （a,b）右肘前后位和外侧 X 线片示上髁内侧小骨撕脱伤（**a,** **b**：Published with kind permission. Copyright © Felix H. Savoie，Ⅲ，MD）

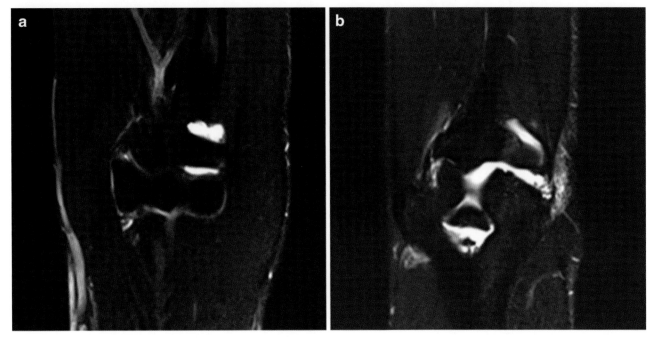

图 22.7 （**a-f**）冠状位 T2 脂肪抑制图像显示上髁内侧撕脱的片段以及韧带内的信号变化，表明撕裂（**a-f**：Published with kind permission. Copyright © Felix H. Savoie，Ⅲ，MD）

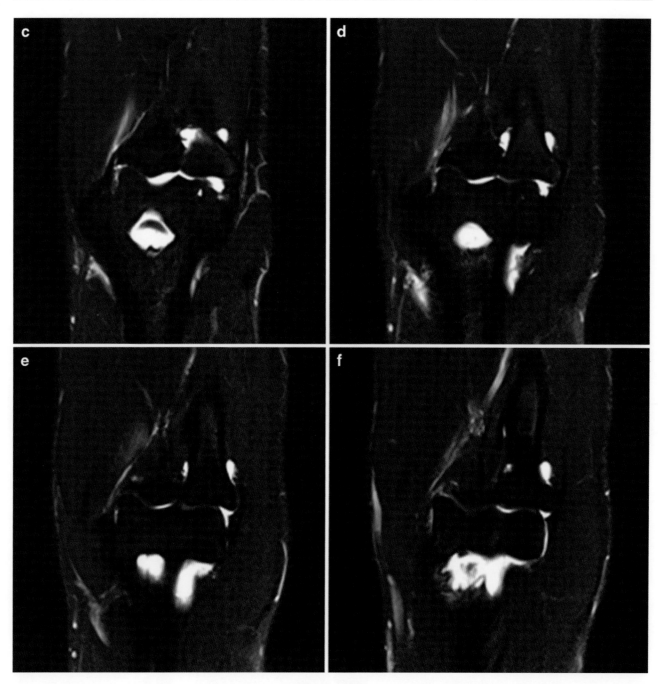

图 22.7（续）

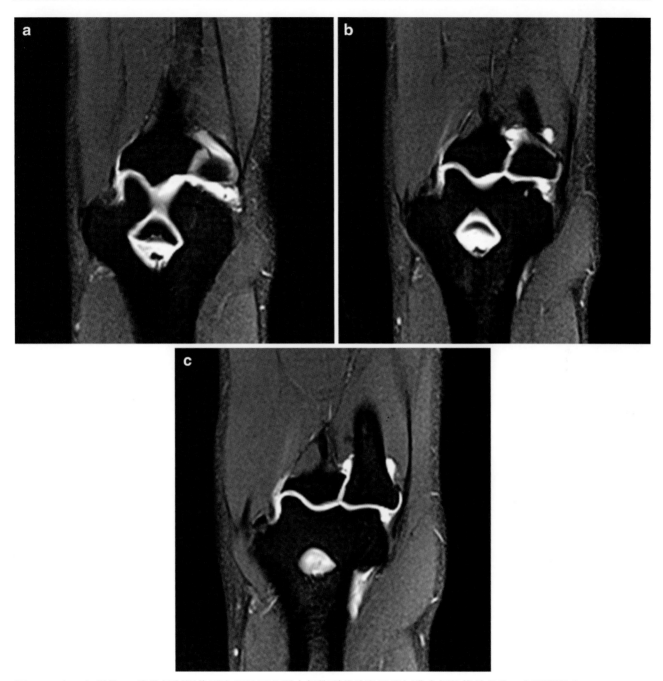

图 22.8 （a-e）冠状 T1 脂肪抑制图像再次显示了上髁内侧撕脱的片段以及韧带中部的信号变化，表明撕裂（a-e：Published with kind permission. Copyright © Felix H. Savoie，Ⅲ，MD）

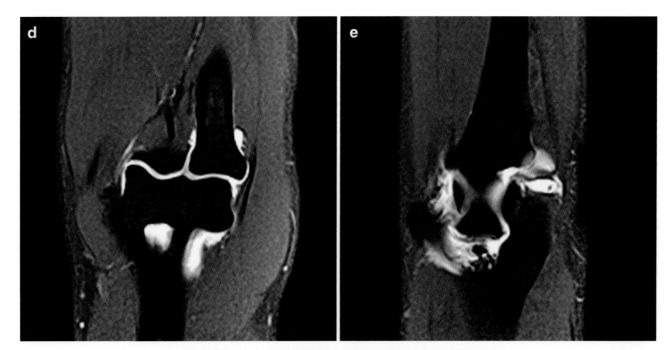

图 22.8（续）

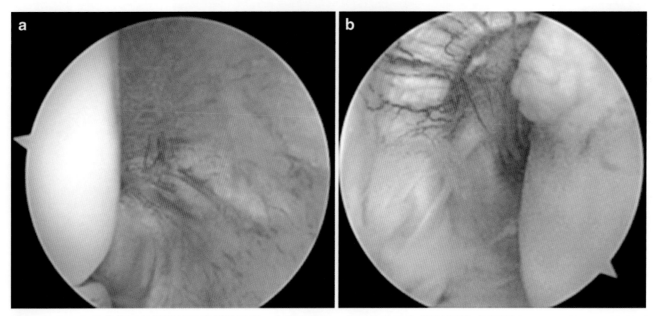

图 22.9 （**a-d**）关节镜下的图像显示外侧滑膜炎、内侧滑膜炎、内侧间隙以及"穿越征"的证据（**a-d**：Published with kind permission. Copyright © Felix H. Savoie，Ⅲ，MD）

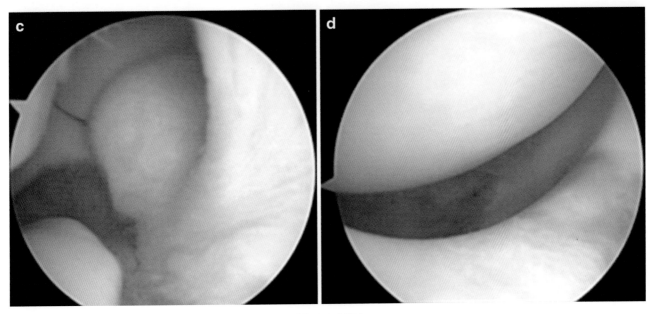

图 22.9（续）

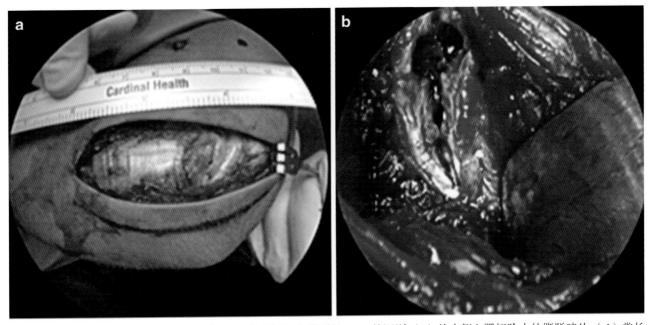

图 22.10　（**a**）屈肌总腱和尺神经的初始切口和识别；（**b**）撕裂的 UCL 的识别；（**c**）从内侧上髁切除小的撕脱碎片；（**d**）掌长肌移植物的放置（**a-d**：Published with kind permission. Copyright © Felix H. Savoie，Ⅲ，MD）

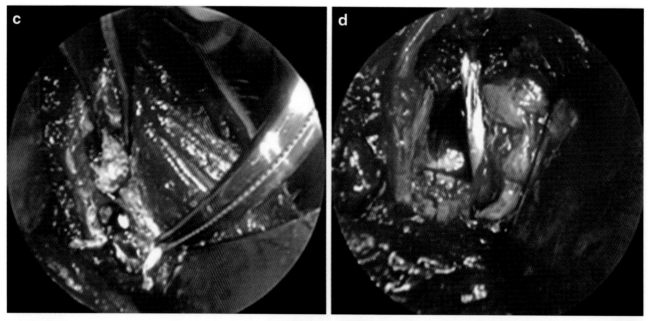

图 22.10（续）

参考文献

1. Feltner ME. Three-dimensional interactions in a two-segment kinetic chain, part II: application to the throwing arm in baseball pitching. Int J Sport Biomech. 1998;5:420–50.
2. Rettig AC, Sherrill C, Snead DS, Mendler JC, Mieling P. Nonoperative treatment of ulnar collateral ligament injuries in throwing athletes. Am J Sports Med. 2001;29(1):15–7.
3. Jobe FW, Stark H, Lombardo SJ. Reconstruction of the ulnar collateral ligament in athletes. J Bone Joint Surg Am. 1986;68(8):1158–63.
4. Dines JS, ElAttrache NS, Conway J, Smith W, Ahmad CS. Clinical outcomes of the DANE TJ technique to treat ulnar collateral ligament insufficiency of the elbow. Am J Sports Med. 2007;35:2039–44.
5. Dodson CC, Thomas A, Dines JS, Nho SJ, Williams III RJ, Altchek DW. Medial ulnar collateral ligament reconstruction of the elbow in throwing athletes. Am J Sports Med. 2006;34(12):1926–32.
6. Thompson WH, Jobe FW, Yocum LA, Pink MM. Ulnar collateral ligament reconstruction in athletes: muscle splitting approach without transposition of the ulnar nerve. J Shoulder Elbow Surg. 2001;10(2):152–7.
7. Bowers AI, Dines JS, Dines DM, Altchek DW. Elbow medial ulnar collateral ligament reconstruction: clinical relevance and the docking technique. J Shoulder Elbow Surg. 2010;19(2 suppl):110–7.
8. Savoie 3rd FH, Trenhaile SW, Roberts J, Field LD, Ramsey JR. Primary repair of ulnar collateral ligament injuries of the elbow in young athletes: a case series of injuries to the proximal and distal ends of the ligament. Am J Sports Med. 2008;36(6):1066–72.

肘关节剥脱性骨软骨炎/软骨损伤

23

Jeffrey B. Witty，E. Rhett Hobgood 和 Larry D. Field　著

罗　伟　徐　备　译　魏利成　蔡梓俊　校

概述

肘关节剥脱性骨软骨炎（osteochondritis dissecans，OCD）是位于关节软骨表面的局部损伤，发生部位最常见于肱骨小头前侧。关于本病的发病机制学说较多，包括自发性骨坏死、血管缺损、遗传、重复性损伤。之前也曾提出炎症的假说，但后来的研究显示，病灶部位并没有发现炎症细胞。重复性损伤是目前最普遍接受的发病原因[1]。OCD 的病理学特征包括：

- 关节表面不连续，包括纤维化、裂纹和裂缝，这些都与骨关节炎中出现的退行性变化类似。

- 软骨下骨的改变包括水肿、骨折、游离体形成、局部坏死。经常在邻近的愈伤组织中可见软骨下骨折。

- 水平裂区域可能只涉及在潮线（tidemark）上方的软骨或更深处分离软骨下骨。在这些区域可以看到肉芽组织、纤维软骨组织和纤维组织增生。这些变化与国际软骨修复协会（International Cartilage Repair Socie，ICRS）的分级系统相关联。

另有报道肱骨滑车处病变的文献约 22 篇（图 23.1 a,b）[3]。内翻的机械应力为潜在发病原因[4-11]。桡骨头 OCD 也有文献描述（图 23.1 c）[3]，其伴有桡骨头无创伤性半脱位，该变化导致后内侧病变，该病发生率比肱骨小头病变低得多。它相比肱骨小头病变更为罕见[12-14]。

OCD 也与肘关节发育不稳定有关，大部分不稳定为后外侧不稳定[15]。外侧韧带损伤导致的不稳定，可能会与 OCD 相混淆。它会导致肱骨小头后侧压力增大。同样重要的是，不要将一些真正的病变与肱骨小头后下方正常的假缺陷（pseudodefect）相混淆。这种假缺陷为非关节的外上髁与肱骨小头软骨的正常过渡（图 23.2）[3]。

诊断（临床表现/影像学）

虽然可以在 X 线片上看到 OCD 病变，但漏诊率可能超过 50%。为了提高 OCD 在 X 线平片上的诊断率，本文描述了肱骨远端弯曲 45°、外旋 30°的 X 片[10,16-17]。病变早期在 X 线上表现为轻微的变扁和硬化，进一步发展为射线可透过骨覆盖的硬化区，在约 4 个月左右出现[18]，见图 23.3 a-d 和图 23.4 a,b。

新骨在变扁的区域不断形成，可能有未移位的碎片形成，与底层骨结合，约在 4 个月形成生长板，闭合生长板可能需要长达 8 个月。这一过程可以持续超过一年。当骨骼成熟时可以完全康复[19-20]。

Takahara 等描述了一种影像学分类。Ⅰ级病变

J.B. Witty, MD
Acadiana Orthopaedic Center at Lafayette General,
1448 South College Road, Lafayette, LA 70503, USA
e-mail: jeffbwitty@gmail.com

E.R. Hobgood, MD • L.D. Field, MD (✉)
Mississippi Sports Medicine and Orthopedic Center,
Jackson, MS, USA
e-mail: rhetthobgood@msmoc.com; lfield@msmoc.com

S.F. Brockmeier (ed.), *MRI-Arthroscopy Correlations: A Case-Based Atlas of the Knee, Shoulder, Elbow and Hip*,
DOI 10.1007/978-1-4939-2645-9_23, © Springer Science+Business Media New York 2015

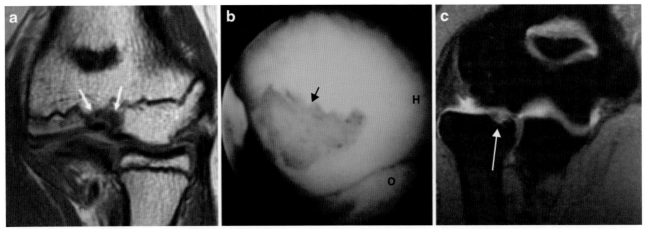

图 23.1 （a-c）MRI 和关节镜显示滑车和桡骨小头病变（箭头所示）（a，c：Reprinted from Jans LBO et al. MR imaging findings and MR criteria for instability in osteochondritis dissecans of the elbow in children. Eur J Radiol. 2012；81：1306-10，with permission from Elsevier）

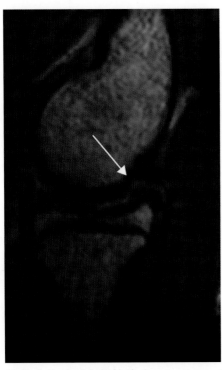

图 23.2 肱骨小头后下方假缺陷（reprinted from Jans LBO et al. MR imaging findings and MR criteria for instability in osteochondritis dissecans of the elbow in children. Eur J Radiol. 2012；81：1306-10，with permission from Elsevier）

（图 23.5 a，b）显示肱骨小头外侧或中间可见一个半透明的囊状影，有或无肱骨小头局部变扁。Ⅱ级病变显示病灶和相邻的软骨下骨之间有明确病变区域或分割线，所代表的是无移位的碎片（图 23.6）。Ⅲ级病变显示移位或分离的碎片，常与游离体的存在有关（图 23.7）[21]。Ⅱ级病变分为两个亚组，

Ⅱ A 是碎片没有被硬化所分开，Ⅱ B 是含有硬化的边缘[22]。一些研究已使用这种分类来确定病灶的稳定性。

MRI 也能够提供关于病灶大小、位置、稳定性的信息。肘关节 MRI 最适宜的体位是手臂在患者身体的侧方，旋后，手臂完全伸直。此体位极大地提高了患者的舒适性和图像质量。早期病变可能表现为 T1 像上的低信号，T2 像上有更为细微的异常，尤其是在边缘[18]。见图 23.8 a，b 和图 23.9 a，b。

快速自旋回波序列可以用来加强软骨信号强度，抑脂序列将更好地显示软骨下水肿和小液泡 / 囊泡[23]。T1 序列在比较稳定的和不稳定的病变时，都显示为相似的非均匀的低、中等强度信号（图 23.10 a-c）。然而，在 T2 像中，可见不稳定病变周围的高信号，可能表示滑液的进入（图 23.11）[18,24]。

组织学上，软骨下交界的 MRI 弥散增强图像也可显示肉芽组织生长和不稳定的碎片[25]。在稳定的病灶周围可能缺乏信号，这使得病灶很难与邻近的骨髓区分开。此外，MRI 可以显示表面软骨瓣、早期剥离、移位的病变、存在的游离体，也可以看到下方的囊肿（图 23.12）[21,23-24]。

De Smet 等[24,26] 和 Dipaola 等（表 23.1）[27-28] 提出了两个评价体系，利用 MRI 的发现对稳定的 OCD 病变进行分类。然而，这两个评价体系更多用于评价股骨髁和距骨顶的病变。De Smet 所描述的 MRI 表现总结如下：

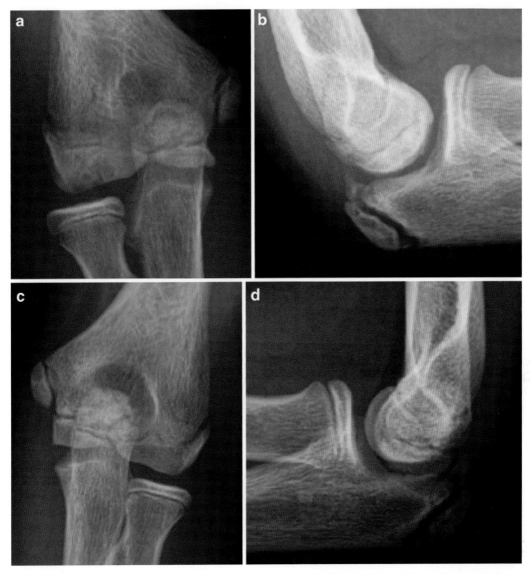

图 23.3　（a-d）一名右肘关节疼痛 2 个月的 14 岁棒球运动员，表现为囊肿样变和局限性硬化。侧视图可见明显扁平的肱骨小头（a,b）。左肘关节对比图（c,d）

- 在骨软骨病变和下方骨交界处所显示的高信号强度：一条细的、界限不清或界限清楚的线。
- 病灶下方均匀高信号的离散的圆形区域，例如囊肿。
- 病灶关节面上的局灶性缺损。
- 高信号强度线穿透关节软骨和软骨下骨进入病变区域。

在他们的研究中，患者人群的平均年龄为 25.7 岁，回顾了患者的 MRI 报告和术中评价。他们使用自己的评价体系能够正确识别 97% 的不稳定病变和 100% 的稳定病变。不稳定病变最常见的 MRI 表现是病变和软骨下骨交界处的一条高信号线，在 72% 的病例中可以见到。这条线在任意一个稳定病变的患者中都无法看到。至少出现一种征象表明碎片不稳[26]。

Dipaola 等完成了一项双盲、前瞻性的研究，使用 0.35T MRI 对平均年龄 26.5 岁的 12 名患者进行拍摄。他们设计了自己的评价体系，而且关节镜下阶段分期不同于国际关节修复学会（International Cartilage Repair Society，ICRS）分类。这种分级体系是根据关节镜、MRI、X 线片的发现。然而，近期的更多研究仅利用了关节镜和 MRI 的发现[29]

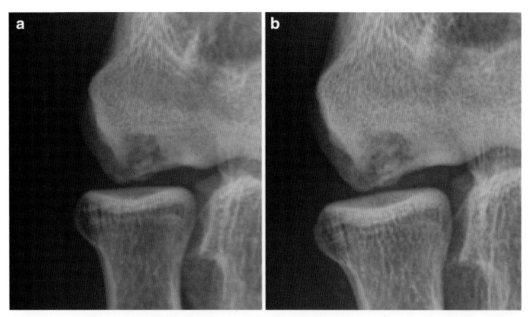

图 23.4　（a, b）对 14 岁的橄榄球四分卫的患者进行保守治疗。（a）影像学初始显示的是肱骨小头病变；（b）在开始治疗后 4 个月，影像学显示肱骨小头缺损呈现渐进性骨填充

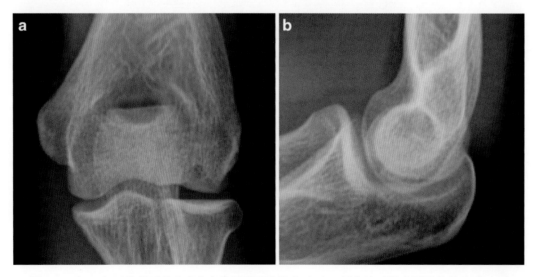

图 23.5　（a, b）正位片可见 I 度病变伴透明囊肿样变（a）；侧位片可见扁平的肱骨小头（b）

（图 23.13 ～图 23.15）。MRI 能正确识别所有 I、III、IV 期病变。只有一个 II 期病变的患者曾被错误地诊断为 III 期病变。III 期、IV 期病变被认为是不稳定的[27]，见表 23.1[27-28]。

最近 ICRS 分期系统被用来评价关节镜下的 OCD 病变，见表 23.2[30]（图 23.16）。

尽管 MRI 是评价关节软骨的标准，但是也有一定的局限性。Theodoropoulous 等对 31 例平均年龄为 38.7 岁（范围 15 ～ 63 岁）的肘关节软骨缺损患者

进行了研究，这些患者不包括用关节镜诊断了 OCD 的患者，将发现与 MRI 结果中的发现进行比较。对于桡骨、肱骨小头、尺骨、滑车诊断的准确性分别为 45%、65%、20% 和 30%。这个研究包括 ICRS II 级缺陷（非 ICRS 的 OCD 分级，病变 > 50% 的软骨深度），用 1.5 T MRT 和快速自旋回波 T2 序列突出关节软骨缺损[31]。

MRI 也可能对预测 OCD 的稳定性有局限，尤其是对于年轻的优秀运动员。使用术中评价作为金

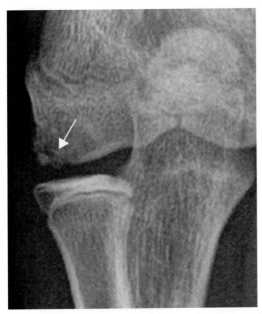

图 23.6　Ⅱ 期病变：肱骨小头囊性病变，肱骨小头远端外侧可见将骨和非移位骨碎片分开的透亮线

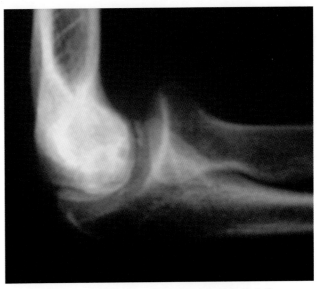

图 23.7　Ⅲ 级病变：前间室可见松散的骨碎片

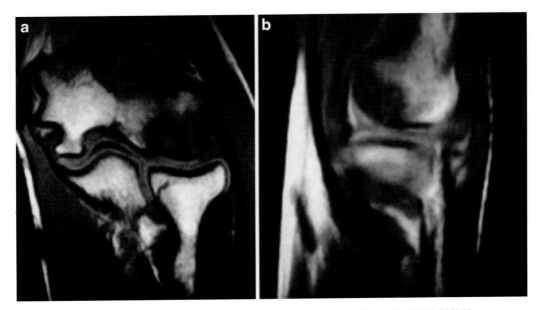

图 23.8　冠状位（a）和矢状位（b）MRI T1 显示稳定的肱骨小头病变为低信号

标准，Iwasaki 等对 27 名优秀运动员（平均年龄 14 岁，范围 11 ~ 30 岁）进行了研究，使用 De Smet 和 Dipaola 分类体系以及 ICRS OCD 分类体系，比较 MRI 显示的病变稳定性。主要使用一台 1.5 T MRI。根据 De Smet 分类体系，诊断碎片不稳定性的敏感性为 89%，特异性为 44%。阳性预测值（positive predictive value，PPV）和阴性预测值（negative predictive value，NPV）分别为 76% 和 67%。假阴性和假阳性分别为 11% 和 56%。对 Dipaola 分类体系，敏感性为 83%，特异性为 44%。PPV 和 NPV 分别为 75% 和 57%。假阴性和假阳性分别为 17% 和 56%。此外，所有被 MRI 预测稳定的病变，不能准确预测出术中 / 关节镜阶段。它能预测 57% 的 Ⅲ 期和 64% 的 Ⅳ 期不稳定病变。作者认为：很多被判为稳定病变的患者，经过术中评估不太可能有稳定病变，特别是肱桡关节受到反复应力的青少年运动员患者。

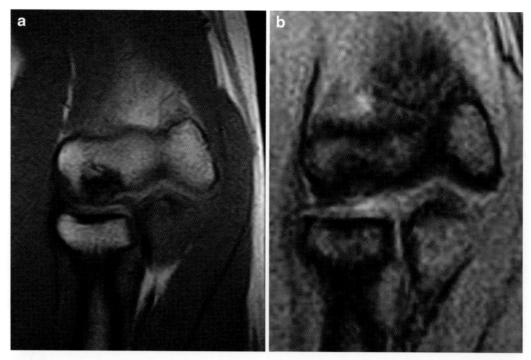

图 23.9　另一个病例 MRI T1 像的稳定病灶（a）以及与之相对应的 T2 像（b）。病灶边界与周围骨髓无法区分

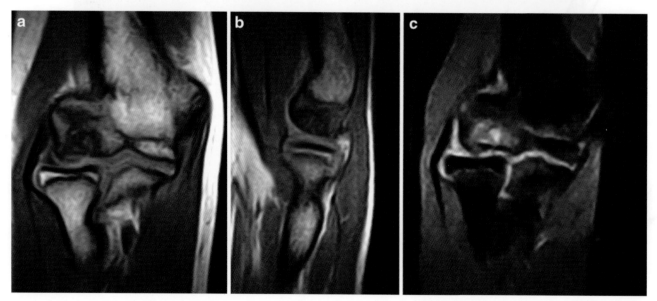

图 23.10　（a，b）肱骨小头病变在 MRI T1 像中显示为周围低信号和中央部分不均匀的中等信号；（c）同一病变在 T2 冠状位显示不稳定病灶的特征，如高信号的囊性区和线性区域

因此，尽管有 MRI 发现，这些患者仍有组织学不稳定。整体上来说，MRI 可以更好地预测不稳定病变，并可以在关节镜下评估确认[29]。

　　Satake 等对 78 例患者进行了回顾性研究，以确定病变不稳定的征象[32]。手术和非手术治疗患者的平均年龄是 13.3 岁和 11.2 岁。术中评估使用 ICRS

分级。除了使用 MRI 上显示的征象外，作者还使用了 X 线片和 CT 扫描。具体发现总结如下：

符合术中不稳定性：

1. 在普通 X 线片上显示为 Minami Ⅲ级
2. 肱骨小头和外上髁的骺线闭合
3. MRI 上显示关节不规则

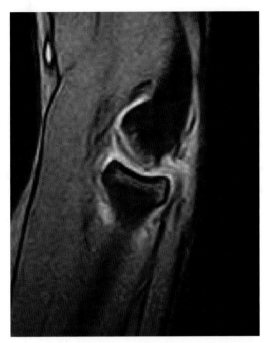

图 23.11　MRI T2 像显示在病灶和软骨下骨界面间的高信号

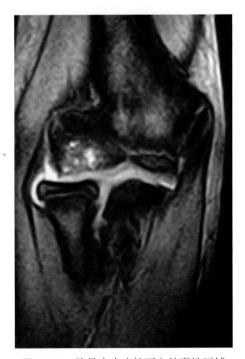

图 23.12　肱骨小头病灶下方的囊性区域

4. MRI T2 像在病灶边缘可见高强度信号
5. CT 扫描显示移位碎片
与术中不稳定性无关：
1. CT 显示病灶内有分隔
2. MRI 上通过关节面的信号线
3. MRI 上的关节缺损（非不规则）

表 23.1　OCD 分期系统

等级	关节镜下发现	MRI
I	关节软骨不规则和软化，没有明确的碎片	关节软骨增厚，呈低信号改变。见图 23.13
II	关节软骨破裂，可确定的碎片，没有分离边缘	关节软骨破裂，碎片后方低信号，表示纤维附着。见图 23.14
III	关节软骨破裂，可确定的碎片，分离但仍附着于关节软骨	关节软骨破裂，碎片后方的高信号改变，表明碎片和下方软骨下骨之间存在滑液。见图 23.15 a-d
IV	游离体	游离体。见图 23.20 a,b[28]

Data from Dipaola J，Nelson D，Colville M. Characterizing osteochondral lesions by magnetic resonance imaging. Arthroscopy. 1991；7（1）：101-4

表 23.2　国际关节修复学会（ICRS）的 OCD 分期

ICRS OCD 分期	发现
I	连续性稳定，软化区被完整的软骨覆盖
II	部分不连续性，在探查时稳定
III	完全不连续，"原位死亡"，没有移位
IV	移位的碎片，从软骨床或空洞缺损处分离。见图 23.16 a,b
B 亚组	深度 > 10 mm

Data from ICRS Cartilage Injury Evaluation Package［Internet］2000 Jan. Available from：http：//www.cartilage.org/_files/contentmanagement/ICRS_evaluation.pdf

敏感性＞80% 以检测不稳定病变：
1. X 光片上的肱骨小头骨骺闭合
2. CT 上的病变有碎片
特异性＞80%：
1. Minami 等级 III 级
2. X 线片外上髁骨骺闭合
3. 关节不规则
4. 病变交界处的 T2 像高信号
5. CT 上的移位碎片（可能漏诊局限于软骨的病变）

作者总结，X 线显示的 III 级病变、肱骨小头和肱骨外上髁的骨骺线闭合，MRI 表现为不规则关节轮廓、病变界面的高信号强度，以及 CT 上移动的碎片，均表明碎片不稳定。

Jans 等对 25 例平均年龄为 14 岁的患者进行了

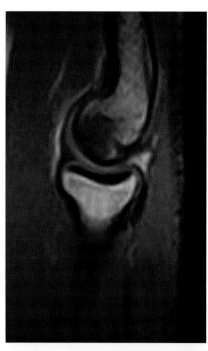

图 23.13 Dipaola Ⅰ期示例显示肱骨小头低信号改变

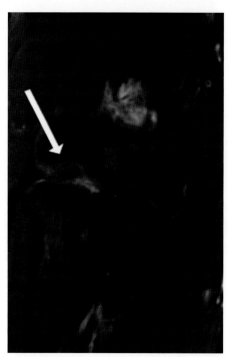

图 23.14 Dipaola Ⅱ期病变。指向低信号边缘的白色箭头表示碎片间的纤维结合

回顾性研究，使用 De Smet 等描述的膝关节不稳定标准（T2 像周边高信号，周围/病灶下囊肿，T2 像高信号骨折线和充满液体的骨软骨缺损）。当结合所有四条标准时，MRI 对肘部不稳定的 OCD 的

敏感性为 100%。用对比剂增强后显示 OCD 病变是可行的[14]。

根据上述研究，提示病变不稳定的 MRI 表现总结如下[17,24,26,29,32]：

- 关节软骨破裂、变薄，骨软骨病变和下方骨界面之间界限不清或清楚的高信号强度线。见图 23.17 a-e。
- 病灶下方均匀高信号强度的圆形区域（囊性结构），见图 23.18。
- 病灶关节面局灶性缺损，多个关节破裂或高信号强度线穿透关节软骨和软骨下骨进入病灶。根据 De Smet 等的诊断标准得出[24,26]。但是根据 Satake 等的研究结果，这一发现并不能表示病变不稳定[32]。
- 移位或游离的碎片，见图 23.19 a-e。
- 不规则的关节轮廓。

扫描关节内是否存在游离体是非常重要的。游离体可以限制关节运动，并且是手术治疗的常见原因。MRI 在检出肘后窝游离体上要优于前间室[33]。其他非 MRI 检查碎片不稳定的征象总结如下：

- 所有Ⅱ级病变[21]或ⅡB级[20,34]和X线Ⅲ级
- 肱骨小头和肱骨外上髁的骺线闭合[32]
- CT 扫描发现移位碎片[32]
- 肘运动限制 > 20°[21]

病灶大小也可以测量，根据 Takahara 等的研究方法[28]，并且可以使用 MRI 进行测量[35]。这种测量取自冠状位和矢状位图像。第一个参数是以肱骨小头宽度百分比形式确定在前后位的大小（在外上髁的边缘和滑车的外侧缘之间），第二个参数是在矢状位上由肱骨小头的中心点到缺损上下端连线形成的缺损角，见图 23.20 a,b[28]。可以根据 Takahara 等的描述对缺损进行分类（表 23.3[28]）。

治疗原则

非手术治疗对于特定的患者是有效的。有文献指出，这类保守治疗方式禁止做以下行为：投掷动作、击球、体操以及其他剧烈体育运动和负重，持续六个月。患者年龄越小（骨骼不成熟），病变放射等级/阶段可能越低，所以非手术治疗愈合的可能性越大。也可以预计到他们的疼痛程度更

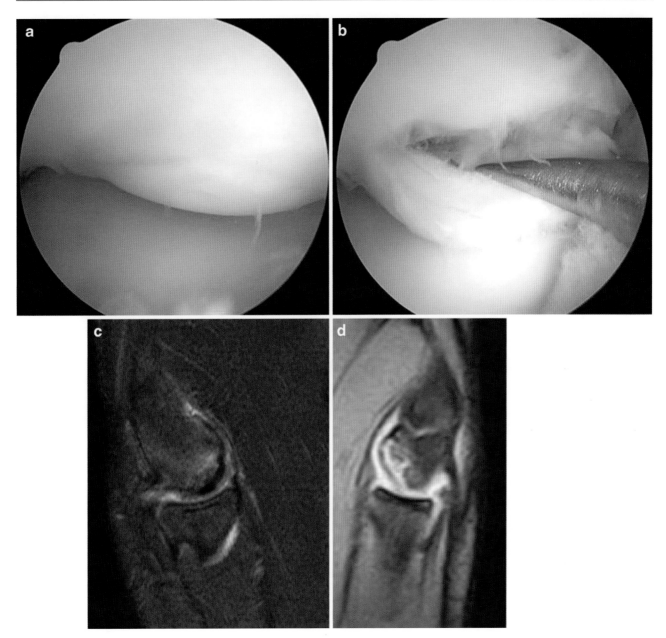

图 23.15　术中影像显示 Dipaola Ⅲ 期病变，仍有部分可移位的覆盖软骨附着（**a,b**）。MRI 上表现为一条细而模糊的线（**c**）和一条划分病变区和软骨下骨的更清晰的线（**d**）

低、肘部运动限制更少。其愈合率可高达 91%，并可重返高水平运动，能重返棒球运动的比例高达 87%。Ⅱ级 / Ⅱ期病变的愈合率较低，临床医师预期其中约一半会愈合。如果病变周围出现硬化（根据 Mihara 等对 Ⅱ B 级的研究[20]），愈合率明显下降，并下降至与Ⅲ级病变相似。预计 Ⅱ B 期和 Ⅲ 期病变的愈合率和重返体育场的比率分别低至 11% 和 20%。对患者和家属强调严格遵守非手术计划是至关重要的，否则，即使是早期病变，也可能导致

OCD 不断恶化和游离体进展[20-21,36-38]。

已有多种手术方式可供选择，包括缺损钻孔、碎片去除（用或不用刮除或钻孔处理残余缺损）、碎片固定以及使用膝盖或肋骨行骨软骨自体移植重建。根据多种因素选择恰当的治疗，其中包括病变的位置和大小。许多文章没有描述病变的大小，这使得对手术治疗类型的选择更加困难。

简单的碎片切除、游离体清除、清创至健康的出血骨床已在运动员身上产生了良好的效果。高达 80% 的投

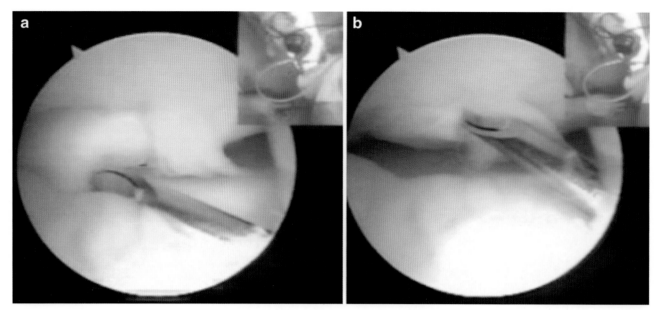

图 23.16　ICRS Ⅳ 期病变示例。腰穿针正在肱骨小头内一个松散碎片的基底部操作（a,b）

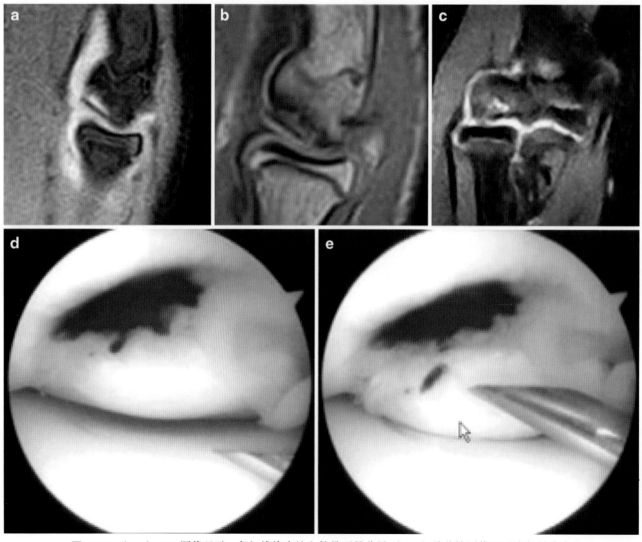

图 23.17　（a-c）MRI 图像显示一条细线将病灶和软骨下骨分界；（d,e）关节镜图像显示类似的病变

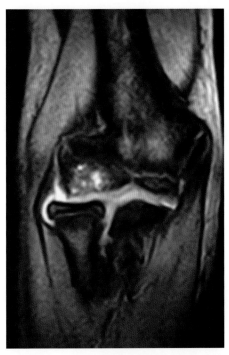

图 23.18 肱骨小头病灶周围多个囊性区域

手和体操运动员能够恢复到受伤前的活动水平[39]。在缺损小于 50% 的病变可见到更好的疗效，效果与行碎片固定或重建相似[21]。关节镜下碎片切除和关节清理似乎比开放手术有更好的疗效。采用开放手术治疗的患者 42% ～ 65% 发现有后遗症状[25]。

对不稳定碎片的开放固定术可缓解疼痛症状，也可以帮助恢复投掷运动。在一些研究中，除了固定碎片之外，还进行骨缺损骨移植。可恢复投掷和打棒球运动的患者比例为 75% ～ 100%。值得注意的是，在大多数研究中，患者大多骨骼不成熟。此外，通常不能提供对病变和骨床下方的清晰描述，这可能会影响对行内固定和（或）骨移植选择的最佳适应证[40-43]。

自体骨软骨移植是另一种治疗方法。在一些情况下，用移植物固定无移位的碎片。随着病变进展（Ⅲ级和Ⅳ级，完全不连续性和移位碎片），大约 67% ～ 89% 的病例在 6 个月内恢复到以前的运动水平，通常在 1 年内具有优异的功能评分。95% 的病例疼痛完全缓解，运动范围恢复至对侧肢体的 90%。这些缺损平均大小在 147 ～ 224.6 mm²。当未能实现牢固的固定和（或）病变累及肱骨小头的外侧部分时，可能会出现更差的结果（图 23.21 a-c）。Kosaka 等发现病例中再手术率为 50%[44-48]。

为了处理这些巨大且具有挑战性的病变，当裂缝位于外侧皮质时，Shimada 等描述了一种利用骨软骨移植物的楔形技术。最小缺损大小为 15 mm，最小的病灶为（11×16）mm，最大的病灶为（20×18）mm。所有患者在 4 ～ 6 周内恢复了以前的日常活动，并在 6 个月后恢复了运动。棒球投手在 6 个月时开始投球。9 ～ 12 个月恢复到可以全力投球。96% 的患者具有优秀或良好的功能评分[46]。

膝软骨移植物通常比肘关节软骨更厚，当使用这种移植物时，可以用刀削薄软骨后再进行移植。3 个月时可以在 X 线片观察到连接，进行 MRI 随访将证实移植物的生存力和整合性[38]。见图 23.22[46] 和图 23.23 a,b[38]。随访时，MR 检查的结果提示移植物存活并与机体相适应可能会出现轻微不协调，小囊肿和软骨下水肿。然而，这与临床发现并不相关，患者可以保持完整的运动范围，伸直不会受限[38]。术后 X 线片所见的软骨下骨不规则性有随时间改变的倾向[46]。见图 23.24 a,b[46]。

对于上文所述的较大病变，移植物可能不如小病变那样的结合完整。这种情况下可能会出现复发性游离体、软骨瓣、移植物 / 软骨肥大，导致机械症状。约半数患者显示有不均匀的低信号和高信号，称为重构。1 年时，77% 的关节表面平整，但在第 2 年内降至 55%[49]。

关节镜治疗非常适合去除碎片和关节内清理，如 Baumgarten 等所述[39]。Brownlow 等描述了关节镜清理术和游离体清除术，有 81% 的运动恢复率。确实有较多的患者（38%）出现机械性症状复发，15% 的患者无法康复。其中一个因素可能是该组年龄较大（平均 22 岁）。尽管有这些发现，94% 的人有良好或优秀的结局评分[50]。其他研究也显示了相似康复率，在 80% ～ 86% 之间[51-52]。

对于行关节镜镜下清理术、钻孔和游离体去除的棒球运动员的康复结果可能不同。有研究报道康复率从 40% ～ 92% 不等。这些研究的缺陷是缺乏关于病变大小和位置的描述，而这是一个重要的决定因素[34-35,53]。Miyake 等进行的一项研究，在一个主要由棒球运动员组成的队列中阐明了损伤的大小以及骨骼成熟对关节镜治疗结局的影响。有关病灶大小的描述见表 23.3[28]。不管骨骺状态如何，中小病灶患者的康复率在 75% ～ 90%。大的骨骺未闭合病变组仅有 1 例患者（25%）完全恢复，两例患者（50%）不完全恢复。来自大的骨骺闭合病变组中有

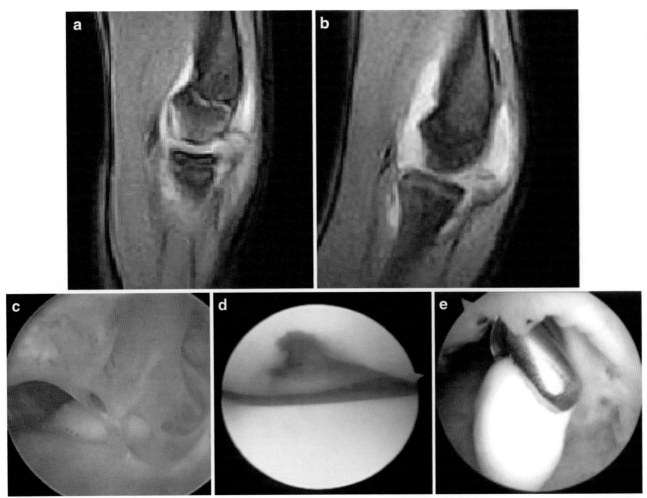

图 23.19 （a）矢状位 MRI T2 像显示肱骨小头病灶下方的高信号线；（b）同一患者大约 6 个月后复查 MRI 显示肘关节后间室出现关节面缺损和游离体；（c）关节镜显示黏连和游离体；（d,e）其他图像显示清理关节面缺损和游离体

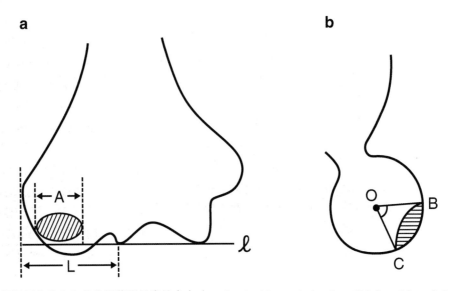

图 23.20 （a,b）根据冠状位和矢状位图像测量病灶大小（reprinted with permission from Takahara M. et al. Long term outcome of osteochondritis dissecans of the humeral capitellum. Clin Orthop Relat Res. 1999；363：108-15）

表 23.3 **OCD 缺损大小分级**

大小	%/ 角度
小	< 55/60°
中	55 ～ 70/60° ～ 90°
大	> 70/90°

Data from Takahara M，Ogino T，Sasaki I，Kato H，Minami A，Kaneda K. Long term outcome of osteochondritis dissecans of the humeral capitellum. Clin Orthop Relat Res. 1999；363：108-15

67% 恢复了运动。作者建议，除了那些大的和未闭合的骨骺，应在关节镜下清除所有病变[54]。

Wulf 等进一步阐明了关节镜微骨折治疗的适应证，报道了 10 名患者（平均年龄 14 岁），其中 8 名是投手或体操运动员，平均病灶大小为 98.1 mm²（50 ～ 180 mm²）。作者发现运动范围有显著改善，75% 的竞技运动员能够恢复到原来的水平。那些没有康复的运动员要么退役，要么做了教练。80% 患者的缺损与纤维软骨一样完全被填充，和正常的关节几乎一致[55]。

病例汇报

如前几章所述，以病例的形式阐述检查肘关节 OCD 和其他软骨损伤时 MRI 与关节镜的相互关系。讨论的病例如下：

1. 14 岁的棒球运动员稳定肱骨小头病变的非手术治疗。

2. 15 岁的棒球运动员，有不稳定的病变和机械症状，轻微骨折，予关节镜下清除游离体、病灶清理。

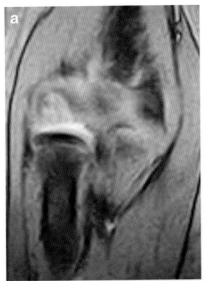

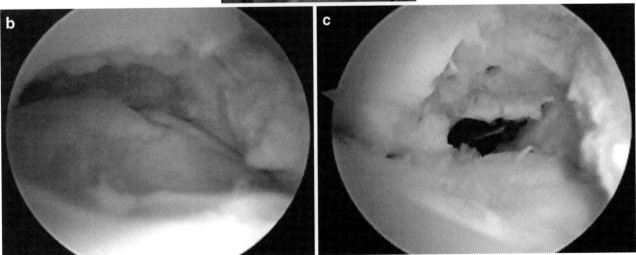

图 23.21 （a）冠状位 MRI 显示大的病变靠近肱骨小头外侧柱；（b，c）关节镜显示病灶清除术前后的图像

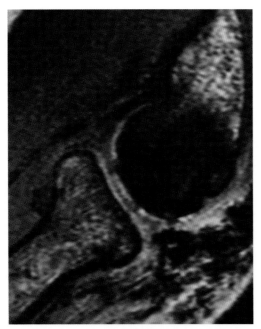

图 23.22　术后 3 个月，MRI 显示相同的关节表面（reprinted with permission from Shimada K et al. Reconstruction with an osteochondral autograft for advanced osteochondritis dissecans of the elbow. Clin Orthop Rel Res. 2005；435：140-7）

病例 1

患者是一名 14 岁的男棒球运动员，有几个月投掷棒球时肘关节外侧疼痛的病史。患者描述肘关节活动时偶尔可闻及骨擦音。最初评价时肱桡关节没有明显的积液和压痛，无韧带松弛。肘关节活动范围 0～140°，没有屈曲挛缩。初次评价拍摄 X 线片，前后位 X 线片见图 23.25。

X 线片显示肱骨小头骨成熟体的中心区域可见一透亮病灶。病灶内未见硬化区，没有明显的游离体或骨碎片。可归类为 Minami Ⅰ级病变。约 2 周后拍摄 MRI，选择的图像见图 23.26 a-d。

在冠状位图像上，病灶位于肱骨小头中央。T1 像上有相应的低信号变化，T2 像显示高信号。关节软骨看起来非常完整，关节表面没有破坏，或可能是轻度破坏，但基本上没有关节表面不规整。软骨下没有高信号线条，没有移位或松动的碎片。根据这些 X 线片和 MRI 表现，该病灶被归为稳定病灶，进行非手术治疗。

患者使用带铰链的肘关节支具保护，避免受到任何外翻应力。禁止行肘部投掷动作和其他剧烈活动。开始物理疗法时也应避免外翻应力，治疗包括评估投掷机制姿势、核心、肩胛稳定以及肘关节活动度。

1 个月后复查，症状改善明显。疼痛有改善，但活动时仍存在疼痛。患者的关节有少量积液，并进行了激素关节内注射治疗。该患者继续行支具固定，但是因考虑到可能引起关节肿胀和疼痛而停止理疗。一个月后复诊，疼痛和所有机械症状消失，取下支具，恢复正常活动。

病例 2

患者是一名 17 岁右利手棒球三垒手和橄榄球队后卫，在一场橄榄球比赛中过度伸展后，右肘疼痛持续 1 周。肘关节无脱位。否认既往肘关节疼痛

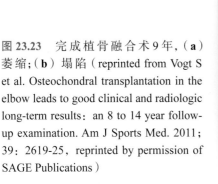

图 23.23　完成植骨融合术 9 年，（a）萎缩；（b）塌陷（reprinted from Vogt S et al. Osteochondral transplantation in the elbow leads to good clinical and radiologic long-term results；an 8 to 14 year follow-up examination. Am J Sports Med. 2011；39：2619-25，reprinted by permission of SAGE Publications）

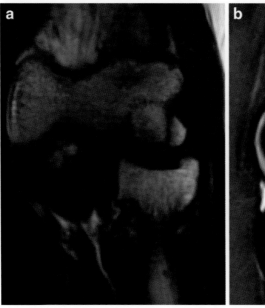

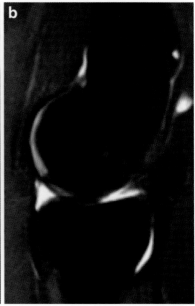

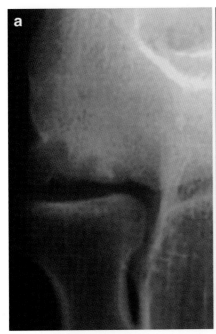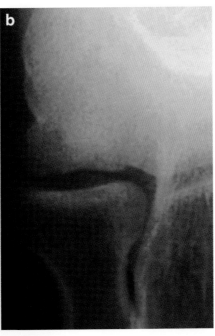

图23.24　图像显示（**a**）植骨后12个月和（**b**）45个月进行性重塑（reprinted with permission from Shimada K et al. Reconstruction with an osteochondral autograft for advanced osteochondritis dissecans of the elbow. Clin Orthop Relat Res. 2005；435：140-7）

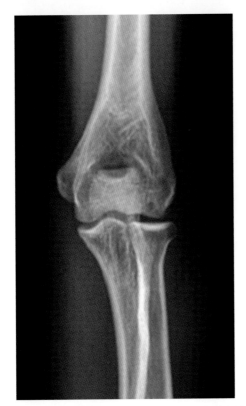

图23.25　前后位X线片显示Ⅰ级肱骨小头剥脱性骨软骨炎病灶

病史，否认关节交锁及活动受限。初次检查时，肘关节轻度肿胀，轻度弥散性压痛，肘关节没有瘀斑。有轻微的伸直迟滞（5°），疼痛之前可以弯曲肘部约90°。没有韧带不稳。拍摄X线片进行评价，见图

23.27 a,b，显示肱骨小头软骨下的透亮区域。

受伤1周后拍摄了MRI，提示肱骨小头骨软骨损伤病灶，大小约（7×7）mm。病灶显示出不稳定的征象，如在图像中可见关节软骨有破口，病变和软骨下骨之间有高信号线条。在矢状位上，最明显的可识别的碎片是没有脱落的（图23.28 a-d）。关节内未见游离体。

在与该患者和家人讨论治疗方案后，他们选择完成橄榄球赛季，并开始进行非手术的治疗方案。在3周内，患者恢复了所有动作，完成了整个橄榄球赛季，并且活动自如，未受影响。然而，一年半后，患者出现了肘关节机械性症状不能再打三垒。主诉肘关节活动受阻、发出噼啪声、研磨感。肱桡关节部位疼痛。

之后，患者进行了关节镜治疗。从前内侧入路观察到一个不稳定的病灶（图23.29a,b），发现了一个游离体并从后间室取出。通过后外侧"软点"入路识别皱襞并清理。此病变被分类为Ⅳ级，病灶大小为（1.0×1.0）cm。对该病灶行清理及微骨折处理（图23.29 b-d）。清理所有游离的软骨瓣至稳定的边缘。

术后1周，患者使用有铰链的肘关节支具，开始所有平面的全关节运动以及控制水肿。在第6周，活动范围5°～135°，正常旋前和旋后无任何机械症状。此时停止使用支具。准许其只能进行有限的运动。手术后2个月，恢复其他功能，开始强化训练

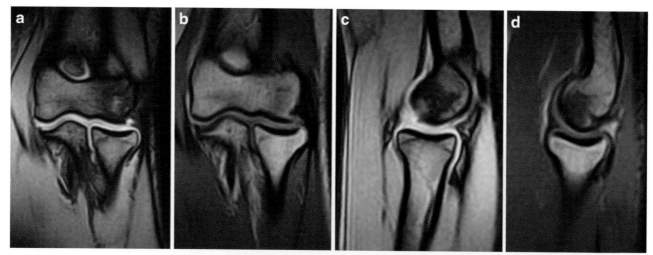

图 23.26　分别显示（**a**、**b**）冠状位和（**c**、**d**）矢状位图像

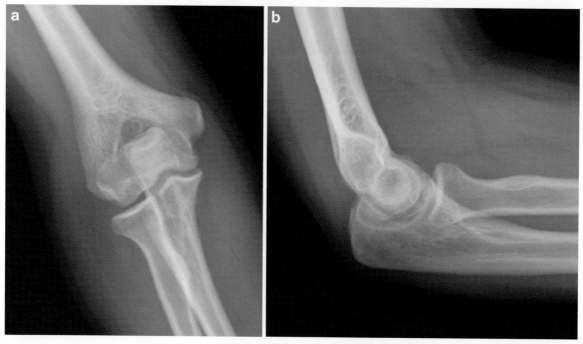

图 23.27　（**a,b**）前后位和侧位 X 线片显示肱骨小头病变

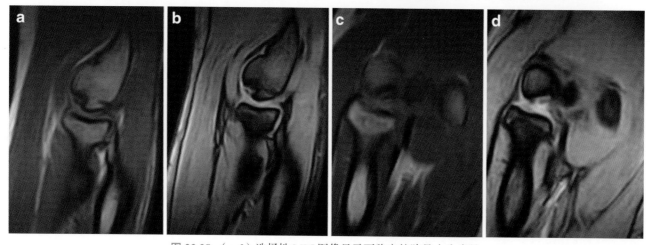

图 23.28　（**a-d**）选择性 MRI 图像显示不稳定的肱骨小头病灶

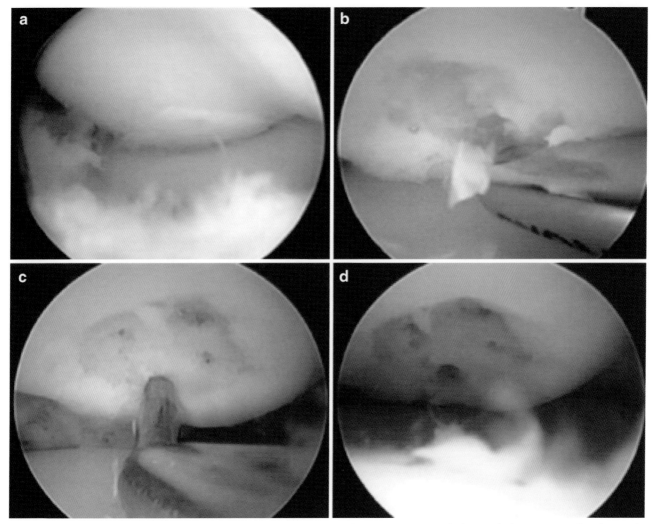

图 23.29 （a）关节镜图像显示在病灶清除前的不稳定病灶；（b）使用刨削刀对不稳定病灶行清除；（c,d）对病灶行微骨折处理

计划。术后 3 个月，坚持运动，并在没有任何机械症状或其他限制的情况下进行强化训练，并允许患者参加所有的运动。

总结

　　肘关节 OCD 是位于关节表面骨软骨的局部损伤，最常见的发生部位是肱骨小头，但也可以发生在其他地方如滑车和桡骨小头。根据不同的放射学、CT、MRI 和关节镜标准，病灶可以在不同阶段中被发现。然而，在决定治疗时，都可以根据成像上的各种结果对病灶进行预测，并简单地将其分为稳定型和不稳定型。MRI 可能是确定术前分期的最佳方式，并已显示出与关节镜的检查结果相符合，然而

对青年 / 青少年患者可能无效。MRI 也能有效地判断病灶的大小，也对治疗有指导意义。

　　稳定型病灶治疗以非手术治疗为主，通常包括严格制动约 6 个月，约 90% 能康复。OCD 的外科治疗多种多样，包括病灶清除、游离体取出、微骨折或钻孔、骨软骨移植。病灶清除术、钻孔、微骨折显示出良好的效果，然而据文献分析的结果显示，这样的结果更有可能出现在较小的病灶（总面积 < 50% ～ 60%，平均面积 < 98 mm²）。在这种情况下能康复的比例在 75% ～ 90%。对于较大的病灶，可选择软骨固定或骨软骨移植。如果病灶可以固定，结果可能类似于病灶清除和微创钻。软骨移植在大多数患者中能起到很好的缓解疼痛的效果，但是应告知患者及其家人功能恢复通常比那些较小的病灶要差。外科医师应关注缺损是否涉及肱骨小头外侧

柱和软骨下骨缺损量，因为这些因素也会影响治疗和预后。

参考文献

1. Edmonds EW. A review of knowledge in osteochondritis dissecans: 123 years of minimal evolution from Konig to the ROCK study group. Clin Orthop Relat Res. 2013;471(4):1118–26.
2. Kusumi T, Ishibashi Y, Tsuda E, Kusumi A, Tanaka M, Sato F, Toh S, Kijima H. Osteochondritis dissecans of the elbow: histopathological assessment of the articular cartilage and subchondral bone with emphasis on their damage and repair. Pathol Int. 2006;56(10):604–12.
3. Miyake J, Kataoka T, Murase T, Yoshikawa H. In-vivo biomechanical analysis of osteochondritis dissecans of the humeral trochlea: a case report. J Pediatr Orthop B. 2013;22:392–6.
4. Jans L, Ditchfield M, Anna G, Jaremko J, Verstraete K. MR imaging findings and MR criteria for instability in osteochondritis dissecans of the elbow in children. Eur J Radiol. 2012;81(6):1306–10.
5. Joji S, Murakami T, Murao T. Osteochondritis dissecans developing in the trochlea humeri: a case report. J Shoulder Elbow Surg. 2001;10(3):295–7.
6. Patel N, Weiner S. Osteochondritis dissecans involving the trochlea: report of two patients (three elbows) and review of the literature. J Pediatr Orthop. 2002;22(1):48–51.
7. Vanthournout I, Rudelli A, Valenti P, Montagne JP. Osteochondritis dissecans of the trochlea of the humerus. Pediatr Radiol. 1991;21(8):600–1.
8. Marshall K, Marshall D, Busch M, Williams J. Osteochondral lesions of the humeral trochlea in the young athlete. Skelet Radiol. 2009;38:479–91.
9. Namba J, Shimada K, Akita S. Osteochondritis dissecans of the humeral trochlea with cubitus varus deformity. A case report. Acta Orthop Belg. 2009;75(2):265–9.
10. Pruthi S, Parnell S, Thapa M. Pseudointercondylar notch sign: manifestation of osteochondritis dissecans of the trochlea. Pediatr Radiol. 2009;39(2):180–3.
11. Iwsaki N, Yamane S, Ishikawa J, Majima T, Minami A. Osteochondritis dissecans involving the trochlea of the humerus treated with transplantation of tissue-engineered cartilage: a case report. J Shoulder Elbow Surg. 2008;17(5):e22–5.
12. Janarv P, Hesser U, Hirsch G. Osteochondral lesions in the radiocapitellar joint in the skeletally immature: radiographic, MRI, and arthroscopic findings in 13 consecutive cases. J Pediatr Orthop. 1997;17(3):311–4.
13. Dotzis A, Galissier B, Peyrou P, Longis B, Moulies D. Osteochondritis dissecans of the radial head: a case report. J Shoulder Elbow Surg. 2009;18(1):e18–21.
14. Tatebe M, Hirata H, Shinohara T, Yamamoto M, Morita A, Horii E. Pathomechanical significance of radial head subluxation in the onset of osteochondritis dissecans of the radial head. J Orthop Trauma. 2012;26(1):e4–6.
15. Klekamp J, Green N, Mencio G. Osteochondritis dissecans as a cause of developmental dislocation of the radial head. Clin Orthop Relat Res. 1997;338:36–41.
16. Rosenberg Z, Blutreich S, Schweitzer M, Zember J, Fillmore K. MRI features of posterior capitellar impaction injuries. AJR Am J Roentgenol. 2008;190(2):435–41.
17. Kijowski R, De Smet A. Radiography of the elbow for evaluation of patients with osteochondritis dissecans of the capitellum. Skelet Radiol. 2005;34:266–71.
18. Takahara M, Shundo M, Kondo M, Suzuki K, Nambu T, Ogino T. Early detection of osteochondritis dissecans of the capitellum in young baseball players. Report of three cases. J Bone Joint Surg Am. 1998;80(6):892–7.
19. Takahara M, Ogino T, Takagi M, Tsuchida H, Orui H, Nambu T. Natural progression of osteochondritis dissecans of the humeral capitellum: initial observations. Radiology. 2000;216(1):207–12.
20. Mihara K, Tsutsui H, Nishinaka N, Yamaguchi K. Nonoperative treatment for osteochondritis dissecans of the capitellum. Am J Sports Med. 2009;37(2):298–304.
21. Takahara M, Mura N, Sasaki J, Harada M, Ogino T. Classification, treatment, and outcome of osteochondritis dissecans of the humeral capitellum. J Bone Joint Surg Am. 2007;89(6):1205–14.
22. Iwase T, Igata T. Osteochondrosis of the humeral capitellum. Seikeigeka MOOK. 1988;54:26–44.
23. Potter H, Ho S, Altcheck D. Magnetic resonance imaging of the elbow. Semin Musculoskelet Radiol. 2004;8(1):5–16.
24. Kijowski R, De Smet A. MRI findings of osteochondritis dissecans of the capitellum with surgical correlation. AJR Am J Roentgenol. 2005;185(6):1453–9.
25. Baker III CL, Romeo A, Baker Jr CL. Osteochondritis dissecans of the capitellum. Am J Sports Med. 2010;38(9):1917–28.
26. De Smet A, Ilahi O, Graf B. Reassessment of the MR criteria for stability of osteochondritis dissecans in the knee and ankle. Skelet Radiol. 1996;25(2):159–63.
27. Dipaola J, Nelson D, Colville M. Characterizing osteochondral lesions by magnetic resonance imaging. Arthroscopy. 1991;7(1):101–4.
28. Takahara M, Ogino T, Sasaki I, Kato H, Minami A, Kaneda K. Long term outcome of osteochondritis dissecans of the humeral capitellum. Clin Orthop Relat Res. 1999;363:108–15.
29. Iwasaki N, Kamishima T, Kato H, Funakoshi T, Minami A. A retrospective evaluation of magnetic resonance imaging effectiveness on capitellar osteochondritis dissecans among overhead athletes. Am J Sports Med. 2012;40(3):624–30.
30. ICRS Cartilage Injury Evaluation Package [Internet]. 2000. Available from: http://www.cartilage.org/_files/contentmanagement/ICRS_evaluation.pdf
31. Theodoropoulous J, Dwyer T, Woline P. Correlation of preoperative MRI and MRA with arthroscopically proven articular cartilage lesions of the elbow. Clin J Sport Med. 2012;22(5):403–7.
32. Satake H, Takahara M, Harada M, Maruyama M. Preoperative imaging criteria for unstable osteochondritis dissecans of the capitellum. Clin Orthop Relat Res. 2013;471(4):1137–43.
33. Dubberley J, Faber KJ, Patterson SD, Bennett G, Romano W, MacDermid J, King G. The detection of loose bodies in the elbow: the value of MRI and CT arthrography. J Bone Joint Surg (Br). 2005;87(5):684–6.
34. Mihara K, Suzuki K, Makiuchi D, Nishinaka N, Yamaguchi K, Tsutsui H. Surgical treatment for osteochondritis dissecans of the humeral capitellum. J Shoulder Elbow Surg. 2010;19(1):31–7.
35. Tis J, Edmonds E, Bastrom T, Chambers H. Short-term results of arthroscopic treatment of osteochondritis dissecans in skeletally immature patients. J Pediatr Orthop. 2012;32(3):226–31.
36. Matsuura T, Kashiwaguchi S, Iwase T, Takeda Y, Yasui N. Conservative treatment for osteochondrosis of the humeral capitellum. Am J Sports Med. 2008;36(5):868–72.
37. Takahara M, Ogino T, Fukushima S, Tsuchida H, Kaneda K. Nonoperative treatment of osteochondritis dissecans of the humeral capitellum. Am J Sports Med. 1999;27(6):728–32.
38. Vogt S, Siebenlist S, Hensler D, Weigelt L, Ansah P, Woertler K, Imhoff A. Osteochondral transplantation in the elbow leads to good clinical and radiologic long-term results: an 8- to 14-year follow-up examination. Am J Sports Med. 2011;39(12):2619–25.
39. Baumgarten T, Andrews J, Satterwhite Y. The arthroscopic classification and treatment of osteochondritis dissecans of the capitellum. Am J Sports Med. 1998;26(4):520–3.

40. Harada M, Ogino T, Takahara M, Ishigaki D, Kashiwa H, Kanauchi Y. Fragment fixation with a bone graft and dynamic staples for osteochondritis dissecans of the humeral capitellum. J Shoulder Elbow Surg. 2002;11(4):368–72.

41. Kuwahata Y, Inoue G. Osteochondritis dissecans of the elbow managed by Herbert screw fixation. Orthopedics. 1998;21(4): 449–51.

42. Nobuta S, Ogawa K, Sato K, Nakagawa T, Hatori M. Clinical outcome of fragment fixation for osteochondritis dissecans of the elbow. Ups J Med Sci. 2008;113(2):201–8.

43. Takeda H, Watarai K, Matsushita T, Saito T, Terashima Y. A surgical treatment for unstable osteochondritis dissecans lesions of the humeral capitellum in adolescent baseball players. Am J Sports Med. 2002;30(5):713–7.

44. Yamamoto Y, Ishibashi Y, Tsuda E, Sato H, Toh S. Osteochondral autograft transplantation for osteochondritis dissecans of the elbow in juvenile baseball players: minimum 2-year follow-up. Am J Sports Med. 2006;34(5):714–20.

45. Iwasaki N, Kato H, Ishikawa J, Masuko T, Funakoshi T, Minami A. Autologous osteochondral mosaicplasty for osteochondritis dissecans of the elbow in teenage athletes. J Bone Joint Surg Am. 2009;91(10):2359–66.

46. Shimada K, Yoshida T, Nakata K, Hamada M, Akita S. Reconstruction with an osteochondral autograft for advanced osteochondritis dissecans of the elbow. Clin Orthop Relat Res. 2005;435:140–7.

47. Kosaka M, Nakase J, Takahashi R, Toratani T, Ohashi Y, Kitaoka K, Tsuchiya H. Outcomes and failure factors in surgical treatment for osteochondritis dissecans of the capitellum. J Pediatr Orthop. 2013;33(7):719–24.

48. Ovesen J, Olsen B, Johannsen H. The clinical outcomes of mosaicplasty in the treatment of osteochondritis dissecans of the distal humeral capitellum of young athletes. J Shoulder Elbow Surg. 2011;20(5):813–8.

49. Shimada K, Tanaka H, Matsumoto T, Miyake J, Higuchi H, Gamo K, Fuji T. Cylindrical costal osteochondral autograft for reconstruction of large defects of the capitellum due to osteochondritis dissecans. J Bone Joint Surg Am. 2012;94(11):992–1002.

50. Brownlow H, O'Connor-Read L, Perko M. Arthroscopic treatment of osteochondritis dissecans of the capitellum. Knee Surg Sports Traumatol Arthrosc. 2006;14(2):198–202.

51. Rahusen F, Brinkman JM, Eygendaal D. Results of arthroscopic debridement for osteochondritis dissecans of the elbow. Br J Sports Med. 2006;40(12):966–9.

52. Jones KJ, Wiesel BB, Sankar WN, Ganley TJ. Arthroscopic management of osteochondritis dissecans of the capitellum: mid-term results in adolescent athletes. J Pediatr Orthop. 2010;30(1):8–13.

53. Byrd T, Jones K. Arthroscopic surgery for isolated capitellar osteochondritis dissecans in adolescent baseball players: minimum three-year follow-up. Am J Sports Med. 2002;30(4):474–8.

54. Miyake J, Masatomi T. Arthroscopic debridement of the humeral capitellum for osteochondritis dissecans: radiographic and clinical outcomes. J Hand Surg [Am]. 2011;36(8):1333–8.

55. Wulf C, Stone R, Giveans R, Lervick G. Magnetic resonance imaging after arthroscopic microfracture of capitellar osteochondritis dissecans. Am J Sports Med. 2012;40(11):2549–56.

退行性及炎症性肘关节疾病

24

Steven A. Giuseffi 和 Larry D. Field 著

刘彭飞 黄民标 谢文清 译 蔡梓俊 杨 华 校

概述

传统上来讲，肘关节退行性关节炎和（或）滑膜炎的手术治疗通过开放手术方式完成。在取得令人满意的结果的同时，开放手术常常带来相对高的并发症发生率和较长的康复周期。随着骨外科医师对肘关节镜的熟悉和精炼，越来越多选择利用关节镜来解决定位明确的肘关节病变[1-2]。关节镜方式的潜在优点包括增加关节内的可视化，同时减少术后疼痛及加速康复进程。最近的研究表明，肘关节退行性关节炎和滑膜炎的镜下治疗疗效和开放手术相同[3-7]。

对肘关节骨关节炎和炎症性关节炎的评估及治疗可利用关节镜检查来完成。患者常常表现为肘关节疼痛、僵硬和（或）肘关节肿胀。肘关节极度屈伸度减少并在过伸时出现疼痛是肘关节骨关节炎的特点之一，肘关节镜下清理术尤其适用于无显著的肘关节活动时疼痛但存在继发于骨赘撞击引起的肘关节过伸或过屈疼痛的患者。

炎症性肘关节炎（inflammatory arthritis）最常见的病因是类风湿性关节炎。患者常表现为疼痛、肿胀和（或）活动度减少，体格检查中常见肘关节对称性凹陷性水肿。滑膜增生肥厚致肘关节活动末期的"软"阻挡和骨赘撞击引起的"硬"阻挡共

同导致肘的活动度减少。随着炎症的进一步浸润，肘关节周围韧带功能不全和骨量减少将导致肘关节不稳。

病例 1：骨关节炎

病史和体格检查

患者为 58 岁男性体力劳动者，主诉优势臂肘关节逐渐进展的疼痛和僵硬。症状隐匿出现，病史超过 2 年。否认任何外伤史及肘关节交锁等机械症状，无明显的基础疾病。

体格检查发现，患者肘关节活动度明显减少，屈伸 30°～95°，屈伸末期疼痛尤为明显。患者前臂旋转时无疼痛，但在肘关节屈曲时自觉肘后内侧沟疼痛，既往无血管神经损伤。

影像学

患者肘关节的放射摄片已完成并如下图所示。X线显示肘关节后方尺骨鹰嘴尖端及前方尺骨冠突、桡骨小头和肱骨冠突窝有明显的骨赘形成，前方有一枚游离体。肘关节间隙中度狭窄，现有关节间隙如正位片所示（图 24.1 a,b）。

治疗

治疗方式选择包括非甾体类抗炎药物（nonsteroidal anti-inflammatory drugs，NSAID）、理疗、局部封闭以及手术等。患者首先决定选择保守治疗，包括应

S.A. Giuseffi, MD
Department of Orthopedic Surgery, Mississippi Sports Medicine and Orthopedic Center, Jackson, MS, USA
e-mail: Steve.giuseffi@gmail.com

L.D. Field, MD (✉)
Mississippi Sports Medicine and Orthopedic Center, Jackson, MS, USA
e-mail: lfield@msmoc.com

S.F. Brockmeier (ed.), *MRI-Arthroscopy Correlations: A Case-Based Atlas of the Knee, Shoulder, Elbow and Hip*, DOI 10.1007/978-1-4939-2645-9_24, © Springer Science+Business Media New York 2015

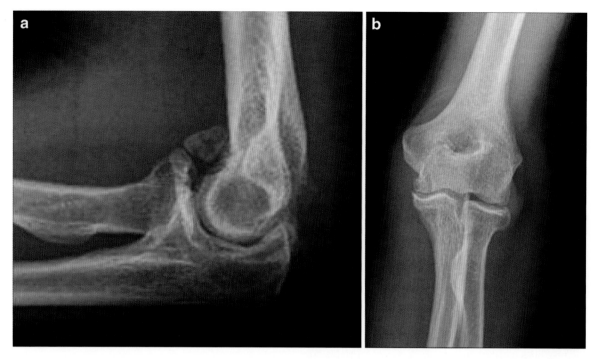

图 24.1 （a，b）肘关节前后位（AP）和侧位片显示前后方骨赘增生以及前方一枚游离体，现有关节间隙如正位片所示

用 NSAID、关节内皮质醇激素注射、有序的肘关节练习和活动范围锻炼。然而 3 个月后患者仍有明显症状，肘关节活动度也没有明显改善。

因此，患者的手术治疗被提上日程。经过讨论，手术方式包括关节镜下或切开行肘关节间室松解和骨赘切除，结合对位关节成形术和人工肘关节置换术。对于一位年龄 58 岁的体力劳动者，临床表现主要为屈伸末期疼痛，我们认为关节镜下肘关节清理和间室松解是可行的手术选择。

为了更好地制订清理骨赘和游离体的手术计划，术前完善了患者肘关节 MRI 和 CT 三维成像扫描等更先进的影像学检查。此病例中，影像学检查提示游离体位于肱骨冠突窝，尺骨冠突及鹰嘴尖端有明显的骨赘增生。如图 24.2 c 所示，鹰嘴明显的骨赘增生如"米老鼠耳朵（Mickey Mouse ears）"样畸形，鹰嘴后内及后外侧骨赘隆起如同"耳朵"样一般（图 24.2 a-c）。

手术

患者被送入手术室，常规麻醉后取俯卧位，术侧上肢置于肘架上。记号笔画出骨性标志及尺神经走形。中外侧软点入路灌注生理盐水充盈关节腔后建立标准的近端前内侧和前外侧入路。通过近端前外侧入路可见肱骨冠突窝一枚游离体并置入游离体抓钳摘除。关节镜套管插入刨刀和小骨刀清理尺骨冠突明显的骨赘。

考虑到患者明显的肘关节僵硬（Elbow stiffness），使用篮钳松解前方关节囊。操作平面在肱肌和前方关节囊之间谨慎地进行，直至显露肱肌肌纤维，以保护前方神经血管组织。当进行到前方关节囊的外侧部分进行松解时，在近端的肱桡关节和前方的桡骨小头附近处应当保持注意力，以免造成桡神经和尺侧副韧带外侧部分的医源性损伤。

肘关节前室清理操作完成后，建立标准的后外侧观察入路及后方操作入路。和术前影像学的预计一样，关节镜下可见巨大的鹰嘴骨赘。如下图所示的骨赘通过关节镜磨钻和小骨刀移除。使用骨刀切除明显骨赘后，置入磨头柔和的沿鹰嘴尖端轮廓清理，清理后外侧和后外侧的骨赘，同时修整鹰嘴窝的外形恢复正常的解剖结构（图 24.3 a，b 和 24.4 a-c）。

随后继续在关节镜下探查肘关节，并完全清除所有引起撞击的骨赘。骨赘切除和前方关节囊的

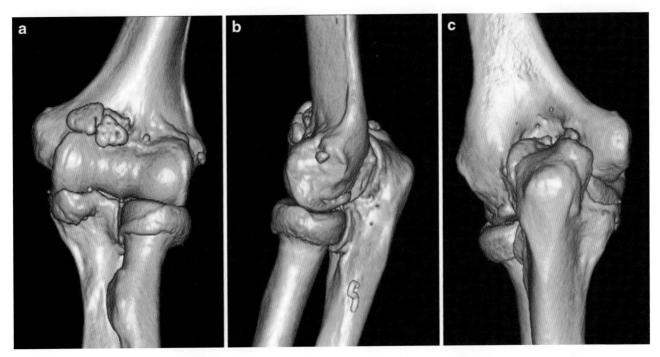

图 24.2 （a,b）CT 三维成像显示尺骨冠突和鹰嘴的骨赘增生以及肱骨冠突窝的一枚游离体；（c）图示鹰嘴后内侧和后外侧明显的骨赘增生形成的 "米老鼠耳朵" 样畸形

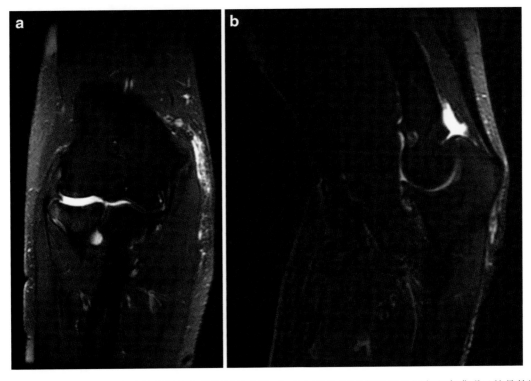

图 24.3 （a）冠状位 MRI 提示关节的软骨损伤和软骨下骨水肿；（b）矢状位 MRI 提示尺骨冠突和鹰嘴明显的骨赘增生。同时显示冠突和鹰嘴窝肥厚退行性改变

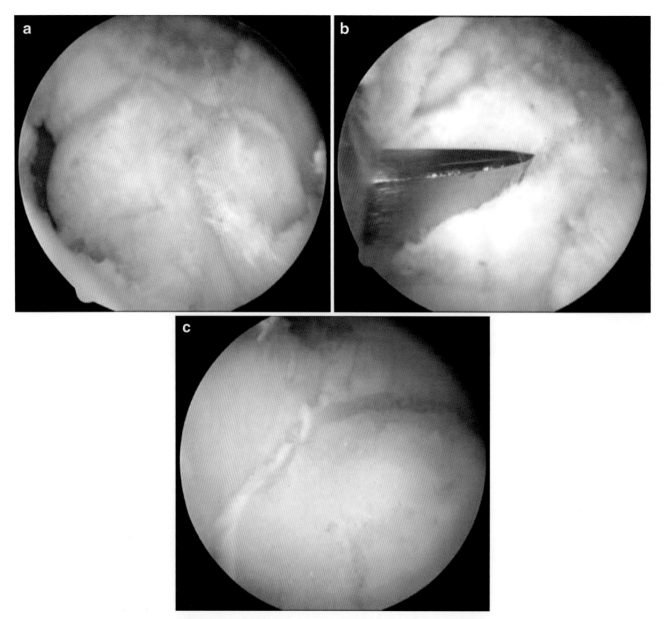

图 24.4 （a）鹰嘴后方骨赘相应的镜下观；（b）使用骨刀切除鹰嘴骨赘的镜下观；（c）骨赘切除和最终外形修整后光滑骨面的镜下观

松解完成后肘关节的活动度明显改善，但肘关节屈曲时明显的僵硬仍然存在。因此，在后方关节囊进行镜下松解时，后内侧关节囊松解时应当高度注意，以免造成医源性尺神经损伤。完成后方骨赘切除术和关节囊松解术后，肘关节的被动活动度达到 5°～125°。

在关节镜手术时附加的步骤包括桡骨小头切除和桡神经减压或转位术。术前检查中，患者无前臂旋转时疼痛，并且有报道称不进行桡骨小头切除术的关节清理已取得优异的疗效[8]，因此在这份病例中未进行桡骨小头切除。

常在术中选择进行尺神经减压，此病例选择尺神经减压术是因为患者术前肘关节屈曲时后内侧疼痛，而且术中在行骨赘切除和关节囊松解后肘关节屈曲度明显改善（术前屈曲 95° 提高到术中 125°）。因无明显证据表明患者曾有尺神经半脱位和尺神经手术病史，应选择简单的尺神经减压而非转位术。在此病例手术快结束时，直接在肘管切开 3 cm 切口，行直视下尺神经松解术。

结果

术后 3 天患者开始进行增加肘关节活动度的门诊物理治疗，不适用持续的被动活动练习。术后 1 年复查时，患者肘关节的主动活动度为 10°～ 115°，并且只有最轻微的肘部疼痛。患者对于此次手术的结果非常满意。

病例 2：炎性关节炎

病史 / 体检

一名 23 岁的女大学生进行了非优势肘部疼痛和肿胀的评估。患者主诉过去两年间肘部出现间歇性疼痛和偶尔弹响的情况。肘部经常肿胀却没有明显的损伤。症状经常出现，使患者无法打校内排球。患者否认有发烧或皮疹。掌指关节也有间歇性肿胀。家族史对其姑姑的系统性红斑狼疮有重要意义。

经检查，患者肘部有轻度肿胀和发热，触诊弥漫性中度压痛。肘部运动范围为 5°～ 115°，弯曲和伸展的终末期柔软，无僵直。整个肘部在运动中都感到疼痛。与对侧未受影响的肘部相比，旋前和旋后没有明显减少。无肘关节不稳定的证据，神经血管完整。

影像学

X 线成像未显示骨折或退行性变的迹象。可见渗出和轻度软组织肿胀，但放射线照相未见明显变化。

核磁共振成像显示渗出和弥漫性滑膜炎。没有发现关节游离体，也没有剥脱性骨软骨炎的证据。在桡肱关节和尺肱关节发现了几个软骨软化的小区域。韧带结构完好无损。

治疗

患者的临床病史和检查提示有炎性关节炎。进行了一项非手术治疗的试验，患者接受了物理治疗并服用处方抗炎症药物。症状仍然存在，肘部注射类固醇只能提供暂时的缓解。

实验室检查结果与非特异性炎性关节炎一致，

患者被转诊至风湿科。患者接受了各种风湿病药物的试验。这些药物改善但没有解决患者的肘部疼痛和肿胀。患者的日常生活活动仍能引起肘部疼痛和肿胀。仍然不能参与校内排球。

各种报道都证明了关节镜下滑膜切除术治疗炎性关节炎的可靠结果[9-13]。考虑到患者持续的疼痛和活动受限，我们提供了可诊断性肘关节镜检查的目的是消除任何炎症性滑膜炎并获得活检以进行病理诊断。患者希望进行手术干预。

患者在俯卧位接受了诊断性肘关节镜检查。肘部放血和关节吹气后，建立了一个标准的近端前内侧入口。在前室中发现中度滑膜炎。近端前外侧入口是在关节镜下直接观察下建立的。引入剃刀清理前滑膜炎。前面需要非常小心，在那里强健的红色滑膜组织可以与胶囊和类似的红色臂丛肌纤维混合在一起。剃刀刀片始终保持在关节镜下直接观察，刀片保持面向后以避免神经血管损伤。滑膜活检以进行微生物学和病理学检查。

滑膜组织清创后显示效果明显改善。有几个小面积的浅表软骨软化症。无骨软骨损伤，也没有发现关节游离体。没有证据表明肘关节不稳定。然后把注意力转向后室。建立后外侧和直接后入口。随后再次观察到炎性血管翳和弥漫性滑膜炎。仔细清创和评估后外侧和后内侧沟。经过彻底的滑膜切除术后，患者肘部被动活动范围从 0° 伸展到 130° 弯曲。因此，没有进行囊切术（图 24.5、图 24.6 和图 24.7）。

结局

经关节镜清创术后，患者的肘部疼痛和肿胀得到明显改善。滑膜组织活检显示滑膜增生，并有淋巴细胞浸润，与类风湿关节炎一致。风湿科医师给患者开了一种不同的靶向生物抗风湿药物，该药更稳定地控制肘关节滑膜炎。患者对自己的治疗效果感到满意，并能在大学四年级重新参与到排球运动中。

结论

随着骨科医师在肘关节镜检查方面获得经验，关节镜下治疗肘关节炎和炎性滑膜炎已成为普遍现

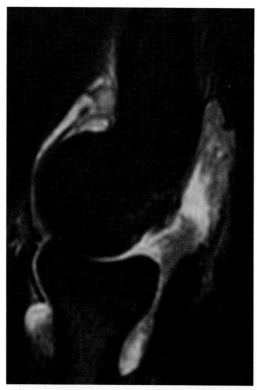

图 24.5 肘关节矢状位 MRI 示肘部渗出及弥漫性滑膜炎

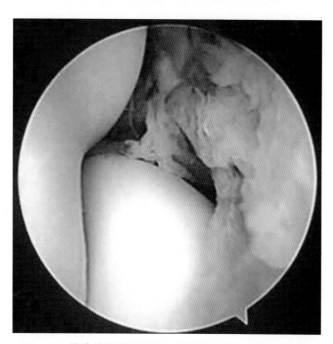

图 24.6 桡肱关节附近前肘中度滑膜炎的相应关节镜视图

象。许多研究都已经证明关节镜下肘关节清创术和滑膜切除术与开放式手术技术相比具有同等或更好的效果。仔细注意手术解剖，关节镜检查是肘关节退行性或炎性关节炎患者安全可靠的手术选择。

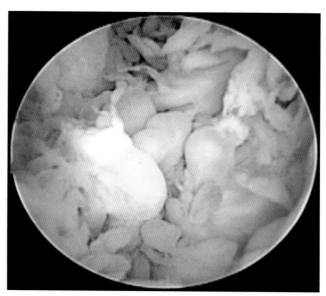

图 24.7 肘关节后室弥漫性滑膜炎的关节镜检查

参考文献

1. Kelly EW, Morrey BF, O'Driscoll SW. Complications of elbow arthroscopy. J Bone Joint Surg Am. 2001;83A:25–34.
2. Dodson CC, Nho SJ, Williams III RJ, Altchek DW. Elbow arthroscopy. J Am Acad Orthop Surg. 2008;16:574–85.
3. Savoie F, Nunley PD, Field LD. Arthroscopic management of the arthritis elbow: indications, technique, and results. J Shoulder Elbow Surg. 1999;8:214–9.
4. Cohen AP, Redden JF, Stanley D. Treatment of osteoarthritis of the elbow: a comparison of open and arthroscopic debridement. Arthroscopy. 2000;16:701–6.
5. Krishnan SG, Harkings DC, Pennington SD, et al. Arthroscopic ulnohumeral arthroplasty for degenerative arthritis of the elbow in patients under fifty years of age. J Shoulder Elbow Surg. 2007;16: 443–8.
6. DeGreef I, Samorjai N, DeSmet L. The outerbridge Kashiwagi procedure in elbow arthroscopy. Acta Orthop Belg. 2010;76(4):468–71.
7. Savoie III FH, O'Brien MJ, Field LD. Arthroscopy for arthritis of the elbow. Hand Clin. 2011;27(2):171–8.
8. Kelly E, Bryce R, Coghlan J, Bell SB. Arthroscopic debridement without radial head excision of the osteoarthritic elbow. Arthroscopy. 2007;23(2):151–6.
9. Lee BPH, Morrey BF. Arthroscopic synovectomy of the elbow for rheumatoid arthritis. J Bone Joint Surg Br. 1997;79B:770–2.
10. Horiuchi K, Momohara S, Tomatsu T, et al. Arthroscopic synovectomy of the elbow in rheumatoid arthritis. J Bone Joint Surg Am. 2002;84A:342–7.
11. Kauffman JI, Chen AL, Stuchin S, Di Cesare PE. Surgical management of the rheumatoid elbow. J Am Acad Orthop Surg. 2003;11:100–8.
12. Nemoto K, Arino H, Yoshihara Y, Fujikawa K. Arthroscopic synovectomy for the rheumatoid elbow: a short-term outcome. J Shoulder Elbow Surg. 2004;13:652–5.
13. Tanaka N, Sakahashi H, Hirose K, et al. Arthroscopic and open synovectomy of the elbow in rheumatoid arthritis. J Bone Joint Surg Am. 2006;88:521–5.

肘关节创伤与关节纤维化

25

Wendell M. R. Heard，Michael J. O'Brien 和 Felix H. Savoie III　著

苏大治　肖盛世　孟繁强　译　李宇晟　禹登杰　校

概述

肘关节创伤常见的并发症是活动受限。活动受限可能是由于创伤本身和骨折碎片移位引起的机械性梗阻，或者来源于原发性损伤后手术或非手术治疗过程中的关节纤维化。肘关节易于发生关节纤维化的原因包括以下三点：肱尺关节的内在协调性、肘关节在结构上由三个关节构成，关节囊与囊内韧带和囊内肌肉关系密切[1]。研究表明，大部分日常活动可以在肘关节屈伸 100°（30°～130°）和前臂旋转 100°（旋后 50°，旋前 50°）的功能弧内进行[2]。部分患者认为他们可以接受这样的活动范围，而其他患者则对他们的肘关节活动度有更高要求。

肘关节僵硬的非手术治疗在伤后 6～12 个月内最佳，包括物理治疗和静态夹板固定。由于生活方式或工作需求的差异，不同患者的运动量可能不同。根据患者的个体需求制订治疗方案非常重要。当非手术治疗不能恢复足够活动度，关节镜清理术将有助于肘关节活动度的恢复。关节镜治疗特别适用于由关节内的病变引起的肘关节僵硬，如关节囊挛缩、瘢痕组织、游离体和骨赘。

完整的病史和体格检查对于制订有效的治疗方案是必需的。必须确定活动受限对于患者操作能力的影响程度，因为这将为手术干预确定目标活动度。

损伤机制与创伤性质也非常重要。必须调查既往手术干预过程，评估手术记录。

体格检查从四肢检查开始。应特别注意任何软组织损伤或既往手术切口。应对手腕、前臂、肘关节活动度进行评估，需与对侧肢体对比。必须记录完整的神经血管检查。尺神经位于内侧关节囊附近，其可能陷入疤痕组织造成尺神经病变，可在手术时进行尺神经移位改善症状。同时也必须检查肘关节的稳定性。在某些病例中，后外侧旋转不稳可能是患者主诉僵硬的根本原因。

影像学检查包括标准的肘关节前后位、侧位和斜位 X 线片。如果怀疑不稳，应力位 X 线片可能有用。计算机断层扫描（computed tomography，CT）可以提供骨骼结构的信息，包括异位骨化、游离体或既往骨折引起的畸形。MRI 有助于诊断软骨缺损、游离体或引起不稳的韧带损伤。

本章将介绍两个病例以阐明关节镜下的病理表现与 MRI 的相关性。第一个病例为创伤后骨折块移位导致活动受限的患者；第二个病例阐述一例术后关节纤维化伴韧带不稳的患者。

病例 1

10 岁男孩，左手为优势手，在学校摔伤后右肘活动受限。诊断为非移位的肱骨髁上骨折（non-displaced supracondylar fracture），予以石膏固定 3 周。拆除石膏后肘关节僵硬明显，即开始治疗。经治疗后仍诉肘关节僵硬，伸展时伴肘关节脱位。伤后 5 周症状仍未缓解，其母带他进一步就诊。患者来到诊室，X 线片显示前方骨化致密影（图 25.1）。

W.M.R. Heard, MD (⊠) • M.J. O'Brien, MD
F.H. Savoie III, MD
Department of Orthopedic Surgery, Division of Sports Medicine,
Tulane Medical Center, Tulane University School of Medicine,
New Orleans, LA, USA
e-mail: wheard@tulane.edu; mobrien@tulane.edu;
fsavoie@tulane.edu

S.F. Brockmeier (ed.), *MRI-Arthroscopy Correlations: A Case-Based Atlas of the Knee, Shoulder, Elbow and Hip*,
DOI 10.1007/978-1-4939-2645-9_25, © Springer Science+Business Media New York 2015

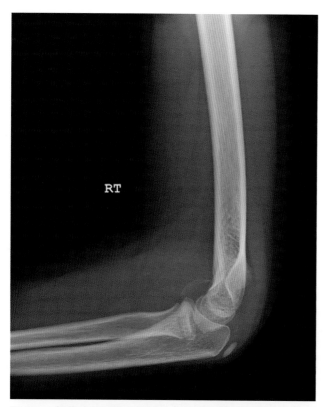

图 25.1　侧位片显示肱骨远端前方骨密度增加（published with kind permission. Copyright © Felix H. Savoie，Ⅲ，MD）

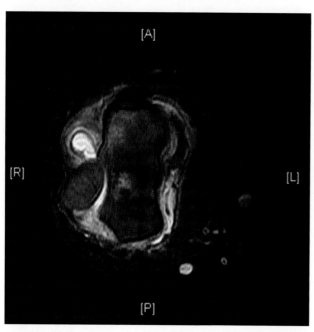

图 25.2　轴位 MRI 显示一大的移位的肱骨小头软骨碎片（published with kind permission. Copyright © Felix H. Savoie，Ⅲ，MD）

MRI 明确显示一个大的肱骨小头骨折片（图 25.2 和图 25.3）。与其家人讨论了治疗风险、收益和替代方案之后，制订手术计划以恢复肘关节活动度。

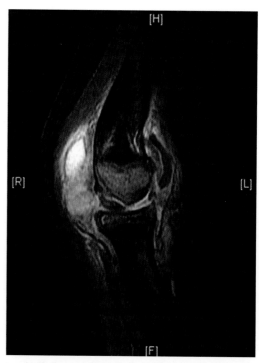

图 25.3　矢状位 MRI 显示移位的肱骨小头碎片（published with kind permission. Copyright © Felix H. Savoie，Ⅲ，MD）

患者被接入手术室，取俯卧位，予以肌间沟阻滞并全身麻醉诱导。麻醉下进行检查显示后外侧不稳定，内侧结构稳定。活动度检查表现为旋前、旋后欠佳，伸展−30°，屈曲 90°。

关节镜检查从近端前内侧入路的形成开始。在肱桡关节前方可见一大块松脱的关节软骨片。建立外侧入路以协助检查评估。软骨片约 1.5 cm×1.0 cm（图 25.4），

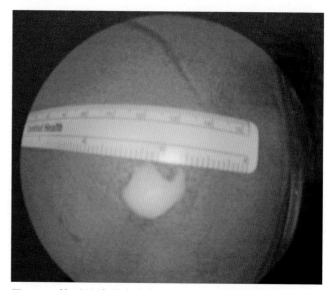

图 25.4　镜下见肱骨小头软骨碎片。软骨碎片背部无任何骨质附着，认为其不可修复（published with kind permission. Copyright © Felix H. Savoie，Ⅲ，MD）

但不幸的是，软骨片背面没有骨质附着。认为软骨片是不能修复的，并予以清除。进一步关节镜检查，显示为累及关节囊的关节纤维化。从外侧到内侧切开关节囊，并切除纤维化关节囊。肱骨小头软骨缺损（图 25.5），如桡骨头的中心部分一样（图 25.6）。这两个区域予以微骨折处理。活动范围评估显示伸展 0°，屈曲 145°，充分的旋前旋后活动度。后方鹰嘴窝未见病变。内侧沟显示尺侧副韧带（medial ulnar collateral ligament，MUCL）的陈旧性损伤，该

损伤似乎已经愈合。侧面的 Warren 通过征（drive-through sign）阳性证实侧方不稳定。在外侧沟，有一个伴韧带附着的继发肱骨小头骨软骨片，沿基底部分离，未见愈合证据。骨软骨片可以在 MRI 上显示（图 25.7 和图 25.8）。该骨片可以确切固定。对该区域予以清理和微骨折处理。使用带 PDS® 缝线的生物可吸收锚钉（Ethicon，Somerville，NJ）固定。PDS® 线穿过软骨片打结，将其固定于骨床上（图 25.9～图 25.11）。检查活动度并明确骨软骨片固定的稳定性。术后予以完全伸直位夹板固定，麻醉复苏。

术后随访 9 个月，已无疼痛，活动范围显示完全伸直，完全旋前、旋后，屈曲 110°。最近的 X 线片见图 25.12。

该病例描述了一例由于关节纤维化和移位骨软骨片的机械性梗阻致肘关节活动受限的患者，均在关节镜下成功处理。由于骨软骨片附着于侧副韧带，其固定对于恢复肘关节稳定性至关重要。

病例 2

患者为 26 岁棒球运动员，诉右肘疼痛和活动受限。2 年前曾行 MUCL 重建与尺神经前置，症状未

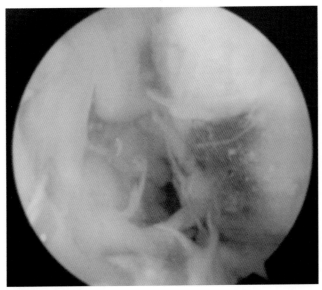

图 25.5　镜下所见肱骨小头软骨缺损（published with kind permission. Copyright © Felix H. Savoie，Ⅲ，MD）

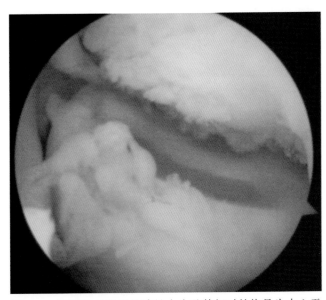

图 25.6　镜下再见裸露的肱骨小头及其相对的桡骨头中心无软骨覆盖（published with kind permission. Copyright © Felix H. Savoie，Ⅲ，MD）

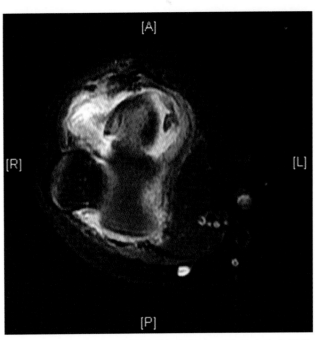

图 25.7　轴位 MRI 显示外侧副韧带附着于肱骨小头小骨块（published with kind permission. Copyright © Felix H. Savoie，Ⅲ，MD）

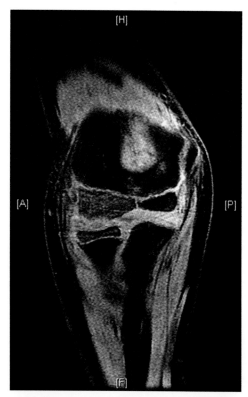

图 25.8　冠状位 MRI 显示外侧副韧带附着于小骨片上（published with kind permission. Copyright © Felix H. Savoie，Ⅲ，MD）

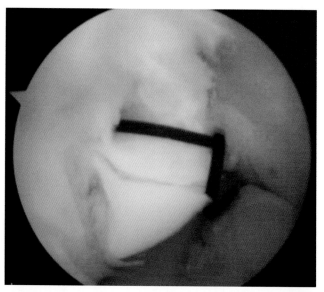

图 25.10　镜下修复所见。缝线穿过，软骨片减小（published with kind permission. Copyright © Felix H. Savoie，Ⅲ，MD）

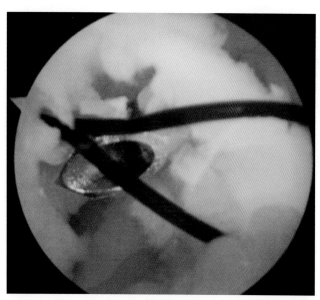

图 25.9　镜下修复所见。脊髓穿刺针末端可见锚钉，锚钉内预先装入的不可吸收缝线更换为 PDS® 线（published with kind permission. Copyright © Felix H. Savoie，Ⅲ，MD）

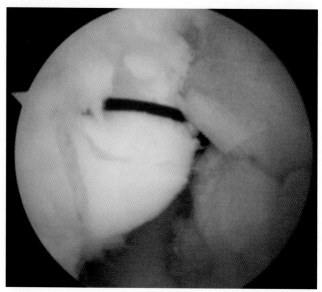

图 25.11　最终修复后的镜下图（published with kind permission. Copyright © Felix H. Savoie，Ⅲ，MD）

缓解，1 年前第二次行关节镜清理术。

　　体格检查显示伸展角度不足 45°，屈曲角度为 90°，外翻不稳 2 ＋，后外侧不稳 2 ＋。

　　经充分评估并与患者讨论后，决定行手术治疗，

包括尺神经探查、关节镜清理、滑膜切除、关节纤维化清除和骨赘切除。未行 MUCL 重建。

　　患者入手术室，在全身麻醉诱导、肌间沟神经阻滞麻醉后取俯卧位。开放入路，并在前置位识别显露尺神经。于周围疤痕组织中行尺神经松解。

　　建立关节镜手术的前内侧和前外侧入路。探查呈感染后的增生性滑膜炎表现（proliferative synovitis）（图 25.13），取组织培养，但未见活动性感染。先行滑膜切除术，沿肱骨松解关节囊，从内侧到外侧完全剥离。去除冠突（图 25.14）和冠状窝骨赘。依

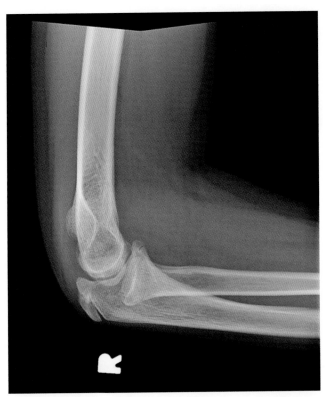

图 25.12　术后 9 个月侧位片（published with kind permission. Copyright © Felix H. Savoie，Ⅲ，MD）

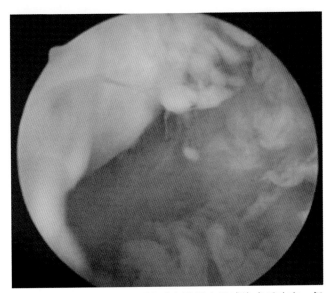

图 25.13　关节镜检查显示滑膜炎性增生呈感染术后改变，但组织培养阴性（published with kind permission. Copyright © Felix H. Savoie，Ⅲ，MD）

靠左前方入路，建立后正中及后外侧入路。探查见大量炎性增生滑膜，予以切除。鹰嘴窝充满异位骨，予以去除。关节镜下行鹰嘴窝开窗术（Outerbridge-Kashiwagi 肱尺关节成形术）。活动度评估显示充分

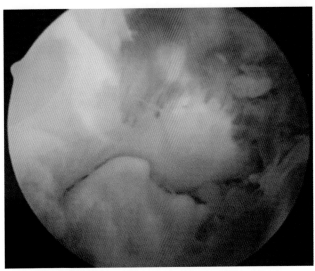

图 25.14　骨赘清除后的冠突（published with kind permission. Copyright © Felix H. Savoie，Ⅲ，MD）

的伸展和屈曲，旋前、旋后正常。前方放置引流管，完全伸直位夹板固定。术后第 2 天开始积极的物理功能锻炼。

术后第 9 天，活动度评估显示伸直 0°～屈曲 140°。术后 2 个月，伸直缺失 30°～屈曲 145°，旋前和旋后正常。正如所预料的，仍有外翻松弛。

复查 MRI 显示在 MUCL 中部和近端信号强度增加（图 25.15）、关节炎改变、骨赘形成（图 25.16）。在 MRI 检查时，患者活动度伸直缺失 30°～屈曲 120°。由于 MUCL 松弛导致肘关节功能受损，决定行关节镜清理、MUCL 修复重建和尺神经移位术。

患者入手术室，行肘关节内侧入路探查，关节囊充分剥离，并用同种异体股薄肌（gracilis allograft）修复重建 MUCL。肌间沟阻滞和诱导全身麻醉后，取俯卧位。切开并显露分离尺神经。建立近端前内侧入路和近端低位前外侧入路，前方关节囊予以剥离（图 25.17）。伸直活动改善从 −30°～−5°，屈曲活动改善从 120°～140°。重新开放预先建立的肱尺关节成形术通道（图 25.18），肘关节背侧疤痕组织予以去除。然后重点行 MUCL 修复重建。再次显露尺神经，解剖分离屈肌与旋前圆肌总腱，并从内侧髁剥离。解剖分离显露髁上和髁上结节。将移植物连于带袢钢板（Smith and Nephew，Andover，MA）穿过髁上结节（图 25.19）。随后，在鹰嘴窝内上髁下侧更外侧部分的 MUCL 起点的正常部位钻孔，出鹰嘴窝。将移植物拉入骨道，置入界面螺钉（图 25.20）。使用带线锚钉重新固定屈肌 / 旋前圆肌总

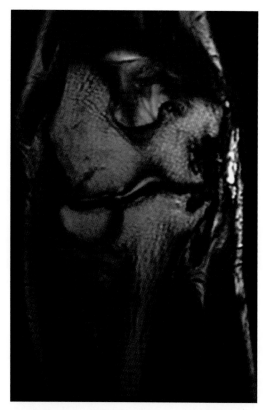

图 25.15　冠突 MRI 显示初始 MUCL 重建移植物内信号增强（published with kind permission. Copyright © Felix H. Savoie，Ⅲ，MD）

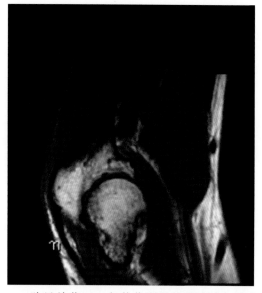

图 25.16　肱尺关节 MRI 矢状位所见尺骨鹰嘴与冠突骨赘（published with kind permission. Copyright © Felix H. Savoie，Ⅲ，MD）

腱。使尺神经置于前置位。

　　在最近的随访中，约术后 6 个月，患者肘关节稳定性良好，活动度 10°～130°。可以掷棒球和足

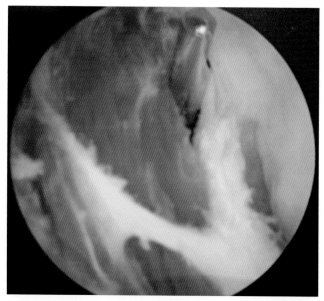

图 25.17　关节囊切除术后镜下视野（published with kind permission. Copyright © Felix H. Savoie，Ⅲ，MD）

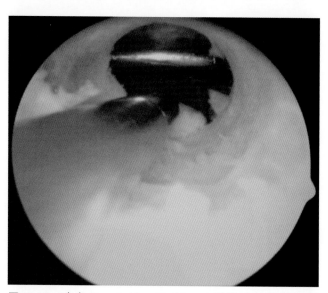

图 25.18　改良 Outerbridge-Kashiwagi 开窗术关节镜视野（published with kind permission. Copyright © Felix H. Savoie，Ⅲ，MD）

球，但未恢复到受伤前的水平。

　　此病例阐述一例术后关节纤维化患者，伴尺神经病变和内侧不稳定，予以阶梯治疗方式以改善肘关节功能。

总结

　　肘关节创伤导致的活动度受限是一个棘手的问

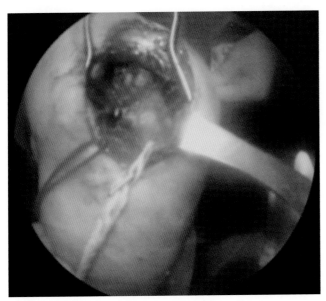

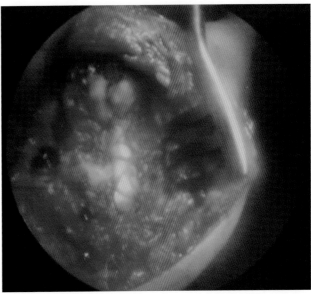

图 25.19 同种异体股薄肌附着于带袢钢板（Smith and Nephew, Andover, MA），用于 MUCL 修复重建时尺侧固定（published with kind permission. Copyright © Felix H. Savoie，Ⅲ，MD）

图 25.20 移植物固定后 MUCL 修复重建的镜下图像（published with kind permission. Copyright © Felix H. Savoie，Ⅲ，MD）

题。可发生在肘关节创伤的手术或非手术治疗后。全面的评估和确定活动度丧失的原因对制订治疗计划至关重要。肘关节镜技术的进步使其成为治疗肘关节活动度下降的有效方法。

参考文献

1. Cohen MS, Schimmel DR, Masuda K, et al. Structural and biochemical evaluation of the elbow capsule after trauma. J Shoulder Elbow Surg. 2007;16(4):484–90.
2. Morrey BF, Askew LJ, Chao EY. A biomechanical study of normal functional elbow motion. J Bone Joint Surg Am. 1981; 63(6):872–7.

肘关节其他病变

Wade C. VanSice，Michael J. O'Brien 和 Felix H. Savoie Ⅲ　著
杨　华　李嘉添　译　李良军　禹登杰　校

26

后外侧旋转不稳定

概述

　　肘关节后外侧旋转不稳定（posterolateral rotatory instability，PLRI）是一种有明确定义的不稳定类型，最早由 O'Driscoll 于 1991 年提出[1]。PLRI 是由桡侧肱尺韧带（radial ulnohumeral ligament，RUHL）不全引起的，RUHL 不全也称为外侧尺侧副韧带（lateral ulnar collateral ligament，LUCL）不全。当 RUHL 失去功能，前臂旋后时桡骨头向后外侧半脱位，同时肱尺关节开始分离。随着关节不稳定的继续发展，肘关节可能脱位[1]。

　　通过结合病史和体格检查可确定 PLRI。最常见的病因是创伤，如手臂伸直位摔倒或单纯肘关节脱位，但也有可能是医源性损伤所致。已有报道称注射可的松或外侧上髁炎手术可引起 PLRI[2-3]。

　　PLRI 的患者主诉肘外侧疼痛和活动不适。会频繁发生机械症状，如活动受限、紧抓感、发出咔哒声或某些活动中明显的弹响[1]。上述症状往往在肘关节伸直至半屈曲位时发生，尤其是在前臂旋后时。外侧肘关节不稳可能会导致无力。日常活动，如伸直肘关节去开门或搬东西，会有困难并产生疼痛[4-5]，

从椅子或座位上站起可能导致疼痛或不稳，因为旋后、外翻力和轴向负荷的共同作用导致桡骨头向后外侧半脱位。

　　PLRI 的临床诊断最好通过肘关节的外侧轴移试验来验证。此试验由 O'Driscoll 首先描述[1]，可以在仰卧或俯卧位进行，会引起明显的不稳定或者仅仅是疼痛和恐惧感。Regan 等[6]描述了另外两项临床试验，也可用于诊断 PLRI。扶椅试验是患者手掌向内、前臂旋后撑住椅子扶手使身体向上。桌面移位试验要求患者取俯卧位或向墙面倾斜的体位，首先前臂最大程度旋前，从俯卧或靠墙的位置将身体向上推动，然后前臂最大程度旋后重复此测试。当患者出现疼痛或不稳感为试验阳性[6]。

　　确诊通过 MRI 关节造影。在急性期，由于外伤造成的关节中积血可作为造影剂，所以不需要注射造影剂。RUHL 通常从肱骨外上髁的后部撕脱。在慢性损伤情况下，外侧副韧带复合体将会明显松弛，桡骨头向后外侧半脱位。

　　一旦确诊，必须行纠正持续不稳定的手术。在大多数情况下，韧带无法通过保守治疗愈合。不稳定性可通过关节镜检查确定，包括桡骨小头的半脱位和关节镜下的肘关节"通过征"，即后部关节镜可由外侧沟通过尺肱关节进入内侧沟，这在稳定的肘部不可能做到。急性修复，无论是开放手术还是关节镜手术，都能取得优异的疗效[2]。在慢性损伤情况下，可能需要移植物重建。

　　本报告描述了在急性和慢性情况下关节镜下修复 RUHL 的病例。对于有外侧肘部疼痛和不稳定的患者来说，需要高度怀疑考虑此疾病，才能正确诊断。

W.C. VanSice, MD, MPH (✉) • F.H. Savoie III, MD
Department of Orthopedic Surgery, Tulane University School of Medicine, Tulane Medical Center, New Orleans, LA, USA
e-mail: wvansice@tulane.edu; fsavoie@tulane.edu

M.J. O'Brien, MD
Department of Orthopedic Surgery, Division of Sports Medicine, Tulane University School of Medicine, Tulane Medical Center, New Orleans, LA, USA
e-mail: mobrien@tulane.edu

S.F. Brockmeier (ed.), *MRI-Arthroscopy Correlations: A Case-Based Atlas of the Knee, Shoulder, Elbow and Hip*,
DOI 10.1007/978-1-4939-2645-9_26, © Springer Science+Business Media New York 2015

病例 1：急性肘关节脱位

病史 / 体格检查

17 岁高中橄榄球跑卫在非优势手臂发生创伤性肘关节脱位后 1 天到骨科就诊。摔倒时，左手伸直，导致闭合性肘关节脱位，以致上场时间减少。没有肘关节的既往外伤史。就诊时，左肘被固定在后臂长夹板上，诉肘关节内外侧弥漫性疼痛和肿胀。

体格检查肘内、外侧肿胀、皮肤完好。关节在屈伸 30°～120° 时稳定、可完全旋转，在最终伸直时感觉不稳定。内侧和外侧副韧带都有压痛，外翻应力不稳，外侧轴移试验显示出后外侧旋转不稳定的证据。远端神经功能检查无异常。

影像学

共拍摄 4 张肘关节 X 线片，包括前后位（anteroposterior，AP）、侧位和斜位。X 线片显示肱尺关节同心复位，无骨折或半脱位。某些情况下，X 线片可显示肱骨外上髁后侧的撕脱碎片。第二天取得无对比的 MRI。急性期不需要注射造影剂。获得了完整的图像序列，包括轴向 T1 和脂肪抑制 T2 序列，斜向冠状脂肪抑制的 T1 和 T2 序列，以及斜向矢状 T1 和脂肪抑制 T2 序列。冠状位 T2 加权像见图 26.1 a,b，矢状位 T2 加权像见图 26.2 a,b，轴向 T2 加权像见图 26.3。

MRI 显示尺肱关节同心复位，中间无软组织。在外侧，RUHL 复合体从肱骨外上髁的后方撕裂（图 26.1 a,b），在撕脱点的骨中可见水肿。内侧尺侧副韧带（medial ulnar collateral ligament，MUCL）中部的撕裂和尺骨高位结节上的撕脱见图 26.1 a。屈肌和旋前肌起点周围可见信号强度增高的水肿（图 26.1 a）。斜矢状 T2 序列（图 26.2 a,b）也显示了 RUHL 和 LCL 复合体从肱骨外上髁后方撕裂、前方肱肌水肿和后方肱三头肌水肿。轴位 T2 图像（图 26.3）在右上角显示了 RUHL 撕脱。图 26.3 左侧显示了前方关节囊撕裂，肱肌水肿，肘关节前间室血肿。

鉴于 MRI 识别的 RUHL 撕脱与患者肘关节脱位的病史和临床体格检查一致，与患者讨论了手术干预的风险和获益。患者是其高中橄榄球队的首

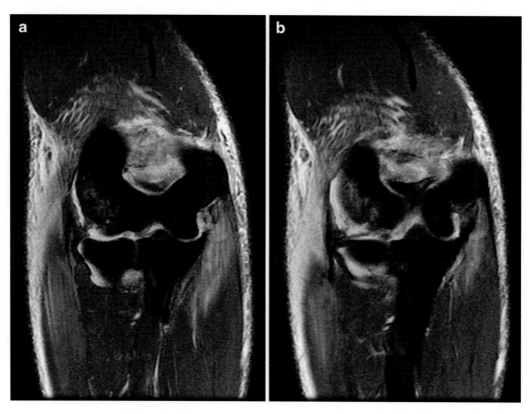

图 26.1 （a,b）斜冠状位的 T2 加权 MRI 图像显示 RUHL 和 LCL 复合体从肱骨外上髁的后方撕裂，桡骨头周围的环状韧带松弛，外上髁骨水肿和周围肌肉水肿。**a** 还显示了 MUCL 中部的撕裂伴有尺骨远端高耸结节撕脱（**a,b**：Published with kind permission. Copyright © Felix H. Savoie，Ⅲ，MD）

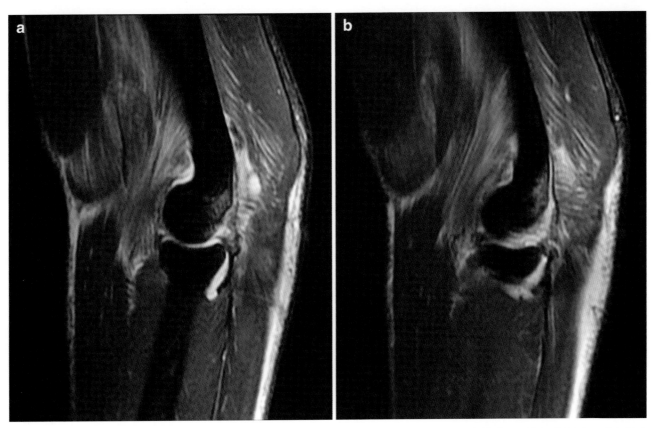

图 26.2　（a,b）矢状斜位 T2 加权的 MRI 图像显示 RUHL 和 LCL 复合体从肱骨外上髁后方撕裂，环状韧带松弛，后方骨水肿，前方肱肌水肿，后方肱三头肌水肿（a,b：Published with kind permission. Copyright © Felix H. Savoie，Ⅲ，MD）

发四年级跑卫，并口头承诺加入一个大学校队。患者所在的球队是 1 号种子队，已参加了州锦标赛，取得进入季后赛第 1 轮的资格。他在第 1 场季后赛前 2 周还有 1 场常规赛。关节镜下手术可用于修复 RUHL 以稳定肘关节，用支具支撑有可能使他更快地重返赛场。经过与家人对手术与非手术治疗方案的深入讨论后，患者接受了手术治疗的提议。

关节镜

患者被带入手术室，取俯卧位，术侧手臂放在手臂板上的凸处，使用气压止血带。完成标准的左肘关节镜诊断性检查。建立标准的近端前内侧观察入路使用关节镜，建立前外侧入路使用刨削刀。刨削刀清除前间室内血肿，见前囊撕裂明显，肱肌纤维暴露。检查肱桡关节显示环状韧带松弛。前臂旋转显示桡骨后外侧半脱位，提示后外侧旋转不稳定。

然后通过经肌腱入路（trans-tendon portal）将关节镜放入后间室。在后外侧入路用刨削刀清理鹰嘴窝中的血肿。RUHL 从外上髁撕裂的位置仅在鹰嘴窝的外侧远端可见。由于外侧副韧带（lateral collateral ligament，LCL）复合体的松弛，关节镜很容易进后外侧沟。在靠近肱桡关节的后外侧沟的远端可见撕裂的 RHUL（图 26.4）。关节镜可通过尺肱关节从外侧沟进入内侧沟，这是关节镜下"通过征"阳性（图 26.5）。

将 RUHL 起点用刨削刀粗糙化，并用 2.9 mm 双固定带线锚钉经皮质嵌入肱骨的韧带起点处（图 26.6）。用带线器将缝线置于外侧沟。利用外侧软点入路和经皮顺行过线器在韧带的正常部分进行 2 个褥式缝合。将第 2 枚缝合锚钉放置在更远侧，并在韧带的远侧进行褥式缝合（图 26.7）。将缝合线收紧打结，将结置于肘肌深处。随着缝线打结，外侧副韧带复合体张力恢复，具有了将关节镜退出后外侧沟的能力。关节镜下的"通过征"无法完成，表明肘关节外侧恢复了足够的张力。然后将关节镜放回前间室。桡骨头环韧带张力恢复，并且前臂旋后时

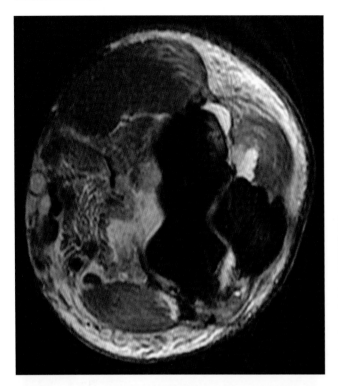

图 26.3 T2 加权的轴位 MRI 图像的右上角显示 RUHL 从外上髁的后方撕裂。图像的左侧显示前囊撕裂，肱肌水肿和肘前间室血肿（Published with kind permission. Copyright © Felix H. Savoie，Ⅲ，MD）

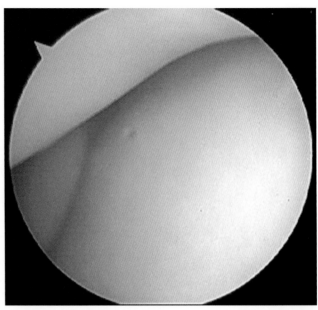

图 26.5 在这一关节镜视野观察左肘肱尺关节时，肘关节的"通过征"得到了证实。关节镜在肱尺关节，从后横肌腱入路观察。肱骨远端关节软骨位于图像的顶部，尺骨和近侧尺桡关节的软骨位于图像底部（Published with kind permission. Copyright © Felix H. Savoie，Ⅲ，MD）

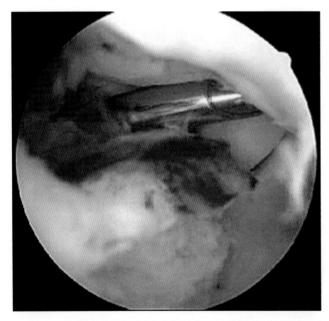

图 26.4 关节镜下观察左肘后外侧沟，关节镜位于后横肌腱入路处。刨削刀通过外侧软点入路进入后肱桡关节。在刨削刀前方可见桡骨头。图中央可见 RUHL 从外上髁后部撕脱的残端（Published with kind permission. Copyright © Felix H. Savoie，Ⅲ，MD）

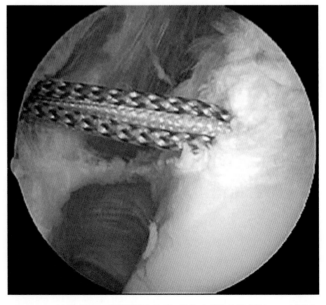

图 26.6 关节镜经后横肌腱入路观察左肘后外侧沟。双固定带线锚钉已嵌入 RUHL 在肱骨上的解剖学起点处，位于外上髁后方的鹰嘴窝远端外侧（Published with kind permission. Copyright © Felix H. Savoie，Ⅲ，MD）

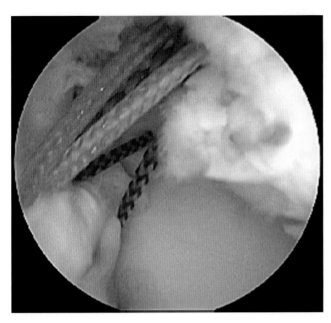

图 26.7　关节镜经后横肌腱入路观察左肘后外侧沟。褥式缝合已穿过 RUHL 的正常部分。缝线尚未打结（Published with kind permission. Copyright © Felix H. Savoie，Ⅲ，MD）

桡骨头不再发生半脱位。

　　患者接受了 1 周的固定，然后开始用保护性支具进行物理治疗。第 3 周，患者佩戴支具重返赛场，参加了半决赛和决赛。第 4 周时取下支具，继续进行康复训练。患者目前正处于第 3 年的大学比赛中，没有出现肘部问题。

病例 2　慢性 PLRI

病史／体格检查

　　30 岁的右利手男性木匠到骨科就诊，诉左肘疼痛。3 个月前从屋顶掉下来，左臂伸直着地，导致闭合性左肘关节脱位。在急诊科进行了肘关节复位，使用铰链肘关节支具进行了 6 周的保守治疗。主诉左侧肘部疼痛、不稳定感以及某些活动时的弹响，特别是伸左肘抬物体时。

　　对左肘进行体格检查发现桡骨头突出，皮肤完整无肿胀。关节活动范围在 10° 到 135° 之间可完全旋转。在桡骨头和肱骨外上髁上有压痛，尤其在后方压痛明显。无明显的内翻或外翻应力不稳，外侧轴移试验和扶椅试验阳性。手腕检查正常，并且远端神经功能完整。

影像学

　　共拍摄 4 张肘关节 X 线片，包括 AP、侧位和斜位。X 线片显示肱桡关节水平外侧可见椭圆形、不透明密度影（图 26.8），尺肱关节同心复位，无骨折或半脱位。进行了完整序列的 MRI 和关节造影检查；因为是慢性病例，所以使用了 MRI 关节内对比。冠状位 T2 加权像见图 26.9 a-c，冠状位 T1 加权像见图 26.10，矢状位 T2 加权像见图 26.11，轴位 T2 加权像见图 26.12。

　　MRI 显示尺肱关节同心复位。在外侧，RUHL 复合体模糊且不均匀，因为它靠近肱骨附件（图 26.9 a-c），并且桡骨头外侧半脱位。图 26.9 a 显示了 RUHL 的残端和肱骨附件附近的缺损。图 26.9 b 显示了 RUHL 和 LCL 复合物的不均匀和增厚，而内侧 MUCL 完整。图 26.9 c 和图 26.10 显示在肱桡关节 RUHL 残端处，韧带最近段有一小块撕脱骨块。斜向矢状位（图 26.11）显示了在肱桡关节水平撕裂的 RUHL。桡骨头向后半脱位，外侧上髁后方的裸露区

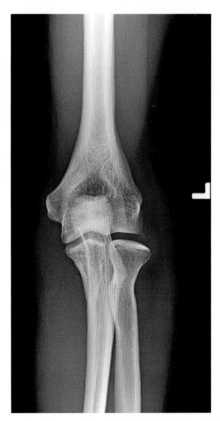

图 26.8　左肘正位 (AP) 片。肱桡关节水平有一小椭圆形高密度影，提示肱骨侧 RUHL 撕脱。肱尺关节同心复位，桡骨头与肱骨小头之间有轻微的外侧半脱位（Published with kind permission. Copyright © Felix H. Savoie，Ⅲ，MD）

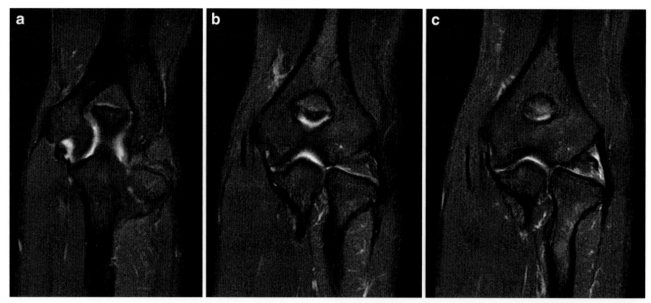

图 26.9 （**a-c**）斜冠状位 T2 加权 MRI 图像显示 UHL 和 LCL 复合体从肱骨外上髁的后方撕裂。（**a**）图像右侧显示 RUHL 的残端，在韧带的肱骨起点处有组织缺损。（**b**）图像左侧显示 LCL 复合体的不均匀。（**c**）显示了在肱桡关节和半脱位的桡骨小头外侧的 RUHL 残端。骨和软组织无水肿证实这是一种慢性损伤（**a-c**：Published with kind permission. Copyright © Felix H. Savoie，Ⅲ，MD）

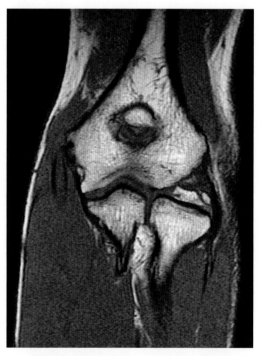

图 26.10　斜冠状位的 T1 加权 MRI 图像右侧显示 RUHL 和 LCL 复合体的不均匀，RUHL 的残端有一个小椭圆形撕脱骨块（Published with kind permission. Copyright © Felix H. Savoie，Ⅲ，MD）

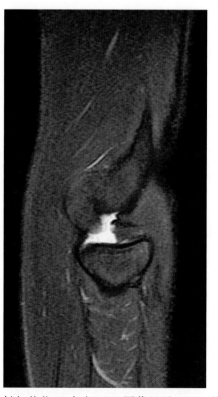

图 26.11　斜矢状位 T2 加权 MRI 图像显示 RUHL 从肱骨外上髁的后方撕脱，桡骨小头向后半脱位（Published with kind permission. Copyright © Felix H. Savoie，Ⅲ，MD）

域代表肱骨上的 RUHL 起点。图 26.12 还显示了轴位上的 RUHL 在外上髁后方的撕脱。在所有图像序列上都没有看到软组织或骨水肿，证实这是很早之前的损伤。

MRI 发现的 RUHL 撕脱与 PLRI 的临床检查一

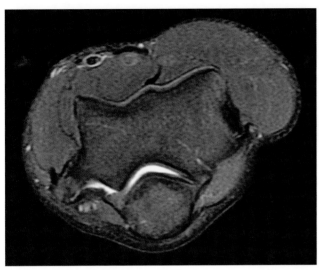

图 26.12 轴位 T2 加权 MRI 图像显示 RUHL 从肱骨外上髁的后方撕脱。软组织没有水肿，肘关节前间室也没有血肿（Published with kind permission. Copyright © Felix H. Savoie, Ⅲ，MD）

致。由于 MRI 显示 RUHL 完整地从肱骨上撕脱并带有一小片骨块，提供了关节镜修复的可能，但也可能需进行开放式重建手术。与患者讨论了手术的风险和获益。患者保守治疗已失败，并存在肘关节临床不稳定。与患者进行深入讨论后，患者接受了手术治疗的提议。

关节镜

患者被带入手术室，取俯卧位。麻醉下行外侧轴移试验阳性（图 26.13 a，b）。完成标准的左肘关节镜诊断性检查。与第一个病例相同，发现有环状韧带松弛（图 26.14）。前间室没有血肿，因为这是慢性不稳定的病例。前臂旋转时桡骨向后外侧半脱位，提示后外侧旋转不稳定。

通过后横肌腱入路将关节镜放入后间室。由于 LCL 复合体的松弛，关节镜再次轻松地进入后外侧沟。在肱桡关节水平的远端可见附着骨碎片的 RUHL。由于损伤的慢性特征，滑膜呈淡黄色外观（图 26.15）。

将 RUHL 的起点用刨削刀粗糙化，并用 2.9 mm 双固定带线锚钉经皮质嵌入肱骨的韧带起点处。使用经皮顺行过线器（图 26.16）在韧带的正常部分进行 2 个褥式缝合，合并外侧关节囊（图 26.17）。使用与病例 1 相同的方法将缝合线收紧打结，并恢复外侧副韧带复合体的张力。

异位骨化

概述

异位骨化（heterotopic ossification，HO）是在非骨骼组织中形成骨，通常在肌肉中或关节囊外。HO 通常发生在肘部和髋部[7]，出现在创伤后、严重脑损伤或伴有僵硬或完全性强直症状的严重烧伤后[8]。虽然确切的病因尚不清楚，但一些诱发因素，包括前列腺素活性增加、组织缺氧、交感神经系统改变和固定已有提及[9]。

可通过病史和体格检查进行诊断，尤其是严重的疼痛、僵硬、关节肿胀、发热和活动受限，通过影像学检查确诊。认识不足限制了在异位骨化形成之前和之后的治疗[10]。活动度锻炼和伸展练习[11-13]、药物

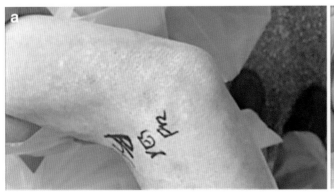
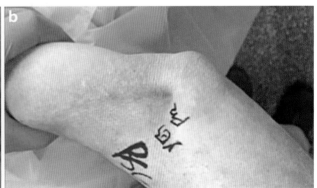

图 26.13 （a，b）左肘关节轴移试验照片。在图 a 中，肘关节复位。随着轴向负荷、外翻力和旋后，桡骨头在后外侧半脱位，并且肱尺关节开始脱位（b）。当桡骨头脱位时，桡骨头附近出现酒窝征（a，b：Published with kind permission. Copyright © Felix H. Savoie, Ⅲ，MD）

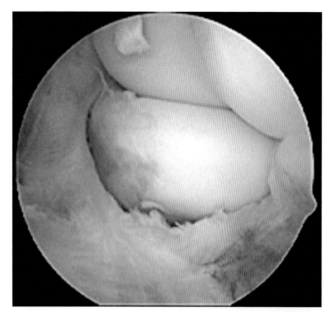

图 26.14 关节镜从近端前内侧入路观察左肘前间室。检查肱桡关节提示环状韧带松弛和前间室内慢性滑膜炎（Published with kind permission. Copyright © Felix H. Savoie，Ⅲ，MD）

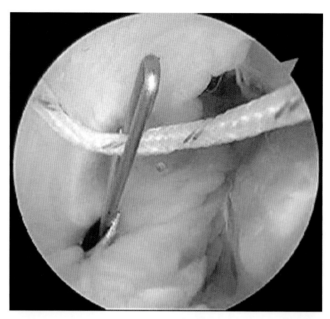

图 26.16 左肘后外侧沟的关节镜观察。已将缝合线放置在侧沟内。经皮缝线穿刺器通过侧面软点入口进入以取回通过韧带的正常部分收回缝线（Published with kind permission. Copyright © Felix H. Savoie，Ⅲ，MD）

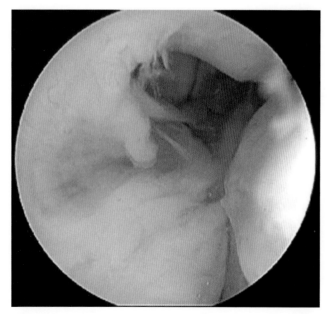

图 26.15 经穿肌腱入路关节镜下观察左肘后外侧沟。撕脱的 RUHL 位于图像左侧，位于肱桡关节内。后肱桡关节在图像的顶部。韧带呈黄色的外观证实了为慢性损伤（Published with kind permission. Copyright © Felix H. Savoie，Ⅲ，MD）

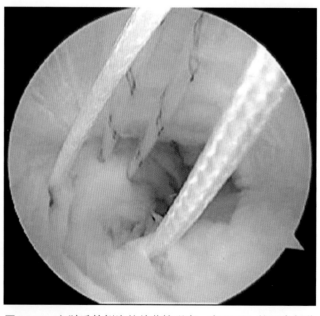

图 26.17 左肘后外侧沟的关节镜观察。在 RUHL 的正常部分已行 2 个褥式缝合（Published with kind permission. Copyright © Felix H. Savoie，Ⅲ，MD）

治疗如吲哚美辛和二磷酸盐[14-15] 以及放射治疗[16]被认为是预防 HO 的可能方法。

当肘关节发生 HO 时，开放手术去除异位骨联合挛缩松解是恢复肘关节活动度的实用方法。通常建议在诊断后 6 ～ 12 个月进行开放切除手术，以确保快速生长阶段的完成和骨骼已经成熟[17]。然而，也存在关节镜手术的可能性，并且最近显示出该方法的早期有效性。

病例 1：异位骨化

病史／体格检查

一位 52 岁的右利手女性到骨科就诊，主诉左肘疼痛。患者曾因肘关节脱位进行了关节镜下肘关节内、外侧韧带修复。手术后约 2 个月，患者开始出现左肘疼痛和僵硬加重，尽管进行了适当的物理治疗，但活动范围减少。体格检查发现肘关节切口愈合，无感染迹象，鹰嘴窝后部饱满、触诊有压痛，存在屈曲挛缩，约损失了 30°～40° 的完全伸直角度。

影像学

X 线片（图 26.18 a,b）显示后间室异位骨化。获取了完整序列的无对比的 MRI 图像。矢状位 T1、T2 和 T2 脂肪抑制图像（图 26.19 a-c）、轴位图像（图 26.20）显示了后间隔室深至肱三头肌的异位骨，将整个鹰嘴窝充满。骨骼和周围肌肉组织的信号强度增加表明这是急性炎症的活跃过程。发育中的骨骼缺乏皮质边缘围绕，表明骨骼仍然不成熟且柔软。

关节镜

患者物理治疗（包括在家中积极的伸展练习和动态支撑）无效果，且持续存在疼痛并逐渐丧失活动范围。因此，提出行关节镜清理和切除 HO 的手术方式。告知患者手术的风险和益处，尤其是神经血管损伤和 HO 复发的风险，获得了患者的知情同意。

关节镜手术取俯卧位，使用气压止血带，术侧手臂放在有支撑的臂板上。完成标准的关节镜诊断性检查。前间室检查发现前囊瘢痕增厚，行前囊切除术。

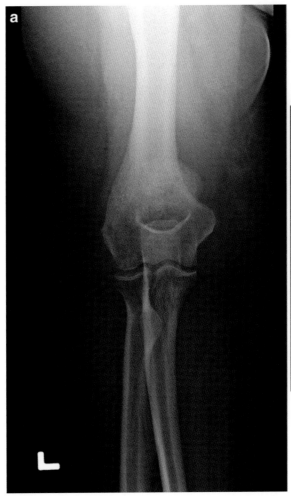
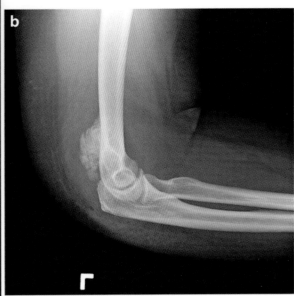

图 26.18 （a,b）左肘的 AP 和侧位 X 线片显示肘关节后方的异位骨化的发展。骨骼缺乏皮质边缘，表明这是一块不成熟的骨骼（a,b: Published with kind permission. Copyright © Felix H. Savoie，Ⅲ，MD）

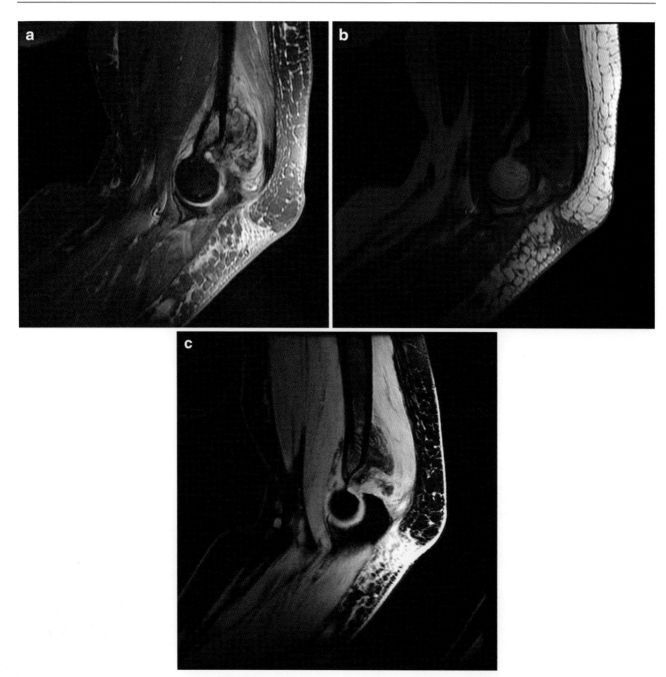

图 26.19 （a-c）矢状位 T1，T2 和 T2 脂肪饱和的 MRI 图像显示在肘后部形成 HO。该 HO 深入肱三头肌肌腱，填充鹰嘴窝。随着未成熟海绵状异位骨的形成，骨骼和周围肌肉组织中的水肿证实，这是一个活跃的过程（a-c：Published with kind permission. Copyright © Felix H. Savoie，Ⅲ，MD）

　　然后通过后方经肌腱入路将关节镜放入后间室。使用钝鞘管，使关节镜穿过异位骨的远端区域进入鹰嘴窝；在窝底部的硬质皮质骨阻止了鞘管的推进。接下来，通过后外侧入路将自动刨削刀放入鹰嘴窝的中心，并切除异位骨。未成熟的海绵骨在这个阶段非常软，很容易碎裂，可以用刨削刀去除（图26.21）。切除骨头直到可以看到鹰嘴尖，并在三头肌

肌腱下向近侧继续切除。可以在异位骨和上方的三头肌之间形成平面。在内、外侧继续切除，小心保护内侧的尺神经。切除整个区域的 HO（图26.22），使用透视图像确定以使完全切除。

　　患者住院一晚行止痛治疗。术后立即开始持续被动活动（continuous passive motion，CPM）。患者在术后第 1 天（出院前）接受单次放射治疗，以防

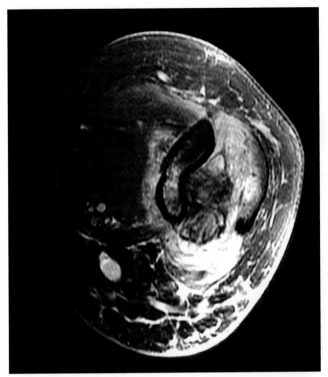

图 26.20 轴向 MRI 图像显示后间室中的异位骨。HO 深入肱三头肌,填充鹰嘴窝,骨骼和周围肌肉组织水肿（Published with kind permission. Copyright © Felix H. Savoie,Ⅲ,MD）

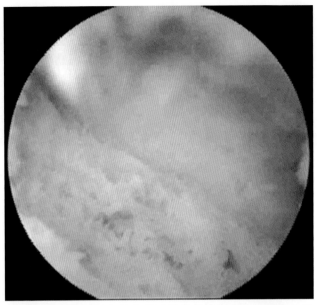

图 26.22 切除肘后方异位骨后的关节镜图像。关节镜位于后方经肌腱入路。HO 被切除,肱骨皮质骨位于图像的顶部（Published with kind permission. Copyright © Felix H. Savoie,Ⅲ,MD）

肱三头肌修复

概述

　　肱三头肌断裂是一种罕见的损伤,是肌腱损伤中发生频率最低的一种。通常与反复激素使用、举重和创伤性撕裂有关[18]。三头肌收缩时施加偏心负荷是最常见的损伤机制。也可自发断裂,或在手术后和复位后发生断裂[19]。三头肌受伤包括部分和完全从骨骼撕脱、肌内撕裂和肌腱交界处撕裂。平均发生年龄为 30 ~ 40 岁；然而随着人们在以后的生活中变得更加活跃,这一年龄范围变得更宽[20-21]。

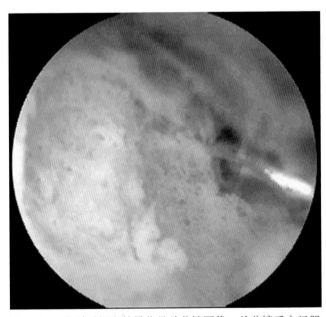

图 26.21 左肘后间室的异位骨关节镜图像。关节镜后方经肌腱入路观察。HO 通过图像右上角的三头肌填充鹰嘴窝。骨组织非常柔软,有弹性,很容易碎裂,可以用刨削刀以机械方式去除（Published with kind permission. Copyright © Felix H. Savoie,Ⅲ,MD）

止 HO 复发。术后第 2 天开始积极的物理治疗。术后 2 个月（图 26.23 a,b）显示 HO 未复发。

　　病史通常是跌倒时伸出手臂或举重时受伤。体格检查可能会发现三头肌部位可触及的凹陷。此外,对肘关节"汤普森挤压测试（Thompson squeeze test）"已有描述,即屈肘时压缩三头肌无法使肘关节伸直[20]。部分撕裂可能不表现出这样的凹陷或压缩试验阳性,只有当患者伸肘力弱时才会怀疑。一项关键检查是肱三头肌压力试验。在这一检查中,肘关节完全屈曲,检查者触诊远端三头肌腱并要求患者伸肘抗阻。出现疼痛和（或）触及凹陷为阳性。所有检查结果应与对侧比较。

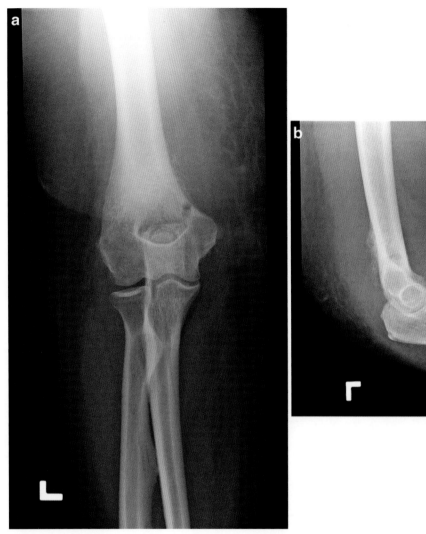
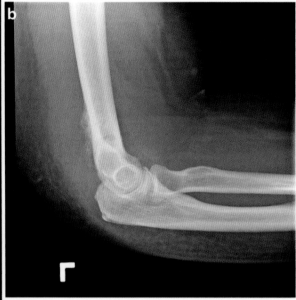

图 26.23 （a,b）术后 2 个月的前后位片和侧位片。后侧间室没有发生异位骨化（Published with kind permission. Copyright © Felix H. Savoie，Ⅲ，MD）

影像学检查有助于诊断远端三头肌破裂。单纯的 X 线片可能会显示来自鹰嘴的一小块骨。MRI 和超声检查也很有用。矢状位 MRI 有助于确定撕裂的范围和位置。根据撕裂的程度（完全或部分）和（或）撕裂的位置（肌腹、肌腱结合部、肌腱嵌入部或撕脱部位）可用于描述撕裂很重要。注意横向范围的完整性也很重要（完整与撕裂）[18]。与肘肌一起的完整的横向范围可能可以补偿撕裂的三头肌腱。

一般来说，小于 50% 的局部撕裂可以非手术治疗并取得满意的结果[22]。局部撕裂大于 50%，对活动量不大的患者可采取非手术治疗，但是对活动量大的患者可能需采取手术治疗[23-24]。完全撕裂需采取手术治疗[25]。

病例 1：三角肌远端撕裂

病史／体格检查

患者 70 岁，男性，是一名非常活跃的物理治疗师和举重运动员，诉左肘疼痛和无力。曾有多次皮质类固醇注射治疗慢性鹰嘴滑囊炎的病史。患者诉在举重时听到"砰"的一声响，因此前来就诊。

体格检查发现鹰嘴大量积液。没有红斑，肘部被动活动范围正常，三头肌压力试验阳性。电动力量测试显示伸肘只有 1/5 的电动力量。

影像学

进行了包括 X 线片和 MRI 在内的影像学检

查。图 26.24 a-c（侧位 X 线片和相应的关节镜图像）显示了鹰嘴尖的一块骨头以及可能是肌腱慢性钙化的改变。MRI 显示肌腱中央部分有完整的内侧和外侧带完全撕脱（图 26.24 a-c，图 26.25 ～图 26.31）。

包括注射和理疗在内的保守治疗失败，患者无法恢复到以前的活动水平。尽管年纪较大，但患者仍然非常活跃并且有功能受限的表现。因此，建议

患者行关节镜手术以修复撕裂的三头肌肌腱。在深入讨论治疗方案以及手术的风险和获益后，患者同意进行手术。

关节镜

患者取俯卧位，标准的前间室关节镜检查显示滑膜炎，但没有其他病理改变。关节镜通过后横肌腱入路放入后间室内，电动刨削刀通过后外侧入路

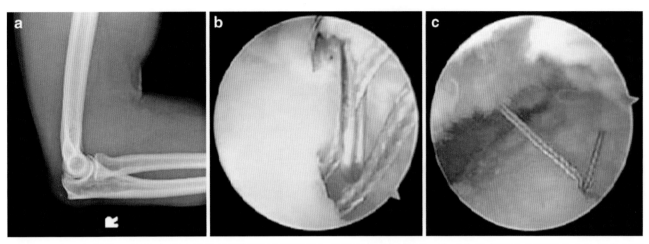

图 26.24 （**a-c**）侧位 X 线片和相应的关节镜图像显示鹰嘴上有轻度软组织肿胀，肱三头肌肌腱插入附近有小的钙化密度（**a-c**：Published with kind permission. Copyright © Felix H. Savoie，Ⅲ，MD）

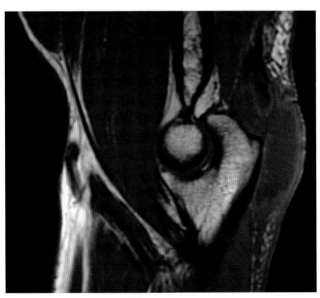

图 26.25 矢状位 T1 加权像 MRI 显示远端三头肌完全撕裂（Published with kind permission. Copyright © Felix H. Savoie，Ⅲ，MD）

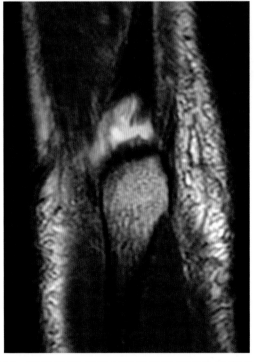

图 26.26 冠状位 T2 加权 MRI 显示远端三头肌完全撕裂（Published with kind permission. Copyright © Felix H. Savoie，Ⅲ，MD）

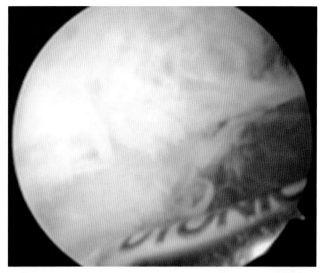

图 26.27 从后入路观察鹰嘴尖无正常肱三头肌腱附着（Published with kind permission. Copyright © Felix H. Savoie，Ⅲ，MD）

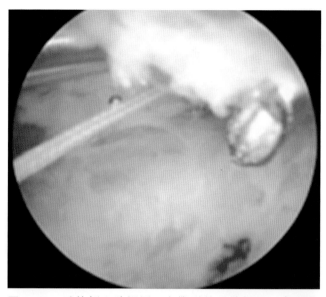

图 26.29 后外侧入路视图，在撕裂的近端抓取一条缝线（Published with kind permission. Copyright © Felix H. Savoie，Ⅲ，MD）

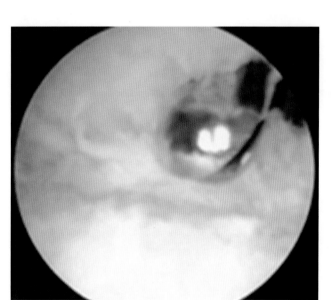

图 26.28 近端后外侧入路视图，通过肱三头肌的撕裂看到电动刨削刀进入肘关节。该鹰嘴位于图片的最底部（Published with kind permission. Copyright © Felix H. Savoie，Ⅲ，MD）

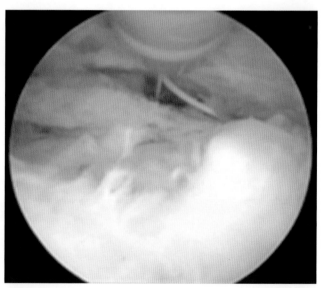

图 26.30 鹰嘴滑囊远端视图，鹰嘴尖端被近排修复覆盖，可见近端缝线进入套管（Published with kind permission. Copyright © Felix H. Savoie，Ⅲ，MD）

置入。可见三头肌肌腱的中间部分从鹰嘴尖撕脱。轻柔地清理三头肌肌腱及鹰嘴骨。进行双排三头肌修复，第 1 枚锚钉置于鹰嘴尖端。缝线通过撕裂的三头肌近端收回，使用褥式缝合打结，修复近端鹰嘴撕裂。然后关节镜通过更远端的中央入路置入鹰嘴囊。用刨削刀切除滑囊。将缝线的末端置入更小的无结锚钉中，并将锚钉压入鹰嘴的背侧以完成双排修复。见图 26.28 ～图 26.31。

患者术侧肘关节伸直固定于肘关节支具中。在 1 周时，将支具设定为允许 0° ～ 30° 的活动。每周增加 10°，直到术后 7 周达到 90° 无痛活动范围（pain-free motion）。然后取下支具，开始加强锻炼。术后 10 周，患者达到了完全的活动范围，恢复了 80% 的力量，并重新开始工作和锻炼。6 个月时的 Biodex 试验显示无对侧强度差异。

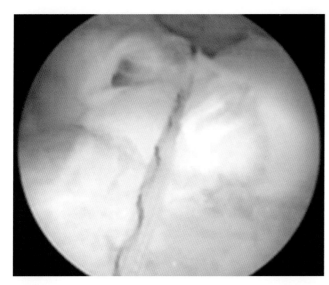

图 26.31　尺骨鹰嘴滑囊远端修复的第二部分的最终视图显示了腱中央的缝合桥（Published with kind permission. Copyright © Felix H. Savoie，Ⅲ，MD）

后外侧皱襞

概述

　　肘关节后外侧皱襞综合征（Posterolateral plica syndrome of the elbow）是肘关节后部和外侧持续疼痛的相对罕见的原因。正常滑膜在大多数肘关节里反折形成皱襞，但在某些情况下可能会发炎并且疼痛。肥厚滑膜皱襞（hypertrophic synovial plica）可能与局限性滑膜炎和肱桡软骨软化有关[26]。患者主诉肘后外侧疼痛，通常肘关节完全伸直和旋后时疼痛加重，并且可能会出现痉挛症状。棒球运动员、体操运动员、高尔夫球手和网球运动员[27]常见，因伸肘、轴向负重和外翻应力可能会压迫皱襞并导致滑膜激惹。普遍认为可能是顽固性外上髁炎的疼痛来源[28]。

　　体格检查可见后外侧沟饱满。活动范围通常不受限，但可能出现 10° 伸直受限的屈曲挛缩。皱襞通常可在肱桡关节后方触及并有压痛。用力伸直时疼痛很常见。横向压缩试验是将手臂用力伸直并旋后，桡骨头和肱骨小头会夹住发炎的皱襞并产生疼痛。屈曲旋前试验是通过内旋手臂并在 90° ～ 100° 范围内被动屈曲肘关节产生咬合感[26]。

　　保守治疗通常有效，从休息开始，还可口服抗炎药物、改善活动方式，可能也可以进行皮质类固醇注射。当保守治疗无法缓解时，可以选择关节镜下手术切除皱襞，71% ～ 92% 的病例可获得完全缓解[26-27]。

病例 1：后外侧皱襞综合征

病史／体格检查

　　一位 41 岁的右利手女性到骨科就诊，主诉右肘疼痛。患者热爱高尔夫球运动，并提到曾诊断有外上髁炎。患者主诉右肘后外侧疼痛。最初，症状影响患者挥舞高尔夫球杆，患者描述在挥舞高尔夫球杆时产生肘外侧卡住的剧烈疼痛。现在疼痛变得更加一致，在日常活动中、偶尔在夜间都会影响到患者。在伸到一侧或前臂旋后举物时都会加重。患者曾被诊断患有外上髁炎，并三次在外上髁注射可的松得到缓解。

　　体格检查发现右肘后外侧沟轻微饱满。在患者的后肱桡关节疼痛处可触及滑膜反折，并有压痛。患者活动范围不受限，用力伸肘时疼痛，同时屈曲旋前试验阳性。患者在检查时没有韧带不稳定，外上髁轻压痛，对抗伸腕无疼痛 Cozen's 试验阴性。

影像学

　　共拍摄 4 张肘关节 X 线片，包括 AP 位、侧位和斜位。X 线片显示肱尺关节同心，无骨折或半脱位。患者提供了无对比的右肘 MRI。获得了完整的图像序列，包括轴向 T1 和脂肪抑制 T2 序列、斜向冠状位脂肪抑制的 T1 和 T2 序列，以及斜向矢状位 T1 和脂肪抑制 T2 序列。矢状位脂肪抑制的 T2 像见图 26.32。

　　MRI 显示发炎的后外侧皱襞延伸到后肱桡关节，T2 加权像上表现为增强信号（图 26.32）。在外上髁处的伸肌总腱起点无信号强度，没有韧带撕裂，桡骨头和肱骨小头无软骨缺损。

　　MRI 检查显示后外侧皱襞炎症改变，与患者的体格检查结果一致。在患者最初就诊时曾接受直接注射皮质类固醇至后外侧皱襞的治疗，消除疼痛持续了 8 周。疼痛复发后，为患者提供了追加可的松注射或关节镜下手术切除后外侧皱襞的治疗选择。与患者进行深入讨论后，患者接受了手术治疗的提议。

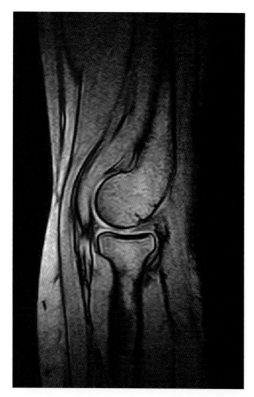

图 26.32　斜矢状位 T2 加权 MRI 图像显示在后方肱桡关节中后外侧皱襞增大。皱襞信号增加提示炎症和肿胀（Published with kind permission. Copyright © Felix H. Savoie，Ⅲ，MD）

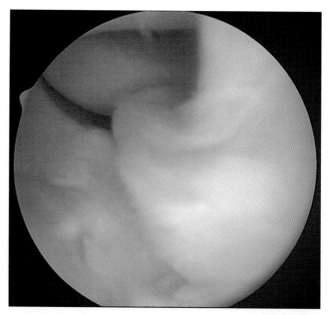

图 26.34　切除皱襞后的相同视图。环形韧带在桡骨头周围完好无损。桡骨头后方有软骨软化（Published with kind permission. Copyright © Felix H. Savoie，Ⅲ，MD）

关节镜

　　患者被带入手术室，取俯卧位，术侧手臂放在手臂板上的凸处。使用气压止血带。完成标准的前间室关节镜诊断性检查，没有发现病理改变。然后通过后横肌腱入路将关节镜放入后间室。将关节镜向后推进后外侧沟。在后外侧沟槽观察到发炎的皱襞（图 26.33）。用腰穿针建立外侧软入路，并用电动刨削刀切除皱襞。皱襞切除后，发现患者的桡骨头后部有一小块软骨软化（图 26.34）。没有发现全层软骨缺损，未进行微骨折处理。

　　患者术后 1 周开始理疗，术后 3 周恢复完全的活动范围。物理治疗和重返高尔夫球场同时进行。患者术后 6 周重新开始打球并无受限。

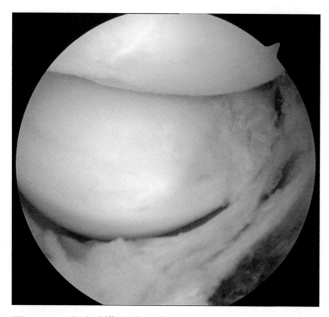

图 26.33　通过后横肌腱入路置入关节镜观察右肘后外侧沟。在图像右侧可见增大的后外侧皱襞，投射到肱桡关节（Published with kind permission. Copyright © Felix H. Savoie，Ⅲ，MD）

参考文献

1. O'Driscoll SW, Bell DF, Morrey BF. Posterolateral rotatory instability of the elbow. J Bone Joint Surg Am. 1991;73(3):440–6.
2. Smith JP, Savoie FH, Field LD. Posterolateral rotatory instability of the elbow. Clin Sports Med. 2001;20(1):47–58.
3. Kalainov DM, Cohen MS. Posterolateral rotatory instability of the elbow in association with lateral epicondylitis. A report of three cases. J Bone Joint Surg Am. 2005;87(5):1120–5.
4. Melhoff TL, Noble PC, Bennett JB, Tullos HS. Simple dislocation of the elbow in the adult: results after closed treatment. J Bone Joint Surg. 1988;70:244–9.

5. Stoneback JW, Owens BD, Sykes J, Athwal GS, Pointer L, Wolf JM. Incidence of elbow dislocations in the United States population. J Bone Joint Surg Am. 2012;94:240–5.

6. Regan W, Lapner PC. Prospective evaluation of two diagnostic apprehension signs for posterolateral instability of the elbow. J Shoulder Elbow Surg. 2006;15(3):344–6.

7. Hardy AG, Dickson JW. Pathological ossification in traumatic paraplegia. J Bone Joint Surg Br. 1963;45:76–87.

8. Viola RW, Hastings H, 2nd. Treatment of ectopic ossification about the elbow. Clin Orthop Relat Res. 2000;(370):65–86.

9. Baird EO, Kang QK. Prophylaxis of heterotopic ossification—an updated review. J Orthop Surg Res. 2009;4:12.

10. Dodds SD, Hanel DP. Heterotopic ossification of the elbow. In: Tumble TE, Budoff JE, editors. Master skills: wrist and elbow arthroscopy and reconstruction. Rosemont, IL: American Society for Surgery of the Hand; 2006. p. 425–38.

11. Crawford CM, Barghese G, Mani MM, et al. Heterotopic ossification: are range of motion exercises contraindicated? J Burn Care Rehabil. 1986;7(4):323–4.

12. Peterson SL, Mani MM, Crawrord JR, et al. Post-burn heterotopic ossification: insights for management decision making. J Trauma. 1989;29(3):365–9.

13. Evan EB. Heterotopic bone formation in thermal burns. Clin Orthop Relat Res. 1991;263:94–101.

14. Nollen AJ. Effects of ethylhydroxydiphosphonate (EHDP) on heterotopic ossification. Acta Orthop Scand. 1986;57(4):358–61.

15. Hurvitz EA, Mandac BR, Davidoff G, et al. Risk factors for heterotopic ossification in children and adolescents with severe traumatic brain injury. Arch Phys Med Rehabil. 1992;73(5):459–62.

16. Stein DA, Patel R, Egol KA, et al. Prevention of heterotopic ossification at the elbow following trauma using radiation therapy. Bull Hosp Jt Dis. 2003;61(3–4):151–4.

17. Garland D. A clinical perspective on common forms of acquired heterotopic ossification. Clin Orthop Relat Res. 1991;263:13–29.

18. Yeh P, Dodds S, Smart L, Mazzocca A, Sethi P. Distal triceps rupture. J Am Acad Orthop Surg. 2010;18:31–40.

19. Bauman GI. Triceps tendon rupture. J Bone Joint Surg. 1934;16: 966–7.

20. Viegas SF. Avulsion of the triceps tendon. Orthop Rev. 1990;19(6): 533–6.

21. Clayton ML, Thirupathi RG. Rupture of the triceps tendon with olecranon bursitis: A case report with a new method of repair. Clin Orthop. 1984;184:183–5.

22. Vidal AF, Drakos MC, Allen AA. Biceps tendon and triceps tendon injuries. Clin Sports Med. 2004;23:707–22.

23. Mair SD, Isbell WM, Gill TL, Schegel TF, Hawkins RJ. Triceps tendon ruptures in professional football players. Am J Sports Med. 2004;32:431–4.

24. Strauch RJ. Biceps and triceps injuries of the elbow. Orthop Clin North Am. 1999;30:95–107.

25. Van Riet RP, Morrey BF, Ho E, O'Driscoll SW. Surgical treatment of distal triceps ruptures. J Bone Joint Surg Am. 2003;85: 1961–967.

26. Antuna SA, O'Driscoll SW. Snapping plicae associated with radiocapitellar chondromalacia. Arthroscopy. 2001;17(5):491–5.

27. Kim DH, Gambardella RA, Elattrache NS, Yocum LA, Jobe FW. Arthroscopic treatment of posterolateral elbow impingement from lateral synovial plicae in throwing athletes and golfers. Am J Sports Med. 2006;34(3):438–44.

28. Ruch DS, Papadonikolakis A, Campolattaro RM. The posterolateral plica: a cause of refractory lateral elbow pain. J Shoulder Elbow Surg. 2006;15(3):367–70.

第四部分

髋关节

John J. Christoforetti　著

髋关节镜诊断性检查

27

F. Winston Gwathmey 和 J. W. Thomas Byrd 著

雷光华 朱剑熹 译 涂 敏 熊依林 校

概述

在过去 20 余年间，髋关节镜技术的进展是髋关节伤病治疗领域中最重大的进步之一[1]。技术和设备的改进帮助临床医师逐步克服了髋关节局部解剖上结构密集难以操作等障碍，并为髋关节及其周围组织的全面临床干预措施提供了多种解决方案[1-3]。该项技术的问世，使得过往需要切开手术的髋部疾病可以使用微创方法进行处理，通过避免开放手术暴露，降低了并发症的发生率并加速康复进程[4]。同时髋关节镜检查明确了多种先前被误解或未被人们认识到的髋关节疾病，因此，髋关节镜检查已成为诊断髋关节内部疾病的金标准[3]。

髋关节镜检查的发现联合影像诊断学极大地提高了人们对于髋关节解剖与病理的整体认识，同时也提高了髋关节相关疾病的诊断能力[5]。由于 MRI 在分辨髋关节周围肌肉骨骼解剖特征上具有良好的性能，其往往作为诊断髋关节周围（包括肌肉、肌腱、韧带、关节软骨和纤维软骨等）结构的最佳影像学工具。MR 关节造影术利用关节腔内注射钆剂来充盈关节囊以更好地分辨关节如盂唇等结构[6-9]。虽然 MR 关节造影有效提高了诊断的敏感性与特异性，但对比剂的高信号可能会影响对关节积液、软骨下骨水肿等特征的观察[6]。磁场的增强（1.5 和 3.0 特斯拉）和表面线圈的应用也令 MRI 对于髋关节疾患

的诊断效力有所提升[10]。相对于人们在肩关节与膝关节镜领域多年耕耘累积了大量的临床经验，髋关节镜领域发展时间相对较短，人们对于髋关节镜下的表现理解不足。然而，随着近年来髋关节镜领域的飞速发展，人们对于髋关节解剖与病理的认识有了深刻的变化与长足的进步。本章将介绍髋关节镜检查，以及镜下解剖和 MR 图像解剖的关联。

髋关节镜

在以往的医疗实践中，由于在手术操作上较难将关节镜置入髋关节中，从而限制了关节镜技术在髋关节的开展。同时，髋关节在深度、方位以及形态上的复杂性给髋关节镜的开展增设了更大的难度。关节镜医师们针对这些困难设计了相应的解决方案，同时拓展了髋关节镜的应用范围。利用特殊牵引床提供的轴向和侧向牵引力可以将股骨头纵向拉出髋臼窝，从而建立起足够的工作通空间，以方便对关节内的病损进行诊断和处理（图 27.1）。交替使用 70° 和 30° 的关节镜可以较为充分地显露髋关节内部结构。同时，空心通道系统的运用可使术者更为安全与有效地插入设备，特制的长型/曲型器械能够允许术者在复杂条件下对髋关节深部结构进行手术操作（图 27.2）。

髋关节镜检操作主要通过两个特定间室进行，分别是位于髋臼与股骨头之间的中央间室，以及关节囊内除外关节接触区的外周间室（图 27.3）。通常，轴向牵引可为进入中央间室提供便利；而无牵引条件下一定程度的屈髋位可放松前方关节囊，从而易于进入外周间室。

F.W. Gwathmey, MD (✉)
Department of Orthopedic Surgery, University of Virginia
Health System, Charlottesville, VA, USA
e-mail: Fwg7d@hscmail.mcc.virginia.edu

J.W.T. Byrd, MD
Department of Orthopedics and Rehabilitation,
Vanderbilt University School of Medicine, Nashville, TN, USA
e-mail: byrd@nsmfoundation.org

S.F. Brockmeier (ed.), *MRI-Arthroscopy Correlations: A Case-Based Atlas of the Knee, Shoulder, Elbow and Hip*,
DOI 10.1007/978-1-4939-2645-9_27, © Springer Science+Business Media New York 2015

图 27.1 将患者置于特制牵引床上，可以对腿部施加牵引力以提供良好的关节腔视野且便于器械进入。手术床的连接结构还可用于旋转屈曲髋部以实现更好的显露。C 臂可由对侧推入患者两腿之间的位置

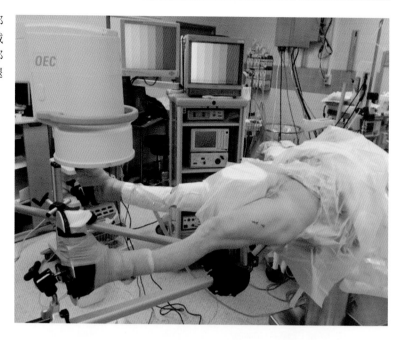

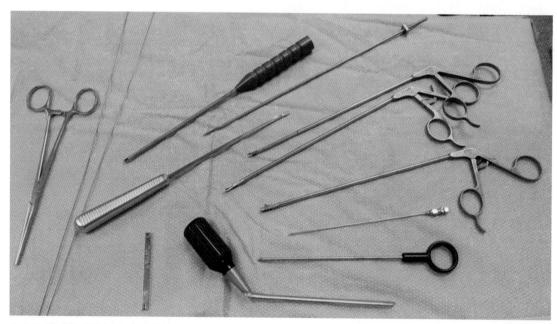

图 27.2 空心导管系统通常用在髋关节镜检查中，可用于安全地建立工作通道并高效地将仪器伸入关节腔内部。髋关节镜器械比标准关节镜器械更长，便于在关节深部进行复杂操作。一些外科医师使用弯曲型的器械来适应髋关节内球形与凹陷结构的操作

　　根据手术计划的不同，髋关节镜检查通常会使用 2 ～ 5 个工作通道。人们针对髋关节局部神经血管解剖设计了工作通道放置的安全区域[11]。传统的工作通道包括前外侧通道（位于大转子尖端前方）、后外侧通道（大转子尖端后方）和直接前侧通道（通过大转子作一横线与通过髂前上棘作一竖线，两线交汇处的外下方）[2]（图 27.4）。随着技术和器械的进步，也出现了一些新的工作通道或改良的通道[12]。

冠状位

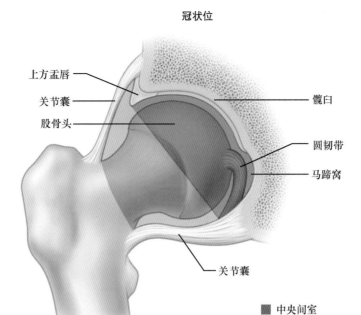

上方盂唇
关节囊
股骨头

髋臼
圆韧带
马蹄窝

关节囊

■ 中央间室
■ 周围间室

图 27.3　在关节镜检查中，主要有两个潜在间隙可以利用，分别为中央间室与外周间室。中央间室由髋臼盂唇所包绕的关节面潜在间隙所组成。其暴露需要腿部的轴向牵引将股骨头拉出髋臼窝方能达成。组成中央间室的主要结构包括髋臼盂唇、股骨头和髋臼的关节软骨面、马蹄窝与圆韧带。相反，外周间室是在无牵引力下一定程度屈髋放松前方关节囊后可见。外周间室的内部结构包括股骨头 / 颈部交界处、股骨颈、内外侧滑膜褶皱、轮匝带以及髋关节囊

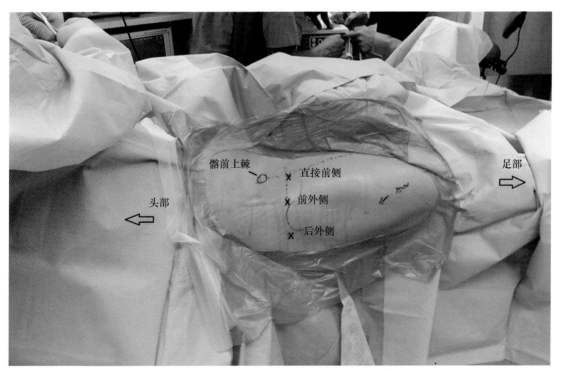

髂前上棘
直接前侧
前外侧
后外侧

头部

足部

图 27.4　标准的髋关节镜检查工作通道主要包括前外侧、直接前侧以及后外侧通道。在实际操作中，需对通路进行改良或增加通路数量。髂前上棘与大转子为确定工作通道最为重要的体表标志。前外侧与后外侧通道分别位于大转子的前方与后方。直接前侧通道为通过大转子作一横线与通过髂前上棘作一竖线，两线交汇处的外下方。术中在确定工作通道时可能需要使用 X 线透视

髋关节镜应用解剖

中央间室

　　大多数髋关节镜手术均始于进入中央间室。首先，通过腿部轴向牵引以牵开髋关节间隙，并使用 C 臂透视验证是否存在足够空间用以置入初始工作通道。在 X 线透视引导下建立前外侧通道后，将 70° 髋关节镜置入中央间室。利用该通道，可对髋关节内部情况进行粗略的检查。随后，可在前外侧通道的辅助下建立直接前侧通道。

　　由于中央间室周围关节面的球形结构特征，其内部定位与方向常令人困惑。因此，以髋臼卵圆窝为中心的虚拟钟面方向有助于人们对于髋关节内部结构的定位（图 27.5）。通常将髋臼横韧带标定 6 点钟方向，卵圆窝尖端标定为 12 点钟方向，3 点钟方向指向髋关节前方，9 点钟方向指向髋关节后方。一些外科医师在处理左髋时将 9 点位置标记为髋关节前方。也有文献报道了分区定位的其他方法[13]。

　　当髋关节中央间室位置体系及工作通道建立之后，术者便可开始探查髋关节内部情况。将关节镜由前外侧通道置入后，术者可获得髋关节顶部、前部以及内部视野。将一枚探针钩由直接前侧通道置入，便于触诊及探查部分髋关节内部结构（图 27.6 a-e）。大多数软骨及盂唇病损好发于 12 点钟方向，故对中央间室进行检查时应着重探查该位置。同时，在前外侧通道中将 70° 关节镜旋转 180° 后可见后方盂唇。而后外侧通道主要为术者提供髋关节后方视野，尤其是探查髋关节后方深部及后下方时。使用直接前侧通道将关节镜镜面方向朝外可获得观察上外侧及外侧盂唇的最佳视野与操作空间（图 27.7 a-c）。套管的使用极大提高了关节镜在各个通道之间的转换效率。在不同方向不同程度切开关节囊也可以提高关节内操作的灵活性。

　　与肩关节盂唇类似，髋臼盂唇（acetabular labrum）也具备多种变异性。多达 20% 的患者存在髋臼盂唇下凹陷 / 下沟（sublabral sulci/recesses）并可在髋臼盂的所有解剖位置找到该结构[14-15]。在 MRI 上，有以下几点特征可对盂唇下沟与盂唇撕裂进行鉴别。通常盂唇下沟具有一个较为线性的 MRI 图像，并且不包含其他伴随病变，如囊肿、软骨损伤或水肿，提示可能为正常变异[16]。另外，髋关节镜检查发现的具体位置也能为鉴别提供重要信息。盂唇下沟常见于后侧或内下侧[14,16]（图 27.8 a,b）。在盂唇与髋臼横韧带的交界处，对比剂也可表现出盂唇穿透的影像。虽然盂唇侧变异也可能发生在髋关节前方或上方，但在这些地方更应怀疑病理性盂唇撕裂。当同时具有 pincer 钳型碰撞或髋臼发育不良（acetabular dysplasia）时，需考虑真正的病理性撕裂[17]。

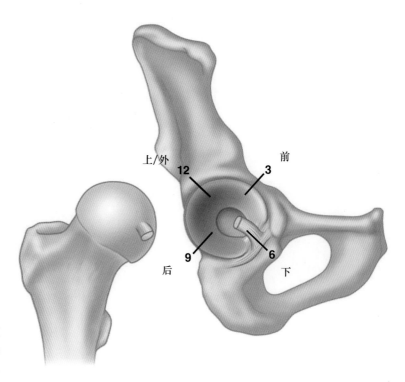

图 27.5　为了便于定位与描述，常使用钟表盘定位法来标记髋臼窝的结构。其中，6 点钟方向标记为髋臼横韧带，12 点钟方向标记为马蹄窝顶点

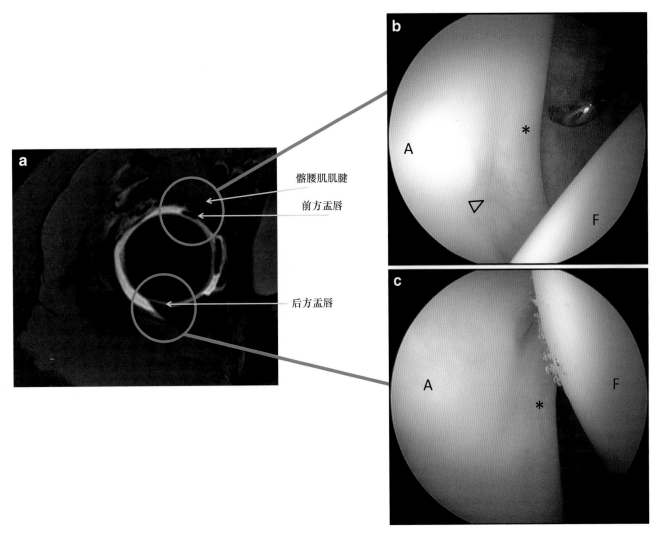

髂腰肌肌腱
前方盂唇
后方盂唇

图 27.6 （a）右侧髋关节的轴向 T2 加权 MR 图像。从这个序列上可以看到前后盂唇的轮廓。盂唇形态与股骨头相适应，其形成关节面的部分与髋臼关节软骨移形融合。（b）关节镜下前盂唇图像（星号）位于约 3 点钟位置。关节镜由前外侧通道进入，镜头指向前方。髋臼（A）位于图片左侧，股骨头（F）位于图片右侧。一枚探针经由直接前侧通道进入关节腔，用于检查前唇和邻近的软骨。在盂唇和关节软骨之间可见平滑的移行区域。髋臼缘的凹陷处（箭头）大致对应于髂腰肌肌腱穿越关节之处。（c）关节镜下后方盂唇（星号）的图像。关节镜由前外侧通道进入，镜头指向后方。（d）使用 70° 关节镜头从前外侧通道进入观察前方盂唇的解剖学形态。（e）使用 70° 关节镜头从前外侧通道进入，将镜头翻转 180° 观察后方盂唇的解剖学形态。如需显示后下方关节，可通过后外侧通道进入

d

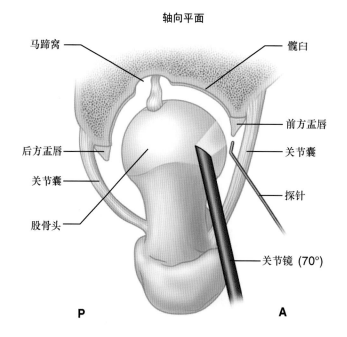

e

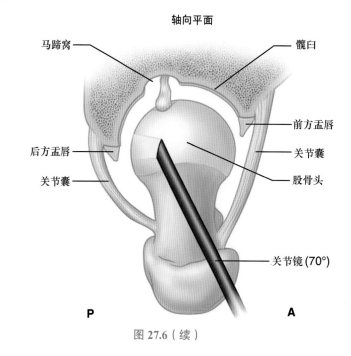

图 27.6（续）

　　卵圆窝位于髋臼最内侧。需要镜检卵圆窝时必须借助轴向牵引，同时当关节镜向内移动时须特别注意避免股骨头的干扰。70°关节镜头可最大限度地观察髋臼缘，而30°关节镜头则更有利于关节内侧的显露。在解剖上，卵圆窝包含髋臼圆韧带和周围脂肪垫（图 27.9 a，b）。此时股骨头常常阻挡镜头视线，故镜头在多个通道间的转换是完成髋关节内侧全方位镜检所必需的。髋关节的内外旋转也有助于对卵圆窝的详细检查。由于腿部牵引所产生的腔内负压有时可导致圆韧带周围脂肪垫出现瘀点，应注意与圆韧带损伤相鉴别（图 27.9 c）。

　　成人髋臼由三块骨组成，分别为耻骨、髂骨与

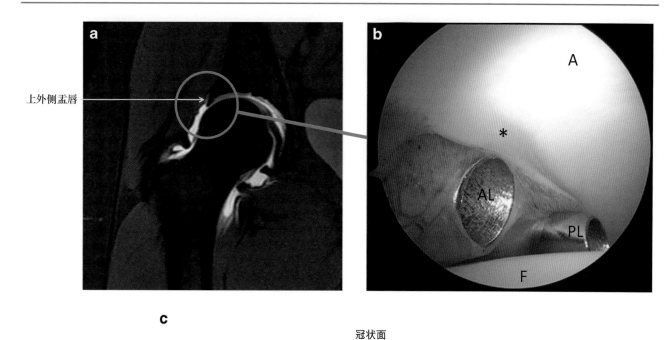

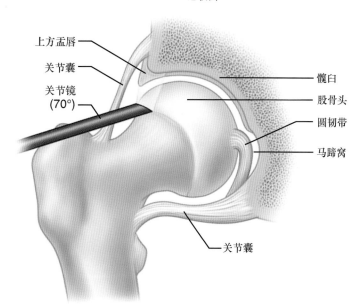

图 27.7 （a）右侧髋关节的冠状 T2 MR 关节造影显示出上外侧盂唇结构（箭头）。（b）关节镜下外侧盂唇图像。关节镜由直接前侧通道进入，镜头指向外侧。髋臼（A）位于图片的右上角，股骨头（F）位于底部。定位金属套管分别在前外侧（AL）和后外侧（PL）通道。（c）使用 70° 关节镜头从前外侧通道进入观察上外侧盂唇的解剖学形态

坐骨，三者通常于青春期时在三角软骨处融合。文献报道，在前方髂骨与耻骨间或后方髂骨与坐骨间，可能存在持久的骺板瘢痕[18]。这些解剖变异难以在 MR 上进行识别，但可能表现为位于髋臼窝两个骨化中心交汇处的线性信号（图 27.10 a,b）。

通常在髋关节镜检查时于中央间室可见的另一种发育变异是髋臼上窝（supraacetabular fossa）[19]。该结构占正常成年人髋臼的 10%，常位于髋臼顶与卵圆窝尖端，可能是骨骼发育成熟延迟的表现[20]

（图 27.11 a,b）。髋臼上窝通常在成年后闭合，MRI 上可能将该结构误认为局灶性软骨缺损或剥脱性骨软骨炎。研究指出，成年后髋臼上窝闭合，以星状褶皱样的残留瘢痕填充[21-23]（图 27.11 c）。

外周间室

外周间室为除了股骨头与髋臼关节面以外的关节囊内区域。当无牵引力作用时，股骨头返回其在

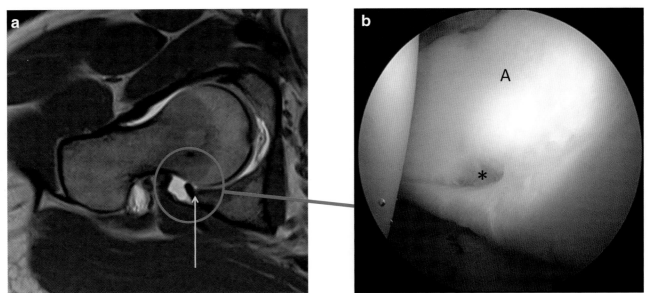

图 27.8 （a）右侧髋关节的冠状位 T1 加权像 MR 关节造影中显示唇后凹陷（箭头）。在盂唇和关节软骨之间的关节界面可见明显的图像对比。在盂唇内部未见明显信号增强以及没有相关并发症的发现，提示改变为非病理性。（b）关节镜下后褶凹陷的图像。在盂唇（星号）和髋臼软骨之间可见一裂隙（A）。这是一种常见的唇形变异，并非盂唇撕裂

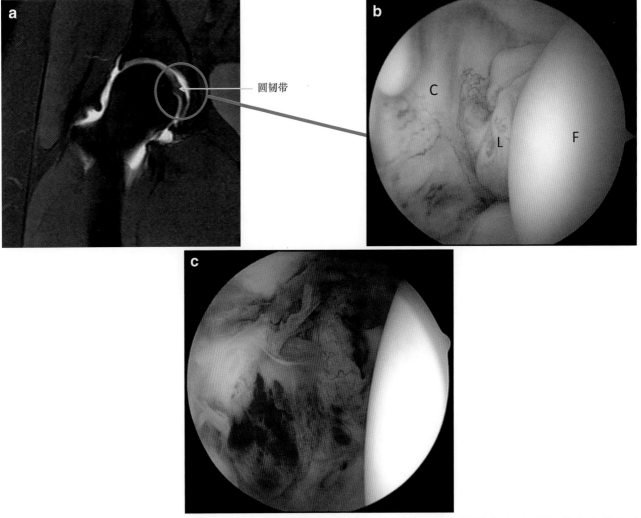

图 27.9 （a）右侧髋关节冠状位 MR 关节造影显示髋臼窝和圆韧带（箭头）。（b）关节镜下马蹄窝（C）、圆韧带（L）附着于股骨头（F）的图像。为了充分评估髋关节，使用 30° 镜头于多个工作通道进行观察。（c）通过施加腿部轴向牵引产生的关节内负压可能引起髋臼窝内脂肪垫和滑膜的瘀点与局灶性出血

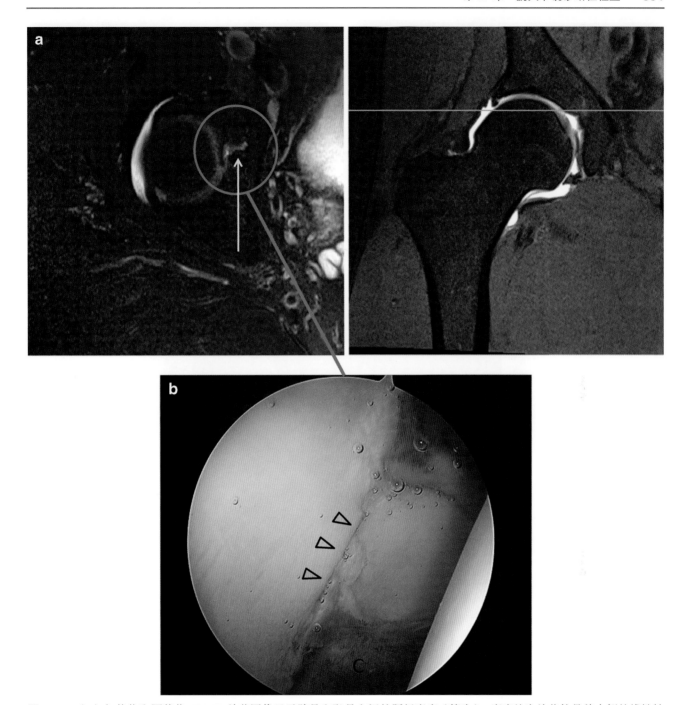

图 27.10　（**a**）矢状位和冠状位 T2 MR 关节图像显示髂骨和耻骨之间的骺板瘢痕（箭头）。瘢痕处为关节软骨前内侧的线性缺损，但在 MR 成像下不明显。（**b**）关节镜下骺板瘢痕（箭头）从马蹄窝（C）延伸至髋臼内侧缘

髋臼内的解剖位置，此时屈髋放松前方关节囊可显示外周间室。虽然通过上述的前外侧或直接前侧通道可以进入外周间室，但充分的显露仍需要通过中央间室的关节囊切开术或在中央间室远侧穿透关节囊进入外周间室。一些外科医师继续使用 70° 镜头，但是 30° 镜头更有利于对外周间室的探查。

髋关节囊在近端环形包绕髋臼缘外周，在远端前后方分别附着于转子间线与股骨颈后部。股骨头与髋臼盂唇的对合情况可经由外周间室向中央探查明确（图 27.12 a,b）。正常情况下，髋臼盂唇应环绕紧贴股骨头软骨部分，并且在髋关节屈曲旋转过程中始终保持对股骨头的良好包容。钳形畸形矫正术与盂唇再固定或修补术的效果，也是通过该视野进行观察评估。过度的或不对称的髋臼成形术与股骨

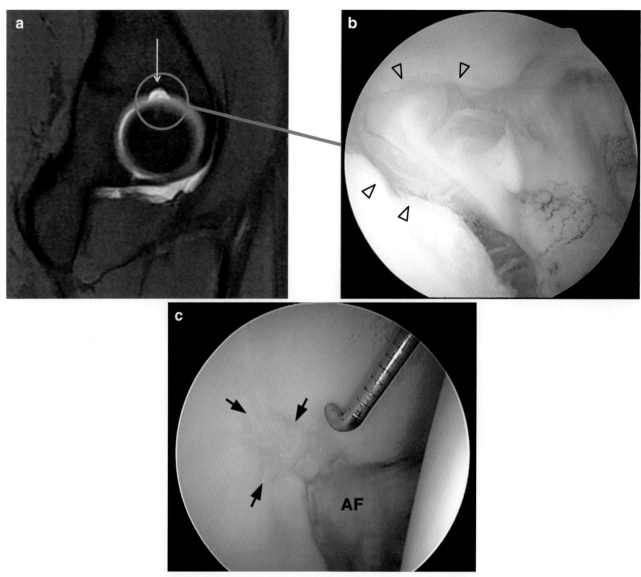

图 27.11 （a）矢状位 T2 加权像 MR 显示髋臼顶缺损，与关节镜下髋臼上窝（箭头）结构一致；（b）关节镜下的髋臼上窝（箭头）填充有纤维组织；（c）关节镜下星型皱褶（箭头）可能为髋臼上窝愈合残迹（c：published with kind permission. Copyright © J.W. Thomas Byrd，MD）

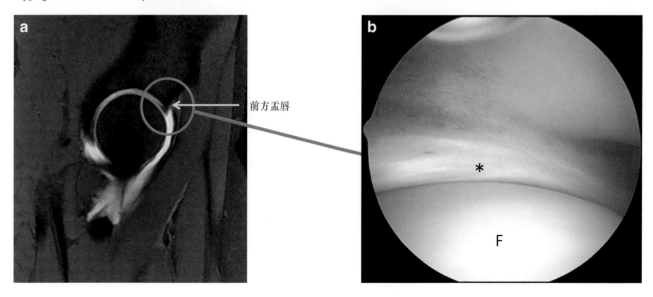

头成形术可能损害盂唇的密封效应。

股骨头颈部交界处和股骨颈的形态可通过外周

间室关节镜检查评估（图 27.13 a-c）。虽然术前影像学证据对于诊断至关重要，但对于髋臼撞击综合

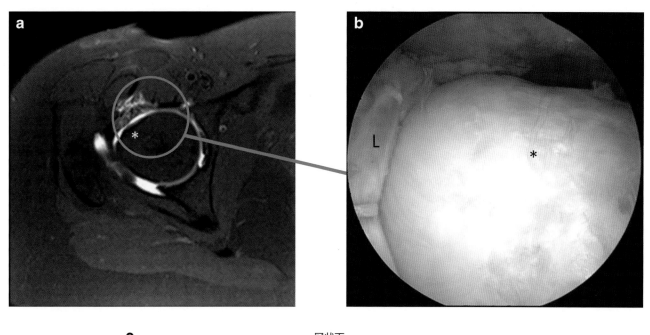

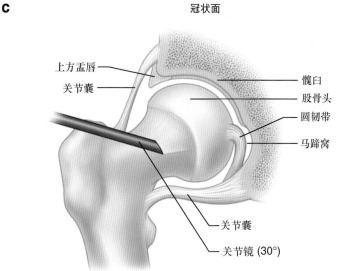

冠状面

上方盂唇

关节囊

髋臼

股骨头

圆韧带

马蹄窝

关节囊

关节镜（30°）

图 **27.13** （**a**）轴向 T2 加权 MR 关节造影显示股骨头 / 颈交界处（星号）。结合多平面多节段的图像进行综合评估有助于全面理解股骨头 / 颈部的凸轮形态。（**b**）关节镜下股骨头 / 颈部连接处（星号）图像。使用关节囊切开术连接直接前侧和前外侧工作通道，此时屈髋 35° 以改善对股骨颈前部的显露。图片左侧显示修复后的髋臼盂唇（L）。股骨头 / 颈部连接处的凸轮畸形常见于中央间室邻近软骨盂唇损伤区域。髋关节的旋转有利于充分显露股骨颈内外侧。（**c**）解剖示意图显示未施加牵引力时屈髋 40° 有利于从外周间室实现对股骨颈以及头 / 颈交界处的显露。切换到 30° 镜可进一步在此空间内改善视野

图 **27.12** （**a**）矢状位 T2 加权像 MR 关节造影，显示髋臼前唇（箭头）与股骨头的位置关系。盂唇环形包绕股骨头以形成良好对合，便于关节灵活的运动，并通过维持关节内负压及关节面润滑来增强关节稳定性。（**b**）关节镜下唇形密封（星号）图像。此时释放轴向牵引将股骨头（F）复位于髋臼内。关节镜位于外周间室内。髋关节镜下操作时不得损害盂唇密封性，以保全盂唇的生物力学特性

征来说最佳的诊断依据仍为关节镜下髋关节内软骨磨损以及股骨头 / 颈部交界的形态特征。关节镜下可动态观察髋关节屈曲、内外旋时股骨头颈部对于髋臼的潜在撞击情况。术中透视有助于定位股骨颈具体撞击部位，并有助于评估股骨头成形术的效果（图 27.14）。

　　髋关节镜外周间室内、外侧探查边界分别为内、外侧滑膜皱襞。这些皱襞中包含旋股内、外侧动脉在支持带中的终末分支，故需在外周间室的探查过程中予以保护。可通过股骨内外旋达到对内、外侧沟更好的探查。沿后上股骨颈走行的外侧骺血管是维持股骨头血供的主要血管[24-26]。MR 关节造影可清晰地辨识这些褶皱，通常为平行于股骨颈的线性走行结构（图 27.15 a-c）。轮匝带（zona orbicularis）是关节囊围绕股骨颈周围部分的增厚结构，有助于股骨颈抵抗轴向牵拉[27]。轮匝带在关节镜下为垂直于支持带动脉的结构。

　　股直肌和髂腰肌肌腱在近端部分移行为关节囊浅层。股直肌起源于髂前下棘的直接头和髋臼后外侧缘的间接头。镜下从中央间室关节面外侧间隙垂直前方髋臼缘行关节囊切开术可暴露股直肌（图27.16）。同样，髂腰肌肌腱于镜下为穿越前内侧关节囊的线性压痕，向其止点股骨小转子方向走行（图27.17 a,b）。髂腰肌肌腱可经由中央或外周间室的前内侧关节囊切开术暴露（图 27.17 c）。

总结

　　因为髋关节结构的复杂性及鉴别诊断的多样性，对髋部疼痛的治疗具有一定难度。对髋部疾病做出准确诊断需要综合患者病史、体格检查以及术前影像学的系统评估。然而，由于髋关节解剖的复杂、变异性以及空间结构的多样性，MRI 常难以精确描述病情。

　　髋关节镜的问世彻底革新了非关节炎性髋关节疾病的治疗方式。该技术在手术方法、器械的不断改进以及各类疾病髋关节镜治疗的尝试中不断进步。随着髋关节镜手术经验的积累，我们对于髋关节解剖与生物力学复杂性的认识也不断加深。使用髋关节镜对于髋关节解剖形态和生理变异的观察与总结将推动髋关节镜的持续进步。同时，使用髋关节镜检查结合 MRI 影像学所见，将加深对于髋关节的全面认识，也良好地促进了外科医师与影像学医师的合作。而以上髋关节镜的进步将不断地改善髋关节疾病的诊疗方式并最终造福患者。

图 27.14　右侧股骨成形术术中 X 线影像。X 线透视引导下旋转髋关节有利于了解头颈交界处畸形情况并指导手术矫正

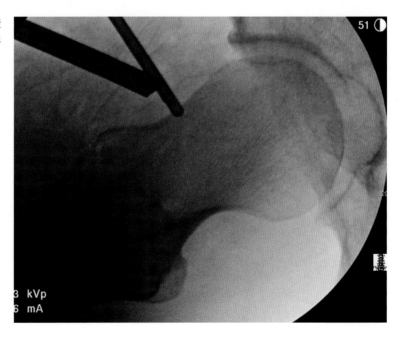

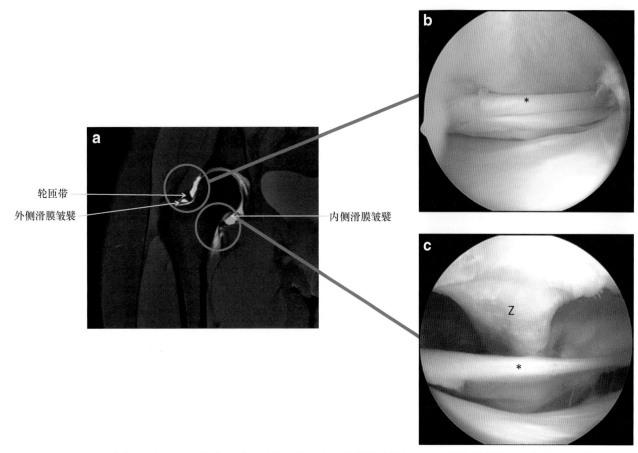

轮匝带

外侧滑膜皱襞

内侧滑膜皱襞

图 27.15　（**a**）右髋冠状位 T2 加权 MR 关节造影显示轮匝带及内、外侧滑膜皱襞。（**b**）操作关节镜进入外周间室外侧沟中以显示外侧滑膜褶皱（星号）及外侧支持带血管，此时镜头指向后外侧。支持带血管为股骨头的关键血供来源，在股骨成形术中必须予以保护。（**c**）关节镜下内侧滑膜皱襞（星号）于轮匝带（Z）下方穿越的图像。操作关节镜穿越股骨颈前方进入内侧沟以显示该结构

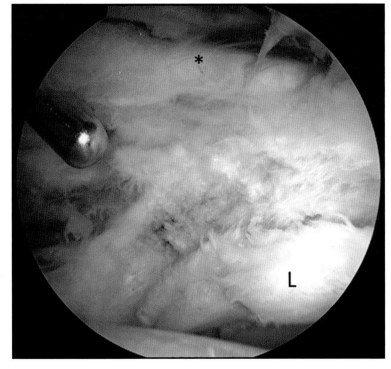

图 27.16　左髋关节镜下股直肌腱图像。关节镜通过前外侧通道进入，镜头指向前方。切开关节囊后连接直接前侧与前外侧通道。股直肌肌腱垂直前方前唇（L）走行，在关节囊扩大切除术中应予以保护

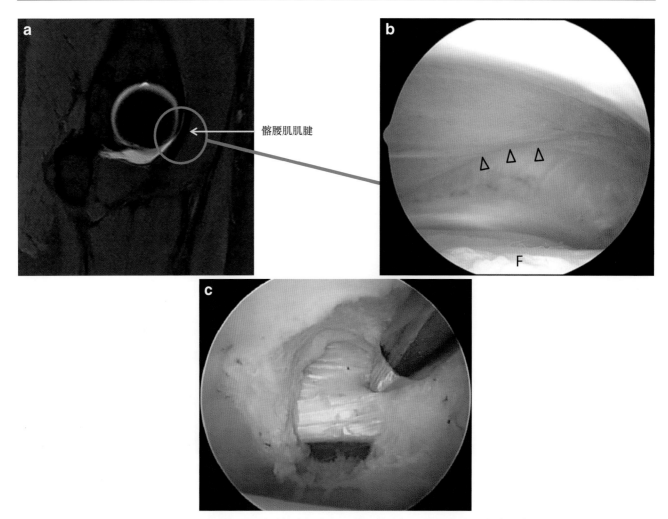

髂腰肌肌腱

图 27.17 （a）矢状位 MR 关节造影显示髂腰肌肌腱（箭头）走行于髋臼前内侧。需注意髋臼前缘与髂腰肌肌腱位置关系紧密。
（b）关节镜下可见髂腰肌腱（箭头）于关节外在关节囊处形成一压痕。关节镜位于外周间室，指向前方。股骨颈（F）位于
图片底部，可见髂腰肌斜行穿越关节内侧，指向其解剖止点。（c）于前内侧小范围切开关节囊可见髂腰肌肌腱（c：published
with kind permission. Copyright © J.W. Thomas Byrd，MD）

参考文献

1. McCarthy JC, Lee J-A. History of hip arthroscopy: challenges and opportunities. Clin Sports Med. 2011;30(2):217–24.
2. Byrd JWT. Hip arthroscopy. J Am Acad Orthop Surg. 2006;14(7): 433–44.
3. Kelly BT, Williams RJ, Philippon MJ. Hip arthroscopy: current indications, treatment options, and management issues. Am J Sports Med. 2003;31(6):1020–37.
4. Matsuda DK, Carlisle JC, Arthurs SC, Wierks CH, Philippon MJ. Comparative systematic review of the open dislocation, mini-open, and arthroscopic surgeries for femoroacetabular impingement. Arthroscopy. 2011;27(2):252–69.
5. Keeney JA, Peelle MW, Jackson J, Rubin D, Maloney WJ, Clohisy JC. Magnetic resonance arthrography versus arthroscopy in the evaluation of articular hip pathology. Clin Orthop Relat Res. 2004;429:163–9.
6. Byrd JWT. Diagnostic accuracy of clinical assessment, magnetic resonance imaging, magnetic resonance arthrography, and intra-articular injec-tion in hip arthroscopy patients. Am J Sports Med. 2004;32(7):1668–74.
7. Toomayan GA, Holman WR, Major NM, Kozlowicz SM, Vail TP. Sensitivity of MR arthrography in the evaluation of acetabular labral tears. AJR Am J Roentgenol. 2006;186(2):449–53.
8. Freedman BA, Potter BK, Dinauer PA, Giuliani JR, Kuklo TR, Murphy KP. Prognostic value of magnetic resonance arthrography for Czerny stage II and III acetabular labral tears. Arthroscopy. 2006;22(7):742–7.
9. Chang CY, Huang AJ. MR imaging of normal hip anatomy. Magn Reson Imaging Clin N Am. 2013;21(1):1–19.
10. Sundberg TP, Toomayan GA, Major NM. Evaluation of the acetabular labrum at 3.0-T MR imaging compared with 1.5-T MR arthrography: preliminary experience. Radiology. 2006;238(2):706–11.
11. Byrd JW, Pappas JN, Pedley MJ. Hip arthroscopy: an anatomic study of portal placement and relationship to the extra-articular structures. Arthroscopy. 1995;11(4):418–23.
12. Robertson WJ, Kelly BT. The safe zone for hip arthroscopy: a cadaveric assessment of central, peripheral, and lateral compartment portal placement. Arthroscopy. 2008;24(9):1019–26.
13. Ilizaliturri VM, Byrd JWT, Sampson TG, et al. A geographic zone method to describe intra-articular pathology in hip arthroscopy:

cadaveric study and preliminary report. Arthroscopy. 2008;24(5): 534–9.

14. Saddik D, Troupis J, Tirman P, O'Donnell J, Howells R. Prevalence and location of acetabular sublabral sulci at hip arthroscopy with retrospective MRI review. AJR Am J Roentgenol. 2006;187(5): W507–11.

15. Nguyen MS, Kheyfits V, Giordano BD, Dieudonne G, Monu JUV. Hip anatomic variants that may mimic abnormalities at MRI: labral variants. AJR Am J Roentgenol. 2013;201(3): W394–400.

16. Studler U, Kalberer F, Leunig M, et al. MR arthrography of the hip: differentiation between an anterior sublabral recess as a normal variant and a labral tear. Radiology. 2008;249(3):947–54.

17. Wenger DE, Kendell KR, Miner MR, Trousdale RT. Acetabular labral tears rarely occur in the absence of bony abnormalities. Clin Orthop Relat Res. 2004;426(426):145–50.

18. Paliobeis CP, Villar RN. Arthroscopic identification of iliopubic and ilioischial grooves in a single adult acetabulum. BMJ Case Rep. 2010;2010:1–3.

19. Byrd JWT. [Hip arthroscopy. Portal technique and arthroscopic anatomy]. Orthopade. 2006;35(1):41–2, 44–50, 52–3.

20. Dietrich TJ, Suter A, Pfirrmann CWA, Dora C, Fucentese SF, Zanetti M. Supraacetabular fossa (pseudodefect of acetabular cartilage): frequency at MR arthrography and comparison of findings at MR arthrography and arthroscopy. Radiology. 2012;263(2):484–91.

21. Keene GS, Villar RN. Arthroscopic anatomy of the hip: an in vivo study. Arthroscopy. 1994;10(4):392–9.

22. Byrd JWT. Hip arthroscopy in athletes. In: Byrd JWT, editor. Operative hip arthroscopy. New York: Springer; 2012.

23. Byrd JWT. Supraacetabular fossa. Radiology. 2012;265(2):648. Author reply 648.

24. Gautier E, Ganz K, Krügel N, Gill T, Ganz R. Anatomy of the medial femoral circumflex artery and its surgical implications. J Bone Joint Surg Br. 2000;82(5):679–83.

25. Anderson K, Strickland SM, Warren R. Hip and groin injuries in athletes. Am J Sports Med. 2001;29(4):521–33.

26. Kalhor M, Beck M, Huff TW, Ganz R. Capsular and pericapsular contributions to acetabular and femoral head perfusion. J Bone Joint Surg Am. 2009;91(2):409–18.

27. Ito H, Song Y, Lindsey DP, Safran MR, Giori NJ. The proximal hip joint capsule and the zona orbicularis contribute to hip joint stability in distraction. J Orthop Res. 2009;27(8):989–95.

股骨髋臼撞击征：髋臼盂唇与软骨

28

Gary Salvador，John J. Christoforetti 和 Bojan Zoric　著

高曙光　张　屹　译　熊依林　鲁文浩　校

概述

髋关节骨关节炎（osteoarthritis，OA）是一种常见疾病。髋关节 OA 的发病往往由多种原因共同引起。近期研究认为股骨髋臼撞击征（femoroacetabular impingement，FAI）是引起髋关节 OA 年轻化的可能原因之一[1-2]。FAI 是在髋关节活动期间股骨近端、髋臼或两者同时存在形态异常所导致的异常性碰撞，常在髋关节弯曲并伴有内旋时发生。这类撞击可发生于极度弯曲及内旋的正常髋关节，也见于正常关节活动范围内因骨结构异常而导致的撞击。这种撞击可导致髋臼盂唇及关节软骨承受异常应力，产生微小损伤，长期累积，这类微小损伤可导致盂唇的撕裂及相邻髋臼软骨的退变[1-6]。

慢性髋臼撞击会导致髋部的盂唇撕裂及关节软骨的损伤，而这往往可能导致髋关节 OA。原发性 OA 的主要先天性因素就包括产生 FAI 的形态学异常[7]。因此，对 FAI 的早期诊断非常重要。手术治疗 FAI 往往可以减轻疼痛，消除骨性撞击，并可能延缓软骨的进一步退变。

髋关节内部撞击可发生于股骨头-颈连接部、髋臼缘或两者共同所致的结构异常。继发于股骨近端异常的撞击为凸轮撞击，而继发于髋臼缘或髋臼颈部的异常撞击则为钳型撞击。尽管上述两种 FAI 是彼此独立的不同类型，但两者可相互影响并共同促进 FAI 的进展[1]。

凸轮撞击病变是在髋关节运动时，异常增生凸出的股骨头-颈连接部前外侧与髋臼软骨发生撞击[1,3-6,8]。在 X 线片上判断凸轮病变的典型特征是在股骨头-颈连接部位出现手枪柄特征（图 28.1 a，b）。这类病变往往与股骨头骨骺滑脱（slipped capital femoral epiphysis，SCFE） 及 Legg-Calve Perthes 病等儿童髋关节疾病有关。同时，凸轮病变也可能发生在无髋关节疾病的儿童患者。凸轮病变可以改变股骨头的球面形态，在臼头不协调的活动接触之前降低其活动范围。由于股骨头-颈连接部的前外侧是凸轮病变最好发的部位，因此损伤通常发生于髋关节屈曲、内旋及内收时。凸轮病变的结果通常导致剪切力作用于髋臼关节软骨及（或）髋臼盂唇，而这又可以反过来使髋臼盂唇失稳，并加速关节软骨退变或关节软骨与软骨下骨的分离。

采用平行于股骨颈长轴所获得的斜轴位 MRI 进行测量是对股骨头-颈偏心距减少最好的评估方法。用 α 角可对股骨头-颈偏心距进行量化[9]。α 角是由股骨颈中轴线与股骨头的中心点到其软骨下半径距离的最前点连线的夹角，大于 55° 可认为是凸轮型 FAI[9]。

G. Salvador, MS, PA-C (✉) • B. Zoric, MD
Sports Medicine North, Peabody, MA, USA
e-mail: gary@sportsmednorth.com; Bzoric7@gmail.com

J.J. Christoforetti, MD
Department of Orthopedic Surgery, Sports Medicine Division,
Allegheny Health Network, West Penn Hospital,
Pittsburgh, PA, USA
e-mail: John.christoforetti@gmail.com

S.F. Brockmeier (ed.), *MRI-Arthroscopy Correlations: A Case-Based Atlas of the Knee, Shoulder, Elbow and Hip*,
DOI 10.1007/978-1-4939-2645-9_28, © Springer Science+Business Media New York 2015

钳型撞击

钳型撞击是由髋臼结构形态异常所致的髋臼缘与股骨颈的异常撞击[1,8,10-12]。髋臼过深或者髋臼前突［臼窝偏内或者髋臼后倾（向后开口）］等髋关节结构异常是导致钳型撞击的重要原因（图 28.1 c,d）。在钳型撞击，髋关节屈曲过程中，股骨颈会与髋臼唇发生摩擦并导致盂唇的压迫及撕裂。由于钳型撞击通常可以累积整个髋臼，例如髋臼前突，股骨头的损伤可见于股骨头前外侧及后内侧。在髋关节活动时（尤其是髋屈曲及内旋），骨性髋臼钳形撞击就像扫雪机一般切割股骨关节软骨部分。髋关节斜位 MRI 可以判断髋臼前突及髋臼后倾。髋臼后倾会将股骨头前部完全覆盖[13]。同时，利用 α 角在斜轴位 MRI 可以测量髋臼深度。髋臼前后缘的连线与其平行且经过股骨头中心的连线之间的距离便是髋臼深度。如果股骨头中心在髋臼缘外侧则测量值为正数[14]。正如所料，钳型 FAI 患者的髋臼深度更深，而凸轮 FAI 患者的髋臼深度通常在正常范围。至于髋臼深度高于多少，会导致钳形 FAI 发病风险增加，有待进一步研究。

临床诊断

FAI 的诊断往往需要考虑患者的病史，尤其要重点注意患者是否有创伤史、儿童时期髋关节疾病史或者手术史。由于不同的刺激因素，患者的活动度往往表现出很大的差异，而反复的髋关节屈曲及静息（尤其是久坐后）均能诱发 FAI 症状出现。娱乐性运动和锻炼也是 FAI 的刺激因素。机械性症状（如弹跳感或弹响）应与腰大肌综合征或者髂胫带综合征进行鉴别。

通常来说，患者会表现出髋关节前方深部或者

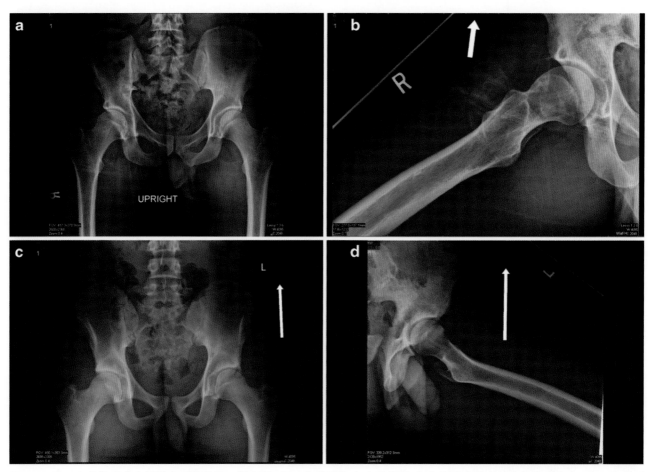

图 28.1 （a-d）凸轮型病变及钳夹型病变的 X 线表现。（a,b）前后位（a）及侧位（b）证实右髋关节有凸轮型病变。（c,d）前后位（c）及侧位（d）X 线片证实左侧髋臼周围骨赘致钳夹型病变。相邻左侧股骨颈也存在钳夹型病变

腹股沟疼痛，以及大腿前侧放射痛。同时，这种疼痛位置较深，触诊很难诱发。患者有时也会出现髋外侧区疼痛，并放射至臀部。患者行走、久坐或者深蹲时可加剧腹股沟疼痛。当髋关节被动屈曲时，内收和内旋（前方撞击测试阳性）或屈曲，内收和外旋（FABER 测试阳性）可诱发症状出现[1,3,8]。

影像学原则

由于这部分内容主要涉及 MRI 与关节镜图像关系，因此病例将主要关注这些部分。目前 FAI 的诊断标准主要依靠临床检查以及 X 线片。MRI 检查通常是临床医师用于 FAI 确诊或者是作为排除其他疾病诊断的必要手段。

患者取标准的 X 线片模式：站立位骨盆平片，股骨颈部侧位片和髋部假斜位片。拍 X 线片的主要目的是检查 FAI 的骨性结构以及其他机械性异常。同时也可用于排查髋臼发育不良、骨折和早期退行性病变。如果 FAI 的患者保守治疗效果不佳且无证据支持其他诊断时，通常推荐进行 MRI 检查。

MRI 和 MR 关节造影是显示股骨近端、髋臼结构异常或者继发于 FAI 的髋关节结构异常的有效影像学手段。髋关节的正常解剖结构可以提供很大的关节活动范围。而髋关节结构异常会减少股骨颈与髋臼之间的关节间隙，加速 FAI 进展。MRI 关节造影可分析股骨颈与髋臼之间的异常接触、摩擦，以及髋臼盂唇与相邻关节软骨的退行性改变[2,8,15-16]。

MRI 上可发现继发于 FAI 的髋臼骨、髋臼盂唇及关节软骨的结构改变。既往研究发现，这些结构异常大部分发生于盂唇软骨过渡区的周围部分[17]。以下的几个病例将具体阐述其 MRI 的特征及关节镜下的发现。

病例 1

34 岁女性，10 个月前参加健身训练班后出现前髋疼痛。患者接受了理疗并限制关节活动，且因腰椎问题及梨状肌损伤综合征而休息了一段时间。向髋关节内行诊断性类固醇和局麻药注射可以在短期内很好缓解疼痛（图 28.2 a,b 和图 28.3）。

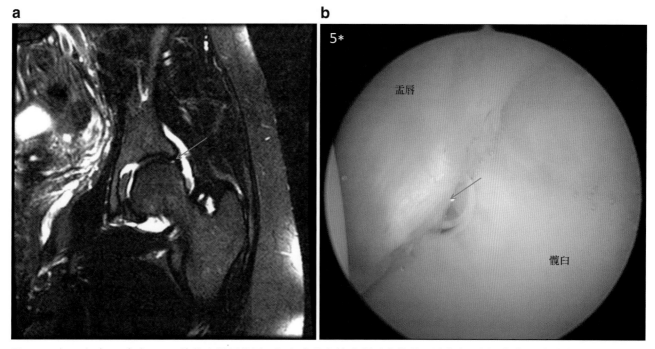

a　　　　　　　　　　　　　　　　　**b**

5*

盂唇

髋臼

图 28.2　（a,b）中 T2 加权 MRI 关节造影冠状图。（a）中蓝色箭头所示为软骨盂唇分离，同一部位的关节镜下所见如（b）所示

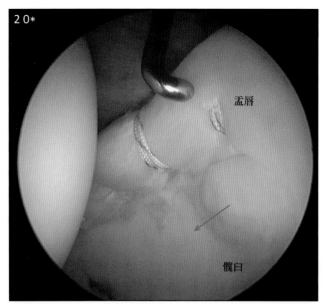

图 28.3　关节镜下修复盂唇及髋臼软骨损伤（箭头所示凸轮型分层损伤）

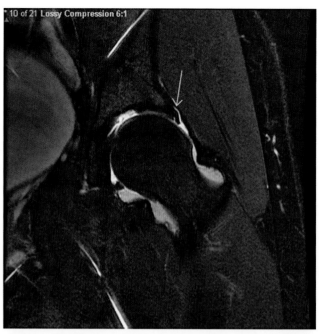

图 28.4　患侧髋关节 T2 加权像 MRI 关节腔造影。关节软骨与软骨下骨间有信号异常，对比信号贯穿盂唇软骨连接部（黄色箭头）

讨论

此病例的意义在于应注意非关节炎患者早期凸轮碰撞，其在软骨盂唇连接处的剪切损伤。患侧髋臼通常会先发生软骨损伤，之后再累及股骨头。在凸轮局部压力下，典型的凸轮型 FAI 软骨损伤一般发生在前上侧。MRI 上出现的高信号区代表软骨软化的早期病变，而在关节镜下可以看到受累区分层即"波浪征（wave sign）"。关节软骨软化过程，从最开始的裂隙发展至片状缺失，直至在 MRI 或 MRA 上观察到软骨的全层缺损。在关节镜下，可看到明显的部分或全层软骨碎片。以上典型症状均出现于髋臼前上部。

病例 2

19 岁校级女足足球运动员，左髋前部及腹股沟区疼痛 5 年。1 个月前患者自觉症状加重，跑步和踢球时疼痛加剧。球队训练员诊断其为腰肌腱炎和 FAI。改变运动方式、休息和理疗均不能缓解症状。体格检查和 X 线片确诊 FAI，MRI 关节造影确认有软骨盂唇损伤。经关节镜下股骨软骨成形术和盂唇修复术后 1年，患者重返足球赛场（图 28.4 ～图 28.6）。

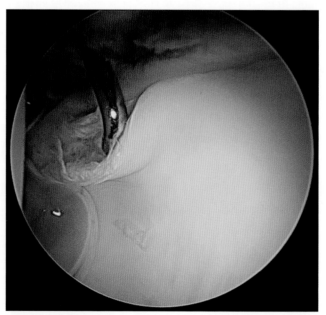

图 28.5　根据 MRI 显示的异常信号，关节镜下用探钩暴露软骨盂唇分离部位

讨论

此病例合并几种不同类型的 FAI。MRI 关节造影可见地毯样软骨分离及软骨盂唇分离，需用关

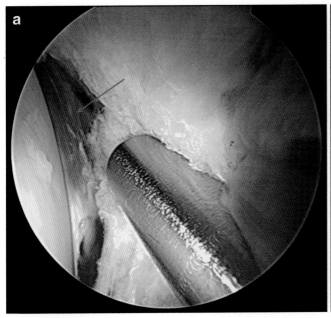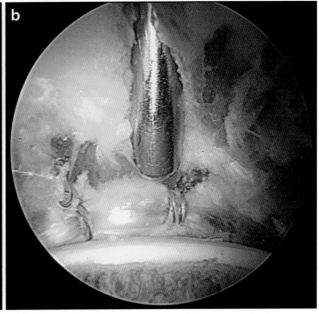

图 28.6 （a,b）关节镜下行盂唇修复及凸轮减压术。（a）箭头所示即钳夹型损伤，MRI 通常不易发现这类损伤

节镜进一步鉴别钳型损伤造成的盂唇磨损与正常盂唇。

近期有研究发现凸轮型 FAI 患者常常合并髋臼前上部分关节软骨损伤，而钳型 FAI 患者却常常合并髋臼后下侧或广泛软骨损伤[14,18]。虽然 MRI 关节造影不一定能发现早期软骨分层损伤，但相比普通MRI，MRI 关节造影（T2 加权像）往往能更好地发现软骨缺损的轮廓。

病例 3

21 岁男性大学高尔夫运动员，感觉腹股沟区疼痛加重，且保守治疗 3 个月仍无法重返运动。体格检查：髋关节屈曲 90° 后内旋受限，髋屈曲内收内旋可诱发疼痛，X 线片所示符合 FAI 的表现。

MRI 关节造影发现软骨盂唇损伤合并游离骨片（可能由于股骨颈与髋臼缘的长期碰撞所致）。经关节镜下骨片清除、盂唇修复及股骨颈成形术后 6 个月，患者重返高尔夫球赛场（图 28.7，图

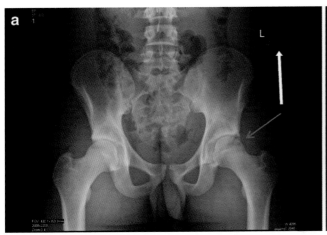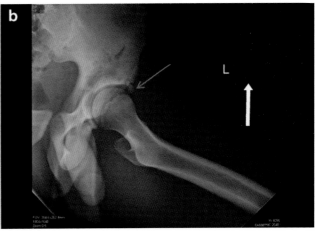

图 28.7 （a,b）X 线片示混合型 FAI，蓝色箭头所示为患侧髋臼游离骨

28.8 及图 28.9 a-c)。

讨论

此病例展示了混合型 FAI 中的髋臼钳型损伤。骨与软骨之间撞击可导致以上临床表现，并且与关节镜下所见图像相关。

盂唇退变及撕裂是导致髋关节不稳及软骨退变的主要原因。盂唇病变与凸轮及钳型 FAI 均有关。撕裂可见于 MRI 矢状位、斜矢状位及冠状位。髋臼盂唇的病变表现主要包括盂唇信号升高、盂唇撕裂以及盂唇的完全分离[15,19-20]。判断盂唇撕裂的一个有用征象是盂唇周围是否出现囊肿（图 28.10 a,b），这些囊肿可大可小，比盂唇撕裂本身更容易引起注意。出现在盂唇临近软组织内，常常向上突出。也常常含有骨化成分，难以与透明软骨损害相关的软骨下骨囊性改变区分。另外，区分撕裂与正常前下侧或后下侧盂唇沟或凹陷也非常重要。应该将这种凹槽与唇状撕裂区分开来，这种凹槽通常与常见的前上唇病变的位置不同。

总结

MRI 与 MR 关节造影是显示股骨近侧、髋臼及由髋撞击继发产生的各种形态学异常的有力影像学手段，结构异常会加速 FAI 进展，导致股骨颈与髋臼间的关节间隙变窄，引起股骨头颈交界区与髋臼的机械撞击。盂唇撕裂、软骨退变或分层、盂唇周围囊肿、股骨颈突出、髋臼周围游离骨片等均为 FAI 的病理表现。与平片一起，MRI 与 MR 关节造影可帮助诊断骨性结构异常及股骨颈与髋臼的异常撞击，同时可以评估髋臼盂唇与关节软骨的退变损伤情况[2,8,15-16]，可为症状性 FAI 患者术前计划提供帮助。

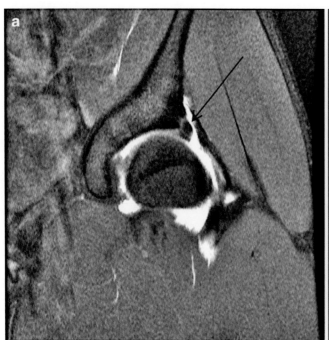
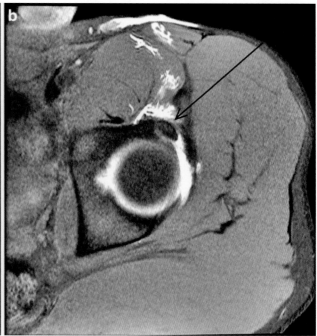

图 28.8　冠状位及轴位 T2 加权像 MRI 关节造影显示在撞击部位有大块骨片（箭头所示）

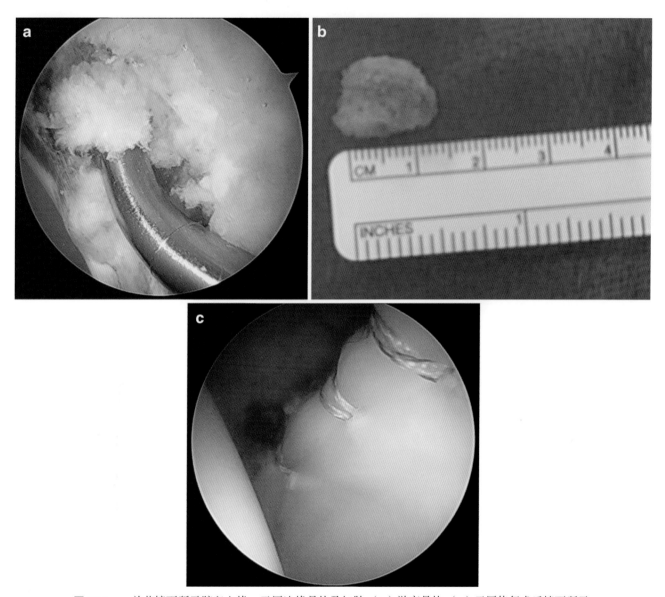

图 28.9　**a**. 关节镜下所示髋臼上缘、盂唇边缘骨块及红肿；（**b**）游离骨块；（**c**）盂唇修复术后镜下所示

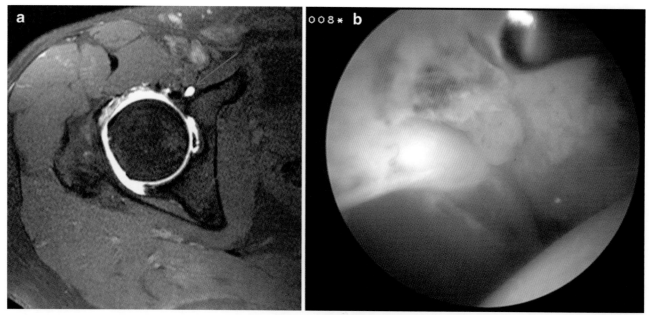

图 28.10　（a，b）33 岁男性凸轮型 FAI，盂唇撕裂及轻度退行性骨关节病（degenerative joint disease，DJD），MRI 关节造影及关节镜下所示。（a）MRI 所示盂唇旁囊肿；（b）关节镜下所示盂唇旁囊肿

参考文献

1. Ganz R, Parvizi J, Beck M, et al. Femoroacetabular impingement: a cause for osteoarthritis of the hip. Clin Orthop Relat Res. 2003;417:112–20.
2. Tanzer M, Noiseux N. Osseous abnormalities and early osteoarthritis: the role of hip impingement. Clin Orthop Relat Res. 2004; 429:170–7.
3. Beck M, Leunig M, Parvizi J, et al. Anterior femoroacetabular impingement: Part II. Midterm results of surgical treatment. Clin Orthop Relat Res. 2004;418:67–73.
4. Ito K, Leunig M, Ganz R. Histopathologic features of the acetabular labrum in femoroacetabular impingement. Clin Orthop Relat Res. 2004;429:262–71.
5. Ito K, Minka 2nd MA, Leunig M, et al. Femoroacetabular impingement and the cam-effect. A MRI-based quantitative anatomical study of the femoral head-neck offset. J Bone Joint Surg Br. 2001;83:171–6.
6. Jäger M, Wild A, Westhoff B, Krauspe R. Femoroacetabular impingement caused by a femoral osseous head-neck bump deformity: clinical, radiological, and experimental results. J Orthop Sci. 2004;9:256–63.
7. Ganz R, Leunig M, Leunig-Ganz K, Harris WH. The etiology of osteoarthritis of the hip, an integrated mechanical concept. Clin Orthop Relat Res. 2008;466(2):264–72.
8. Lavigne M, Parvizi J, Beck M, et al. Anterior femoroacetabular impingement: Part I. Techniques of joint preserving surgery. Clin Orthop Relat Res. 2004;418:61–6.
9. Nötzli HP, Wyss TF, Stoecklin CH, et al. The contour of the femoral head-neck junction as a predictor for the risk of anterior impingement. J Bone Joint Surg Br. 2002;84:556–60.
10. Reynolds D, Lucas J, Klaue K. Retroversion of the acetabulum. A cause of hip pain. J Bone Joint Surg Br. 1999;81:281–8.
11. Ferguson SJ, Bryant JT, Ganz R, Ito K. The acetabular labrum seal: a poroelastic finite element model. Clin Biomech (Bristol, Avon). 2000;15:463–8.
12. Ferguson SJ, Bryant JT, Ganz R, Ito K. An in vitro investigation of the acetabular labral seal in hip joint mechanics. J Biomech. 2003;36:171–8.
13. Reynolds D, Lucas J, Klaue K. Retroversion of the acetabulum. A cause of hip pain. J Bone Joint Surg Br. 1999;81:281–8. Comment in: J Bone Joint Surg Br. 1999;81:743–4.
14. Pfirrmann CW, Mengiardi B, Dora C, et al. Cam and pincer femoroacetabular impingement: characteristic MR arthrographic findings in 50 patients. Radiology. 2006;240:778–85.
15. Leunig M, Podeszwa D, Beck M, et al. Magnetic resonance arthrography of labral disorders in hips with dysplasia and impingement. Clin Orthop Relat Res. 2004;418:74–80.
16. Beck M, Leunig M, Clarke E, Ganz R. Femoroacetabular impingement as a factor in the development of nonunion of the femoral neck: a report of three cases. J Orthop Trauma. 2004;18: 425–30.
17. Erratum in: Radiology. 2007;244:626. Comment in Radiology. 2007;244:625–6; author reply 626.
18. Bittersohl B, Steppacher S, Haamberg T, Kim YJ, Werlen S, Beck M, Siebenrock KA, Mamisch TC. Cartilage damage in femoroacetabular impingement (FAI): preliminary results on comparison of standard diagnostic vs delayed gadolinium-enhanced magnetic resonance imaging of cartilage (dGEMRIC). Osteoarthritis Cartilage. 2009;17(10):1297–306.
19. Kassarjian A, Yoon LS, Belzile E, et al. Triad of MR arthrographic findings in patients with cam-type femoroacetabular impingement. Radiology. 2005;236:588–92.
20. Stoller DW, Tirman PFJ, Bredella MA. Femoroacetabular impingement. In: Diagnostic imaging: orthopaedics. Salt Lake City, UT: Amirsys; 2004.

参考书目

Eijer H, Myers SR, Ganz R. Anterior femoro-acetabular impingement after femoral neck fractures. J Orthop Trauma. 2001;15:475–81.

James SL, Ali K, Malara F, et al. MRI findings of femoroacetabular impingement. AJR Am J Roentgenol. 2006;187:1412–9.

Klaue K, Durnin CW, Ganz R. The acetabular rim syndrome. A clinical presentation of dysplasia of the hip. J Bone Joint Surg Br. 1991;73:423–9.

Leunig M, Beck M, Kalhor M, et al. Fibrocystic changes at anterosuperior femoral neck: prevalence in hips with femoroacetabular impingement. Radiology. 2005;236:237–46.

Leunig M, Beck M, Woo A, et al. Acetabular rim degeneration: a constant finding in the aged hip. Clin Orthop Relat Res. 2003;413:201–7.

Leunig M, Casillas MM, Hamlet M, et al. Slipped capital femoral epiphysis: early mechanical damage to the acetabular cartilage by a prominent femoral metaphysics. Acta Orthop Scand. 2000;71:370–5.

Myers SR, Eijer H, Ganz R. Anterior femoro-acetabular impingement after periacetabular osteotomy. Clin Orthop Relat Res. 1999;363:93–9.

Pitto RP, Klaue K, Ganz R, Ceppatelli S. Acetabular rim pathology secondary to congenital hip dysplasia in the adult. A radiographic study. Chir Organi Mov. 1995;80:361–8.

Sadro C. Current concepts in magnetic resonance imaging of the adult hip and pelvis. Semin Roentgenol. 2000;35:231–48.

Siebenrock KA, Schoeniger R, Ganz R. Anterior femoroacetabular impingement due to acetabular retroversion. Treatment with periacetabular osteotomy. J Bone Joint Surg Am. 2003;85-A(2):278–86.

Stulberg SD, Cordell, LD, Harris WH, et al. Unrecognized childhood hip disease: a major cause of idiopathic osteoarthritis of the hip. In: Proceedings of the third open scientific meeting of the Hip Society. The Hip. St Louis, MO: CV Mosby; 1975. p. 2112–228.

股骨髋臼撞击征：股骨形态与校正 **29**

Misty Suri，John J. Christoforetti，Rami Joseph Elkhechen 和 Shawn Evette Johnson　著

高曙光　张　屹　译　熊依林　李衡真　校

概述

目前，髋关节疾病的关节镜治疗已经成为热点，这其中，股骨髋臼撞击征（FAI）就获得了很多关注。FAI 包括凸轮型 FAI 与钳型 FAI，分别需要采取合适的治疗方法。Harris 与同事首次发现部分 FAI 患者的股骨头的非球面形态，并提出了股骨头"手枪柄畸形（pistol grip deformity）"[1]，发现有该畸形的患者容易发生早期骨关节炎。Ganz 与同事赞同并推广了他们的理论：FAI 可以分为凸轮型 FAI 和钳型 FAI[2]。他们认为 FAI 是早期骨关节炎的危险因素。20 世纪 90 年代末期，FAI 的手术治疗方法主要是开放性手术治疗，试图减轻 FAI 进展导致的退变性改变[3]。FAI 的早期手术治疗效果理想，越来越多的手术医生开始关注 FAI 的关节镜手术治疗[4]。

本章主要讨论 FAI 中股骨的情况，包括其诊断与手术治疗。在简短的介绍之后会通过病例讲解的形式分析 FAI 影像学资料与关节镜治疗的关系。关节镜下股骨形态描述将是本章的重点。以下是三个病例：

1. 中年男性工作者，典型前外侧凸轮型病变。
2. 年轻男性运动员，非典型性前、后侧凸轮病型变。
3. 年轻女性舞者，典型前外侧凸轮型病变。

病理解剖学

髋臼中旋转非球面型股骨头通常会导致凸轮型 FAI。这种股骨形态学异常不会导致患者疼痛，但往往会引起整个关节退变，进而引起相应症状。这种形态学异常可导致软骨与软骨下骨分离及盂唇撕裂。这些病变通常发生在髋臼前上侧 1 ～ 2 点钟的位置[5]。髋臼过深、髋臼前突以及髋臼后倾均可导致 FAI，但对这些内容本章不会过多讨论。大部分研究认为股骨头非球面性改变是生长过程异常，如股骨骨骺不对称性闭合[7]。

中年男性及年轻运动员是好发人群[8]，而症状出现时间主要取决于运动员对髋关节活动度的需求。

病史与体格检查

FAI 通常发病隐匿，病程呈间歇性，一般由于患者在日常生活中或者运动时对髋关节活动度的要求高于其正常结构负荷所致。因此，询问病史主要应

M. Suri, MD (✉) • S.E. Johnson, MD
Department of Sports Medicine, Ochsner Clinic, Jefferson, LA, USA
e-mail: msuri@ochsner.org; Swtdst96_2@me.com

J.J. Christoforetti, MD
Department of Orthopedic Surgery, Sports Medicine Division, Allegheny Health Network, West Penn Hospital, Pittsburgh, PA, USA
e-mail: John.christoforetti@gmail.com

R.J. Elkhechen, MD
Orthopedic Care Specialists of North Palm Beach, North Palm Beach, FL, USA
e-mail: Rami.joseph.elkhechen@gmail.com

S.F. Brockmeier (ed.), *MRI-Arthroscopy Correlations: A Case-Based Atlas of the Knee, Shoulder, Elbow and Hip*, DOI 10.1007/978-1-4939-2645-9_29, © Springer Science+Business Media New York 2015

注意症状的持续时间、引发症状的活动、症状主要发生部位、日常运动及活动情况等。

髋关节检查通常包括步态评估、下肢长度及压痛点、捻发音等情况。FAI 患者可表现出活动度减少，引起相关代偿机制。因此，我们在检查髋关节活动度的同时，也要关注疼痛发生的情况，是在活动幅度范围内，还是发生在活动终末点。为了可以更好地了解患者的临床症状，可以尝试诱发患者症状。诱发症状实验包括髋关节动态内旋撞击试验（dynamic internal rotatory impingement，DIRIT）以及后下侧撞击试验[9]。凸轮型 FAI 的损伤部位往往是诱发疼痛的位置，下台阶及臀桥动作可以发现核心肌群及髋部肌群的肌力减弱[10]。

关节腔内注射 4 ～ 6 ml 0.25% 布比卡因以及类固醇可以为疾病提供很好的诊断及预后价值，同时也为手术治疗提供帮助[11]。为了明确诊断，注射数小时后应量化评估患者疼痛减轻程度。但老年人慎用类固醇注射。

影像学

影像学检查通常是 FAI 的确诊手段，并为手术治疗提供信息。站立前后位、Dunn 位、交叉横向位以及蛙式位是常用的影像学拍摄体位[12]。Meyer 等证实 45° Dunn 位是发现凸轮型病变的最佳位置[13]。检测 α 角可量化凸轮型病变，但它有时并不能鉴别无症状者及症状性 FAI 患者[14]。因此，在诊断凸轮型病变时往往要考虑患者的临床表现及生活情况等。对诊断症状性凸轮型 FAI 的影像学资料并不仅仅只检测 α 角最大值。Milone 等证实通过二维图像很难准确测量 α 角的最大值[15]。

关节腔注射 5 ～ 20 ml 轧 -DTPA 荧光造影磁共振关节造影（magnetic resonance arthrography，MRA）可以明确凸轮型 FAI 及相关软组织损伤（软骨与盂唇损伤）[16]。MRA 为检测 α 角提供了另外一种方式，但是由于该技术不能支持骨三维界面，并不能精确量化凸轮型病变相关骨性参数。

动态三维电子计算机断层扫描（computed tomography，CT）提供了术前对骨解剖的准确测量。CT 往往可提供骨切除手术准确的位置，进一步降低翻修手术的可能[17]。但是，由于患者需要长时间暴露于放射线中，动态三维 CT 目前还不是常规检测手段。

首选的手术方式

髋关节手术最常用的体位是仰卧位，通过透视确认术中牵引情况，通常采用标准前外侧入路以及与纵轴成 45° 方向的中前入路，距离前外侧入路偏内，偏远端各 7 cm[18]。切开关节囊连接两侧入路，镜下观察中间间室是否存在病变，评价继发于 cam 损伤的病变。调节牵引并使髋关节屈曲至 30° 左右，确定凸轮病变的大小，在病变处正常软骨与纤维软骨边界处做好标记。为了能使评估及切除凸轮病变更加容易，可以 T 型切开 1 ～ 1.5 cm 关节囊。前外侧入路观察，中前入路操作，首先切除凸轮病变区域。接下来进行股骨成形术，使用 5 mm 球磨在连接处重新创造凹陷（软骨与骨界面的平滑过渡）。尤其是前上侧凸轮病变的外侧，改变观察及操作入路可以全面评估病变区域的大小，这一步非常重要，往往可决定是否做翻修手术[15]。一般而言，中前入路适合治疗前内侧凸轮病变，而前外侧入路可以治疗绝大部分后外侧病变。需要强调的是，术中需要保留外侧韧带血管，避免在股骨颈张力侧磨除过多骨质[19]。为了降低异位骨化的风险，需尽可能清除术中骨碎片。

在这个病例中，为了准确确认病变切除程度，需不定期动态地进行镜下观察评估。在髋关节弯曲至 90° 的旋转过程中（图 29.1），股骨头与盂唇连接处清晰可见（图 29.2）。测试的目的是保证股骨颈与盂唇间不存在撞击，保留盂唇与病变区的密闭性与收缩性，可使用一根（有时两根）高强度不可吸收缝合线简单缝合关节囊 T 型切口。

康复

患者术后第 1 天可进行常规理疗，并佩戴两周 0 ～ 90° 弯曲的髋关节矫正支具辅助治疗；为预防睡眠时髋关节无意识外旋，患者需使用 10 天丁字鞋，并垫枕头抬高；为了防止术后股骨颈骨折或手术区扭曲，术后 3 周内患者应挂拐杖以减轻负重。如果

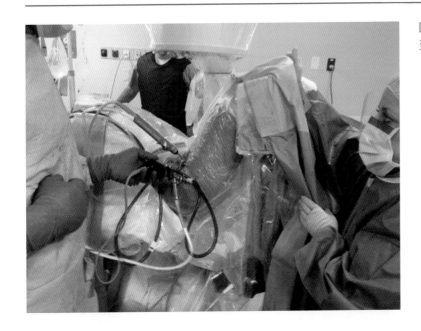

图 29.1　关节镜下切除凸轮型病变，髋关节弯曲至 90° 并旋转镜下动态检查病变组织切除程度

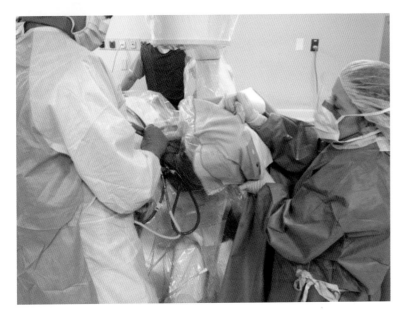

图 29.2　之后，将髋关节内、外旋，确认撞击已消除

术中同时进行了其他操作，如微骨折，部分负重的时间将延长至 8 周，同时每天应进行 6 小时的被动活动锻炼，持续 4 ~ 6 周[20]。

病例 1：中年男性工作者典型 FAI

病史 / 体格检查

　　49 岁男性，生产主管，上楼梯及从事电脑工作时左髋关节疼痛 3 个月，工作需要长时间保持坐位，VAS 评分 5 分。同时，患者在上下车及驾驶时左髋也会疼痛。该患者曾因右髋 FAI 行右髋关节镜手术。2 年前，该患者曾因较大凸轮型病变行盂唇清理术及股骨成形术，术后症状得到 80% 的缓解。患者认为现在左髋的症状和右髋术前症状一致。他已无法进行家务劳动，因为弯腰会触发疼痛。

　　体查提示髋关节屈曲撞击试验阳性，髋关节回旋转动时疼痛明显。下台阶试验及臀桥试验提示髋部肌肉力量下降。同时屈曲内收外旋幅度与对侧不对称。被动运动活动度受限，弯曲 100°，内旋 20°，外旋 40°，外展 45° 及内收 20°。向关节腔内注射类固醇可以暂时缓解症状（持续数周）。由于非手术治疗效果不佳，日常生活受到影响，考虑行相关影像学检查后进行手术治疗。

影像学

图 29.3 与图 29.4 显示股骨头球面性较差，伴随凸轮型病变。股骨头头颈偏心距消失并出现异常信号。外侧中心边缘角（lateral center-edge angle，LCEA）为 24°，关节间隙狭窄。MRI 关节腔造影显示股骨头冠状位图像如图 29.5，轴位图像显示盂唇前上部撕裂（图 29.6），相邻软骨轻微磨损，股骨头颈偏心距减少，α 角增大，头颈连接处外侧可见明显撞击痕迹。

关节镜

牵引下为患者行髋关节镜下盂唇修复术，图 29.7 显示镜下发现头颈连接部前外侧方向出现凸轮型病变，镜下撞击试验确认并量化病变位置。前外

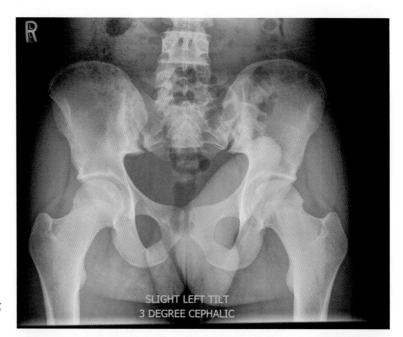

图 29.3　前后位骨盆 X 线片所示左髋前外侧凸轮型病变，股骨头颈偏距减小且髋关节球面性消失

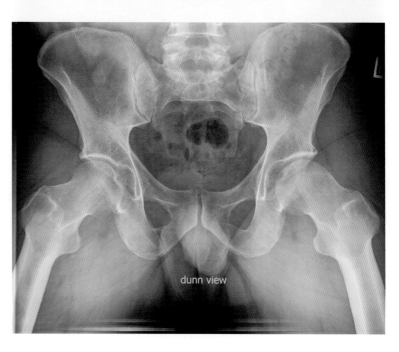

图 29.4　Dunn 位 X 线片证实患侧较对侧（已行髋关节镜股骨成形术）股骨头颈偏距减小

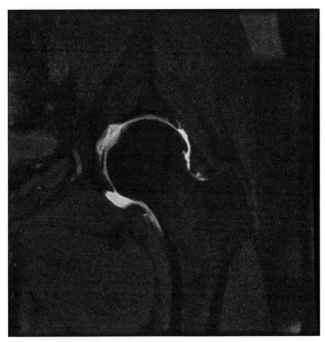

图 29.5　冠状位 T2 MRA 显示股骨头颈连接部外侧高亮液体信号，为前外侧凸轮病变区域

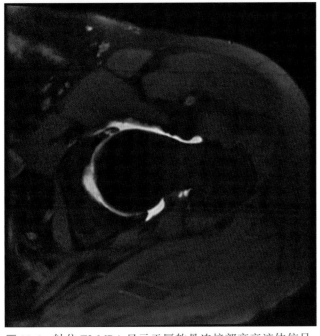

图 29.6　轴位 T2 MRA 显示盂唇软骨连接部高亮液体信号，为前侧凸轮型病变合并盂唇撕裂区域

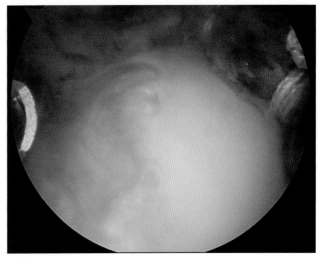

图 29.7　切开关节囊，标准前外侧入路，可见前外侧凸轮型病变，背景为盂唇修复

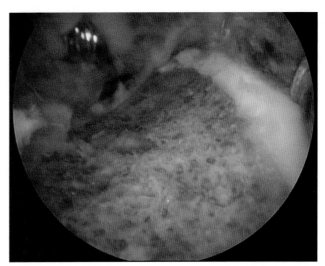

图 29.8　采用电凝止血及磨钻切除凸轮病变组织并重建股骨头颈部消除撞击

侧入路观察，中前入路操作，用 5 mm 圆磨清除凸轮病变（图 29.8）。适当调整交换关节镜入路以获取有利位置是手术的关键。图 29.9 显示在内侧 6 点方向至外侧 12 点方向切除 5 mm 深、35 mm 宽的凸轮病变组织，镜下动态检查显示清除完全，没有

撞击。

股骨成形术后，使患者髋关节中立位放松弯曲，用不可吸收高强度缝合线简单缝合 T 型关节囊切口（图 29.10～图 29.12）。

讨论

髋关节活动受限伴极度屈髋时疼痛加剧，且既往有对侧成功矫正的病史提示应采取 MRI 检查。通常会发现前上方髋臼软骨与盂唇撕裂及股骨头非球面形态改变。有意义的阴性表现包括没有严重软骨下囊性改变和股骨头内及髋臼骨髓水肿。因此，手

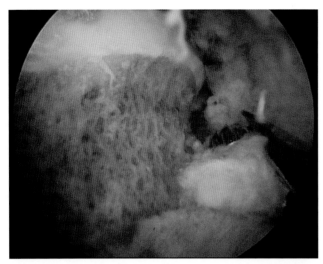

图 29.9 为了准确观察并切除最外侧凸轮病变,将关节镜转移至远端前侧入路,是切除整个病变组织的关键步骤

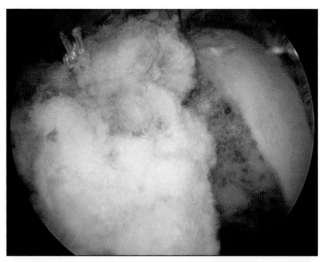

图 29.12 用一根高强度不可吸收线简单缝合关闭 T 型关节囊切口,同时可见股骨颈与股骨头成形部分的平滑过渡

术者应结合术前影像学资料、体格检查及关节镜下所见制定合理的手术方式。

病例 2:年轻男性运动员非典型 FAI

病史 / 体格检查

17 岁高中棒球运动员表现为双侧髋关节疼痛,左侧严重,近 5 年由于运动症状加重,VAS 评分为 5 分。最近症状加剧,已停止参加棒球运动,只能通过休息及服用抗炎药缓解症状。体格检查发现患者髋部无压痛和异常弹响,但屈曲撞击试验与后方撞击试验阳性,髋关节旋转运动时疼痛加剧,髋部肌力减低,下台阶及臀桥试验阳性。患者被动运动范围受限,屈曲 110°,内旋 30°,外旋 40°,外展 45°,内收 20°。由于症状持续时间较长,同时患者有重回运动场的需求,医生考虑完善影像学检查后进行手术。

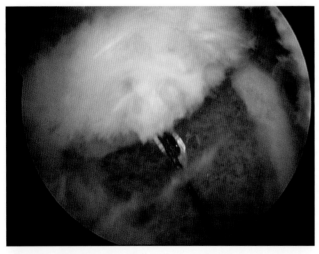

图 29.10 使用 90° 穿线设备,使不可吸收缝线通过中前入路套管,以关闭 T 型关节囊切口

影像学

X 线片显示双侧股骨头球面性差,蛙式位 X 线片显示左髋后部有一个较大、典型的凸轮型病变(图 29.13),外侧中心边缘角为 35°[21],MRI 关节腔造影确认存在前后凸轮型病变,巨大盂唇撕裂(图 29.14 与图 29.15)。使用造影剂可使撕裂显示明显,提高对疾病诊断的特异性和敏感性。另外,为详细

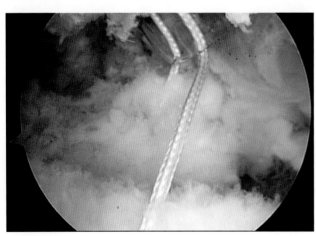

图 29.11 高强度不可吸收线通过前中入路套管出去

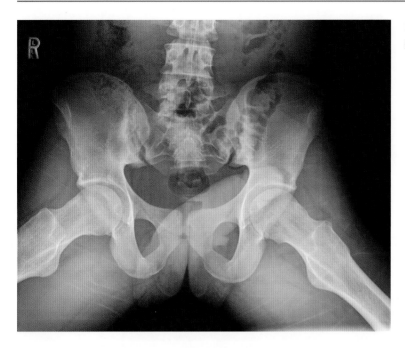

图 29.13 在蛙式位片下发现双侧髋关节前凸轮病变并伴随可疑后凸轮病变，合并左髋撞击存在

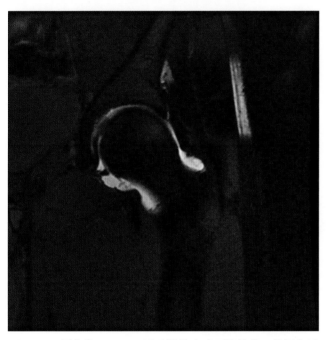

图 29.14 冠状位 T2 MRA 显示股骨头球面性较差，前侧有巨大凸轮型病变及股骨头颈偏距降低，盂唇组织中间流动高亮信号证实盂唇撕裂

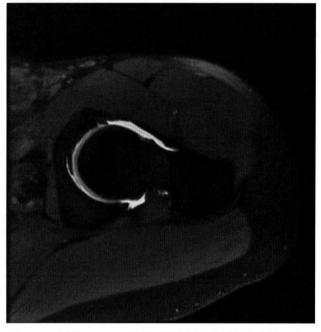

图 29.15 轴位 T2 MRA 发现盂唇中间有流动高亮信号，为盂唇撕裂，前后凸轮型病变

了解凸轮病变的骨性结构并定订相应手术计划，为患者行 2 mm CT 扫描（图 29.16）。图 29.16 横断 CT 扫描显示撞击最终导致了前侧凸轮病变及疝坑形成。三维重建可以提供全方位视野、空间解剖定位以及对凸轮病变大小进行量化。图 29.17 显示股骨头球面性缺失，前外侧存在较大缺损。

手术

由于后凸轮型病变的存在，因此行髋关节脱位后切除病变组织（图 29.18）。该手术方式最早由 Ganz 等人报道[22]，要求患者取侧卧位，在大转子前缘中心做直切口，切除皮下组织到深筋膜组织。在阔筋膜张肌及臀大肌之间使用 Gibson 拉钩。在实

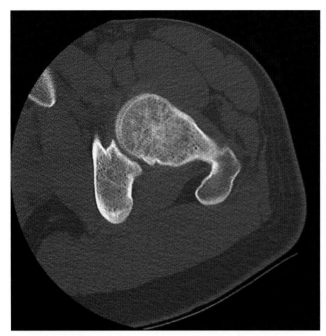

图 29.16　轴位 CT 扫描可较清楚地发现前后凸轮型病变，后侧相邻部位可见疝坑

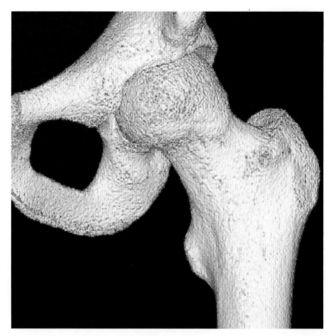

图 29.17　CT 扫描三维重建图像有助于了解前凸轮型病变的空间结构

施转子截骨术时要十分小心，保留臀中肌、臀小肌和股外侧肌的止点。当骨块被向前撬起时，应实施不全截骨术，以控制前方皮质的骨折。在 Z 型关节囊切开术使得视野暴露良好的情况下，使用圆韧带切割刀或梅奥剪刀切割圆韧带。

屈曲外旋可控制股骨头前脱位程度，评估软骨损伤程度、凸轮型病变及盂唇损伤。图 29.19 清楚显示了股骨头后侧凸轮型病变。术中用咬骨钳及高速磨钻切除病变区域，恢复股骨头后侧球面性（图 29.20）。请注意图 29.21 中前外侧凸轮型病变，镊子所示部分股骨头颈偏距明显减少，用半圆形塑料模板标记骨切除部位。图 29.22 所示的截骨以可控的方

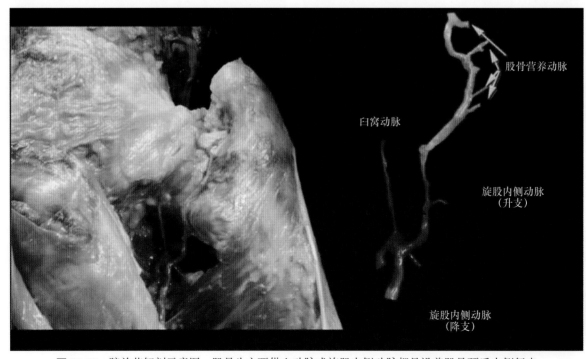

图 29.18　髋关节解剖示意图，股骨头主要供血动脉或旋股内侧动脉都是沿着股骨颈后内侧行走

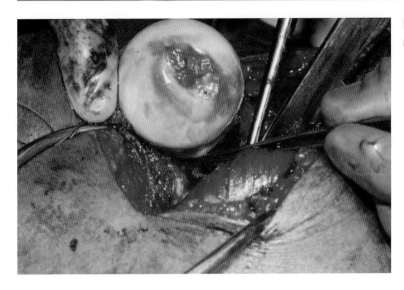

图 29.19　左髋关节人工前脱位后，用钳子暴露后凸轮型病变

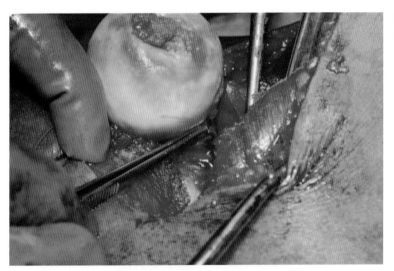

图 29.20　咬骨钳和高速磨钻切除后凸轮型病变（镊子所示）

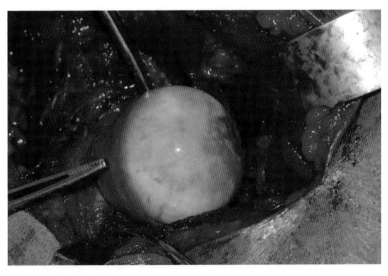

图 29.21　镊子所示股骨头有巨大凸轮型病变伴球面性缺失

式进行。用半圆形塑料模板重新评估股骨头球面性，并用高速磨钻及咬骨钳切除（图 29.23）。图 29.24 所示最终切除成形后的股骨头，以及成形后的头颈偏距。

在完成 cam 成型后，可以看见盂唇撕裂部。开放手术不需要像髋关节镜那样做牵引。髋关节脱位时能看到这些病理改变，这部分内容在其他章节讨论。处理完中央室盂唇病变后，如图 29.25 所示为开放手术时动态进行撞击测试。该测试的目的是检测股骨头与盂唇间是否存在撞击，同时保留盂唇与切除病变部位之间的密封性与收缩性。

讨论

此病例的 MRI 检查结果确认了 X 线片所发现的

股骨后方畸形（posterior femoral deformity）。我们需认识到解剖给关节镜手术带来的局限。当股骨头颈偏距异常或股骨近端异常非常靠近外侧骨骺血管时，开放切开手术有其合理及优越性。

病例 3：年轻女性舞者典型 FAI

病史 / 体格检查

21 岁在校大学生，业余舞者。4 个月前做舞蹈动作（需双侧臀部快速下蹲及外侧旋转）后出现右髋关节疼痛，为腹股沟深部疼痛，当髋关节屈曲及外展时疼痛加剧，否认关节弹响。患者跳舞以及上下车也有困难。

图 29.22 用骨刀在纤维软骨及关节软骨之间切除前侧凸轮型病变

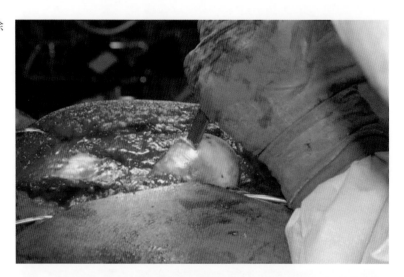

图 29.23 完全切除前后凸轮病变，撞击解除

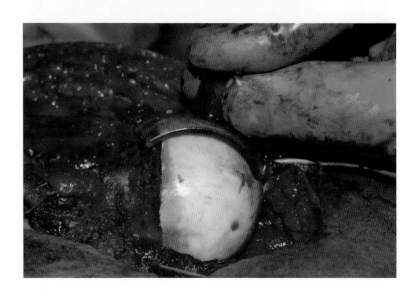

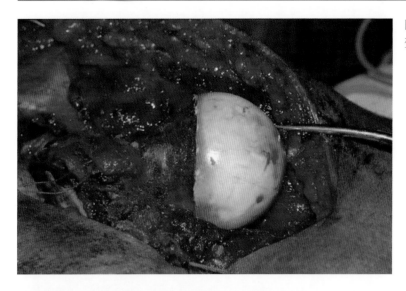

图 29.24 借助半圆形塑料模板准确切除凸轮型病变组织

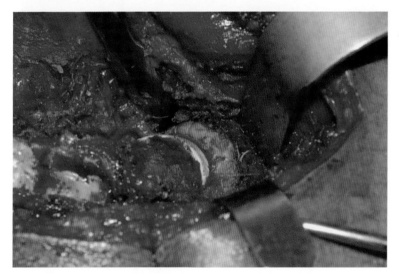

图 29.25 直视下动态检查手术效果，图中为盂唇修复及凸轮病变切除术后

体格检查触诊无明显压痛，活动髋关节也没有弹响，屈曲撞击试验阳性，同时髋关节外展有明显疼痛，下台阶及臀桥试验时肌力轻微减弱。髋关节活动范围为屈曲 110°，内旋 20°，外旋 50°，外展 35° 并伴随疼痛，内收 20°。患者曾在外院行 MRI 检查。

影像学

X 线片显示右髋股骨头球面性较差，没有交叉征，外侧中心边缘角为 31°，没有关节间隙狭窄。外院非增强 MRI 证实股骨颈前外侧凸轮型病变，冠状位 T2 像显示外侧最明显（图 29.26，图 29.27），同时发现软骨移行区的盂唇可能也有损伤。她随后接受了诊断性的关节内布比卡因注射治疗，一方面辅

助确诊，另一方面帮助预测手术的有效性。关节腔注射布比卡因后 48 小时疼痛完全缓解，但仅能维持 2 周。因此，该患者具备髋关节镜手术的指征。

关节镜

切开关节囊行盂唇修复，在镜下发现周围间室股骨头颈联合处前外侧有明显的凸轮型病变（图 29.28）。镜下撞击试验明确撞击部位的具体位置。前外侧入路观察，前中侧入路操作，采用 5 mm 磨钻切除病变区域（图 29.29）。另外，为了能完全暴露切除的整个病变区域，换成前中侧入路观察。图 29.30 示完全切除病变区域，cam 切除从 6 点到 12 点位置，3 mm 深、30 mm 宽，镜下动态测试证实切除完全，撞击解除。

图 29.26 冠状位 T2 加权 MRI 可见股骨头外侧与股骨颈交界处球面性较差，相邻软骨盂唇连接部可能也受到破坏

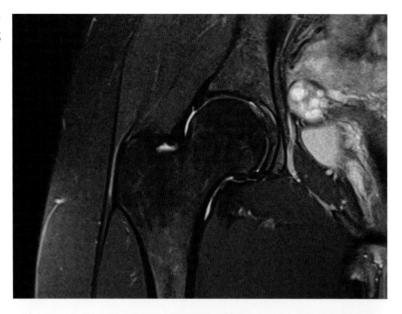

图 29.27 轴位 T2 加权 MRI 所示股骨头颈形态基本正常

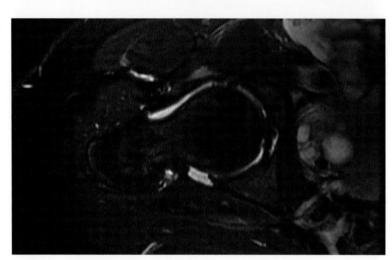

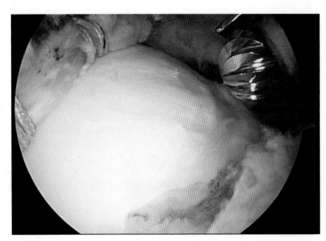

图 29.28 通过前侧入路观察，直接可见盂唇修复处附近有凸轮型病变（外观上与正常关节软骨颜色及质地纹理有区别）

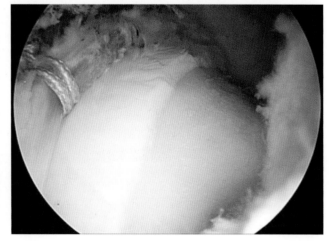

图 29.29 通过前侧入路观察，用磨钻打磨股骨头颈联合部成弧形，重建头颈解剖学形态

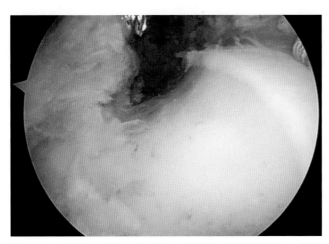

图 29.30　通过中前侧入路观察，切除病变部外侧至 12 点钟方向

讨论

此病例强调在治疗盂唇撕裂时要注意股骨变形程度及活动度，MRI 检查帮助了解软骨盂唇撕裂是否为髋关节典型盂唇撕裂，在股骨头非球面时剪切力不是盂唇从髋臼撕裂的因素，而往往是关节软骨在盂唇结合部损伤的关键因素。

总结

股骨与髋臼形态异常在髋关节 FAI 中至关重要，表现为反复的渐进性关节内软组织损伤。尽管凸轮撞击本身不会引起疼痛，但其导致的病变产生疼痛，包括软骨分层撕裂和盂唇损伤。尽管大部分凸轮病变可以进行关节镜治疗，但后侧凸轮病变却有较大手术难度。针对这类病变，Ganz 等推荐髋关节脱位后开放性手术治疗。手术的关键是在有症状患者的继发关节病变严重前进行早期探测和干预。因此，充分了解患者临床症状、日常生活方式、活动水平以及影像学资料，以便进行适当的治疗干预，可为延缓继发性退行性病变提供极大的帮助。

参考文献

1. Harris WH. Etiology of osteoarthritis of the hip. Clin Orthop Relat Res. 1986;213:20–33.
2. Ganz R, Parvizi J, Beck M, Leunig M, Notzli H, Siebenrock KA. Femoroacetabular impingement: a cause for osteoarthritis of the hip. Clin Orthop Relat Res. 2003;417:112–20.
3. Ganz R, Gill TJ, Gautier E, Ganz K, Krugel N, Berlemann U. Surgical dislocation of the adult hip a technique with full access to the femoral head and acetabulum without the risk of avascular necrosis. J Bone Joint Surg. 2001;83(8):1119–24.
4. Byrd JW. The role of hip arthroscopy in the athletic hip. Clin Sports Med. 2006;25(2):255–78, viii.
5. Ito K, Minka 2nd MA, Leunig M, Werlen S, Ganz R. Femoroacetabular impingement and the cam-effect. A MRI-based quantitative anatomical study of the femoral head-neck off-set. J Bone Joint Surg Br. 2001;83(2):171–6.
6. Audenaert EA, Peeters I, Vigneron L, Baelde N, Pattyn C. Hip morphological characteristics and range of internal rotation in femoroacetabular impingement. Am J Sports Med. 2012;40(6):1329–36.
7. Leunig M, Casillas MM, Hamlet M, Hersche O, Notzli H, Slongo T, et al. Slipped capital femoral epiphysis: early mechanical damage to the acetabular cartilage by a prominent femoral metaphysis. Acta Orthop Scand. 2000;71(4):370–5.
8. Byrd JW, Jones KS. Arthroscopic femoroplasty in the management of cam-type femoroacetabular impingement. Clin Orthop Relat Res. 2009;467(3):739–46.
9. Martin HD, Kelly BT, Leunig M, Philippon MJ, Clohisy JC, Martin RL, et al. The pattern and technique in the clinical evaluation of the adult hip: the common physical examination tests of hip specialists. Arthroscopy. 2010;26(2):161–72.
10. Chinkulprasert C, Vachalathiti R, Powers CM. Patellofemoral joint forces and stress during forward step-up, lateral step-up, and forward step-down exercises. J Orthop Sports Phys Ther. 2011;41(4):241–8.
11. Nepple JJ, Prather H, Trousdale RT, Clohisy JC, Beaule PE, Glyn-Jones S, et al. Clinical diagnosis of femoroacetabular impingement. J Am Acad Orthop Surg. 2013;21 Suppl 1:S16–9.
12. Clohisy JC, Carlisle JC, Beaulé PE, Kim Y-J, Trousdale RT, Sierra RJ, et al. A systematic approach to the plain radiographic evaluation of the young adult hip. J Bone Joint Surg. 2008;90 Suppl 4:47–66.
13. Meyer DC, Beck M, Ellis T, Ganz R, Leunig M. Comparison of six radiographic projections to assess femoral head/neck asphericity. Clin Orthop Relat Res. 2006;445:181–5.
14. Sutter R, Dietrich TJ, Zingg PO, Pfirrmann CW. How useful is the alpha angle for discriminating between symptomatic patients with cam-type femoroacetabular impingement and asymptomatic volunteers? Radiology. 2012;264(2):514–21.
15. Milone MT, Bedi A, Poultsides L, Magennis E, Byrd JW, Larson CM, et al. Novel CT-based three-dimensional software improves the characterization of cam morphology. Clin Orthop Relat Res. 2013;471(8):2484–91.
16. Leunig M, Podeszwa D, Beck M, Werlen S, Ganz R. Magnetic resonance arthrography of labral disorders in hips with dysplasia and impingement. Clin Orthop Relat Res. 2004;418:74–80.
17. Bedi A, Dolan M, Magennis E, Lipman J, Buly R, Kelly BT. Computer-assisted modeling of osseous impingement and resection in femoroacetabular impingement. Arthroscopy. 2012;28(2):204–10.
18. Skendzel JG, Philippon MJ. Management of labral tears of the hip in young patients. Orthop Clin North Am. 2013;44(4):477–87.
19. McCormick F, Kleweno CP, Kim YJ, Martin SD. Vascular safe zones in hip arthroscopy. Am J Sports Med. 2011;39 Suppl:64s–71.
20. Steadman JR, Rodkey WG, Rodrigo JJ. Microfracture: surgical technique and rehabilitation to treat chondral defects. Clin Orthop Relat Res. 2001;391(Suppl):S362–9.
21. Philippon MJ, Briggs KK, Yen YM, Kuppersmith DA. Outcomes following hip arthroscopy for femoroacetabular impingement with associated chondrolabral dysfunction: minimum two-year follow-up. J Bone Joint Surg. 2009;91(1):16–23.
22. Espinosa N, Beck M, Rothenfluh DA, Ganz R, Leunig M. Treatment of femoro-acetabular impingement: preliminary results of labral refixation. Surgical technique. J Bone Joint Surg Am. 2007;89 Suppl 2 Pt.1:36–53.

髋臼窝、股骨头凹和圆韧带疾病 **30**

Jason W. Folk，Fernando Portilho Ferro，Marc J. Philippon 和
Bryan Whitfield　著

高曙光　钱宇轩　译　熊依林　李衡真　校

概述

已有较多关于髋臼盂唇及盂唇软骨交界区的病理研究，而圆韧带和髋臼窝相关损伤和病变也被认为是产生非关节炎性疼痛和机械症状的重要来源，但又常常被忽视。圆韧带撕裂、关节滑膜病变如滑膜软骨瘤病，以及髋臼窝狭窄是这一区域最常见的病变。虽然最近已有一些特征性的体格检查，但影像学和关节镜检查对于这些损伤的诊断和治疗仍然至关重要。

目前关于圆韧带的确切功能尚不清楚，存在多种理论。一些研究者证明圆韧带可通过力学作用和液体分布起到髋关节静态稳定器的作用。与之相反的是，其他一些学者认为圆韧带是一个无用的残余胚胎组织[1-3]。最近，有理论提出圆韧带可能参与本体感觉和躯体感觉的反馈[4]，也可以作为髋关节的稳定装置。基础研究证据表明，在猪模型中，圆韧带具有和前交叉韧带相当的张力，能对抗脱位和不稳[1]。这种稳定作用在发育不良的髋关节中似乎更为明显[5]。一些学者已经确定了圆韧带作为重要的关节静态稳定装置的作用，并主张在出现症状性功能不全的情况下对其进行重建[6]。圆韧带损伤作为髋关节疼痛的来源已得到证实[5-11]。

圆韧带的病理改变包括创伤性和非创伤性撕裂两种。Gray 和 Villar 提出将圆韧带按照 I 型全层撕裂、II 型部分撕裂和 III 型退行性撕裂进行分类[12]。Botser 等提出了一种圆韧带撕裂程度的描述性分类法，包括 I 型：小于 50% 的部分撕裂，II 型：50% ～ 100% 的部分撕裂，III 型：全层撕裂[13]。圆韧带的非创伤性撕裂与发育性髋关节脱位、儿童股骨头缺血性坏死以及骨关节炎 / 退行性征象有关[13-16]。Domb 等还发现髋臼骨组织形态与患者出现撕裂的年龄之间的联系。由于 Wiberg 外侧中心-边缘角减小和 Tonnis 髋臼倾斜角增大而引起髋臼外侧覆盖度减小时，圆韧带的撕裂频率更高。年龄在 30 岁以上也和圆韧带撕裂率增加有关[17]。髋关节脱位也是造成创伤性圆韧带撕裂的公认的原因之一，目前尚不清楚这可能对这类患者的复发不稳定造成多大的影响[5-7,9-11]。

临床上，由明确损伤机制引起急性撕裂的患者随后可能会出现不稳定和疼痛的症状[7,18-20]。这就使得诊断困难并具有挑战，因为患者可能会描述一些非特异性症状，如腹股沟疼痛、卡压和打软腿等。体格检查通常可发现与关节内病变一致的活动范围中的疼痛。还有一些特异性的体格检查，如后撞击试验（the posterior impingement test）、外旋试验（the dial test）、牵拉恐惧试验以及 O'Donnell 等描述的圆韧带测试[20-23]。圆韧带撕裂的发生率从早期报告的 4% ～ 17%[5,19] 增加到最近报告的 49% ～ 65%[13,17-18]。这一变化可能是由于对

J.W. Folk, MD (✉) • B. Whitfield, MD
Department of Orthopedic Surgery and Sports Medicine,
Greenville Health System—Steadman Hawkins Clinic of the
Carolinas, University of South Carolina School of Medicine,
Greenville, SC, USA
e-mail: jfolk@ghs.org; bwhitfield@ghs.org

F.P. Ferro, MD
Department of Orthopedic Surgery,
Hospital de Acidentados, Goiânia, Brazil
e-mail: fpferro@gmail.com

M.J. Philippon, MD
The Steadman Clinic and Steadman Philippon
Research Institute, Vail, CO, USA
e-mail: drphilippon@sprivail.org

S.F. Brockmeier (ed.), *MRI-Arthroscopy Correlations: A Case-Based Atlas of the Knee, Shoulder, Elbow and Hip*,
DOI 10.1007/978-1-4939-2645-9_30, © Springer Science+Business Media New York 2015

于这种病理变化认识的加深以及识别出轻症病例而产生的观察偏倚所致。

经过适当的保守治疗后仍存在持续疼痛或机械症状，则患者可能需要进一步行手术治疗。文献中提到，当有证据显示关节内病理可接受关节镜治疗时，推荐关节镜下使用器械清理和（或）使用射频清理[8,10-11,13,17,21]。对于有不稳定症状和相关阳性体查结果的前次手术失败的患者，采用不同的手术技术和移植物进行圆韧带重建显示出良好的早期效果[6,23-25]，但是需要进一步的研究来验证该方法的确切作用。

滑膜软骨瘤病是一种罕见的、良性的、常发生在单关节的、通常以无蒂或有蒂的软骨结节形成为特征的疾病[26]。组织学检查显示滑膜间充质细胞化生[27]，这可能导致软骨游离体，最终发生骨化或软骨内骨化[27]。髋关节是仅次于膝关节的第二常见的受累关节[28]。滑膜软骨瘤病的主要后果是游离体机械磨损造成的软骨损伤。小的软骨游离体可能导致关节轻微损伤，而较大和（或）骨化的游离体可能导致更严重且不可逆的损伤。

临床上，对于滑膜软骨瘤病的早期诊断相当重要，因为其不良的预后与持续存在的关节内游离体有关[29-30]。在进行治疗时骨关节炎的严重程度是临床疗效的一种主要预测因素[27]。X线片可显示关节或周围间室的游离体，但不能显示未钙化的游离体。CT，尤其是MRI，有助于此病的早期和更准确的诊断[27]。

对于滑膜软骨瘤病，推荐的治疗方法包括手术切除。传统的开放手术有很好的效果，但是单纯关节切开有15%的复发率，且因手术操作中的脱位导致所需的恢复时间长[31-32]。相反，关节镜下游离体取出及滑膜切除术的效果则令人满意，恢复时间短，并发症少[27,33-34]。

髋臼窝狭窄可继发于边缘异位骨化形成和纤维、脂肪组织异常增生。有理论认为，这会导致圆韧带的嵌顿。这种占位效应可能会导致股骨头外侧半脱位，从而进一步引起外侧边缘应力增加，导致软骨盂唇交界区发生病理改变[35]。Philippon等在一份关于45名存在髋臼撞击征（femoroacetabular impingement，FAI）的职业运动员及其相关病变的报告中指出，约有7%髋臼窝狭窄的患者采用了髋臼盂唇部切除术[18]。X线片和MRI检查可显示与髋臼窝内侧缘相邻的骨窝凸出[1]。治疗的目的是从髋臼窝去除任何占位的组织，减轻对圆韧带的压迫，改善关节的功能[35]。

本章主要探讨髋臼窝与圆韧带病变的MRI影像改变与关节镜下图像的相关性，以及探讨相关的诊疗方法。共有三个病例，包括：

1. 髋臼窝狭窄减压术
2. 因症状性功能不全而进行的圆韧带撕裂重建术
3. 关节镜下治疗滑膜软骨瘤病伴FAI病变

病例1　髋臼窝狭窄

病史

患者男性，39岁，是一名滑雪板运动员。左髋疼痛数年。患者述第一次是在冲浪时感觉髋部疼痛，导致他跛行了几天。而且疼痛一直在缓慢加重，以至于现在无法从事任何形式的锻炼。基本上患者行走四个街区的距离后就会开始有跛行症状，伴有活动受限，甚至穿鞋都有困难。休息时的疼痛评分是5/10，最严重时痛感达到8/10。

体格检查

髋关节屈曲0～110°，内旋5°，外展30°。屈曲外展外旋（flexion abduction and external rotation，FABER）时，膝关节离检查台面20 cm。前撞击征阳性，后撞击征阴性。胫骨外旋试验（Dial test）阴性，Thomas征阳性，Ober征阴性。

影像学

X线

关节间隙缩小（<2 mm），双侧轻度髋关节炎，枪柄样畸形伴轻度骨赘；骨盆假斜位片显示前唇骨化（图30.1 a,b）。

MRI

髋臼盂唇前部和外侧部的撕裂。软骨变薄和断裂；外侧中心角为23°；α角76°；股骨后倾4°。中度渗出并伴有关节囊瘢痕和广泛滑膜炎、碎片和

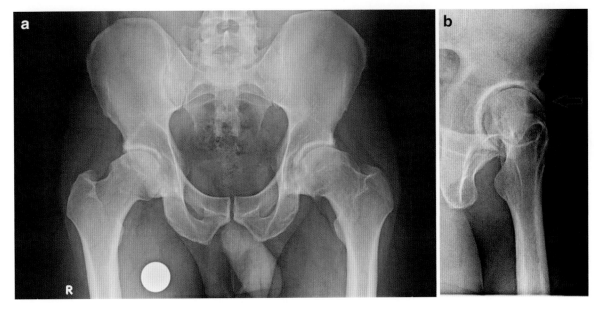

图 30.1 （a）术前正位 X 线片，见左侧髋关节间隙缩小；（b）骨盆假斜位片：箭头显示前唇骨化

可疑的游离体。髋臼窝周围有一个明显的骨赘（图 30.2 a,b）。

骨成形术。

在 8 点至 2 点位置观察到髋臼盂唇的骨化现象，使用骨凿和磨钻头去除。采用 50 mm 的髂胫束移植物和 6 枚缝合锚钉进行盂唇重建。

关节镜检查

患者接受了左髋关节镜检查、滑膜切除、边缘修整、颈部成形术、游离体取出、软骨清理术和软

髋臼软骨缺损 4 级，约（30×15）mm，采用微骨折治疗此病变（图 30.3）。

在髋关节牵引时，可检查髋臼窝，并从该区域

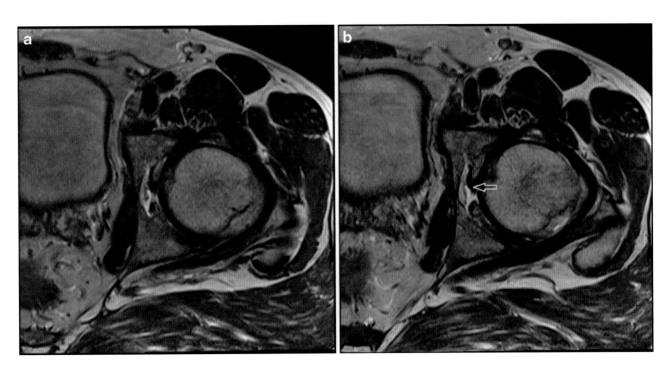

图 30.2 （a,b）髋臼窝狭窄的轴位 MRI 片。红线：引起髋臼窝狭窄的骨赘边缘；黄色箭头：圆韧带

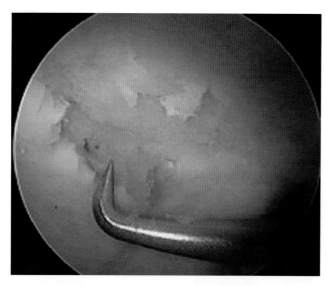

图 30.3 采用关节镜锥进行微骨折

去除骨赘，使股骨头能够很好地处于髋臼窝内，并松开对圆韧带的卡压。为了达到这个目的，可使用不同的工具，如骨刀、磨钻、骨凿和关节镜篮钳（图 30.4 a-e）。

然后，我们用射频装置清理圆韧带，去除其周围的炎性滑膜，使其更好地位于髋臼窝内（图 30.5）。

经过髋臼窝狭窄成形及圆韧带清创术后，我们观察到股骨头和髋臼窝更加合适。松开牵引并进行动态观察，股骨头自行滑入髋臼窝，并恢复对液体的密封。

讨论

这一病例显示了多种原因能导致活动期中度骨关节炎患者髋关节功能障碍。髋臼缘硬化和盂唇骨化共同导致关节活动受限。大的凸轮型股骨骨赘也能加剧活动受限。理论上占据髋臼空间的滑膜增生退变产物也可导致关节活动受限。关节镜检查能进一步证实临床怀疑以及 MRI 发现髋关节中央的滑膜炎、积液和髋臼窝狭窄。该病例的早期随访结果比较满意，但尚需更多的病例随访，以明确该治疗方式的效果。

病例 2：圆韧带重建

病史

该女性患者年龄为 25 岁，是一名垒球教练。患者已进行过两次右髋关节镜手术和两次左髋关节镜手术。

最近一次左髋关节手术（1 年前）包括盂唇清创术、黏连松解术、软骨成形术、滑膜切除术、腰大肌延长术和使用髂胫束自体移植重建盂唇。

患者诉左髋关节疼痛仍影响日常生活。有髋关节不稳的迹象。患者的左髋部一天多次脱位，使患者无法进行日常活动。有时患者觉得髋部会"掉出来"。

手术史：双髋、双肩、左脚曾接受过多项手术。

体格检查

包括双侧髋关节屈肌在内的髋关节周围肌肉的力量正常。下肢感觉正常。前撞击征阳性。体格检查显示全身关节没有过度松弛。活动范围：屈曲 126°，外展 45°，内收 30°。左髋关节手动牵张试验明显阳性。

影像学

X 线

关节间隙保留完好（> 2 mm），Tonnis 角 5.5°，外侧中心-边缘角 29°，α 角 43°，Sharp 角 42°。见图 30.6。

MRI

盂唇重建看起来稳定，没有发现较大的分离。圆韧带变小并存在疤痕征象，可能与从前的清创有关。可能有圆韧带的完全撕裂。见图 30.7 a, b。

关节镜检查

在将腿置于台上进行牵引之前，先在麻醉下进

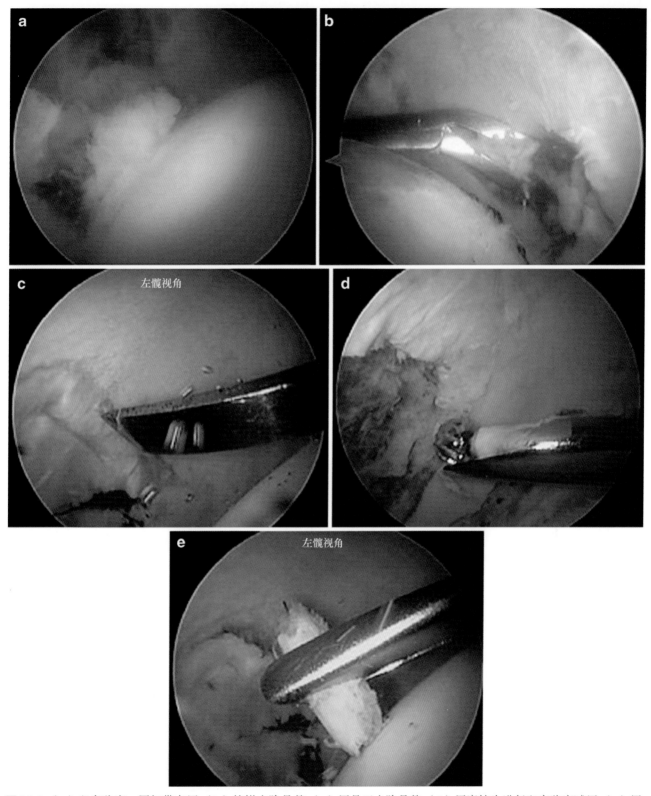

图 30.4　（a）臼窝狭窄，圆韧带卡压；（b）篮钳去除骨赘；（c）用骨刀去除骨赘；（d）用磨钻头进行臼窝狭窄减压；（e）用咬骨钳摘除骨赘

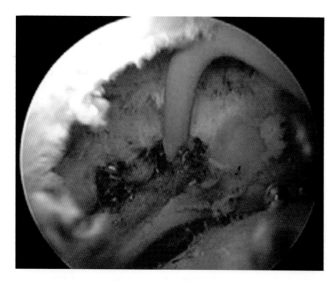

图 30.5 圆韧带清创术

行体格检查。手动牵引就可以造成关节分离，证实了严重的髋关节松弛（图 30.8）。

关节镜初步检查：关节内有明显的滑膜炎，尤其是在关节囊盂唇隐窝处有明显的黏连，而且可见圆韧带撕裂（图 30.9）。

使用电凝棒、烧灼器和刨削刀进行滑膜切除术。射频装置用于止血。

然后，使用射频消融器和刨刀去除黏连，清理关节囊盂唇隐窝。将盂唇重建完整，切除黏连后密封吸力恢复。

圆韧带：存在撕裂伤和明显功能不全。将周围的疤痕组织清除。

进行圆韧带重建时，首先用刨削刀和磨钻头清理髋臼窝，清除部分脂肪垫，以暴露圆韧带的印迹。

然后，使用 C 臂机，从股骨外侧皮质沿股骨颈同一方向插入 1 枚克氏针。该轨迹位于颈中心以下 1 cm 处，因此克氏针的尖端将位于股骨颈凹处。通过侧位片和正位片确认克氏针处于正确的位置（图 30.10）。

然后用一个 6 mm 口径的空心钻花在克氏针引导下钻一个洞，将此洞扩大到 7 mm 之后又扩大到 8 mm。这一隧道一直通到股骨凹，在关节内放置一个刮匙，以保护髋臼关节表面不受钻花和克氏针的损伤（图 30.11 a-c）。

锚钉导向器是通过股骨颈上的这个孔放置的。在髋臼窝上钻一个孔，用来置入一枚带有 2 号缝线的 2.9 mm 的锚钉。

通过关节镜从前外侧入路取回这根 2 号缝线。其中缝线的一端使用 1 根游离针穿过异体胫前肌移植物。然后关节镜下将移植物通过套管推入关节，直到它被压在窝内。打结将移植物的末端固定在锚钉处（图 30.12 a,b）。

之后在关节镜下用一个抓持器通过股骨颈孔将异体移植物送入股骨颈隧道。将腿伸展和外旋时，约有 2.5 cm 的移植物存留在股骨头凹和髋臼窝之间（图 30.13 a,b）。这对于避免活动范围的丧失非常重要。

通过检查髋关节的活动范围和移植物移动

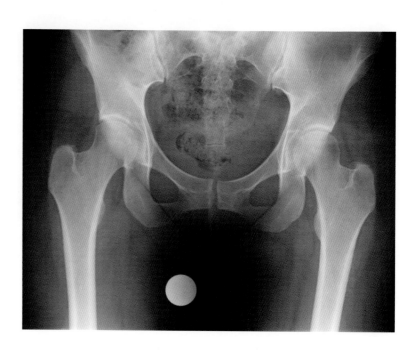

图 30.6 术前骨盆正位片

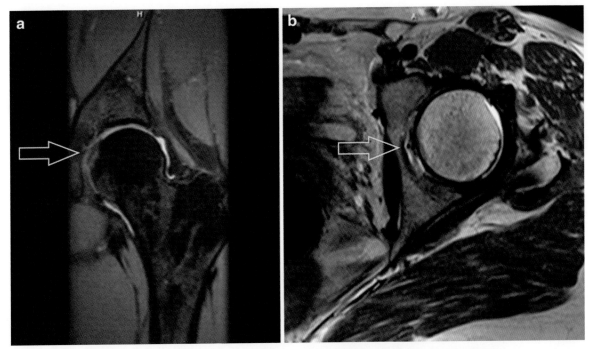

图 30.7　（**a，b**）术前 MRI：圆韧带磨损，无法明确显示，可能是由于完全撕裂所致

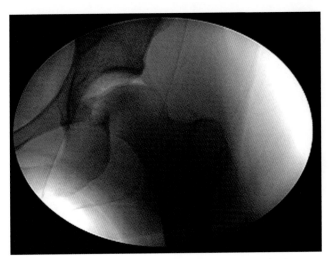

图 30.8　麻醉下毫不费力地进行人工髋关节牵引

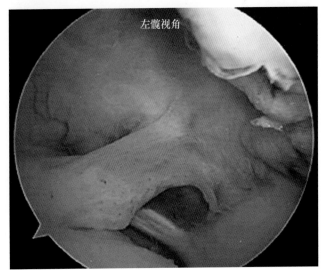

图 30.9　撕裂且功能不全的圆韧带

来验证张力水平。达到预期的张力后，放置一枚（8×35）mm 的界面螺钉，以确保隧道内移植物的固定。固定后，髋关节活动度再次恢复令人满意的范围。

最后，将进行关节囊重叠缝合，以确保关节囊能在适当的张力下愈合，恢复其作为辅助稳定装置的功能。

讨论

在分析这一病例时，需要考虑一些理论和技术要点。从理论上讲，人们认为髋关节微不稳定性是多因素的结果。圆韧带被称为髋关节的第二稳定器。其功能不足可能在发育不良或圆韧带手术清创后的患者身上引起症状。从技术上讲，异体移植的圆韧带重建需要与其他治疗方法如关节囊重叠缝合相结合，以解决微不稳定的问题。还应注意纠正同种异体移植物的长度和张力。缩短长度可能会影响完整的活动范围。首先应掌握所有先进的髋关节镜技术，然后才能开展这一术式，将这一操作放在此处主要是为了补充前沿治疗病例。

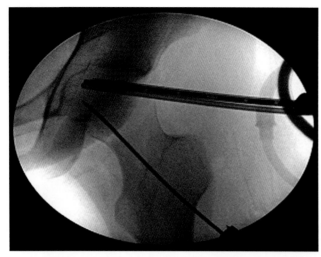

图 30.10 在 C 臂及关节镜引导下将克氏针钻入股骨颈

病例 3：滑膜软骨瘤

病史 / 体格检查

该患者为一位 35 岁的男性办公室职员，闲暇时喜欢打高尔夫球和骑动感单车。从他开始学习动感单车开始，已经出现了 6 个月的隐匿性发作、轻微、间歇性的左腹股沟和外侧髋关节疼痛和僵硬，因此来骨科就诊。6 个月以前，患者没有任何症状。现在，当他仰卧、髋部深度屈曲如穿鞋以及髋关节扭动或旋转如上下车时，疼痛加重。

体格检查中，患者的双侧髋关节的活动范围完全对称，但在达极度的活动范围时感到疼痛。可

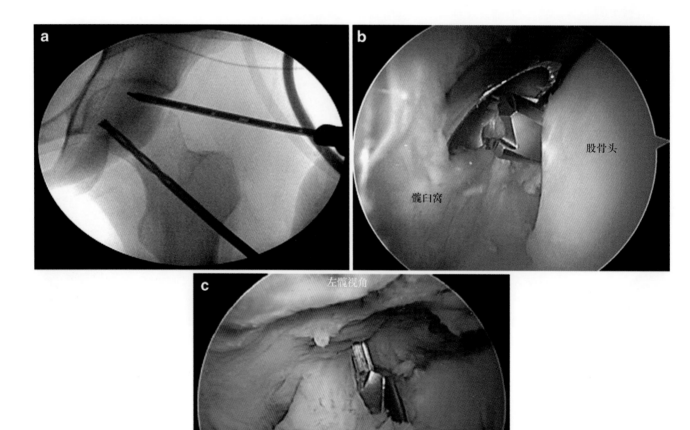

图 30.11 （a）用钻花制造 8 mm 隧道；（b）用刮匙保护髋臼表面；（c）钻头钻出凹口

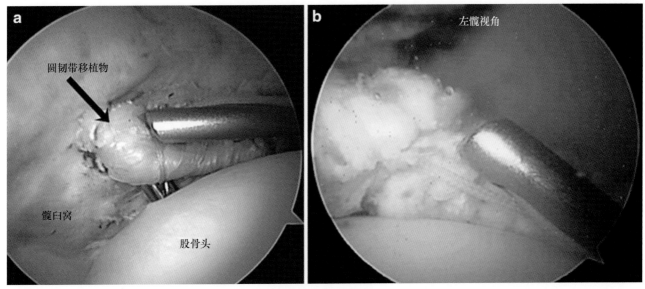

图 30.12　（a，b）用结推器将移植物推到适当的位置

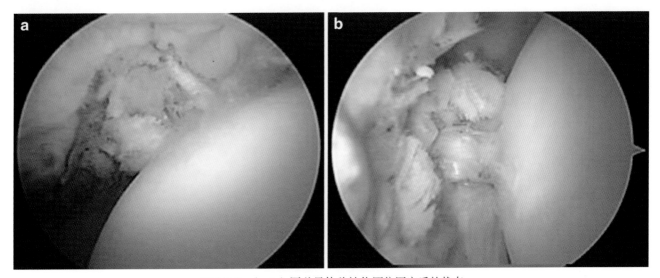

图 30.13　（a，b）同种异体移植物原位固定后的状态

诱发前部疼痛的前撞击征、Stinchfield 试验以及 FABER 试验均为阳性。与对侧相比，没有压痛，也没有明显的力弱。远端神经血管检查无异常。

影像学

　　X 线片（图 30.14 a，b）结果显示关节间隙存在，合并股骨髋臼撞击综合征。MRI 可进一步显示软骨或髋臼盂唇部病变的范围和特征，并在存在长期症状的情况下寻找其他伴随的股骨–髋臼撞击迹象。

　　进行了完整的镜下探查并展示了关键的图像。图 30.15 a，b 显示髋臼盂唇损伤合并局部渗出，同时

可看到髋臼钳形畸形对股骨头颈交界区的夹持。意料之外的是，图像清晰地显示了髋臼窝内许多中等信号的游离体（图 30.16 a，b）。

　　尽管该患者采用了包括非甾体抗炎药物、休息、物理治疗如低应力活动和肌肉强化锻炼，以及关节内注射皮质类固醇所产生短暂的疗效，但是他的症状依然持续，且这两年一直在缓慢恶化。因此建议患者采取手术治疗髋关节撞击及相关的软骨盂唇病变，并与他讨论了手术的风险和益处。患者选择接受髋关节镜下检查，并进行盂唇修复、髋臼成形术和股骨成形术的计划。

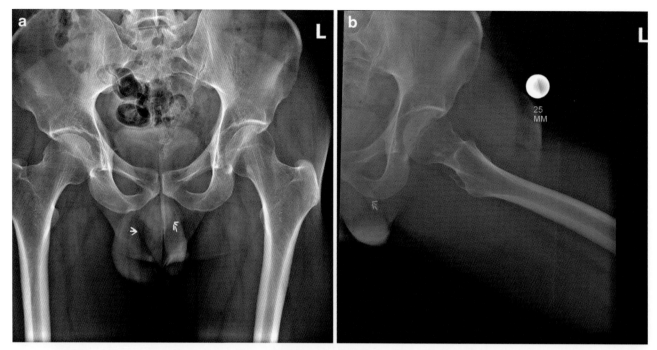

图 30.14 （a，b）术前患侧髋关节的骨盆正位和蛙式位 X 线片

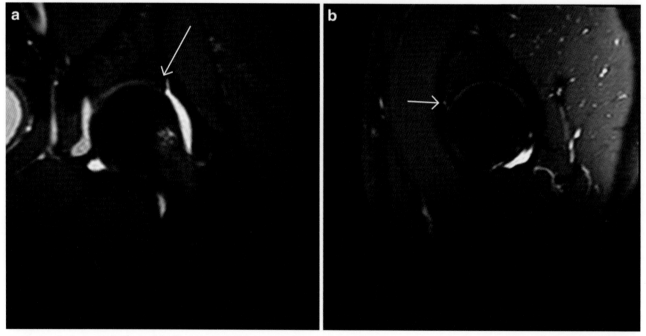

图 30.15 （a）T2 冠状位 MRI 图像：左侧髋关节、钳样病变伴髋臼盂唇撕裂；（b）T2 矢状位 MRI 图像：左侧髋关节、钳样病变伴髋臼盂唇撕裂

关节镜检查

患者被带入手术室，仰卧于牵引台上，对其进行标准的左髋关节镜探查。患者有中度髋周滑膜炎。还发现软骨-盂唇连接处高度不稳定，盂唇从髋臼缘分离，在 9 点半至 12 点方位的盂唇软骨交界处有磨损和边缘挫伤（图 30.17）。此外，有软化、不稳定的关节软骨边缘，但未见不稳定分层的区域。股骨头关节软骨正常。韧带有滑膜炎，但髋臼窝是正常的。另一方面，髋臼窝中有许多

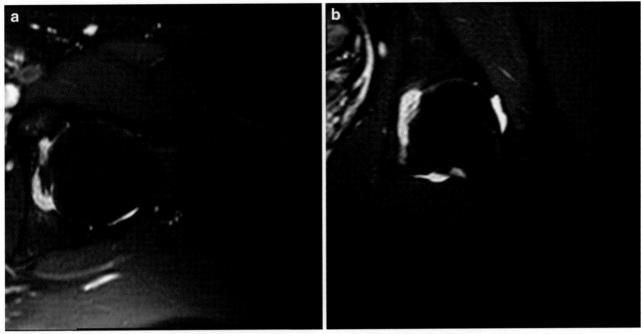

图 30.16 （**a**）T2 轴位 MRI 图像：髋臼窝内的积液和游离体；（**b**）T2 冠状位 MRI 图像：髋臼窝内的积液和游离体（灰色信号）

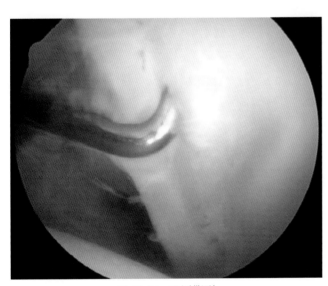

图 30.17 盂唇撕裂

软骨游离体增生，完全嵌顿于整个髋臼窝内（图 30.18 a-c）。

然后行关节囊切开，用刨削刀行滑膜切除术。以逆行方式仔细进行盂唇成形并保留大部分的盂唇组织。然后用刨削刀将不稳定的边缘关节软骨清除。盂唇成形和清理不稳定的关节软骨边缘后，钳样病变就完全显现出来。用磨钻头进行髋臼成形术，以消除 X 线下可见的前交叉征，并去除肉眼可见的钳样病变。将 2 根不可吸收的 2 号缝线以缝线套索的形式绕盂唇周缘放置，然后通过 2 枚 2.9 mm 的无结锚钉固定到髋臼边缘以修复盂唇（图 30.19）。通过直接触诊和动态评价，确定关节软骨唇稳定性和负压吸力密封性。

清除钳状病变、修复软骨盂唇连接后，从髋臼窝取出游离体。清除需非常细致，要使用多种工具，包括抓取器、自动刨削刀和关节内吸引装置。有的可以全部取出，但另一些则需要清理和抽吸（图 30.18 a-c）。

当对中央间室的病变评估和治疗完成后，将整体牵引力降低，然后对周围间室进行关节镜检查。动态评估显示，髋臼有钳样撞击，头颈交界处有凸轮撞击。行 T 型关节囊切开术，用等离子刀将凸轮病变处和头颈结合部的纤维软骨都去除。同时，我们也意识到，在凸轮病变的区域，还存在头颈偏距的丢失。用电动磨钻头进行股骨成形术，由此恢复正常头颈偏距，去除凸轮病变。为了确认没有残留的游离体，需要多次探查。进行动态检查发现骨性撞击已得到有效的解决。

讨论

这一病例说明了应该将游离体导致髋关节症状的可能性考虑在内。髋臼窝低信号区的 MRI 检查

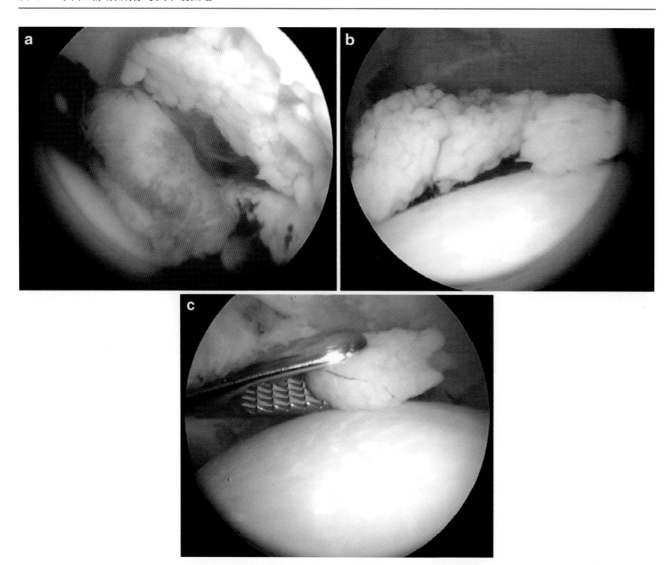

图 30.18 （**a-c**）髋臼窝和中央间室的游离体；用游离体钳取出游离体

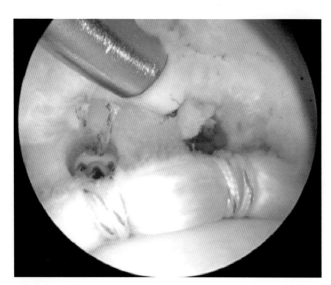

图 30.19 通过无结缝合锚钉采用缝线套索固定法行盂唇修复

结果的提示，尤其是当进行了关节增强造影时，应引起临床上的怀疑。本病例为明确的继发性软骨瘤病的病例，并采用了骨软骨成形术和撞击矫正的形式针对原发病变进行治疗。关于骨成形术会导致滑膜软骨瘤复发这一论点，支持或反对的证据都还很少。

参考文献

1. Wenger D, Miyanji F, Mahar A, Oka R. The mechanical properties of the ligamentum teres: a pilot study to assess its potential for improving stability in children's hip surgery. J Pediatr Orthop. 2007;27:408–10.

2. Savory W. The use of the ligamentum teres of the hip-joint. J Anat Physiol. 1874;8:291–6.

3. Sutton JB. The ligamentum teres. J Anat Physiol. 1883;17:190–3.
4. Leunig M, Beck M, Stauffer E, Hertel R, Ganz R. Free nerve endings in the ligamentum capitis femoris. Acta Orthop Scand. 2000;71:452–4.
5. Bardakos N, Villar R. The ligamentum teres of the adult hip. J Bone Joint Surg Br. 2009;91:8–15.
6. Simpson JM, Field RE, Villar RN. Arthroscopic reconstruction of the ligamentum teres. Arthroscopy. 2011;27:436–41.
7. Wettstein M, Garofalo R, Borens O, Mouhsine E. Traumatic rupture of the ligamentum teres as a source of hip pain. Arthroscopy. 2005;21:382.
8. Kusma M, Jung J, Dienst M, Goedde S, Kohn D, Seil R. Arthroscopic treatment of an avulsion fracture of the ligamentum teres of the hip in an 18-year-old horse rider. Arthroscopy. 2004;20 Suppl 2:64–6.
9. Cerezal L, Kassarjian A. Anatomy, biomechanics, imaging, and management of ligamentum teres injuries. Radiographics. 2010;30:1637–51.
10. Haviv B, O'Donnell J. Arthroscopic debridement of the isolated Ligamentum Teres rupture. Knee Surg Sports Traumatol Arthrosc. 2011;19:1510–3.
11. Yamamoto Y, Usui I. Arthroscopic surgery for degenerative rupture of the ligamentum teres femoris. Arthroscopy. 2006;22:689.e1–3.
12. Gray A, Villar RN. The ligamentum teres of the hip: an arthroscopic classification of its pathology. Arthroscopy. 1997;13:575–8.
13. Botser IB, Martin DE, Stout CE, Domb BG. Tears of the ligamentum teres: prevalence in hip arthroscopy using 2 classification systems. Am J Sports Med. 2011;39(Suppl):117S–25.
14. Roy DR. Arthroscopic findings of the hip in new onset hip pain in adolescents with previous Legg-Calve-Perthes disease. J Pediatr Orthop B. 2005;14:151–5.
15. Bulut O, Oztürk H, Tezeren G, Bulut S. Arthroscopic-assisted surgical treatment for developmental dislocation of the hip. Arthroscopy. 2005;21:574–9.
16. Philippon MJ, Kuppersmith DA, Wolff AB, Briggs KK. Arthroscopic findings following traumatic hip dislocation in 14 professional athletes. Arthroscopy. 2009;25:169–74.
17. Domb BG, Martin DE, Botser IB. Risk factors for ligamentum teres tears. Arthroscopy. 2013;29:64–73.
18. Philippon M, Schenker M, Briggs K, Kuppersmith D. Femoroacetabular impingement in 45 professional athletes: associated pathologies and return to sport following arthroscopic decompression. Knee Surg Sports Traumatol Arthrosc. 2007;15:908–14.
19. Byrd JWT, Jones KS. Traumatic rupture of the ligamentum teres as a source of hip pain. Arthroscopy. 2004;20:385–91.
20. Kelly BTB, Williams RRJ, Philippon MMJ. Hip arthroscopy: current indications, treatment options, and management issues. Am J Sports Med. 2003;31:1020–37.
21. O'Donnell J, Economopoulos K, Singh P, Bates D, Pritchard M. The ligamentum teres test: a novel and effective test in diagnosing tears of the ligamentum teres. Am J Sports Med. 2014;42:138–43.
22. Lynch TS, Terry M, Bedi A, Kelly BT. Hip arthroscopic surgery: patient evaluation, current indications, and outcomes. Am J Sports Med. 2013;41:1174–89.
23. Philippon MJ, Pennock A, Gaskill TR. Arthroscopic reconstruction of the ligamentum teres: technique and early outcomes. J Bone Joint Surg Br. 2012;94:1494–8.
24. Amenabar T, O'Donnell J. Arthroscopic ligamentum teres reconstruction using semitendinosus tendon: surgical technique and an unusual outcome. Arthrosc Tech. 2012;1:e169–74.
25. Lindner D, Sharp KG, Trenga AP, Stone J, Stake CE, Domb BG. Arthroscopic ligamentum teres reconstruction. Arthrosc Tech. 2013;2:e21–5.
26. Mussey R, Henderson M. Osteochondromatosis. J Bone Joint Surg Am. 1949;31:619–27.
27. Boyer T, Dorfmann H. Arthroscopy in primary synovial chondromatosis of the hip: description and outcome of treatment. J Bone Joint Surg Br. 2008;90:314–8.
28. Murphey M, Vidal J. Imaging of synovial chondromatosis with radiologic-pathologic correlation. Radiographics. 2007;27:1465–89.
29. Epstein H. Posterior fracture-dislocations of the hip: long-term follow-up. J Bone Joint Surg Am. 1974;56:1103–27.
30. Thompson V, Epstein H. Traumatic dislocation of the hip: a survey of two hundred and four cases covering a period of twenty-one years. J Bone Joint Surg Am. 1951;33-A:746–78.
31. Schoeniger R, Naudie DDR, Siebenrock K, Trousdale RT, Ganz R. Modified complete synovectomy prevents recurrence in synovial chondromatosis of the hip. Clin Orthop Relat Res. 2006;451:195–200.
32. Lim S, Chung H, Choi Y, Moon Y, Seo J, Park Y. Operative treatment of primary synovial osteochondromatosis of the hip. J Bone Joint Surg Am. 2006;88:2456–64.
33. Marchie A, Panuncialman I, McCarthy JC. Efficacy of hip arthroscopy in the management of synovial chondromatosis. Am J Sports Med. 2011;39(Suppl):126S–31.
34. Zini R, Longo U, de Benedetto M, et al. Arthroscopic management of primary synovial chondromatosis of the hip. Arthroscopy. 2013;29:420–6.
35. Brannon JK. Hip arthroscopy: intra-articular saucerization of the acetabular cotyloid fossa. Orthopedics. 2012;35:e262–6.

创伤性与非创伤性髋关节不稳

31

Marc J. Philippon，Ryan J. Warth 和 Karen K. Briggs　著

崔　洋　熊依林　译　高曙光　赵　鑫　校

概述

髋关节内股骨头与髋臼高度契合，这种骨性解剖结构使关节具有良好的稳定性。尽管存在这种骨性结构的优势，最近的证据显示，髋关节多维度运动稳定性的维持还需要周围关节囊关节韧带等结构[1-3]。

髋关节囊由各种韧带结构组成，在各种运动平面中限制股骨头的不正常伸展。最坚韧的关节囊韧带——髂股韧带（iliofemoral ligament）——包绕了股骨头前方，防止髋关节伸展运动和外展运动中的前方移位。耻股韧带（pubofemoral ligament）从耻骨延伸到股骨颈，避免髋关节过度的外展和后伸。坐骨韧带（ischiofemoral ligament）是关节囊后部的一部分，在髋关节内收和内旋时起到维持后方稳定的作用（图31.1）。深部的弓形韧带也是关节囊后部的组成部分，可防止不正常的外展和过度屈髋。轮匝带组成了髋关节囊的下方部分，主要作用是限制股骨头向下移位[3]。圆韧带位于关节间，是不属于关节囊的韧带，在内收、屈曲、外旋运动中都有涉及，同时潜在维持了髋关节的稳定[4-7]。证据显示髋臼唇

可能在维持髋关节稳定中起到一定作用，增加了髋臼的深度，同时使关节内压力减小，这两者都可以起到防止股骨头移位的作用[8-9]（图31.2）。上述任一软组织结构的破坏，包括周围肌肉组织，都会造成程度不等、从短暂性半脱位到全脱位的、超过生理限度的髋关节移动。

髋关节不稳的病因通常分为创伤性和非创伤性损伤。大部分急性创伤性脱位发生在髋关节屈曲位时，股骨受到一次急性剧烈的轴向冲击——这种类型的损伤还有可能造成髋臼后壁的骨折[10-11]。一些运动员在慢性劳损过程中容易发生急性脱位[12-13]。虽然急性脱位后出现的特殊损伤形式并不明确，但是对于关节面、圆韧带、髋臼唇以及关节囊韧带结构的继发性损伤，可能导致一系列反复发作的、疼痛性的微小关节不稳症状[11]。

非创伤性髋关节不稳（atraumatic hip instability）有很多病因。先天性的缺陷包括骨组织或者软组织问题，多韧带松弛、特定的系统性疾病，或者任一获得性的病因，例如髋关节的开放性手术史或者关节镜手术史，会使个体形成慢性非创伤性髋关节不稳，关节更加脆弱[14]。在大多数成年患者中，如果没有特定的创伤或者手术史，真性的髋关节脱位并不多见。另一方面，儿童的脱位更多是因为有先天性的畸形，例如斜颈和马蹄内翻足[15]，这两种疾病可能导致髋关节的畸形，增加长期后遗症的可能性，其中包括退行性骨关节炎和（或）股骨髋臼撞击综合征。

髋关节发育不良（developmental dysplasia of the hip，DDH）常常被认为与非创伤性髋关节不稳有关，但尚未有文献明确定义这种疾病。所以，DDH相关的文献都很不明晰，常常引起争议。不过，

M.J. Philippon, MD (✉)
The Steadman Clinic and Steadman Philippon Research Institute, Vail, CO, USA
e-mail: drphilippon@sprivail.org

R.J. Warth, MD
Department of Orthopedic Surgery, University of Texas Health Sciences Center, Houston, TX, USA
e-mail: Ryan.j.warth@uth.tmc.edu

K.K. Briggs, MPH
Steadman Philippon Research Institute, Vail, CO, USA
e-mail: Karen.briggs@sprivail.org

S.F. Brockmeier (ed.), *MRI-Arthroscopy Correlations: A Case-Based Atlas of the Knee, Shoulder, Elbow and Hip*, DOI 10.1007/978-1-4939-2645-9_31, © Springer Science+Business Media New York 2015

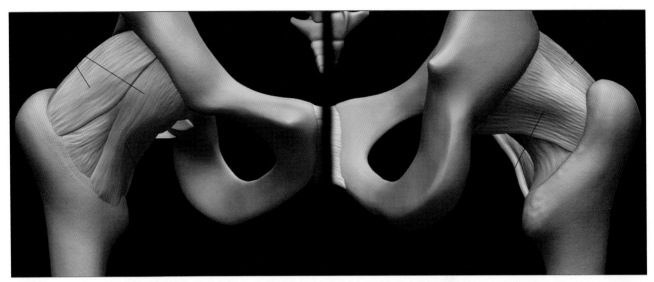

图 31.1　图中显示的是固定髋关节的韧带：前位视图和后位视图。前方位可以看到髂骨股骨韧带和耻骨股骨韧带，后方位可以看到坐骨韧带

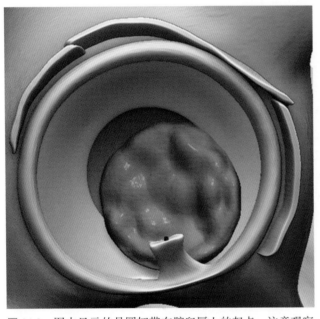

图 31.2　图中显示的是圆韧带在髋臼唇上的起点。注意观察髋臼唇使髋臼深度显著增加

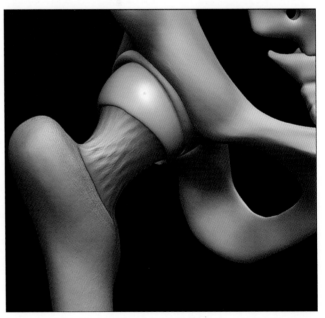

图 31.3　图中显示的是发育不良的髋关节，头颈偏心距小，髋臼浅

DDH 这种病理状态可以继发于各种不同的形态学表征，从正常发育的髋关节到会引起明显关节不稳现象的严重畸形。这些改变特征包括浅髋臼窝或发育不全的髋臼窝（是儿童复发性髋关节脱位的重要病因），过小头–颈偏心距，过度慢性损耗对关节面产生的生物力学剪切力（图 31.3）。超声波筛查项目（ultrasonographic screening programs）的发展对于儿童髋关节半脱位和全脱位的早期诊断和 DDH 的治疗是非常有效且经济的，可以显著降低已知的相关长期后遗症的发病率和医疗费用。

　　对所有的患者都必须获得详尽的病史，以确定相关影响因素，从而寻找合适的治疗方案，同时确定一个简洁的、全面的、准确的诊断，用以指导后续治疗。在患者诊疗过程中，从家族史中获得髋关节的相关病理信息也非常重要，特别是询问可以导致髋关节不稳的相关病理因素，例如 Ehlers-Danlos 综合征和马方综合征（Marfan syndrome）。对四肢关节的不稳定性也需要进行病史记录，例如肩关节，这可能对于诊断多韧带松弛有重要帮助。

对于所有存在髋关节不稳的症状和（或）体征的患者都应该对其步态、姿势和神经血管功能进行全面评估。另外，应该对相关解剖结构进行触诊以发现潜在的疼痛点。通常需要进行双侧运动范围测试以评价关节囊的松弛度，甚至激发出患者的潜在症状。在运动范围测试中出现机械性的捻发音、弹响或者爆破音，特别是伴有疼痛和动作暂停的情况时，可能提示有盂唇撕裂，伴或不伴关节内游离体的软骨缺损或者弹响髋。

有许多激发试验可以帮助进行鉴别诊断。对于关节囊松弛，后侧撞击试验和拨号试验是非常有用的。后侧撞击试验是患者仰卧位时缓慢延伸并外展髋关节的动作试验。如果激发疼痛或动作被迫停止则提示后上方骨性撞击可能是前方关节囊松弛所致[16]。Safran 等证明了后侧撞击试验可能有助于诊断对前外侧髋臼唇的非正常压力[17]。阳性结果可能出现在关节松弛度正常的患者中，提示这些患者可能存在骨骼形态学异常（例如髋臼过深）。拨号试验是首先被动内旋患侧髋关节，然后松开患肢使髋关节外旋达到中立位。被动外旋极限角度与中轴线夹角大于45°或者无明显极限位置的患者就提示存在关节囊松弛[7]。轻柔的肢端牵引或（和）过度外旋引起疼痛或动作停止也提示关节囊松弛。

标准的影像学检查包括盆骨前后位（anteroposterior，AP）和患侧髋关节侧位像。对临床怀疑有髋关节不稳的患者，附加 Judet 位片和（或）侧位片可能有助于评价髋臼范围。中央-边缘角常被用来客观衡量股骨头与髋臼的比率范围。还有一些测量值可以用来评估发育不良的问题（表 31.1）。在一些病例中，要确定"真空征"必须用到牵引位，"真空征"现象提示关节囊下方牵拉过度。

不论是创伤性或非创伤性髋关节不稳，都可以用 MRI 来评价周围软组织，例如髋臼唇、关节囊、相关韧带。伴或不伴关节成像的 MRI 对于定位需要外科治疗的软骨缺损、盂唇撕裂有重要意义。另外，MRI 中可以测量 α 角以评判股骨头-颈交界处的不正常骨性生长。与关节囊松弛相关的股骨髋臼撞击综合征会导致继发性软骨损伤[18]。

创伤性髋关节脱位复位后常规拍摄 CT 以①判断复位情况；②辨别是否有初期影像中未能发现的髋臼骨折；③辨别是否有关节内游离体；④指导下一步手术方式（如果必要）。CT 扫描对于非创伤性髋关节不稳患者不具有显著临床意义，且会给患者带来额外的辐射暴露。

病例 1：创伤性髋关节不稳

病史 / 体格检查

16 岁高中生，无外伤史，放学后在踢足球时被人从后方撞倒，左髋部形成急性后脱位。初期创伤后 1 小时患者被送到急诊室，髋关节被立即复位。患者拄拐回家，数天后就诊于我科要求进一步的诊治。左髋部体格检查未显示明显的挫伤、开放性创口、瘀斑或者神经血管损伤。考虑到受伤情况和检查时可能诱发疼痛，只进行了有限的活动范围测试。

影像学

在急诊室复位处理后，标准前后位片和左髋部侧位片显示关节内游离体以及髋臼后壁和右坐骨结节的骨折（图 31.4）。CT 扫描显示后壁骨折合并侧

表 31.1 发育不良的影像学指征

发育不良的指征	测量	定义
Tonnis 角 > 10°（Tonnis 1999）	髋臼倾斜	盆骨水平线与髋臼承重线近远中向顶点连线的交角
< 25°（Wiberg 1939）	CE 角	垂直线（根据盆骨）和股骨头中央线的夹角
> 42°（Sharp 1961）	Sharp 髋臼角	连接两侧泪滴征的骨盆水平线与一侧泪滴征点至髋臼关节表面最外侧点连线的夹角
< 20°（Lequesne 1961）	前方中央-边缘角（VCA）	两侧股骨头中心点连线与股骨头中心点和髋臼关节表面最前点连线的夹角

图 31.4 左髋关节脱位后的前后位 X 线片，显示左髋关节后壁骨折，右坐骨结节撕脱性骨折

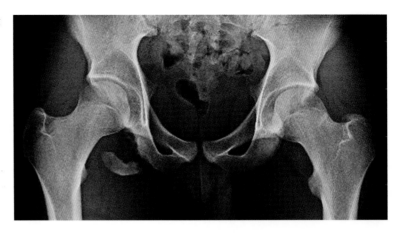

方脱位（大小：前后径 2.2 cm× 近远中径 0.6 cm× 高低径 2.6 cm）。直径近 1.5 cm 的一处骨折，位置靠近股骨头的前面。MRI 显示（图 31.5 a-d）有撕脱性骨折的右坐骨结节发生了 3.0 cm 的向下错位。另外还发现有后盂唇撕裂、大量关节液渗出、广泛性软组织水肿（图 31.5 a,b）。根据病史、体格检查和影像学结果，准备第二天进行左髋关节镜手术，还可能行开放性复位和内固定。

关节镜

采用改良仰卧位将患者置于牵引床，会阴处立柱予以妥善包裹。关节内发现三个游离体，用关节镜抓钳和髓核摘取（图 31.6 a）。诊断性关节镜检查发现髋臼后方 2 点至 5 点方向之间发生骨折，大约涉及了 10% 的髋臼面积（图 31.6 b）。盂唇后部有撕裂损伤，但滑膜仍然紧密地附着于断端。前上方盂唇的挫伤提示有 CAM 型的股骨-髋臼冲击伤（图 31.6 c）。圆韧带完全撕裂（图 31.6 d）。

如果去除这种大小的骨折断端则会使骨折固定术后的不稳定性增加。将两枚 2.3 mm 缝合铆钉放置于骨折处，铆合线环绕骨折断端，并与盂唇紧密固定。这种方式可以有效复位骨折并保存髋臼后方的解剖形态（图 31.6 e）。这一区域存在 4 级的软骨软化，用关节镜刨刀完整去除。2 点至 5 点方向的区域联合使用高频消融和关节镜刨刀行盂唇清创术。也用同样的方式进行炎性滑膜和完全撕裂的圆韧带的清创术。

去除牵引，行股骨头和股骨颈成形术。动态检查以确认 CAM 损伤和盂唇冲击的部位，用关节镜

磨钻磨除 12 点钟至 6 点钟方向的多余骨质，重建一个形态正常的股骨头-颈联合。确认侧方骨骺血管位置，在术中注意加以保护。骨成形术、髋臼成形术和骨折固定术后，需再次进行动诊，以确认手术完成满意度。关节囊中央室和外周室都需要用大量关节镜液充分灌洗。关节囊切口使用 2 号双线缝合，打单半套结。取出关节镜设备，关节镜皮肤入路用 3-0 尼龙线做垂直褥式缝合。

讨论

在任何急性创伤性髋关节脱位的病例中，都应该立即复位股骨头以防止缺血性坏死（avascular necrosis，AVN）[19]。复位后，用被动运动范围的检查来评价关节的稳定性。完成闭合性复位后，体格检查如仍存在关节不稳的现象，则可能需要进行影像学检查和（或）麻醉下的造影检查。在所有的病例中，复位后必须进行骨盆 CT 检查，以排除髋臼壁骨折、关节内游离体、股骨头/颈的其他损伤。如果影像学检查中发现有明显的关节血肿现象则可能需要进行关节穿刺术，以防止股骨头骨坏死，并减轻症状[20-21]。

急性髋关节脱位闭合性复位后，早期关节镜干预可能可以明确哪些患者需要取出关节内游离体和发现其他的髋关节病变。然而，需要额外注意髋臼壁骨折的患者，因为关节镜灌注液有可能沿骨折缝渗漏并进入腹腔，特别是在髂腰肌肌腱松弛之后[22]。

开放性或者关节镜下折叠缝合技术被认为是治疗急性创伤性髋关节不稳的有效方式[23-24]。关节镜

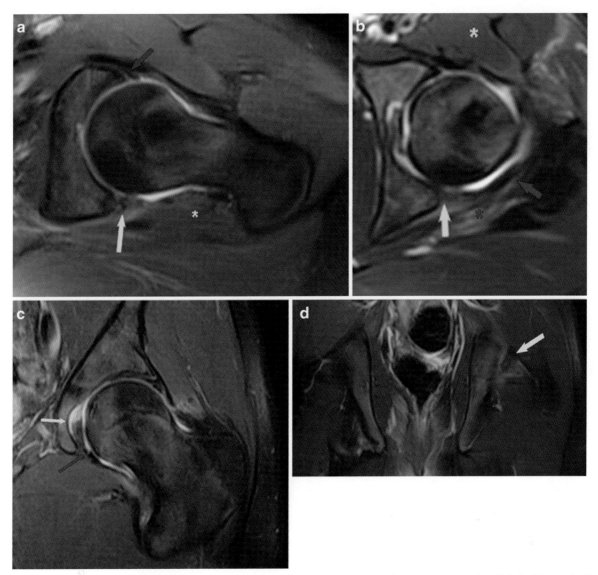

图 31.5 （a-d）3T MRI 显示左髋关节脱位。（a）该图显示盂唇后部撕裂，可能存在髋臼后壁撕脱（黄色箭头），后部软组织渐进性水肿（黄色星号）。前部盂唇部分分离（红色箭头）。（b）在该图中可以看到盂唇后壁的截断以及后方关节囊的不规则区域。前方和后方均有软组织渐进性水肿（红色星号和黄色星号）以及肌肉挫伤（红色星号）。（c）该图显示了圆韧带的高度部分撕裂和全部撕裂（黄色箭头）。可见臀小肌的挫伤（红色星号）和轻微的关节液渗漏（红色箭头）。（d）左髋髋臼后壁涉及撕脱性骨折（黄色箭头）

下关节囊热挛缩（thermal capsulorrhaphy）技术被认为是可以激发炎性反应，增加新生胶原形成的质和量，优化临床效果[23,25-26]。不过使用该技术时必须格外注意可能对关节软骨造成的热损伤。另外，对髋臼唇或圆韧带的急性损伤也可能需要早期关节镜下的处理（修复或者重建），以避免疼痛性的微小不稳定，甚至可能导致髋臼唇压力增加和股骨头和（或）髋臼的软骨缺损。

病例 2 和病例 3：非创伤性髋关节不稳

病例 2：病史 / 体格检查

一位 21 岁杰出的女性滑冰选手，主诉为渐进性右髋关节剧烈疼痛 1.5 年。现在患者被迫调整训练项目以缓解不适感。患者曾就医于当地医院，骨科医生原计划在本次滑冰赛季后拟行髋臼周围截骨术。

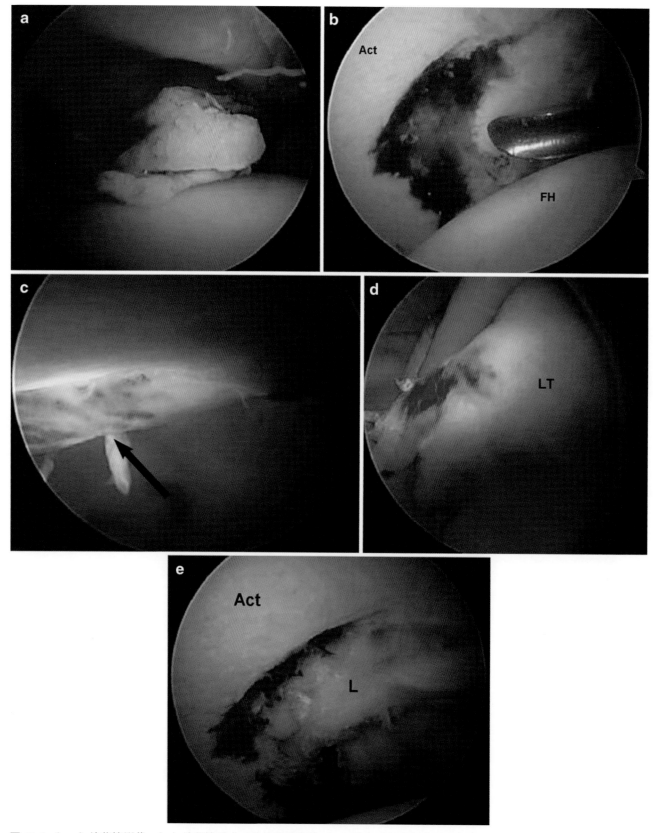

图 31.6 （a-e）关节镜影像。（a）关节镜手术时关节内游离体；（b）髋臼后部骨折合并软骨损伤（Act 是髋臼，FH 是股骨头）；（c）上前部盂唇挫伤，CAM 型股骨髋臼撞击；（d）圆韧带撕裂（LT）；（e）固定后的髋臼骨折（Act 是髋臼，L 是盂唇）

患者能控制疼痛症状并坚持到本赛季结束，随后就诊于我处。在进行体格检查时，患者的髋关节触诊良好，运动范围正常，弯曲和内收动作时有轻微疼痛和可闻及的弹响。另外，患侧髋关节外展运动时没有明确的极限角度（拨号试验阳性）。

病例 2：影像学

标准的影像学结果显示中央-边缘角仅为 23°，

关节间隙正常（图 31.7）。一年前的 MRI 结果显示存在骨髓水肿，髋臼嵴沿线存在软骨下囊性改变，少量关节液渗出，疑似髋臼唇撕裂，均提示与股骨-髋臼撞击综合征和轻度髋臼发育不良所带来的伴随症状相关。在我处就诊时，我们获得了一份 MR 造影片，显示髂股韧带瘢痕形成，滑膜炎，轻度大转子滑膜炎，前外侧股骨头处皮质下骨髓水肿，这些都提示股骨-髋臼撞击综合征（图 31.8 a,b）。不能肯定排除继发髋臼唇撕裂的可能。病史、体格检查、

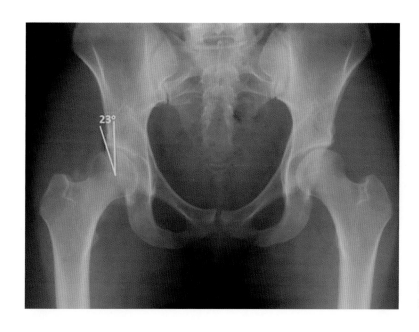

图 31.7　前后位片显示中央-边缘角 23° 和正常的关节间隙

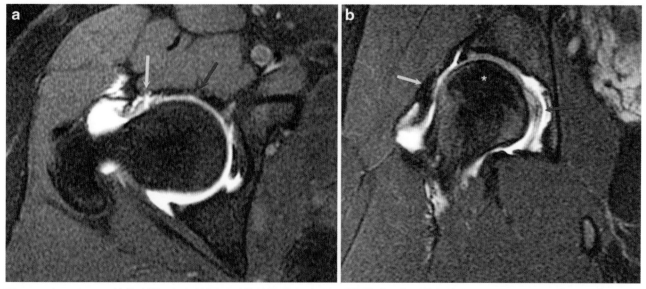

图 31.8　（a,b）MRI 关节造影。（a）该图显示的是滑膜炎时不规则的滑膜边缘（黄色箭头）。上关节囊出现增厚或疤痕形成（红色箭头）。（b）该图中，髂股韧带出现增厚或疤痕形成（黄色箭头），滑膜组织出现增厚和不规则（红色箭头），软骨下骨组织水肿（黄色星号）

诊断性影像学检查的相关发现提示患者存在髋臼发育不全、关节囊松弛相关的股骨-髋臼撞击综合征，右侧髋关节可能存在髋臼盂唇撕裂。

病例 2：关节镜

在全身麻醉下，轻柔牵引右侧下肢约 10 mm。右下肢以常规方式消毒铺巾。前方和侧方建立入路，向关节内深入 70° 关节镜，行诊断性关节镜探查。髋臼唇的上前部分出现撕裂，有退行性撕裂和相对应的滑膜炎。近髋臼唇-软骨结合处的前方关节软骨有早期分层改变。与术前 MRI 扫描结果一致的是，髋臼唇的前壁有轻度发育不全、11 点至 2 点方向有

唇部撕裂和挫伤的现象（图 31.9 a, b）。另外，圆韧带有部分撕裂现象（图 31.9 c）。联合使用关节镜磨钻和骨凿，对髋臼边缘嵴前上部进行微量切除，以减轻前述的会导致髋臼唇分层和潜在性撕裂的冲击损伤。对上前部髋臼唇进行三个点位的再固定。对部分撕裂的圆韧带行清创术，留下健康稳定的韧带组织。

外周室中股骨头-颈联合处的明显隆起需要引起注意（图 31.9 d）。在对侧方血管进行辨别和保护后，用关节镜磨钻在 8 点至 12 点方向的冲击损伤处进行骨成形术。在股骨头相应的冲击损伤处也发现了对应的挫伤和早期软骨改变，必要时同样需要进行清创术。

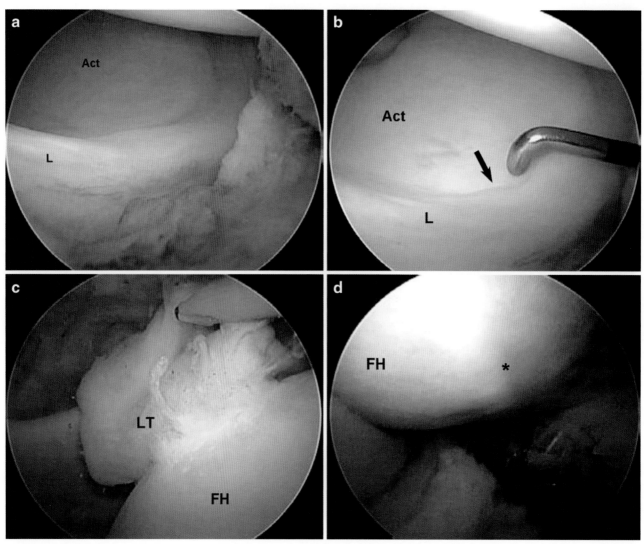

图 31.9 （a-d）关节镜影像。（a）FAI 导致的盂唇挫伤；（b）软骨盂唇结合处的盂唇撕裂（箭头）（Act：髋臼，L：盂唇）；（c）圆韧带撕裂（LT）（FH：股骨头）；（d）股骨头（FH）-颈联合处的"碰撞"（星号）产生撞击隆起

这时，行直视下动态检查，显示髋关节在屈曲、伸展、外展、内收、内旋和外旋运动中均有良好表现。然而，过度屈曲时显示关节松弛度过大。根据这一发现，接下来用两根 2 号高强度线行皱褶缝合。再次动诊显示，在牵引解除前后，外旋角度 45° 时具有良好的包容，且唇部固定良好。即使存在髋臼唇前方发育不良的现象，但是髋臼唇修复后股骨头仍然被良好地包裹在髋臼唇内。移除关节镜设备，用常规方式关闭皮肤入路。

病例 3：病史 / 体格检查

一位 20 岁女性患者，有韧带松弛病史、多次手术史，现诉右髋关节持续性疼痛和运动障碍。曾被诊断为 Ehlers-Danlos 综合征 Ⅲ 型。几年前，患者曾于外院行患侧髋关节盂唇上前位关节镜清创术和开放性髂腰肌腱松解术。这些治疗措施都没能缓解症状，因此患者来我处要求进一步治疗。在体格检查中发现，被动屈曲健康的左侧髋关节可达将近 140°，外展 70°，内收 30°，内旋 20°，外旋达 50°。右侧髋关节的运动范围与健侧相比明显较小。被动弯曲角度为 105°，外展 45°，内收 30°，内旋 20°，外旋 40°。在弯曲、外展、内收运动时有疼痛症状。拨号试验阴性，但是撞击征阳性。

病例 3：影像学

骨盆正位及右髋关节的侧位片上，关节间隙增大，中央–边缘角 31°，α 角 54°（图 31.10 a，b）。接下来的 MR 关节造影显示侧方和后侧方的关节软骨结合部分离，以及轻微的转子滑膜囊炎（图 31.11 a-c）。

根据病史、体格检查和诊断性影像上的相关证据可以推断该患者为多韧带松弛导致的后外侧盂唇撕裂和股骨–髋臼撞击征。

病例 3：关节镜

全身麻醉后，患者仰卧于手术台上，术区肢端消毒，铺巾，髋关节牵引 10 mm。建立关节镜的前方和侧方入口，将 70° 关节镜伸入关节内。诊断性关节镜检查显示有关节囊盂唇黏连（capsulolabral

adhesions）（图 31.12 a），中度后上部盂唇发育不全（图 31.12 b），以及圆韧带部分撕裂（图 31.12 c）。关节囊粘连清创术后，决定进行自体肌腱移植盂唇重建。取 ITB 移植物，长约 4 cm，宽约 8 mm。在股骨头颈撞击处行骨软骨成形术，用电动磨钻去除钳夹损伤。移入自体肌腱，就位后用六枚缝线锚钉固定（图 31.12 d）。单股 2-0 线额外缝扎移植物和盂唇连接处。这样的处理还可以在股骨头和髋臼间形成契合的关系（图 31.12 e）。用电动刨刀和滑动探针，在 3 度软骨病变处行软骨成形术。前方，中央和周围均行滑膜切除，同时注意保护侧方血管。

在直视下行动诊，检查撞击的缓解情况和运动范围增加的程度。不过，仍然可以发现有明显的关节囊松弛。因此，在关节内侧部分行关节囊热挛缩术，前部关节囊褶皱处用 2-0 线进行缝合。取出关节镜器械，标准技术关闭皮肤入口。

病例 2 和病例 3：讨论

在大多数非创伤性关节不稳的病例中，最初的非创伤性治疗一般包括运动疗法，医生指导下的一系列物理治疗，以及关节周围的肌肉力量训练。在透视或超声成像引导下进行关节内注射局麻药也可以缓解症状[27-28]。特别是对于有遗传倾向的关节囊松弛的患者，或者是临床指示关节活动度高的患者，如果保守治疗失败，则需要进一步行外科手术。另外，关节内注射局麻药能缓解症状，也是外科手术的一个指征[22]。有盂唇问题的患者更有可能受益于关节镜下清创术、修复术或者重建术，可以搭配或不搭配褶皱缝合术或者热力关节囊挛缩术[22,29]。

对于有髋臼发育不良现象的患者是否需要行关节镜检查还有争论。现有证据显示，关节镜手术对于临界发育不良的患者有令人满意的效果[30-32]，而开放性髋臼周围骨成形术或者股骨截骨术可能对于严重发育不良、中央–边缘角较小的病例更为合适[33-35]。

总结

虽然髋关节具有协调的骨性结构和内在的稳定

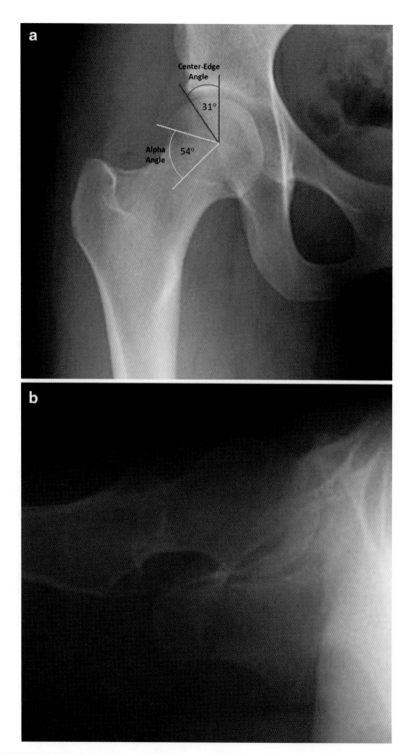

图 31.10 （a）右髋关节后前位片显示中央-边缘角 31°，α 角 54°；（b）水平向侧位片显示右髋有足够的关节间隙

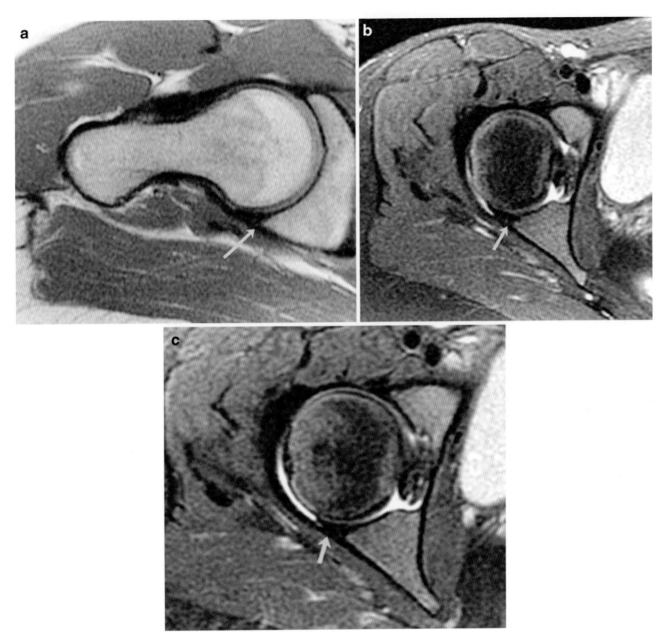

图 31.11 （a）该图显示的是盂唇后部轻微不规则，提示有撕裂可能（黄色箭头）；（b）轴向图片显示盂唇软骨结合处的后部盂唇分离（黄色箭头）；（c）之后的轴向位片仍然显示后部软骨盂唇分离（黄色箭头）

结构，但是在各种潜在性病理因素的影响下仍然会变得不稳定，这种不稳定多数可以被分为创伤性和非创伤性。早期诊断性影像检查中发现创伤性关节不稳的患者有关节内游离体、髋臼骨折和（或）盂唇撕裂等现象，提示应进一步进行早期关节镜检查。

另一方面，非创伤性关节不稳的患者在非侵入性治疗失败无法缓解症状时，同样需要进行进一步的关节镜治疗。不论病因如何，髋关节关节镜检查的早期临床结果都是有利的，在关节不稳患者的治疗中关节镜的作用越来越明确。

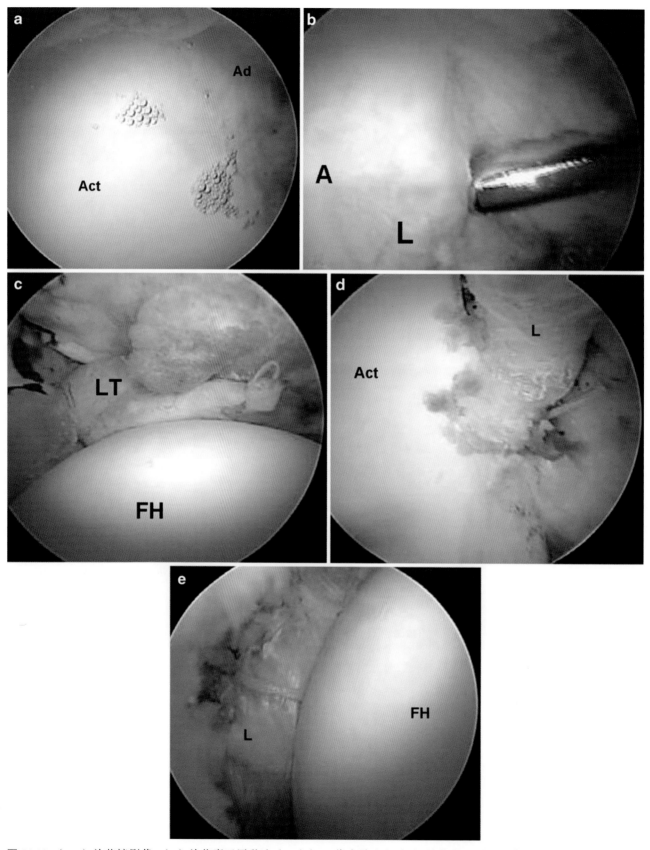

图 31.12 （a-e）关节镜影像。（a）关节囊盂唇黏连（Ad）（Act 代表髋臼）；（b）关节囊盂唇黏连合并盂唇过小（A 代表髋臼）；（c）圆韧带撕裂（LT）（FH 代表股骨头）；（d）盂唇 ITB 组织瓣放入关节，与髋臼嵴连接；（e）动诊时，盂唇（L）和股骨头（FH）间密合性增加

参考文献

1. Fuss FK, Bacher A. New aspects of the morphology and function of the human hip joint ligaments. Am J Anat. 1991;192:1–13.
2. Hewitt JD, Glisson RR, Guilak F, et al. The mechanical properties of the human hip capsule ligaments. J Arthroplasty. 2002;17(1):82–9.
3. Ito H, Song Y, Lindsey DP, et al. The proximal hip joint capsule and the zona orbicularis contribute to the hip joint stability in distraction. J Orthop Res. 2009;27:989–95.
4. Kivlan BR, Richard Clemente F, Martin RL, Martin HD. Function of the ligamentum teres during multi-planar movement of the hip joint. Knee Surg Sports Traumatol Arthrosc. 2013;21(7):1664–8.
5. Martin RL, Kivlan BR, Clemente FR. A cadaveric model for ligamentum teres function: a pilot study. Knee Surg Sports Traumatol Arthrosc. 2013;21(7):1689–93.
6. Philippon MJ, Pennock A, Gaskill TR. Arthroscopic reconstruction of the ligamentum teres: technique and early outcomes. J Bone Joint Surg (Br). 2012;94(11):1494–8.
7. Philippon MJ, Zehms CT, Briggs KK, Manchester DJ, Kuppersmith DA. Hip instability in the athlete. Oper Tech Sports Med. 2007;15:189–94.
8. Cadet ER, Chan AK, Vorys GC, Gardner T, Yin B. Investigation of the preservation of the fluid seal effect in the repair, partially resected, and reconstructed acetabular labrum in a cadaveric hip model. Am J Sports Med. 2012;40(10):2218–23.
9. Myers CA, Register BC, Lertwanich P, Ejnisman L, Pennington WW, Giphart JE, LaPrade RF, Philippon MJ. Role of the acetabular labrum and the iliofemoral ligament in hip stability: an in vitro biplane fluoroscopy study. Am J Sports Med. 2011;39(Suppl):85S–91.
10. Foulk DM, Mullis BH. Hip dislocation: evaluation and management. J Am Acad Orthop Surg. 2010;18(4):199–209.
11. Philippon MJ, Kuppersmith DA, Wolff AB, Briggs KK. Arthroscopic findings following traumatic hip dislocation in 14 professional athletes. Arthroscopy. 2009;25(2):169–74.
12. Berkes MB, Cross MB, Shindle MK, Beda A, Kelly BT. Traumatic posterior hip instability and femoroacetabular impingement in athletes. Am J Orthop (Belle Mead NJ). 2012;41(4):166–71.
13. Krych AJ, Thompson M, Larson CM, Byrd JW, Kelly BT. Is posterior hip instability associated with cam and pincer deformity? Clin Orthop Relat Res. 2012;470:3390–7.
14. Domb BG, Philippon MJ, Giordano BD. Arthroscopic capsulotomy, capsular repair, and capsular plication of the hip: relation to atraumatic instability. Arthroscopy. 2013;29(1):162–73.
15. Bracken J, Tran T, Ditchfield M. Developmental dysplasia of the hip: controversies and current concepts. J Paediatr Child Health. 2012;48(11):963–72.
16. Signorelli C, Lopomo N, Bonanzinga T, Marcheggiani Muccioli GM, Safran MR, Marcacci M, Zaffagnini S. Relationship between femoroacetabular contact areas and hip position in the normal joint: an in vitro evaluation. Knee Surg Sports Traumatol Arthrosc. 2013;21(2):408–14.
17. Safran MR, Giordano G, Lindsey DP, Gold GE, Rosenberg J, Zaffagnini S, Giori NJ. Strains across the acetabular labrum during hip motion: a cadaveric model. Am J Sports Med. 2011;39(Suppl):92S–102.
18. Johnston TL, Schenker ML, Briggs KK, Philippon MJ. Relationship between offset angle alpha and hip chondral injury in femoroacetabular impingement. Arthroscopy. 2008;24(6):669–75.
19. Zlotorowicz M, Czubak J, Caban A, Kozinski P, Boguslawska-Walecka R. The blood supply to the femoral head after posterior fracture/dislocation of the hip, assessed by CT angiography. Bone Joint J. 2013;95-B(11):1453–7.
20. Moorman 3rd CT, Warren RF, Hershman EB, Crowe JF, Potter HG, Barnes R, O'Brien SJ, Guettler JH. Traumatic posterior hip subluxation in American football. J Bone Joint Surg Am. 2003;85-A(7):1190–6.
21. Soto-Hall R, Johnson LJ, Johnson RA. Variation sin the intra-articular pressure of the hip joint in injury and disease: a probable factor in avascular necrosis. J Bone Joint Surg Am. 1964;46:509–16.
22. Kocher MS, Frank JS, Nasreddine AY, Safran MF, Philippon MJ, Sekiya JK, Kelly BT, Byrd JW, Guanche CA, Martin HD, Clohisy JC, Mohtadi NG, Griffin DR, Sampson TG, Leunig M, Larson CM, Ilizaliturri Jr VM, McCarthy JC, Gambacorta PG. Intra-abdominal fluid extravasation during hip arthroscopy: a survey of the MAHORN group. Arthroscopy. 2012;28(11):1654–60.e2.
23. Philippon MJ. The role of arthroscopic thermal capsulorrhaphy in the hip. Clin Sports Med. 2001;20(4):817–29.
24. Graham B, Lapp RA. Recurrent posttraumatic dislocation of the hip: a report of two cases and review of the literature. Clin Orthop Relat Res. 1990;256:115–9.
25. Hayashi K, Hecht P, Thabit 3rd G, Peters DM, Vanderby Jr R, Cooley AJ, Fanton GS, Orwin JF, Markel MD. The biologic response to laser thermal modification in an in vivo sheep model. Clin Orthop Relat Res. 2000;373:265–76.
26. Hayashi K, Peters DM, Thabit 3rd G, Hecth P, Vanderby Jr R, Fanton GS, Markel MD. The mechanism of joint capsule thermal modification in an in-vitro sheep model. Clin Orthop Relat Res. 2000;370:236–49.
27. Furtado RN, Pereira DF, Luz KR, Santos MF, Konai MS, Mitraud SD, Rosenfeld A, Fernandes AD, Natour J. Effectiveness of imaging-guided intra-articular injection: a comparison study between fluoroscopy and ultrasound. Rev Bras Reumatol. 2013;53(6):476–82.
28. Mathews J, Alshameeri Z, Loveday D, Khandiju V. The role of fluoroscopically guided intra-articular hip injections in potential candidates for hip arthroscopy: experience at a UK tertiary referral center over 34 months. Arthroscopy. 2014;30(2):153–5.
29. Geyer MR, Philippon MJ, Fagrelius TS, Briggs KK. Acetabular labral reconstruction with an iliotibial band autograft: outcome and survivorship analysis at minimum 3-year follow-up. Am J Sports Med. 2013;41(8):1750–6.
30. Byrd JW, Jones KS. Hip arthroscopy in the presence of dysplasia. Arthroscopy. 2003;19(10):1055–60.
31. Yamamoto Y, Ide T, Nakamura M, Hamada Y, Usui I. Arthroscopic partial limbectomy in hip joints with acetabular hypoplasia. Arthroscopy. 2005;21(5):586–91.
32. Domb BG, Stake CE, Lindner D, El-Bitar Y, Jackson TJ. Arthroscopic capsular plication and labral preservation in borderline hip dysplasia: two-year clinical outcomes of a surgical approach to a challenging problem. Am J Sports Med. 2013;41(11):2591–8.
33. Ganz R, Klaue K, Vinh TS, Mast JW. A new periacetabular osteotomy for the treatment of hip dysplasias: technique and preliminary results. Clin Orthop Relat Res. 1988;232:26–36.
34. Clohisy JC, Barrett SE, Gordon JE, Delgado ED, Schoenecker PL. Periacetabular osteotomy for the treatment of severe acetabular dysplasia. J Bone Joint Surg Am. 2005;87(2):254–9.
35. Clohisy JC, Nunley RM, Curry MC, Schoenecker PL. Periacetabular osteotomy for the treatment of acetabular dysplasia associated with major aspherical femoral head deformities. J Bone Joint Surg Am. 2007;89(7):1417–23.

股骨转子周围疾病

32

Austin W. Chen，John M. Redmond，Kevin F. Dunne 和 Benjamin G. Domb 著

田 健 柳 笛 译 高曙光 苏 超 校

概述

股骨转子间周围疾患是引起髋关节疼痛的一个重要原因。传统观点认为患者侧卧时大转子处的"压痛"是由转子间滑囊炎所致[1-3]，但是最近有研究指出，股骨转子间周围组织疾患可以导致疼痛，单纯滑囊炎却很少引起疼痛[4-6]。大转子疼痛综合征（greater trochanteric pain syndrome，GTPS）实际上应当包含了该区域的所有疾患的病理变化。随着 MRI 检查技术的进步以及对该区域在 MRI 上的解剖、病理的认识加深，不断发展的关节镜和髋关节镜技术，更多的诊断标准出现，增强了我们对此类疾患发生发展的认识[7]。

GTPS 是临床上的一种常见疾患，股骨大转子滑囊炎、髋关节外侧弹响（弹响髋）、臀中肌和臀小肌病变都能够引起 GTPS[8-9]，其发病率为 10% ～ 25%，患病率为 17.6%[9-10]。患者主要临床症状为患髋的钝痛，偶尔表现为髋后方和大腿的放射性疼痛，常在活动后或者按压后加重。患者可能为了减缓疼痛而出现特有步态或跛行，但是髋关节活动范围基本正常。

已经明确 GTPS 的多种高危因素。最常见的为

A.W. Chen, MD
Department of Orthopedic Surgery, University of Illinois Hospital
at Chicago, Chicago, IL, USA
e-mail: Achen9@uic.edu

J.M. Redmond, MD • K.F. Dunne, BS
American Hip Institute, Westmont, IL, USA
e-mail: John.redmond@live.com; Kfdunne11@gmail.com

B.G. Domb, MD (✉)
American Hip Institute, Westmont, IL, USA

Adventist Hinsdale Hospital, Hinsdale, IL, USA
e-mail: drdomb@americanhipinstitute.org

年龄，40 ～ 60 岁之间的人群好发；性别也很重要，女性的发病率是男性的 3 ～ 4 倍[10]。在众多因素中，同侧膝患有骨关节炎、肥胖、下腰痛也与此类疾患相关[9-10]。已证明股骨大转子超出髂嵴外侧边缘是 GTPS 的易感危险因素之一[11]。

GTPS 的最常见病因是过度劳损或急性损伤，尤其是坠落伤[10]，而钙盐晶体沉积或者感染引起 GTPS 少见，结核感染更少见[12-13]。绝大部分患有转子间疼痛的患者保守治疗有效，60% ～ 90% 可以缓解，但是有一部分患者尽管按转子间滑囊炎治疗后仍有不适症状[14]。而这些患有 GTPS 的人会有类似于晚期髋骨关节炎的症状：活动受限，生活质量受到影响，有的甚至不能从事正常工作[7]。因此，准确诊断和及时治疗尤其重要[15]。

解剖学

股骨转子间的解剖已有详细描述[9,16]，肌腱附着点、滑囊、转子间骨面的解剖特点可具体参考图 32.1 a-c。尽管有一种说法提到股骨大转子周围有四个滑囊，但是绝大部分成人在股骨转子间有三个滑囊。这些滑囊在髋关节运动时提供缓冲作用，有利于臀中肌、髂胫束（iliotibial band，ITB）、阔筋膜张肌的活动[17]。臀大肌下滑囊是最大的一个，位于臀大肌和臀中肌的腱性部分之间，大转子外侧，通常将其描述为"股骨转子间滑囊"，同时也是 GTPS 的好发部位之一[18]。

股骨转子间周围是由臀大肌、阔筋膜张肌、髂胫束所构成的一个肌纤维鞘。臀大肌位于该纤维鞘的侧后方，阔筋膜张肌位于该鞘的上方，髂胫束位

S.F. Brockmeier (ed.), *MRI-Arthroscopy Correlations: A Case-Based Atlas of the Knee, Shoulder, Elbow and Hip*,
DOI 10.1007/978-1-4939-2645-9_32, © Springer Science+Business Media New York 2015

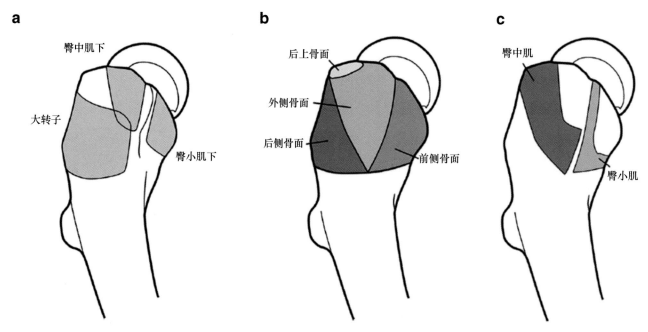

图 32.1 （a-c）解剖：大转子及其上的肌腱附着点和滑囊。（a）三个主要滑囊及其位置；（b）大转子各个面的几何形状；（c）臀中肌和臀小肌肌腱的附着点（a-c：Used with permission from Domb BG，Nasser RM，Botser IB. Partial-thickness tears of the gluteus medius：rationale and technique for trans-tendinous endoscopic repair. Arthroscopy. 2010；26（12）：1697-1705）

于该鞘的前方。位于这些解剖结构之上的阔筋膜并无肌肉附着，直接延伸至髂前上棘的止点上。在髋关节的远端，髂胫束增厚膨胀，与臀大肌肌腱一并附着于股骨止点，向远端横跨膝关节附着于胫骨近端前外侧 Gerdy 结节上。

髋外展肌主要有臀中肌和臀小肌，主要病损为"髋部的肌袖撕裂"[14,19]。表 32.1 显示了髋关节与肩关节的相似之处和差异。臀小肌起自髂前下棘（AIIS）和髂后下棘（PIIS）之间的髂骨外侧面，位于臀中肌深面，平行于股骨颈，汇于关节囊，止于大转

表 32.1 肩袖与髋袖的异同点

		肩袖	髋袖
功能解剖			
	旋内	肩胛下肌	髂腰肌
	稳定、旋转，启动和协助外展	冈上肌、冈下肌	臀中肌、臀小肌
	外展	三角肌	阔筋膜张肌
临床表现		运动时疼痛	髋关节外侧压痛
		压痛	外展无力
		外展无力	
MRI/ 超声		可见相应改变	可见相应改变
发生机制		退行性撕裂	退行性撕裂
		急性创伤	急性创伤
关节镜评估		暴露的附着点或分层可见关节损伤	难以观察到下表面的损伤

Used with permission from Domb BG，Nasser RM，Botser IB. Partial-thickness tears of the gluteus medius：rationale and technique for transtendinous endoscopic repair. Arthroscopy. 2010；26（12）：1697-1705

子前方[20]。臀中肌起自髂前上棘（ASIS）和髂后上棘（PSIS）之间的髂骨外侧面，止于股骨大转子。根据解剖特点，臀中肌在大转子上有两个或三个附着点：大转子顶部为肌腱中后部分附着处，外侧面附着的肌腱宽而薄，附着于外侧面的反折部分[16,21-22]。

Gottschalk 等利用肌电图描述了臀中肌和臀小肌在髋关节运动时维持股骨头在髋臼中的稳定[23]，臀中肌的前部和中部垂直牵拉并在髋关节的外展过程中起辅助作用，而阔筋膜张肌是髋关节的主要外展肌。

鉴别诊断

GTPS 的诊断十分复杂，因为骨盆带周围具有多种可能引起疼痛的结构。鉴别诊断包含了关节内、外以及周边疾患。关节内疾患包括关节盂唇、游离体、撞击综合征、关节囊松弛、韧带断裂和软骨损伤。关节周围疾患包括应力骨折、梨状肌综合征和肿瘤[24]。关节以外疾患包括臀上神经病变、感觉异常性臀部痛、腰椎病和腰椎神经病变[20]。关于后两种情况，肢体或髋关节外展无力，与 GTPS 的放射性疼痛类似。同样的，若患者既往有髋关节镜手术史，特别是有前外侧入路，可能对外展肌群或者其支配神经造成医源性的损伤[20]。详细的病史、仔细的体格检查和准确的影像学资料都有助于鉴别诊断。

影像学

一直以来认为影像学对于 GTPS 的诊断不是必需的，但是对于难治性转子间疼痛是非常必要的。影像学检查包括 X 线片、超声和 MRI。

GTPS 并没有典型的影像学表现。已证实股骨转子外侧缘超过髂嵴外侧缘是 GTPS 的易感危险因素[11]。在大转子中，可能会看到内部钙化、外展肌钙化或大转子内病变，但不具体。X 线检查可提示是否存在骨折或者髋部骨性关节炎。

超声对 GTPS 的诊断也有帮助，尤其是诊断外展肌肌群肌腱的病变，有 79% 的敏感性和 100% 的阳性预测价值，足以媲美 MRI[25]。动态超声可以直接诊断弹响髋[26]。

目前公认 MRI 是诊断 GTPS 的金标准[9,27]。在 GTPS 早期，MRI 的 T2 序列显示外展肌附着点的异常信号[28]。KingzettTaylor 等评估了 250 例臀部、髋外侧和腹股沟疼痛患者的 MRI[29]，35 例发现有臀中肌和臀小肌的撕裂，他们认为肌腱病变合并转子滑囊炎是引起 GTPS 的最常见原因。但是另有研究指出，MRI 在评估外展肌群肌腱损伤时可能有 88% 的假阳性率[30]。

治疗

保守治疗对于大多数 GTPS 的患者有效。保守治疗包括休息、避免做疼痛加重的活动、冰敷、非甾体类抗炎药物（NSAIDs）和物理治疗。治疗的核心在于伸展运动，加强髂胫束和臀肌的力量。单独或联合使用上述方法可以获得 90% 以上的治愈率[31]。对于复发的病例，局部注射糖皮质激素可以使患者恢复 49% ～ 100% 的基线活动水平[32]。与其他保守治疗的结果相比，低能量冲击波疗法可以明显改善 VAS 评分和 Harris 髋关节评分[33-34]。当尝试以上方法之后，若症状无改善才考虑手术治疗。

如同许多外科技术一样，关节镜和髋关节镜手术已经取代了传统的开放术式。自 1931 年髋关节镜问世以来，直至 20 世纪 80 年代及 90 年代早期，已经有了显著的进步[35-37]。手术技术和其他技术上的进展将髋关节镜的应用拓展到关节周围的解剖区域，也称作转子周围关节镜。转子周围关节镜的边界外侧为阔筋膜张肌和髂胫束，上内侧为外展肌群，下内侧为股外侧肌，后侧为臀大肌上方和其肌腱[8]。

可以根据手术目的选择髋关节镜和转子周围关节镜，但是对手术入路、镜头以及操作程序上的区别已有详细描述。Voos 等建议使用相同的入路用于评估中心与周围附件的病变，前方入路提供了最佳进入转子周边的入路[38]。该入路从髂前上棘外侧 1 cm 处，从阔筋膜张肌和缝匠肌间隙进入。球囊扩张分离比钝性剥离更加安全、出血更少[39]。标准的 30° 和 70° 的关节镜镜头能够满足髋关节镜的需求。

本章将介绍基于常见原因引起的 GTPS 病例。在每个病例中，将用多组图片来揭示病变在 MRI 与关节镜下表现之间的联系。三个病例包括：

1. 难治性转子间滑囊炎（Recalcitrant trochanteric bursitis）

2. 弹响髋（External snapping hip）

3. 臀中肌撕裂伤（Gluteus medius tear）

病例 1：难治性转子间滑囊炎

病史 / 体格检查

45 岁的女性患者，右髋部疼痛 18 个月。发病初期跑步时疼痛，跑步是唯一受影响的活动。随着疾病的发展，站立过久、坐时双腿交叉、卧床时患侧受压都会引起疼痛，疼痛导致患者每周 6 次、每次 2 英里的跑步生活方式被迫中断。疼痛部位主要位于右髋外侧，为间歇性发作，伴有向大腿远端的放射性疼痛。VAS 评分为 5 分。

该患者首先就诊于物理治疗师，并遵医嘱进行物理治疗，包括运动范围训练与肌肉强化练习。经过治疗后该患者的 VAS 评分反而升高到了 9 分，并且 1 个月后就中断了治疗。患者的物理治疗师建议在进行物理治疗的同时使用非甾体类抗炎药，但是由于之前失败的治疗经验以及对非甾体类抗炎药的过敏，患者放弃了保守治疗。

体格检查，患者步态正常，无 Trendelenburg 征。患侧表面皮肤正常，无瘀斑、红肿，大转子触诊时有压痛点。髋关节活动范围：屈曲 120°，内旋 10° 并伴有疼痛，外旋 30°，外展 30°。因为疼痛限制了外展和内旋，但是没有明显肌肉萎缩的迹象。FABER 试验和 Ober 试验均阳性。前方撞击内部弹响同样存在。下肢的神经血管均无异常。

物理治疗和其他保守治疗均无效后，该患者在 B 超引导的局麻下进行了右股骨转子滑囊内皮质类固醇注射治疗。30 分钟后疼痛缓解，但仅维持了 3 ～ 4 周，疼痛又再次出现。

影像学

骨盆正位、右髋侧位、双侧蛙位 X 线片提示髋关节关节间隙正常，股骨中度凸轮撞击损伤及轻度交叉征，转子间位无陈旧性创伤。

传统上的转子间滑囊炎的诊断是通过临床表现来进行诊断，由于难治性的病史以及关节内、外的病变，利用 MRI 来检查可能存在的潜在病变（图 32.2 a-d，图 32.3 a-d）。

图 32.2 a 详细的标记了解剖结构。图 32.2 a-d 和图 32.3 b-d 可见大转子外侧中等积液和水肿，提示存在滑囊炎，用长细箭头标注。除滑囊炎之外，还可见外展肌腱附着点处的中度异质性的信号，提示肌腱退变。在图 32.2 b-d 中使用短粗箭头标记。

患者的临床症状与影像学表现均提示存在转子间滑囊炎，同时还合并轻度股骨髋臼撞击综合征。由于保守治疗无效，该患者选择了手术，术前告知患者需行右髋关节镜下盂唇、股骨与髋臼成形术，关节镜下转子间滑囊清理和切除术，如果存在臀中肌损伤则同期进行修复。

关节镜检查

麻醉成功后，取仰卧位，会阴部予以保护后置于骨科牵引床上，在透视下予以牵引。先后建立前外侧入路、外侧入路。切除髋臼边缘部分增生的关节囊来连通这两个通路，即髋关节镜检查及工作通道已建立。

探钩通过前外侧工作通道进入股骨转子周围，探查可见大量增厚的滑囊（图 32.4）。刨削器通过前外侧工作通道进入，清理转子间滑囊，行滑囊切除术。股骨转子间其余间隙行关节镜镜检，包括臀中肌和臀大肌肌腱附着点，均未见异常。

讨论

股骨转子间滑囊炎具有自限性，并且保守治疗效果良好[2,40]。开放手术或关节镜手术治疗也有效，但是除了少量高级别的临床研究需要，一般很少需要。Fox 等回顾性分析了关节镜下滑囊切除治疗 27 例难治性转子间滑囊炎（recalcitrant trochanteric bursitis）的病例，术后 1 年，23 例患者表现好或者很好，术后未出现并发症；1 例术后 1 年和 2 例术后 5 年复发。

髂胫束与大转子间的反复摩擦是转子间滑囊炎的病因之一[41]。因此，有报道称行关节镜下转子滑囊切除术的同时松解髂胫束。Farr 等对 2 位患者在行关节镜下转子间滑囊切除术的同时行髂胫束松解，症状均完全缓解、无复发，并且能恢复到术前的活动能力。Govaert 等同样建议手术治疗 GTPS 的同时

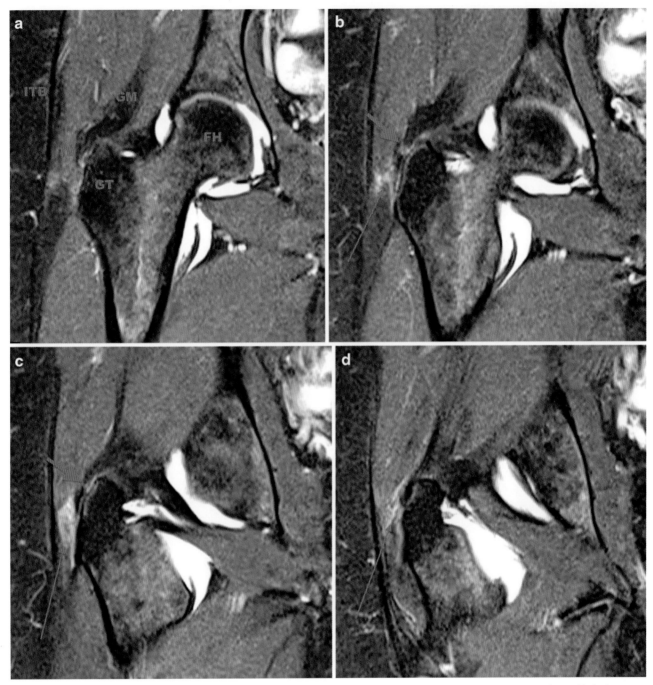

图 32.2　（**a**）髋部冠状位 T2 脂肪饱和加权相。解剖结构（字母表示）可见：臀中肌（gluteus medius，GM）、股骨头（femoral head，FH）、大转子（greater trochanter，GT）、转子间滑囊（trochanteric bursa，TB）、髂胫束（iliotibial band，ITB）。（**b,c**）外展肌肌腱轻度不均一信号提示肌腱炎，但不伴损伤，如短粗箭头所示。（**b-d**）大转子外侧中等量积液和水肿提示存在滑囊炎，如细长箭头所示

行髂胫束松解术[42]，他们治疗了 5 例患者并随访 6 周，3 例满意，2 例非常满意。但是 1 例患者出现了巨大血肿，需要开放手术清理。Weinrauch 等描述了在超声辅助下的关节镜手术能够做到转子间周围间隙的充分减压[43]。Strauss 等认为当患者存在弹响髋或髂胫束过紧（Ober 征阳性）时，需要行髂胫束的

后 1/3 松解术，否则只需行滑囊切除术[8]。

Baker 等前瞻性研究了 30 例关节镜下治疗难治性转子间滑囊炎的患者，平均随访时间 26.1 个月[44]，25 例进行了疼痛评分（VAS 评分从术前 7.2 降至术后 3.1）和髋 Harris 评分（术前 51 升至术后 77），均有明显改善。值得注意的是，作者提到"通

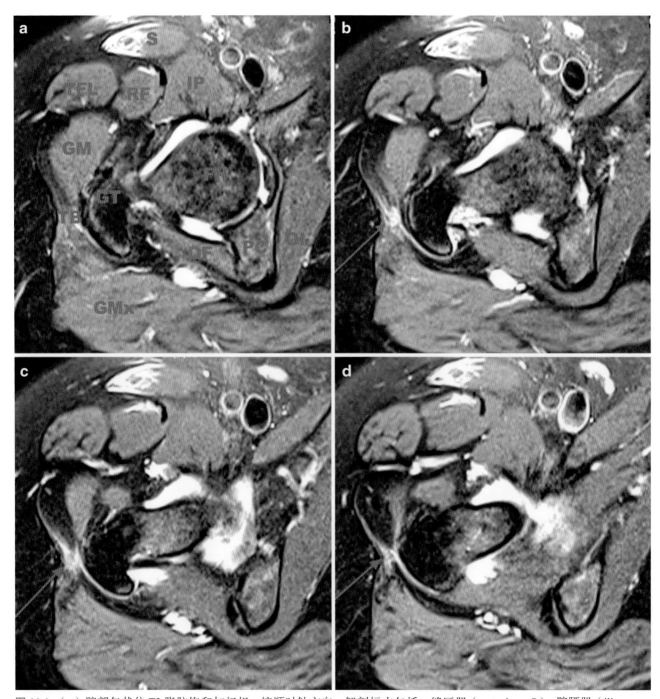

图 32.3 （**a**）髋部矢状位 T2 脂肪饱和加权相。按顺时针方向，解剖标志包括：缝匠肌（sartorius，S），髂腰肌（iliopsoas，IP），股骨头（femoral head，FH），闭孔内肌（obturator internus，OI），髋臼后柱（posterior column，PC），股四头肌（quadratus femoris，QF），臀大肌（gluteus maximus，GMx），转子间滑囊（trochanteric bursa，TB），大转子（greater trochanter，GT），臀中肌（gluteus medius，GM），阔筋膜张肌（tensor fascia lata，TFL），股直肌（rectus femoris，RF）；（**b-d**）大转子外侧中等量积液和水肿提示存在滑囊炎，如细长箭头所示

常注意到臀中肌和臀小肌肌腱存在损伤或刺激，在附着点处常有侧面撕裂伤，需要清理这些边缘和松解该区域"。但是具体有多少例患者存在这样的改变并未提及，因此，很难使用他们的结论来指导难治性转子间滑囊炎。他们的结论还需要在更多的 GTPS 病例中来验证。除此之外，该研究中的诊断标准是依靠临床症状，并未常规应用 MRI。而对于那些进行了 MRI 检查的病例，"并没有尝试去评估 MRI 结果与关节镜结果的相关性"。

单独存在的转子间滑囊炎极少见。Bird 等评估

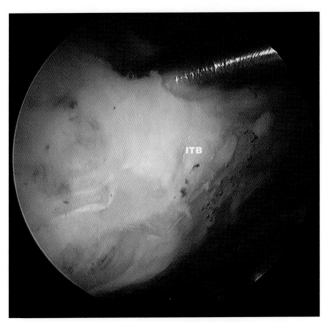

图 32.4 关节镜下探查见滑囊增厚

了 24 例患有 GTPS 的女性的 MRI 结果，发现 62.5% 存在臀中肌肌腱炎，45.8% 存在臀中肌损伤，但是只有 8.3% 存在转子间滑囊炎[4]。除此之外，Long 等回顾性分析了经超声诊断为 GTPS 的 877 例病例[5]。将近 80%（700 例）在超声下没有滑囊炎的表现，50%（438 例）存在外展肌肌腱变性，28.5%（250 例）存在髂胫束增厚。这些病例提示伴随外展肌肌腱变性、股骨髋臼撞击综合征伴盂唇损伤，还同时存在转子间滑囊炎。因此，难治性转子间滑囊炎的患者在进行术前准备时，应高度考虑在转子周围和关节内是否同时合并此类病变。

病例 2：弹响髋

病史/体格检查

23 岁的女性患者，双侧髋部反复疼痛，左侧较重。患者自诉在儿童时期，常感觉到"髋关节从髋臼窝脱出"，提示存在弹响感。当成年后，疼痛加重并且与弹响相关，持续时间长达 4 年，近期膝关节也受到影响。疼痛部位位于髋关节外侧，间歇性发作，10 次弹响之中就有 8 次疼痛。双膝疼痛位于膝关节关节线下方的前外侧。当活动后双髋和双膝的疼痛加剧，只有冰敷才能缓解疼痛。该患者完成了 3 个周期的物理治疗，持续 6～8 周，症状并未缓解，

同时双侧转子间滑囊内也进行过激素注射治疗，但是双膝疼痛症状并无明显改善。

体格检查：外观正常，步态正常，存在轻度膝外翻。双髋活动范围：屈曲 120°，内旋 30° 伴疼痛，外旋 50° 伴疼痛，外展 50°。梨状肌行走区域存在压痛点。侧卧位时，患髋位于上方，屈髋时在大转子上方，髂胫束经过大转子时有弹响感，用力挤压后弹响减弱。Ober 征阳性。值得注意的是该患者同时还有关节内撞击和弹响感。

膝关节检查未见任何肿胀或瘀斑，双膝活动范围：屈曲 130°，伸直－5° 时疼痛。双膝 Gerdy 结节处压痛，无髌骨不稳，触诊髌骨下级时存在摩擦感和轻压痛。双下肢肌力 5 级，无神经血管异常。

影像学

骨盆正位、双髋侧位、双髋蛙式位 X 线提示双侧髋关节关节间隙存在，双侧 20% 交叉征。

由于患者存在前方撞击症状，为了明确是否存在盂唇损伤而行 MRI 检查（本章不探讨盂唇损伤的病例变化和治疗）。T2 冠状位和矢状位像提示大转子与髂胫束之间存在一条细黑线（图 32.5 a-d 和图 32.6 a-d）。图 32.5 a 中可见臀中肌肌腱，图 32.5 b-d 中转子间滑囊轻度增厚，信号轻度增强。在这些层面上髂胫束并未见明显异常。矢状位的 MRI 更容易观察髂胫束。髂胫束增厚的区域位于大转子的前外侧与后外侧，见图 32.6 a-d。

患者弹响髋合并增厚的髂胫束保守治疗失败，有手术指证。术前告知患者手术的必要性及风险，拟行转子间滑囊切除术、髂胫束松解，据术中探查结果可能行盂唇修复、清理或重建。患者表示理解并同意手术治疗。

关节镜检查

患者取仰卧位，会阴部予以保护后在透视监测下行下肢牵引。建立前外侧入路和外侧入路。切除部分髋臼边缘的关节囊并连接这两个通路。诊断性关节镜以及关节内检查通路已建立。

关节镜镜头从前外侧通道进入，刨削器从外侧通道进入（图 32.7）。先行转子间滑囊切除与清理术

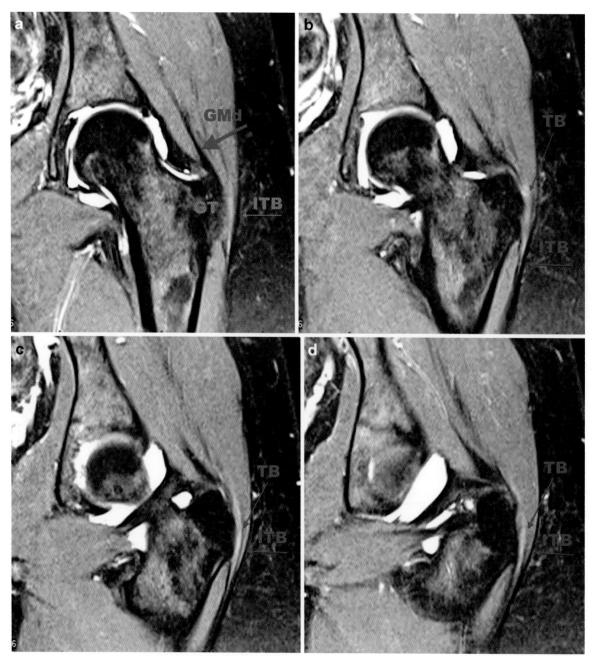

图 32.5 （**a**）髋部冠状位 T2 脂肪饱和加权相。大转子（GT）外侧的细黑线代表髂胫束（ITB）。臀中肌肌腱（GMd）亦可见。（**b-d**）髋部冠状位脂肪抑制 T2 加权图像。大转子（GT）与髂肌束（ITB）之间信号轻度增强提示轻度增厚的转子间滑囊（TB）

（图 32.8），转子间周围探查术，包括臀中肌和臀大肌肌腱附着点。外展肌群未见明显病变。使用射频消融对髂胫束位于大转子外侧并滑动的部位行十字切开（图 32.9～图 32.11）。

讨论

弹响髋最常见的原因是后部的髂胫束增厚或臀大肌的前边缘在大转子上滑动[45]。屈髋使增厚的髂胫束在大转子上的滑动摩擦力增强，无症状的弹响被认为是正常生理现象[46]。引起髂胫束紧张的原因尚未明确，可能是生物力学的变化所致[47]。

髂胫束松解术是公认的治疗顽固性弹响髋的手术方法，但是具体的松解方法有多种描述。1983 年最早描述了 Z 字切开，实施了几例并进行了随访[46,48-50]。到目前为止，只将切开手术进行了详细的描述。

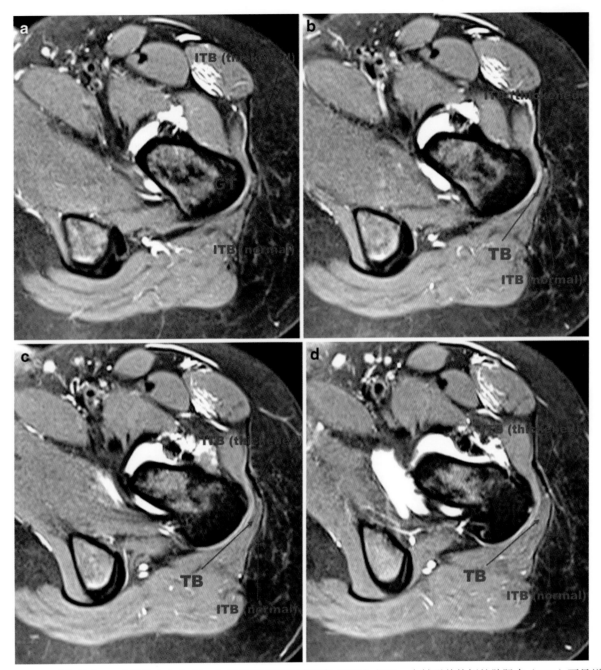

图 32.6　（**a**）髋部轴位 T2 脂肪饱和加权相。与后外侧正常的髂胫束（ITB）相比，大转子前外侧的髂胫束（ITB）可见增厚。（**b-d**）髋部轴位 T2 脂肪饱和加权相。与后外侧正常的髂胫束（ITB）相比，大转子前外侧的髂胫束（ITB）可见增厚。同时，大转子（GT）与髂胫束（ITB）之间的信号轻度增强提示转子间滑囊（TB）增厚

　　Ilizaliturri 等于 2006 年首次描述的关节镜下髂胫束松解术[51]，前瞻性研究了 11 例患髋，临床诊断均为弹响髋，并且保守治疗失败，在关节镜下对髂胫束位于大转子表面的部分行菱形成形术，同时行转子间滑囊切除术。术后平均随访 2 年，1 例存在无痛性弹响，但是无任何不适并且恢复到术前的活动能力。Zini 等回顾性分析了 15 例病例并报道了

类似的结果[52]，与 Ilizaliturri 等不同的是，髂胫束是横向松解的[51]。这组病例中 VAS 评分明显改善，所有患者均恢复到术前的活动强度，无并发症或再次手术，但是有 40% 的患者进行剧烈的体育活动时仍存在轻微的疼痛。

　　Polsello 等认为有症状的弹响髋在关节镜镜下松解臀大肌肌腱附着区域与髂胫束松解术的疗效相

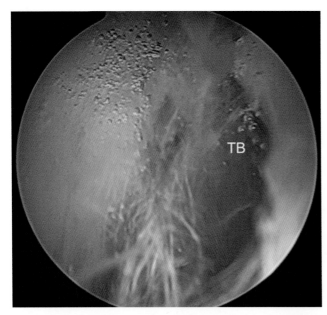

图 32.7 从远端中前入路朝向头侧和外侧置入关节镜进行观察，注意位于转子间滑囊前方的置入的刨削器正在清理滑囊

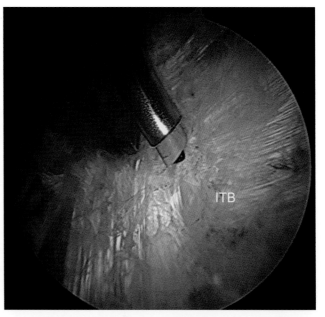

图 32.9 从远端中前入路朝向头侧和外侧置入关节镜进行观察。等离子电刀用于分离转子上方的髂胫束（ITB）

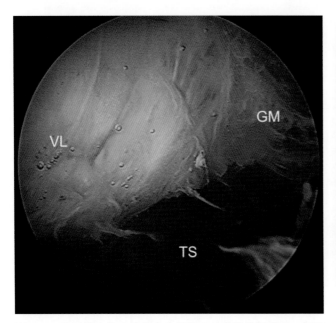

图 32.8 从远端中前入路朝向头侧置入关节镜进行观察。滑囊内增生组织被清理后，臀中肌（gluteus medius，GM）、股外侧肌（vastus lateralis，VL），转子间间隙（trochanteric space，TS）清晰可见。臀中肌肌腱无损伤

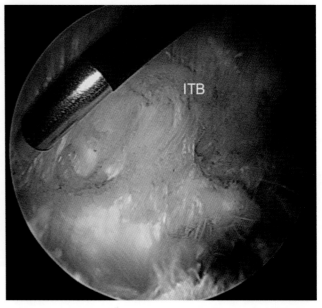

图 32.10 从远端中前入路朝向头侧和外侧置入关节镜进行观察。等离子电刀用于分离转子上方的髂胫束（ITB）

当[47]。8 例（9 髋）在内镜下行臀大肌肌腱松解术，回顾性分析随访 22 个月。7 例在首次手术后疼痛与髋部弹响均获解决。1 例为了完全松解需要再次手术。所有患者均恢复到术前的活动能力。

Voos 等详细描述了髂胫束松解的手术流程[38]。

他们提出应该沿大转子的后外侧部分进行，从大转子的附着点直接延伸到大转子的顶端。在最大的张力下感受纤维的强度细微变化，行 Z 字松解：前方 1 cm，远端 3 cm，后方 1 cm。

B.G.D 资深作者倾向于弹响髋的髂胫束环切术，

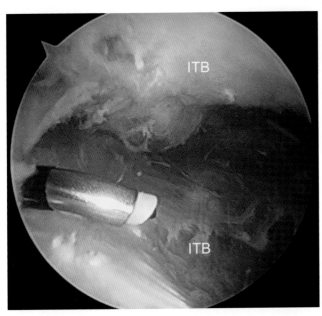

图 32.11 从远端中前入路朝向头侧和外侧置入关节镜进行观察。等离子电刀已经将髂胫束（ITB）分离

同时行转子间滑囊切除术。关于关节镜下髋关节的治疗很少见，但是早期的经验已经展示了关节镜下手术的安全性和有效性，因此也可作为一种备选的治疗方法。

病例 3：臀中肌撕裂伤

病史 / 体格检查

66 岁老年女性因左髋外侧疼痛前来就诊。患者主诉左髋疼痛 2 年并持续加重，屈髋、左侧卧以及长时间站立后会导致症状加重。就诊前已经完成 4 周的物理治疗，疼痛未见缓解，反而持续加重，转子间滑囊注射类皮质醇激素亦只能临时缓解疼痛。

体格检查提示左侧 Trendelenburg 步态。左髋活动度：屈曲 120°，内旋 30°，外旋 50° 时疼痛，外展 50°。患侧大转子表面有明显触痛，其余骨性标志部位无异常。FABER 征阳性，但是无髋关节撞击或弹响。Ober 征阴性。除了外展时伴有疼痛肌力 4 级，右下肢肌力 5 级，神经血管无异常。

影像学

骨盆与髋部的 X 线提示双髋关节间隙正常，双侧髋臼外缘有轻度骨赘形成。除此之外，双侧大转子处提示有骨赘增生。Tonnis 髋骨关节关节分级：影像学分级为 1 级。

MRI 提示外展肌肌腱撕裂的可能，无骨髓水肿或异常。冠状位和轴位 T2 脂肪饱和加权 MRI，可见臀小肌部分严重撕裂（图 32.12 a-b）；臀中肌从大转子附着处全层撕裂（图 32.12 b-d 和图 32.13 b-e）；髋臼盂唇磨损，表面轻度损伤；软骨表面变薄但是保持完整。

关节镜检查

考虑患者行保守治疗后外展肌肌腱仍然存在疼痛，因此决定进行左髋关节周围组织关节镜镜检，臀中肌损伤修复和转子间滑囊切除术，同时也包括了诊断性髋关节镜镜检。术前谈话让患者知道此次手术不会处理髋关节骨性关节炎病变，也没有任何证据表明手术会延缓关节炎的进展。

患者取仰卧位，会阴部予以保护后在透视监测下牵引左髋。建立前外侧入路和外侧入路。切除部分髋臼边缘的部分关节囊连接这两个通路，建立关节镜镜检及工作通道。镜检发现盂唇存在损伤但是相对稳定，对其进行清理术。从转子间周围间隙进入，该例患者增加了后外侧入路。

与之前病例一样，关节镜下行转子间滑囊切除及清理术，关节镜从前外侧入路置入，刨削器从外侧入路进入。镜检下发现臀中肌肌腱附着点全层撕裂（图 32.14）。在准备重建修复前，去除大转子外侧面的表面皮质骨，创面新鲜化以促进腱骨愈合（图 32.15）。在透视监测下将 2 枚锚钉置入外侧面，水平褥式缝合肌腱（图 32.16 和图 32.17），使用关节镜下的标准打结技术打结，使肌腱与骨面充分紧密接触（图 32.18）。

讨论

在临床实践中，臀中肌、臀小肌肌腱损伤经常漏诊[53]。随着不断开展的髋关节镜及关节镜检查，已经证实诸多 GTPS 被误诊为转子间滑囊炎，甚至许多患者在进行了深度的保守治疗后疗效欠佳，从而被误诊为难治性滑囊炎。

与肩袖损伤相比，臀中肌肌腱损伤的相关文献甚少，但是手术指征相类似[38]。最近 10 年才开始有相关方面的文献报道。Voos 等在 2007 年首次描述了在关节镜下修复臀中肌损伤[38]，他们借鉴了肩袖损伤的修复技术：对肌腱边缘与其附着点先进行清理，锚钉置入肌腱附着点（有或无透视下），在关节镜的监视下缝合肌腱。2009 年报道了随访结果[54]，10 例均为保守治疗失败，通过体格检查和 MRI 确

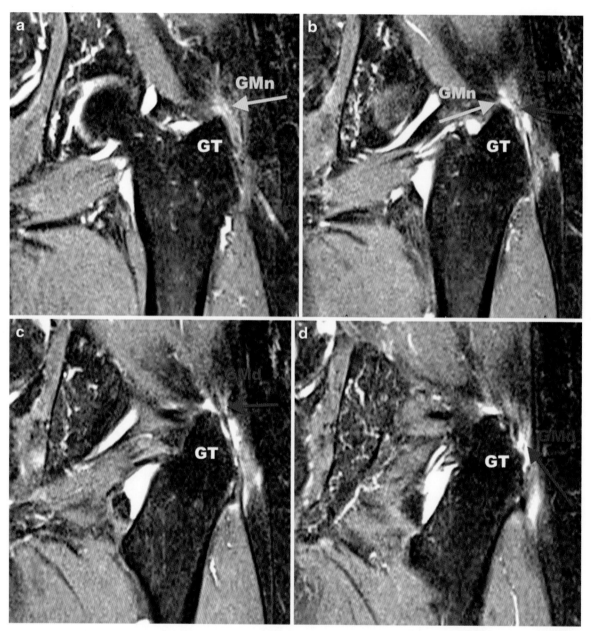

图 32.12 （a）冠状位 T2 脂肪饱和加权相。高信号提示臀小肌（GMn）部分损伤；（b）冠状位 T2 脂肪饱和加权相。高信号提示在大转子（GT）附着点处，臀小肌（GMn）部分损伤和臀中肌（GMd）肌腱完全损伤；（c,d）冠状位 T2 脂肪饱和加权相。大转子（GT）附着点处臀中肌（GMd）肌腱完全损伤。由于臀肌附着点是位于大转子前方，因此不能观察到后续的损伤

图 32.13 （a,b）轴位的 T2 脂肪饱和加权相。大转子外侧的高信号是由于臀中肌（GMd）肌腱在其转子处的附着点损伤肌腱炎或转子间滑囊炎；（c-e）轴位 T2 脂肪饱和加权相。随着扫描层面的升高，可以见到更多的股骨头（FH），而大转子（GH）逐渐减少。大转子上方增强的信号是臀中肌（GMd）肌腱撕裂或者肌腱炎引起

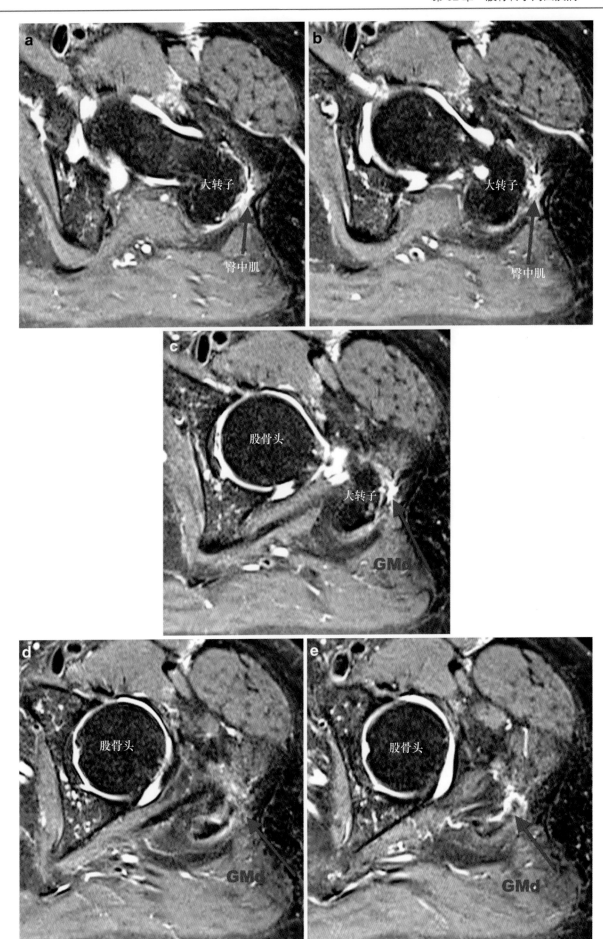

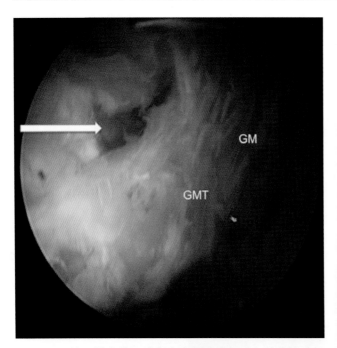

图 32.14 从远端中前入路朝向头侧和内侧置入关节镜进行观察。臀中肌（GM）肌肉部分和腱性部分（GMT）清晰可见。注意箭头所指的臀中肌肌腱完全撕裂

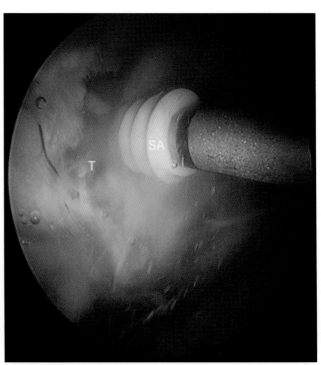

图 32.16 从远端中前入路朝向头侧和内侧置入关节镜进行镜检。在转子（T）处置入一颗缝合锚钉（SA）

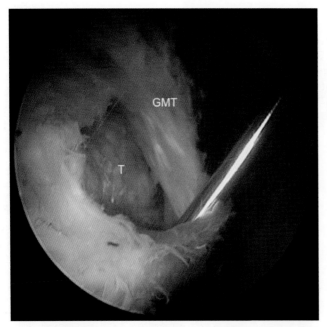

图 32.15 从远端中前入路朝向头侧和内侧置入关节镜进行观察。下方的转子（T）清晰可见。探钩提起臀中肌肌腱（GMT）的部分纤维

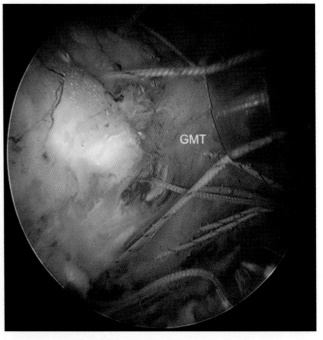

图 32.17 在置入锚钉后，缝线穿过肌腱，从远端中前入路朝向头侧和内侧置入关节镜进行观察。在操作通道下缝合臀中肌肌腱（GMT）

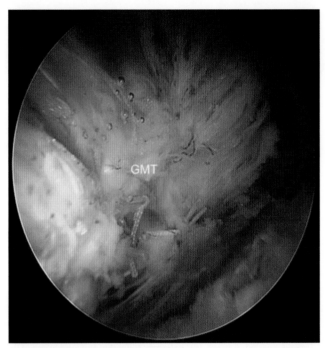

图 32.18　在置入锚钉并进行缝合后，从远端中前入路朝向头侧和内侧置入关节镜进行观察。可见置入的两个锚钉将臀中肌肌腱（GMT）缝合至股骨转子

诊。平均随访 25 个月，10 例的疼痛症状全部消失，5 例髋外展力量完全恢复。

2013 年又发表了 3 篇相类似的文章（临床证据等级Ⅳ）。Domb 等诊断出 15 例患者，6 例部分损伤和 9 例完全损伤[55]，平均随访 27.9 个月，其中 14 例术后髋关节功能特定评分至少提高了 30 分，满意度从好到极好。但是值得注意的是，所有患者均进行了盂唇手术（10 例清理术，4 例修复术，1 例重建术），近半数病例进行了股骨髋臼撞击综合征的治疗（3 例行髋臼成形术，4 例行股骨成形术）。Thaunat 等描述了 4 例部分损失的病例[56]，随访 6 个月，髋关节 Harris 评分从 36.75 升至 72.25。最后，McCormick 等报道了关节镜治疗 10 例此类患者，平均随访 23 个月[57]，mHHS 均值、HOS- 日常活动、HOS- 运动分别为 84.7、89.1 和 76.8。所有患者的活动度为正常或者接近正常，90% 的人愿意再次接受这类手术。

关节镜下的手术技术、损伤部位的病理生理变化、生物力学研究都处于初期阶段。Byrd 描述了转子间关节镜技术、臀中肌肌腱损伤肌腱修复技术以及双排固定技术[58]。Domb 等描述了肌腱转位

法修复部分损伤，并提出了髂胫观察窗的技术[59]。Yanke 等也报道了 1 例肌腱连接处损伤的关节镜下修复[60]。

Dishkin-Paset 等在尸体标本上比较了两种臀中肌损伤的关节镜下修复技术的生物力学稳定性[61]，大的撕裂双排修复比双排锚钉修复效果差。

总结

髋关节外侧疼痛的确诊比转子间滑囊炎的诊断更加复杂。详细的病史、细致的体格检查、充足的影像学资料是确定治疗方案的关键，大多数 GTPS 患者可以通过保守治疗获益。对于难治性病例，关节镜下手术是一种直观、安全、有效的治疗方法。

参考文献

1. Anderson TP. Trochanteric bursitis: diagnostic criteria and clinical significance. Arch Phys Med Rehabil. 1958;39(10):617–22.
2. Gordon EJ. Trochanteric bursitis and tendinitis. Clin Orthop. 1961;20:193–202.
3. Karpinski MR, Piggott H. Greater trochanteric pain syndrome. A report of 15 cases. J Bone Joint Surg (Br). 1985;67(5):762–3.
4. Bird PA, et al. Prospective evaluation of magnetic resonance imaging and physical examination findings in patients with greater trochanteric pain syndrome. Arthritis Rheum. 2001;44(9):2138–45.
5. Long SS, Surrey DE, Nazarian NL. Sonography of greater trochanteric pain syndrome and the rarity of primary bursitis. AJR Am J Roentgenol. 2013;201(5):1083–6.
6. Silva F, et al. Trochanteric bursitis: refuting the myth of inflammation. J Clin Rheumatol. 2008;14(2):82–6.
7. Fearon AM, et al. Greater trochanteric pain syndrome negatively affects work, physical activity and quality of life: a case control study. J Arthroplasty. 2014;29(2):383–6.
8. Strauss EJ, Nho SJ, Kelly BT. Greater trochanteric pain syndrome. Sports Med Arthrosc. 2010;18(2):113–9.
9. Williams BS, Cohen SP. Greater trochanteric pain syndrome: a review of anatomy, diagnosis and treatment. Anesth Analg. 2009;108(5):1662–70.
10. Segal NA, et al. Greater trochanteric pain syndrome: epidemiology and associated factors. Arch Phys Med Rehabil. 2007;88(8):988–92.
11. Viradia NK, Berger AA, Dahners LE. Relationship between width of greater trochanters and width of iliac wings in trochanteric bursitis. Am J Orthop (Belle Mead NJ). 2011;40(9):E159–62.
12. Abdelwahab IF, et al. Atypical extraspinal musculoskeletal tuberculosis in immunocompetent patients: Part II, tuberculous myositis, tuberculous bursitis, and tuberculous tenosynovitis. Can Assoc Radiol J. 2006;57(5):278–86.
13. Butcher JD, Salzman KL, Lillegard WA. Lower extremity bursitis. Am Fam Physician. 1996;53(7):2317–24.
14. Kagan 2nd A. Rotator cuff tears of the hip. Clin Orthop Relat Res.

1999;368:135–40.

15. Craig RA, et al. Iliotibial band Z-lengthening for refractory trochanteric bursitis (greater trochanteric pain syndrome). ANZ J Surg. 2007;77(11):996–8.

16. Robertson WJ, et al. Anatomy and dimensions of the gluteus medius tendon insertion. Arthroscopy. 2008;24(2):130–6.

17. Shbeeb MI, Matteson EL. Trochanteric bursitis (greater trochanter pain syndrome). Mayo Clin Proc. 1996;71(6):565–9.

18. Woodley SJ, Mercer SR, Nicholson HD. Morphology of the bursae associated with the greater trochanter of the femur. J Bone Joint Surg Am. 2008;90(2):284–94.

19. Bunker TD, Esler CN, Leach WJ. Rotator-cuff tear of the hip. J Bone Joint Surg (Br). 1997;79(4):618–20.

20. Lachiewicz PF. Abductor tendon tears of the hip: evaluation and management. J Am Acad Orthop Surg. 2011;19(7):385–91.

21. Dwek J, et al. MR imaging of the hip abductors: normal anatomy and commonly encountered pathology at the greater trochanter. Magn Reson Imaging Clin N Am. 2005;13(4):691–704, vii.

22. Pfirrmann CW, et al. Greater trochanter of the hip: attachment of the abductor mechanism and a complex of three bursae—MR imaging and MR bursography in cadavers and MR imaging in asymptomatic volunteers. Radiology. 2001;221(2):469–77.

23. Gottschalk F, Kourosh S, Leveau B. The functional anatomy of tensor fasciae latae and gluteus medius and minimus. J Anat. 1989; 166:179–89.

24. Tibor LM, Sekiya JK. Differential diagnosis of pain around the hip joint. Arthroscopy. 2008;24(12):1407–21.

25. Westacott DJ, Minns JI, Foguet P. The diagnostic accuracy of magnetic resonance imaging and ultrasonography in gluteal tendon tears—a systematic review. Hip Int. 2011;21(6):637–45.

26. Reich MS. Hip arthroscopy for extra-articular hip disease. Curr Rev Musculoskelet Med. 2013;6(3):250–7.

27. McMahon S, Fleury J. External validity of physical activity interventions for community-dwelling older adults with fall risk: a quantitative systematic literature review. J Adv Nurs. 2012;68(10): 2140–54.

28. Blankenbaker DG. Correlation of MRI findings with clinical findings of trochanteric pain syndrome. Skelet Radiol. 2008;37(10):903–9.

29. Kingzett-Taylor A, et al. Tendinosis and tears of gluteus medius and minimus muscles as a cause of hip pain: MR imaging findings. AJR Am J Roentgenol. 1999;173(4):1123–6.

30. Kong A, Van der Vliet A, Zadow S. MRI and US of gluteal tendinopathy in greater trochanteric pain syndrome. Eur Radiol. 2007;17(7):1772–83.

31. Brooker Jr AF. The surgical approach to refractory trochanteric bursitis. Johns Hopkins Med J. 1979;145(3):98–100.

32. Lustenberger DP, et al. Efficacy of treatment of trochanteric bursitis: a systematic review. Clin J Sport Med. 2011;21(5):447–53.

33. Furia JP, Rompe JD, Maffulli N. Low-energy extracorporeal shock wave therapy as a treatment for greater trochanteric pain syndrome. Am J Sports Med. 2009;37(9):1806–13.

34. Rompe JD, et al. Home training, local corticosteroid injection, or radial shock wave therapy for greater trochanter pain syndrome. Am J Sports Med. 2009;37(10):1981–90.

35. Burman MS. Arthroscopy or the direct visualization of joints: an experimental cadaver study. 1931. Clin Orthop Relat Res. 2001;390:5–9.

36. Byrd JW. Hip arthroscopy utilizing the supine position. Arthroscopy. 1994;10(3):275–80.

37. Glick JM, et al. Hip arthroscopy by the lateral approach.

Arthroscopy. 1987;3(1):4–12.

38. Voos JE, et al. Arthroscopic anatomy and surgical techniques for peritrochanteric space disorders in the hip. Arthroscopy. 2007;23(11):1246e1–5.

39. Audenaert E, Pattyn C. Balloon dissection for improved access to the peritrochanteric compartment. Arthroscopy. 2009;25(11):1349–53.

40. Schapira D, Nahir M, Scharf Y. Trochanteric bursitis: a common clinical problem. Arch Phys Med Rehabil. 1986;67(11):815–7.

41. Clancy WG. Runners' injuries. Part two. Evaluation and treatment of specific injuries. Am J Sports Med. 1980;8(4):287–9.

42. Govaert LH, et al. Endoscopic bursectomy and iliotibial tract release as a treatment for refractory greater trochanteric pain syndrome: a new endoscopic approach with early results. Arthrosc Tech. 2012;1(2):e161–4.

43. Weinrauch P, Kermeci S. Ultrasonography-assisted arthroscopic proximal iliotibial band release and trochanteric bursectomy. Arthrosc Tech. 2013;2(4):e433–5.

44. Baker Jr CL, et al. Arthroscopic bursectomy for recalcitrant trochanteric bursitis. Arthroscopy. 2007;23(8):827–32.

45. Allen WC, Cope R, Saltans C. The snapping hip revisited. J Am Acad Orthop Surg. 1995;3(5):303–8.

46. Provencher MT, Hofmeister EP, Muldoon MP. The surgical treatment of external coxa saltans (the snapping hip) by Z-plasty of the iliotibial band. Am J Sports Med. 2004;32(2):470–6.

47. Polesello GC, et al. Surgical technique: endoscopic gluteus maximus tendon release for external snapping hip syndrome. Clin Orthop Relat Res. 2013;471(8):2471–6.

48. Brignall CG, Stainsby GD. The snapping hip. Treatment by Z-plasty. J Bone Joint Surg (Br). 1991;73(2):253–4.

49. Dederich R. [The snapping hip. Enlargement of the iliotibial tract by Z-plasty]. Z Orthop Ihre Grenzgeb. 1983;121(2):168–70.

50. Nam KW, et al. A modified Z-plasty technique for severe tightness of the gluteus maximus. Scand J Med Sci Sports. 2011;21(1):85–9.

51. Ilizaliturri Jr VM, et al. Endoscopic iliotibial band release for external snapping hip syndrome. Arthroscopy. 2006;22(5):505–10.

52. Zini R, et al. Endoscopic iliotibial band release in snapping hip. Hip Int. 2013;23(2):225–32.

53. Davies JF, et al. Surgical treatment of hip abductor tendon tears. J Bone Joint Surg Am. 2013;95(15):1420–5.

54. Voos JE, et al. Endoscopic repair of gluteus medius tendon tears of the hip. Am J Sports Med. 2009;37(4):743–7.

55. Domb BG, Botser I, Giordano BD. Outcomes of endoscopic gluteus medius repair with minimum 2-year follow-up. Am J Sports Med. 2013;41(5):988–97.

56. Thaunat M, et al. Endoscopic repair of partial-thickness undersurface tears of the gluteus medius tendon. Orthop Traumatol Surg Res. 2013;99(7):853–7.

57. McCormick F, et al. Endoscopic repair of full-thickness abductor tendon tears: surgical technique and outcome at minimum of 1-year follow-up. Arthroscopy. 2013;29(12):1941–7.

58. Byrd JW. Gluteus medius repair with double-row fixation. Arthrosc Tech. 2013;2(3):e247–50.

59. Domb BG, Nasser RM, Botser IB. Partial-thickness tears of the gluteus medius: rationale and technique for trans-tendinous endoscopic repair. Arthroscopy. 2010;26(12):1697–705.

60. Yanke AB, et al. Endoscopic repair of a gluteus medius tear at the musculotendinous junction. Arthrosc Tech. 2013;2(2):e69–72.

61. Dishkin-Paset JG, et al. A biomechanical comparison of repair techniques for complete gluteus medius tears. Arthroscopy. 2012; 28(10):1410–6.

腘绳肌近端损伤

Michael B. Gerhardt 和 David L. Schub　著
李宇晟　李　辉　译　高曙光　旷世达　校

概述

腘绳肌肌腱近端止点撕脱是一种相对少见的损伤，通常被描述为滑水者损伤（waterskier injury），在腘绳肌于膝关节伸展伴髋关节屈曲位置时剧烈偏心收缩时发生[1]。发生在腘绳肌肌腹或肌腱连接处的应力损伤占所有运动应力损伤的 25% ～ 30%[2-3]，因此，腘绳肌是运动员最常见的受伤肌肉而真正的近端止点撕脱只占腘绳肌损伤的 9% ～ 12%[4]。早期诊断腘绳肌近端损伤很重要，诊断的延误会对最终治疗结果产生较大影响。

急性断裂的损伤机制最常见的是在膝关节处伸展位置时，突然和意外地发生髋关节屈曲。近端腘绳肌损伤又称为"滑水者损伤"。当滑水者突然被船上的牵引绳快速拉到髋关节屈曲位时，由于滑水板的阻力对抗船的拉力，滑水者膝关节仍处于伸直站立位。可以想象在这种巨大的张力及载荷下，近端腘绳肌止点极有可能撕脱。

除滑水运动可导致腘绳肌近端撕脱，还有许多活动也能造成这种损伤（图 33.1）。在我们诊所最常见的是患者在湿滑地面跌倒。患者稳定的腿固定在一个位置，而不稳定的腿在身体前面剧烈地产生一个非故意的"劈叉"动作，导致近端腘绳肌的损伤。

通常，患者会主诉听到"啪"的一声或几声，当要求定位痛点时，患者会指到臀下部和大腿后侧近端。这种损伤看上去似乎是无关紧要的，并且缺乏经验的临床医生可能将这类损伤误诊为肌腱拉伤。事实上，在详细询问患者受伤机制时，若患者描述是在湿滑地面摔倒并且曾听到"啪"的声音，医生要引起警惕并建议患者行 MRI 检查来评估受伤的严重性。

通常在受伤后 48 ～ 72 小时，大腿中部会出现明显的瘀斑并很快变深，有时瘀斑还会一直延伸到足部（图 33.2）。尽管在腘绳肌中段拉伤时大腿处有时也会出现一些轻微的瘀斑，但严重程度和范围远远不及腘绳肌近端撕脱伤。

尽管经过一段时间的休息和理疗，拉伤的腘绳肌能可靠愈合。但是对于腘绳肌近端完全撕脱或者严重的部分撕脱，非手术治疗会导致患者重返运动困难、患处持续疼痛、肌肉乏力以及肢体不稳[5-9]。一些腘绳肌近端部分撕脱的患者，尤其是回缩距离超过 2 cm 或者是腱性不连续超过 50%，采取非手术治疗的效果欠佳[9-11]。

考虑到非手术治疗的不可靠性，开放修补锚钉固定术成为可选的手术方案[2,5,9-10,12-17]。手术时横向切口或垂直切口均可。虽然对于急性或慢性损伤，开放式修补术均获得了优良的结果[18-19]；但是仍存在一些伤口的并发症，包括伤口裂开 2.4%[20]、伤口感染 1% ～ 2.4%[16,20-21]、血肿 2.4%[20]、股后皮神经痛 9.8% ～ 40%[15,20]、增生性瘢痕形成 2.0%[16]、创面瘘 1.1%[11]、切口麻木 60.9%[12] 以及创面不美观 60.9%[12]。

关节镜和内镜技术在运动医学中的使用减少了外科手术的切口，降低了并发症，加快了术后康复。

M.B. Gerhardt, MD (✉)
Institute for Sports Science, Cedars-Sinai Medical Center,
Santa Monica, CA, USA
e-mail: mgerhardt@smog-ortho.net

D.L. Schub, MD
Department of Orthopedic Surgery, Kaiser Permanente Hospital—
San Diego, San Diego, CA, USA
e-mail: davidschub@gmail.com

S.F. Brockmeier (ed.), *MRI-Arthroscopy Correlations: A Case-Based Atlas of the Knee, Shoulder, Elbow and Hip*,
DOI 10.1007/978-1-4939-2645-9_33, © Springer Science+Business Media New York 2015

图 33.1　各种各样的活动都可能会导致近端腘绳肌腱撕裂，比如滑水时的前向牵拉

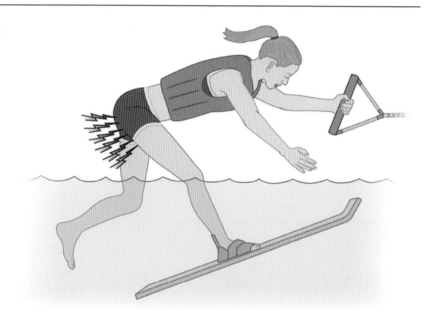

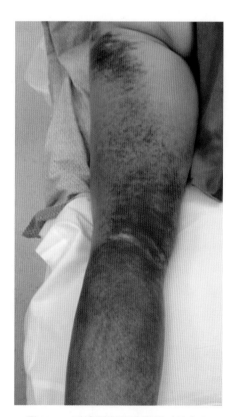

图 33.2　近端腘绳肌腱撕裂时的瘀斑

为了降低开放性修复的潜在切口并发症，在目前先进的外科技术支持下，我们尝试通过内镜治疗近端腘绳肌的一些损伤。此处我们提供一个用内镜修复近端腘绳肌损伤的病例。

病例

患者女，53 岁，平素活跃爱运动，6 周前在一场足球比赛中右侧腘绳肌受伤。经休息和康复治疗，仍有疼痛，患肢乏力，难以重返运动。主要症状表现为腘绳肌中部痉挛、疼痛；坐下时坐骨结节区域疼痛。体格检查，在坐骨结节区域有压痛，在腘绳肌止点处可触及小的缺损。膝关节抗阻屈曲时疼痛，坐骨神经支配区域感觉轻微减退。MRI 显示腘绳肌严重的部分撕脱，有 2 cm 的回缩（图 33.3 a,b）。由于非手术治疗失败，而患者重返运动的愿望十分强烈，因此患者选择了手术修补腘绳肌近端。我们采取经关节镜完成此手术。

在普通气管插管麻醉下，患者取俯卧位，臀部和大腿后侧消毒铺单。第一个关节镜入路通道做直接后侧通道，位于腘绳肌近端的臀大肌皱褶处。将关节镜置于臀下间隙，使用低压泵让间隙充满生理盐水。臀下间隙指的是臀大肌和腘绳肌筋膜之间的潜在空间。在镜头直视下，做后外侧通道，从第一个通道的外侧臀大肌皱褶处进入，正好位于坐骨结节外侧面的上方。用刨刀小心地去除坐骨结节滑囊，扩展臀大肌下方间隙（图 33.4）。刨刀从外侧通道进入来辨别坐骨神经，有粘连明显的地方要进行松解，将其与坐骨神经分离。操作时要小心谨慎，避免损伤坐骨神经。接下来，我们看到坐骨结节和腘绳肌

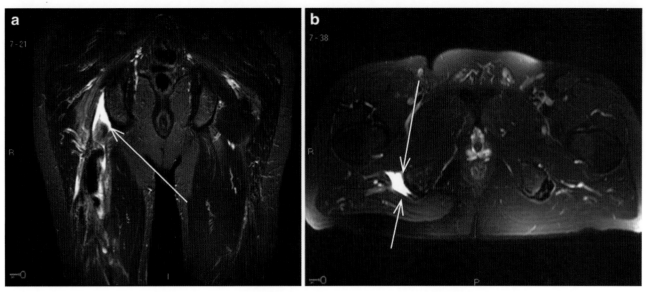

图 33.3 （a,b）近端腘绳肌腱撕脱的 MRI 表现：冠状位和轴位观

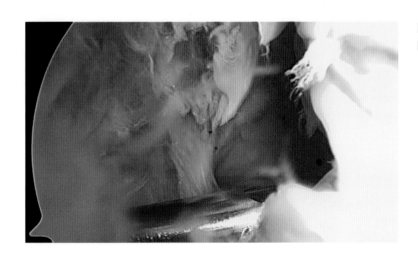

图 33.4 臀下间隙。臀大肌与近端腘绳肌筋膜之间的潜在间隙

近端撕裂的肌纤维（图 33.5）。大约 60% 的肌肉已经从止点撕脱并回缩。清理局部的疤痕组织。将撕裂和回缩的纤维彻底清除，断端新鲜化以利于固定后的腱骨愈合。每个通道中都置入透明套管和操作套管。用刨刀清理到肌腱断端以远 4 ~ 5 cm，以利于活动肌腱断端，使复位肌腱变得容易。用抓钳对肌腱的活动性进行评估（图 33.6）。然后，准备一枚 4.5 mm 的 PEEK 螺旋锚钉（Arthrex 公司），联合使用月牙形穿线器和 ScorpionFastpass 穿线器，制作一个水平过线缝合结构。再置入第二枚锚钉，并使用上述穿线技术将缝线穿过近端腘绳肌腱。膝关节屈曲位下，使用常规的关节镜下缝线技术将肌腱拉回坐骨结节止点处，并原位打结固定（图 33.7）。屈伸活动膝关节，检查复位是否稳定以及固

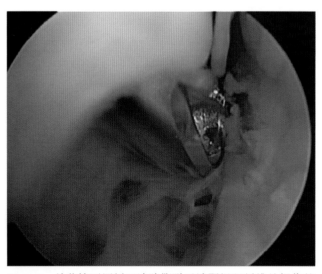

图 33.5 关节镜下用刨刀清除撕脱近端腘绳肌纤维处损伤的坐骨结节附着点

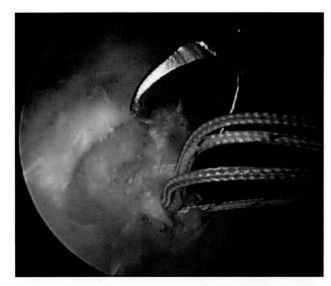

图 33.6 松解撕脱的近端腘绳肌肌腱

定是否牢靠。

患者于手术当天出院回家。1 个月内每日口服阿司匹林 325 mg 预防 DVT。术后早期使用铰链型支具固定患膝于屈曲 70° 位，逐渐伸直，在 2 周左右锻炼到完全伸直位。在达到完全伸直位之前，患肢不负重。2 周后，患肢逐渐负重，到第 6 周可弃拐完全负重。术后即开始理疗和关节活动度锻炼。肌肉力量训练从术后 12 周时开始，在 4 ~ 6 个月时争取重返运动。我们在术后 1 年时对患者进行了最后一次随访。此时，患者的腘绳肌外观形态正常，力量好，关节活动正常，并且重返了运动。术前的皮肤麻木症状也逐渐消失。

讨论

解剖学思考

腘绳肌走行区域的解剖对于手术干预来说很重要，主要考虑的两个方面是坐骨神经以及腘绳肌近端止点。

坐骨神经在坐骨结节处毗邻腘绳肌近端止点，在腘绳肌外侧下行，并逐渐分支支配腘绳肌的肌腹。坐骨神经分为胫神经和腓总神经，胫神经支配腘绳肌复合体最大的三块肌肉，包括半腱肌、半膜肌和股二头肌长头。股二头肌短头由坐骨神经腓侧分支支配，需要注意的是股二头肌短头并不参与腘绳肌复合体近端止点的构成。

在腘绳肌止点上方也有些重要的血管神经结构要注意。臀下血管神经束在坐骨结节下缘上方 5 cm 处横过[22]。不管是采用镜下处理还是选择开放手术，在使用牵拉器或者刨削器时都要避开此区域。

坐骨神经在腘绳肌止点上方还发出了一条感觉神经分支，即股后皮神经（posterior femoral cutaneous nerve，PFCN）。该神经支配大腿后侧大部分皮肤的感觉。PFCN 在坐骨上方从坐骨神经分出，穿过臀大肌到达大腿后侧皮下层。在做腘绳肌手术时容易损伤 PFCN。可能是在做手术切口时直接损伤，更多见的是牵拉臀大肌造成的神经麻木。

坐骨神经在手术松解和暴露腘绳肌近端止点区域时有损伤风险。在正常状态，坐骨神经毗邻腘绳肌近端止点的坐骨切迹。而在撕脱损伤以后，断裂的肌肉纤维回缩，远离骨面，会离坐骨神经更近。作为正常组织愈合的过程，断裂的肌肉组织会形成瘢痕。由于靠近坐骨神经，可能受瘢痕组织影响，

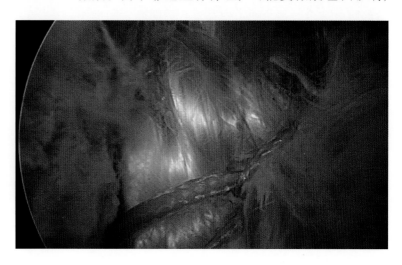

图 33.7 修复的近端腘绳肌纤维复位至坐骨的解剖附着点

造成患者出现坐骨神经痛症状，部分患者甚至变成慢性神经痛。典型的坐骨神经痛表现是当患者试图收缩腘绳肌时，如果因为瘢痕形成使得神经粘连在肌肉上，肌肉的收缩会导致坐骨神经痛。早期行腘绳肌近端修复的理由之一就是为了确保腘绳肌腱近端与坐骨神经能被仔细分离，从而减轻未来患坐骨神经炎的风险。

腘绳肌修补文献回顾

腘绳肌近端撕脱开放修补的预后很好。Sarimo 等[20]报道了一组包含 41 名腘绳肌近端完全断裂患者的研究（平均年龄 46 岁），71% 的患者修复后结果呈现为良好到很好。结果不佳的患者从受伤到手术时间平均为 11.7 个月，提示早期手术干预的必要性。

Birmingham 等[12]随访了 23 名完全撕裂的腘绳肌近端损伤的患者（平均年龄 46 岁）。经手术修补后，91% 的患者在术后 10 个月内达到了受伤前的运动水平。等速肌力测定显示患肢腘绳肌的力量达到了对侧的 90%。

Wood 等[9]报道了一组 72 名患者的研究，接受手术治疗的患者平均年龄 40 岁。其中 40 名患者包括 7 例不完全破裂，属于慢性损伤，经过非手术治疗效果不佳。手术修补后，患侧腘绳肌的力量和耐量分别达到了对侧的 84% 和 89%。80% 的患者在术后 6 个月达到受伤前的运动水平。值得注意的是，术前有肌肉断裂后回缩而引起坐骨神经症状的患者，术后肌肉力量比术前没有神经症状的患者的术后肌肉力量明显要弱。

Lempainan 等[16]的研究包含了 48 名腘绳肌近端部分撕裂的患者，均是运动员，平均年龄 33 岁。其中，42 名患者先经过非手术治疗，但是效果不佳。88% 的患者术后功能呈现为良好到很好，在术后平均 5 个月恢复到受伤前的运动水平。

尽管开放式修补腘绳肌近端撕裂的结果是肯定的，但前文已描述的并发症不可忽略，包括伤口裂开、伤口感染、创面瘘、血肿、增生性瘢痕形成以及创面不美观。神经方面的并发症包括股后侧皮神经支配区域麻木或者感觉过敏、神经瘤以及手术切口周围麻木[11-12,15-16,20]。

另外，尽管开放技术直接暴露了术野，但术中牵拉臀大肌还是困难，尤其是对于肌肉发达的患者。术中注意保护臀下血管神经束，其在坐骨结节下缘以上 5 cm 走行。手术中应配备长的拉钩、头灯以及 1～2 名助手，不然手术开展将遇到麻烦。

目前文献中采用关节镜技术修补腘绳肌近端撕裂的报道还比较有限。Domb 和 Gerhardt[23]报道了这一技术并展示了 1 个病例。另外 1 例病例由 Guanche 等报道[24]。暂时没有开放手术和镜下手术对比的研究发表。

尽管缺乏对比研究，有趋势表明镜下修复腘绳肌近端撕裂相对比开放手术有潜在优势。笔者认为镜下修补腘绳肌近端撕裂可以避免大的切口，减少臀大肌过度牵拉的并发症，对正常组织的干扰小，也能减少血管神经方面的并发症。

在开放手术时，肌腱止点处的暴露并不容易，不够充分的暴露有时会导致非解剖重建。坐位疼痛是腘绳肌开放修补手术的一个不良反应，而其产生原因就是止点重建的位置不准确。而采用关节镜技术，我们能直视坐骨结节，能保证在坐骨外侧面解剖重建腘绳肌近端止点。

关节镜技术对于评估肌腱的部分撕脱也有价值，因为越来越多的证据显示部分撕裂的非手术治疗效果也不尽如人意。

尽管镜下手术能减少并发症、加速康复、提高疗效，其手术本身还是存在挑战性。在通路建立和镜下刨削时要注意保护坐骨神经。在学习曲线的初期，刚开展镜下手术时，手术时间要超过开放手术。笔者建议手术时采取低压力环境即可，尽量减少灌注液对于局部软组织的渗入。如果术中发现局部肿胀明显，建议及时转为开放手术。根据笔者的经验，由镜下转为开放修补对于结果没有任何不良的影响，因此在镜下手术遇到任何麻烦时，都可以考虑中转开放手术完成修补。

参考文献

1. Blasier RB, Morawa LG. Complete rupture of the hamstring origin from a water skiing injury. Am J Sports Med. 1990;18:435–7.
2. Chalal J, Bush-Joseph CA, Chow A, Zelazny A, Mather RC, Lin E, Gupta D, Verma NN. Clinical and magnetic resonance imaging outcomes after surgical repair of complete proximal hamstring ruptures. Does the tendon heal? Am J Sports Med. 2012;40: 2325–30.
3. Clanton TO, Coupe KJ. Hamstring strains in athletes: diagnosis and treatment. J Am Acad Orthop Surg. 1998;6:237–48.

4. Koulouris G, Connell D. Evaluation of the hamstring muscle complex following acute injury. Skeletal Radiol. 2003;32:582–9.

5. Harris JD, Griesser MJ, Best TM, Ellis TJ. Treatment of proximal hamstring ruptures—a systematic review. Int J Sports Med. 2011;32:490–5.

6. Kurosawa H, Nakasita K, Nakasita H, Sasaki S, Takeda S. Complete avulsion of the hamstring tendons from the ischial tuberosity: a report of two cases sustained in judo. Br J Sports Med. 1996;30:72–4.

7. Orava S, Kujala UM. Rupture of the ischial origin of the hamstring muscles. Am J Sports Med. 1995;23:702–5.

8. Sallay PI, Friedman RL, Coogan PG, Garrett WE. Hamstring muscle injuries among water skiers. Functional outcome and prevention. Am J Sports Med. 1996;24:130–6.

9. Wood DG, et al. Avulsion of the proximal hamstring origin. J Bone Joint Surg Am. 2008;90:2365–74.

10. Cohen S, Bradley J. Acute proximal hamstring rupture. J Am Acad Orthop Surg. 2007;15:350–5.

11. Lempainen L, Sarimo J, Mattila K, Vaittinen S, Orava S. Proximal hamstring tendinopathy: results of surgical management and histopathologic findings. Am J Sports Med. 2009;37:727–34.

12. Birmingham P, Muller M, Wickiewicz T, Cavanaugh J, Rodeo S, Warren R. Functional outcome after repair of proximal hamstring avulsions. J Bone Joint Surg Am. 2011;93:1819–26.

13. Brucker PU, Imhoff AB. Functional assessment after acute and chronic complete ruptures of the proximal hamstring tendons. Knee Surg Sports Traumatol Arthrosc. 2005;13:411–8.

14. Klingele KE, Sallay PI. Surgical repair of complete proximal hamstring tendon rupture. Am J Sports Med. 2002;30:742–7.

15. Konan S, Haddad F. Successful return to high level sports following early surgical repair of complete tears of the proximal hamstring tendons. Int Orthop. 2010;34:119–23.

16. Lempainen L, Sarimo J, Heikkila J, Mattila K, Orava S. Surgical treatment of partial tears of the proximal origin of the hamstring muscles. Br J Sports Med. 2006;40:688–91.

17. Miller SL, Webb GR. The proximal origin of the hamstrings and surrounding anatomy encountered during repair. A surgical technique. J Bone Joint Surg Am. 2008;90 Suppl 2(Part 1):108–16.

18. Folsom GJ, Larson CM. Surgical treatment of acute versus chronic proximal hamstring ruptures. Am J Sports Med. 2008;36:104–9.

19. Sallay PJ, et al. Subjective and functional outcome following surgical repair of complete ruptures of the proximal hamstring complex. Orthopedics. 2008;31:1092.

20. Sarimo J, Lempainen L, Mattila K, Orava S. Complete proximal hamstring avulsions: a series of 41 patients with operative treatment. Am J Sports Med. 2008;36:1110–5.

21. Carmichael F, et al. Avulsion of the proximal hamstring origin: surgical technique. J Bone Joint Surg Am. 2009;91 Suppl 2:250–6.

22. Miller SL, Gill J, Webb GR. The proximal origin of the hamstrings and surrounding anatomy encountered during repair. A cadaveric study. J Bone Joint Surg Am. 2007;89:44–8.

23. Domb BG, Linder D, Sharp KG, Sadik A, Gerhardt MB. Endoscopic repair of proximal hamstring avulsion. Arthrosc Tech. 2013;2(1): e35–9.

24. Dierckman BD, Guanche CA. Endoscopic proximal hamstring repair and ischial bursectomy. Arthrosc Tech. 2012;1(2):e201–7.

运动性耻骨痛和运动性疝

34

Scott T. King，Joshua A. Tuck，Craig M. Roberto 和 Brian Busconi　著

李宇晟　刘之晨　译　高曙光　刘伟杰　校

概述

运动性耻骨痛，或"运动疝"，是一种以下腹痛和腹股沟疼痛为特征的疾病。定义为在没有明显肿块或腹壁缺损的情况下插入耻骨上支的腹直肌止点的无力或撕裂。尽管这种疾病经常发生于男性运动员，特别是像足球和冰球这种需要大量强有力和反复臀部弯曲动作的运动[1]，但实际上运动员和非动员都有可能出现。大多数下腹部和腹股沟损伤是自限性的，通常 3～4 周可以恢复。

运动疝的病理生理学尚不完全清楚，但文献中有多种理论解释。它被描述为累积性损伤，导致髋关节周围肌肉的平衡失调，特别是均止于耻骨上的腹直肌（近端拉伸）和内收肌（远端拉伸）之间的失衡。这种不平衡可能导致应力上升，从而肌肉超负荷，最终导致腹直肌止点处肌肉衰弱。这种运动疝相关的慢性疼痛可能继发于大范围的肌肉撕裂或者多次小撕裂（微撕裂），涉及局部的多块肌肉，包括腹外斜肌腱膜、腹直肌和联合肌腱（内斜肌或者

S.T. King, DO (✉)
Orthopedic and Spine Specialists, York, PA, USA
e-mail: sking@osshealth.com

J.A. Tuck, DO, MS
Department of Orthopedic Surgery, LECOM Wellness Center,
LECOM Orthopedic and Sports Medicine, Lake Erie College
of Osteopathic Medicine, Erie, PA, USA
e-mail: Physh22@yahoo.com

C.M. Roberto, DO
Williamsville, NY, USA
e-mail: Crobo21@gmail.com

B. Busconi, MD
Department of Orthopedics, UMass Memorial Medical Center,
Worcester, MA, USA
e-mail: Brian.busconi@umassmemorial.org

腹横肌）[3]。

运动疝的临床表现不具有特征性，包括下腹部和腹股沟的疼痛，经常可能和其他疾病混淆。髋关节功能紊乱、大腿和腹壁的肌肉伤害及泌尿生殖器和腹腔内的疾病都可能导致和运动疝类似的症状[4-5]。一般来说，模糊的下腹部和腹股沟疼痛可能由多种病理造成，而运动疝相关的疼痛可能涉及会阴、内收肌起点、腹直肌止点、腹股沟韧带或者睾丸区域的运动疝相关的疼痛通常在腹直肌位于耻骨嵴和耻骨联合的止点最明显，休息时通常无症状[6-7]。

使运动疝的诊断和成功的治疗复杂化的其他原因是其可能与年轻运动员群体中导致臀部和腹股沟疼痛的其他症状存在部分重叠[7]。考虑到下腹部区域，耻骨和臀部的多层重叠结构，有关疼痛和症状的原因要考虑很多临床结构。前段腹股沟疼痛主要由关节内的病变所致，应与耻骨联合 / 分支、耻骨支痛和内收肌病变引起的前中线疼痛区别开来。

一般来说，运动疝患者会同时感受到远端腹直肌的耻骨插入点的点状和止点区域性疼痛，尽管疼痛可能会扩散到内收肌部分、会阴、腹直肌、腹股沟韧带或者是睾丸区域，但是最一致和证实的体检发现，疼痛是出现在耻骨处插入的腹直肌疼痛。在患者做仰卧起坐时，检查者对远端腹直肌插入点施压时会产生加重的疼痛（图 34.1）。这种刺激性的检查方式经常会使患者腹直肌的耻骨插入位点产生疼痛。如果其他部位有疼痛，或者有任何相关的肠道、膀胱改变或睾丸疼痛，这对判断是什么使其变好或变坏很重要。

除了这些检查之外，还要进行彻底的双侧髋关节体查，重点是被动活动范围、不对称以及髋关节

S.F. Brockmeier (ed.), *MRI-Arthroscopy Correlations: A Case-Based Atlas of the Knee, Shoulder, Elbow and Hip*,
DOI 10.1007/978-1-4939-2645-9_34, © Springer Science+Business Media New York 2015

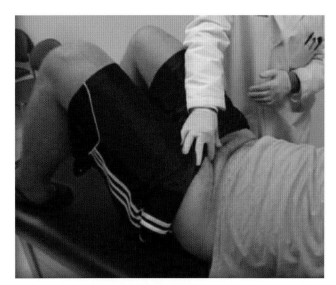

图 34.1　腹直肌下压仰卧起坐试验

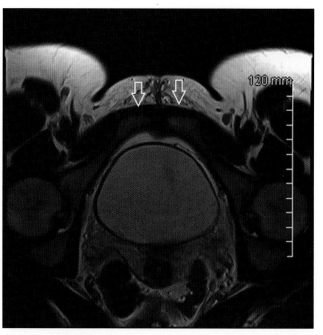

图 34.2　轴向斜位 MRI 的 T2 序列示正常出现的腹直肌-内长收肌肌腱膜（箭头所示）

活动产生的任何疼痛。髋关节撞击试验应包括在体格检查中，以评估髋臼撞击。

影像学在诊断髋部和腹股沟区疼痛，特别是运动性耻骨痛方面的作用不断增大。通常拍摄骨盆正位、髋关节正侧位片及可事先准确诊断 cam 型股骨髋臼撞击综合征的 45° Dunn 视图[8]。Dunn 视图在诊断股骨颈病变时特别有用，与 cam 型 FAI 一样。一些研究表明，相对于 X 线片，MRI 诊断髋部和腹股沟疾病的准确性有所提高[9-14]，甚至被认为是运动性耻骨痛影像学的"金标准"[10]。然而，另一些研究表明，这种检查假阳性率很高；Silvis 等报告在无症状的大学和职业冰球运动员中的病理性髋关节或腹股沟 MRI 发现的假阳性率为 77%[15]。

由于各种原因，包括病理的共存和前端结构的解剖学部分重叠，经常需要借助诊断成像做出最终的诊断。必须获得 MRI 以确定运动疝的诊断。如果在 MRI 检测中发现了其他共存病理，就要使用从病史、体检以及其他诸如诊断注射等获得的信息来诊断运动疝。

对于诊断运动疝和其他导致腹股沟疼痛的病因 MRI 都同样重要，其他病因包括髋关节病理、拉伸、上唇撕裂、耻骨炎症、髂腰肌滑囊炎和隐性应力性骨折。应该在三个正交平面上进行液敏序列[16]。最关键的是拍摄轴向倾斜位，此平面可显示内收肌的腱膜和腹直肌（图 34.2）。轴向倾斜 MRI 平面应该与盆骨入口的准线平行[17]。第二个裂缝标志是腱膜撕裂的迹象。在轴位斜 MRI 上可见二次裂隙

征，为与耻骨联合相连接的高信号强度曲线区，在腹股沟疼痛侧。这代表长收肌和股薄肌肌腱有微小撕裂[18]。

液体敏感序列可直接显示腹直肌-内收长肌肌腱膜撕裂，或内收长肌撕裂/撕脱的信号强度的增加。腹直肌-腱膜长收肌撕裂显示为液体或信号强度增加，破坏腱膜，提示腱膜破裂[16]。MRI 矢状位和轴向液体敏感图像在耻骨联合外侧约 1～2 cm 处显示腱膜破裂[16]。

T2 加权脂肪抑制矢状位图像显示腹直肌/肌腱、内收长肌/肌腱和腱膜外侧 1 cm（图 34.3）。

除了在诊断技术和方法上缺乏共识外，根据许多报道的结果，目前还存在许多范围很广的保守治疗[19-20]和手术[21-25]治疗适应证和技术。此外，对于体格检查和（或）放射学检查提示既有运动耻骨痛又有股骨髋臼撞击痛的患者，在治疗方面存在许多争议。

运动性耻骨痛的主要肌肉损伤是腹直肌的插入点。我们的经验表明这个部分是最薄弱的，肌腱直接重新插入到耻骨插入位置看起来是良好也一致的办法。在修复技术中最关键的一个步骤是耻骨插入位点细致的骨床准备和扩大腹直肌肌腱的插入区域。我们相信，这种修复方案可行的原因在于，我们将这些肌肉力量扩展到更宽的插入点上，从而相对减

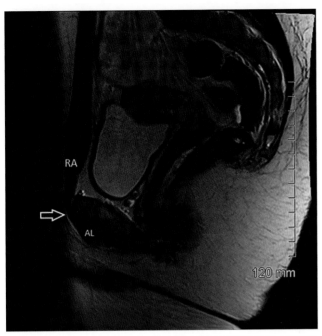

图 34.3 矢状位 MRI T2 序列示腹直肌持续到耻骨前腱膜（开放箭头所示），并过渡到内长收肌肌腱

少通过肌腱附着点施加的集中应力。

手术技术

如 Litwin 等之前所述[3]，手术治疗是基于在下腹部区域的肌肉同时存在大撕裂和大量微撕裂的理论进行的。这个病理区域包括腹外斜肌腱膜、腹直肌、腹直肌和相连腱的交界面、内斜肌或腹横肌。上述区域的肌肉薄弱可能使腹股沟管后壁的横纹肌筋膜进一步受损，造成随后的缺陷并导致隆起[3]。运动疝导致的疼痛被认为是由肌肉损伤引起的，而不是由后壁缺陷造成的，后壁缺陷有可能存在或不存在于任何给定的案例中[3]。

手术技术主要集中于将腹直肌插入耻骨，同时保持腹直肌和联合肌腱截面的稳定性，以及加固腹股沟管后壁[3]。图 34.4 显示了腹直肌插入的表面解剖和皮肤切口的位置。

除非使用禁忌，手术前一般行抗生素预防。患者取仰卧位、消毒和铺单，以方便处理下腹部的病变侧。在腹股沟外环（external inguinal ring）上做5 cm 的小皮肤切口（图 34.5）。切开皮下脂肪和筋膜，暴露下部的腹外斜肌腱膜（图 34.6）。

然后，小心地按照肌肉纤维的方向切开外斜

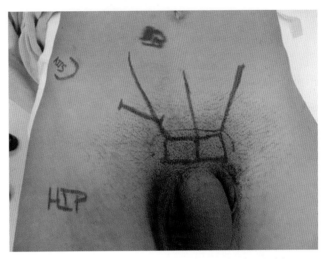

图 34.4 腹直肌插入与计划皮肤切口的表面解剖

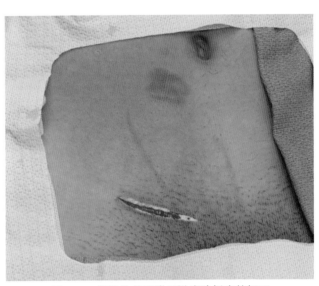

图 34.5 腹股沟外环附近沿皮肤折痕的切口

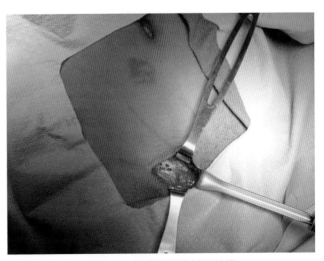

图 34.6 裸露的腹外斜肌腱膜

肌进入外腹股沟环，注意不要切到附近的神经（图34.7）。肌肉被下部组织抬起，识别出被橡胶引流管所包绕的精索（图34.8）。手术至此，已经能识别出具体的解剖标志，包括腹直肌的侧边、联合肌腱、耻骨结节、髂腹股沟韧带的架构部分以及腹股沟管的后壁[3]。丝线从后壁抬升并向下收回。检查后壁上的任何缺陷（图34.9）。此外，也要检查腹直肌插入是否有任何撕裂、松弛和薄弱存在。

　　在耻骨结节上的腹直肌插入位置准备好一个出血的骨床创面。腹直肌的下外侧缘用1～2针Orthcord缝针（美国华沙的德普骨科公司）下拉至结节骨膜处（图34.9）。然后，接近Cooper's韧带的肌腱的边缘处，再用另一针，接着是第三针，将联合腱和腹直肌的连接面缝到髂腹股沟韧带的架构处。最后，将1～2条附加的缝线横向放置，并用于加固连接

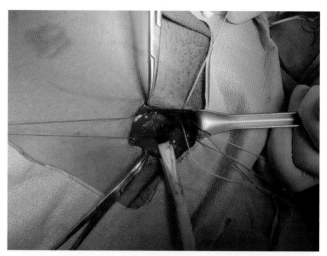

图34.9　接近Cooper's韧带的腹直肌、联合肌腱/直肌的接触面延伸到髂腹股沟韧带的搁置部分，并从联合肌腱向搁置部加强外侧缝合

肌腱到腹股沟韧带的架构部分（图34.10）。通常情况下，共使用5针，一旦到位，就会被依次打结系紧。一旦缝线打好结，通过触诊来判断腹直肌紧张度是否合适。

　　精索回复至原有的位置，使用2-0的薇乔缝合线（Ethicon Inc, Somerville, NJ）关闭腹外斜肌筋膜，使用2-0的薇乔缝合线间断缝合皮下组织。运用间断皮下缝合技术，用4-0单纤维线缝合皮肤。在切口处使用局部麻醉剂，进行髂腹股沟神经阻滞，以

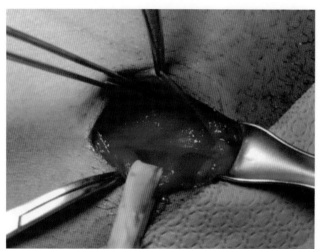

图34.7　包绕精索周围的橡胶引流管。后壁完整性和腹直肌插入部评估

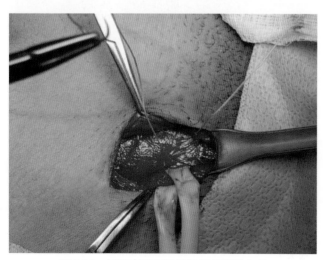

图34.8　近腹直肌至耻骨结节骨膜缝合术

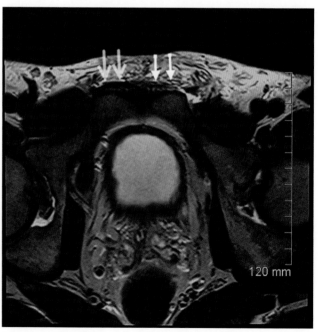

图34.10　轴向斜MRI T2加权序列显示左侧腹直肌内长收肌腱膜撕裂

减少术后疼痛，然后使用敷料覆盖伤口。

我们的外科手术是作为门诊手术来完成的。术后，患者可立即负重。患者在术后 10 天左右复诊并检查伤口。同时，鼓励进行轻柔的活动度训练和闭合链运动，第 4 周逐步进行核心锻炼。预计在术后第 6 周可恢复体育活动。

我们机构的多学科团队治疗方法是根据运动性耻骨痛的主要病理为腹直肌的插入这一理念。我们的经验表明这一部位是薄弱的，直接将肌腱重新插入回到耻骨插入部位提供了良好的和一致的结果。我们手术技术的另一个重要方面是腹直肌肌腱的增宽。我们认为，手术治疗的成功是由于腹直肌插入的肌肉力量扩散到耻骨上一个更宽的插入区，从而减少通过肌腱连接处受到的集中应力。

病例

病例 1：运动性耻骨痛、腹直肌撕裂

病史／体格检查

48 岁男性曲棍球运动员到骨科诊所就诊，主诉间歇性右腹股沟和髋部疼痛 5 年，发生在曲棍球职业生涯中。通常经休息和物理治疗可缓解症状。尽管进行了广泛的保守治疗，包括休息和物理治疗，但患者还是进行了双侧腹腔镜网状腹股沟直壁疝修补术。尽管术后进行了物理治疗，但他仍有右腹股沟疼痛。术后，患者接受了利用夹杂技术在超声引导下沿耻骨联合右侧注射的诊断／治疗。患者诉注射后症状几乎没有好转，于是被转入骨科诊所。

体格检查中发现患者呈现非疼痛的步态。触诊耻骨联合区和右下腹直肌区触诊有压痛。右髋关节活动度正常。被动右髋关节屈曲／内收／内旋转时无疼痛（FADIR 试验）。患者在抵抗右髋关节屈曲以及进行仰卧起坐时右下腹腹痛加剧。没有明显的直接或间接疝出现。

影像学

X 线片没有显示任何明显的病理改变。特别是没有任何证据显示右髋关节退行性改变，也没有证

据显示与髋臼撞击线一致的发现。

然后进行骨盆 MRI 检查。轴向斜 T2 加权序列显示左腹直肌–内长收肌腱膜处信号增强，表明有撕裂（图 34.10）。此外，矢状 T2 加权脂肪抑制图像上观察到腱膜上的撕裂（图 34.11）。

手术

患者取仰卧位。手术采用右腹股沟皮肤切口。在先前腹腔镜修补术后，后腹壁是完整的。发现腹直肌外侧缘在耻骨插入处有撕裂。耻骨上的插入部位位于耻骨联合外侧，准备形成出血骨床。然后将腹直肌肌腱修复到其插入部位。

讨论

此病例突出了腹直肌肌腱内嵌撕裂的独特性质（核心肌损伤）。患者无髋关节病理表现，通过标准腹股沟疝病理的手术矫正后仍有症状。MRI 只限于在腹直肌插入骨盆时获得图像。致力于治疗这些患者的医疗中心应与放射科的工作人员和技术人员一起仔细检查在标准髋和腹部 MRI 序列中包含腹直肌插入点这一重要序列平面。这些多平面切口上的信号增加或肌腱缺失提示了这一诊断，而临床检查和诊断注射的反应证实了这一点。

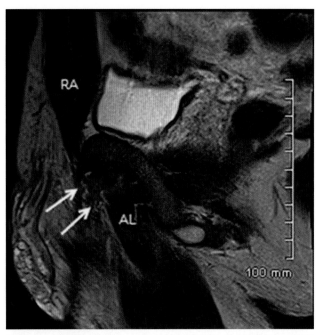

图 34.11　骨盆矢状位 MRI T2 加权像显示腱膜处的撕裂（箭头）

病例 2：运动性耻骨痛、腹直肌撕裂

病史／体格检查

20 岁男性，主诉右髋关节和腹股沟疼痛 6 个月。患者第一次注意到这种疼痛是在足球夏令营期间，在一次隐匿的发作之后。尽管疼痛持续恶化，患者仍继续在第 1 级别学院水平担任接发球。抗炎药确实改善了他的疼痛。他经历了一个核心强化、伸展和臀部强化训练后，由于疼痛他无法完成本赛季训练。休息 6 周后右腹股沟疼痛好转。在休息一段时间后，他恢复跑步训练，然而右侧腹股沟疼痛复发了。

体格检查发现患者有非痛觉步态。触诊股内收肌近端有压痛。患者自诉仰卧起坐时右下腹痛。屈曲／内收／内旋转（FADIR 试验）时有轻微的疼痛。没有明显的直接或间接疝出现。

影像学

骨盆正位、右髋关节正、侧位及 Dunn 视图 X 线片示：一个轻微的 CAM 病变，一个位于头／颈部交界处的小囊肿。没有发现其他骨异常。

行骨盆 MRI 和右髋关节 MR 关节造影。行右髋关节 MR 关节造影的同时予以诊断性注射治疗，疼痛未见缓解。如图 34.12 及图 34.13 所示，骨盆 MRI 示右腹直肌-内长收肌腱膜撕裂。

手术

患者取仰卧位。手术采用从髂前上棘至耻骨结节区连线的皮肤切口。切开至筋膜以显示内环和外环。剥离通过筋膜。检查显示耻骨腹直肌肌腱明显撕裂，并有明显收缩。后壁可见分层型缺损。耻骨上的插入位置刚好位于耻骨联合处，准备形成一个出血床。用三条不可吸收的编织线修复耻骨直肌腱。在直肌腱上做一个小的放松切口，以利于肌腱重新附着。然后将两条不可吸收的编织缝合线放置在外斜向反射边缘至髂腹股沟韧带和束腰部之间。腹直肌和腹股沟后壁近似，形成腹股沟管后壁修复。

讨论

此病例显示了在同时存在髋臼撞击时，与核心肌肉损伤相关的疼痛的明显特征。通过关节内注射，无主观症状缓解，股内收肌／腹直肌区参与疼痛的发生。MRI 证实了这个区域的异常信号，并证实了刺激试验再现疼痛。

有关有限髋关节运动或过度运动的理论是导致核心肌损伤的原因。此病例说明了在核心肌插入时，一旦 MRI 显示组织水平损伤的信号，处理引起急性疼痛病因的重要性。需要对更多患者进行纵向随访，以确定在髋关节撞击或停止运动的情况下是否不可避免地会再次受伤。

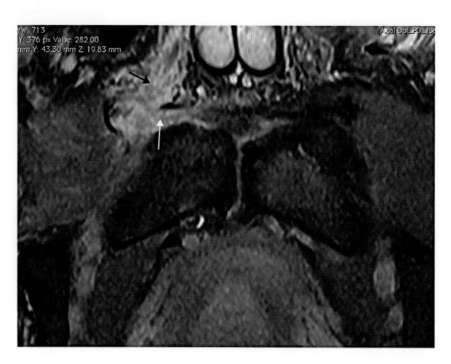

图 34.12 轴向斜 MRI T2 加权序列显示与右腹直肌-内长收肌腱膜的撕裂（箭头）相一致的信号强度增加

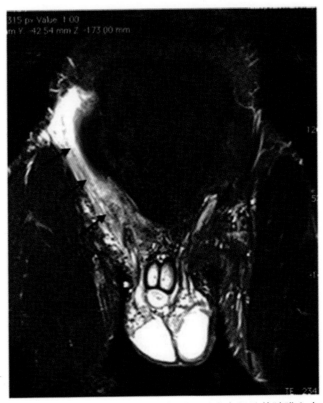

图 34.13　冠状位 MRI T2 加权序列显示腹直肌及其腱膜和内长收肌水肿（箭头所示）

病例 3：运动性耻骨痛、腹直肌／股内收肌长肌撕裂

病史／体格检查

男性，27 岁，在骨科诊所接受左下腹部和腹股沟疼痛的评估。他是前甲级大学篮球运动员，后来在欧洲从事职业比赛。在过去的 6 个月，因左下腹部和腹股沟疼痛，一直没有上场比赛。患者以前因左腹股沟疼痛，曾就诊于泌尿科，被诊断为前列腺炎，并使用抗生素治疗，但疗效甚微。患者简单慢跑时有轻微的不适，但任何侧向运动或急停时疼痛增加。接受超声引导下左侧近端内长收肌腱鞘的诊断／治疗注射后，疼痛明显缓解。之后，患者接受了物理治疗并最终重返篮球场。在恢复篮球运动后，疼痛又复发。

体格检查显示有一种非疼痛性步态。双侧髋关节活动度正常。触诊左侧耻骨区的左腹直肌远端无压痛。FADIR 试验阴性。触诊内长收肌的起始处确实有压痛。没有明显的直接或间接疝出现。

影像学

骨盆正位、右髋关节正、侧位及 Dunn 视图 X 线片示一个轻度的小 CAM 病变。没有其他骨异常，包括没有证据表明有左髋关节退行性关节疾病。行骨盆 MRI，详见图 34.14～图 34.18。

手术

患者取仰卧位。手术采用经过筋膜的标准腹股沟的皮肤切口。检查发现耻骨腹直肌肌腱撕裂。腹股沟后壁可见缺损。耻骨上的插入部位接近耻骨联合处，准备形成出血骨床。用 2 根不可吸收的编织线修复耻骨直肌肌腱。对腹股沟管后壁行一期内侧至外侧修补术。常规缝合软组织和皮肤。然后，使左腿处于外展位，以确定内长收肌起源于耻骨。在内长收肌腱区近端处切开。仔细剥离以显示长收肌肌腱。切断长收肌肌腱的肌腱部分。然后，常规缝合软组织和皮肤。

讨论

此病例说明了检查腹股沟管后部的重要性。虽然该运动员通过保守治疗后，日常生活时疼痛缓解，但恢复运动后疼痛复发。同样地，同时存在的病理被证明与患者的疼痛无关。腹部手术治疗是成功的。

病例 4：运动性耻骨痛、腹直肌／股内收肌长肌撕裂

病史／体格检查

21 岁男性大学生足球运动员，因左下腹伴腹股沟区疼痛就诊于骨科诊所。约 5 个月前，患者有一个自发的左下腹疼痛发作，并在接下来的 3～4 周加重。然后接受物理治疗，休息 6 周。患者回到足球场踢球后又出现类似的疼痛，并无改善。据患者所言，左下腹部和左腹股沟区疼痛与核心锻炼以及诸如旋转或短跑等剧烈运动有关。

体格检查显示步态正常。双侧髋关节活动度正常。不存在内、外疝。触诊腹直肌在耻骨上的附着处无压痛。仰卧起坐时左下腹部有疼痛。FADIR 试验阴性。

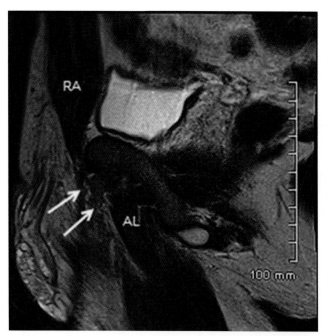

图 34.14 MRI T2 序列位于距耻骨联合侧 1 cm 的矢状面。腹直肌-内长收肌腱膜处信号强度增加，表明该部位有撕裂（箭头）

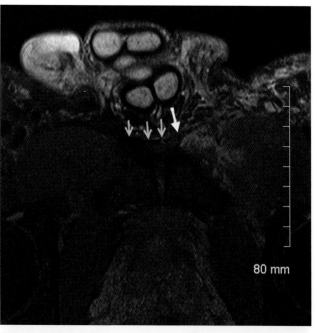

图 34.15 MRI T2 序列在轴向倾斜平面中。开放的箭头指示腱膜的正常外观，由刚好在耻骨前的信号强度降低的横向线表示。左侧的块状箭头正好位于耻骨联合的外侧，表明腱膜的信号和损伤增加了。存在水肿

图 34.16 轴向斜平面 MRI T1 序列。开口箭头表示左侧耻骨下 / 内侧方向信号强度下降的区域。这个发现就是所谓的二级分裂征，指腹长收肌腱膜损伤

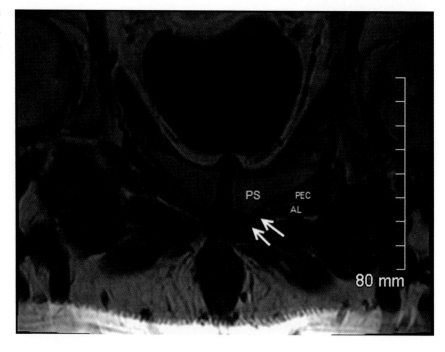

影像学

骨盆正位、右髋关节正、侧位及 Dunn 视图 X 线片示一个轻度的小 CAM 病变。不存在其他骨异常，没有证据表明左髋关节存在退行性关节疾病。

对骨盆行 MRI 检查，详见图 34.19 ～图 34.21。

手术

患者取仰卧位。识别左近端内收肌区位置。将

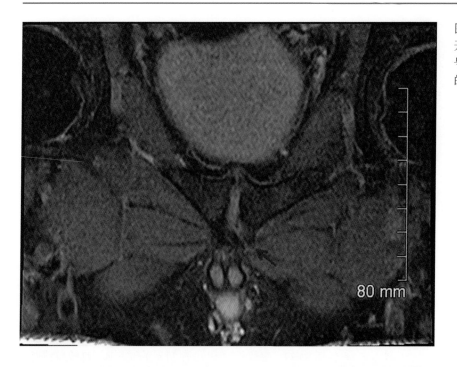

图 34.17　轴向斜平面 MRI T2 序列。开口箭头表示左侧耻骨下 / 内侧方向信号强度的细微增加。这个发现就是所谓的二级分裂征，表示腹长收肌腱膜损伤

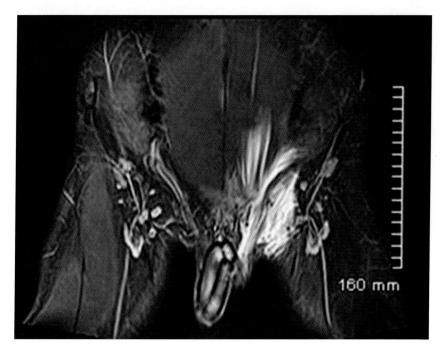

图 34.18　冠状位 MRI T2 序列显示腹直肌、腱膜和长收肌水肿

治疗用类固醇注入左内收长收肌腱鞘内。随后，识别左髋关节和腹股沟区位置。手术采用经过筋膜的标准腹股沟的皮肤切口。检查没有发现腹股沟疝的迹象。耻骨附着处腹直肌肌腱撕裂。耻骨上的插入部位接近耻骨联合处，准备形成出血床。用 2 根不可吸收的编织线修复耻骨直肌肌腱。这是通过使用 2 根不可吸收的编织缝合线将腹直肌外侧缘重新连接到耻骨上完成的。确定后壁筋膜。用 3 根不可吸收的编织缝合线，将外斜腱膜以外侧至内侧的方式重新缝合至腹股沟韧带。

讨论

这最后一个病例提供了另一组图像和一个小插图，似乎支持运动性耻骨疼痛与核心肌损伤治疗的相关性。与先前的例子一样，MRI 序列在识别核心肌插入区的两侧不对称方面至关重要。如果

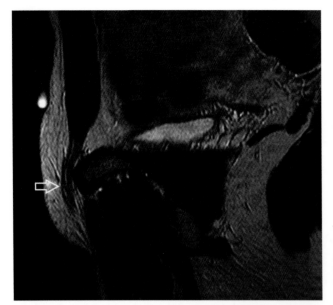

图 34.19 矢状位 MRI T2 序列位于耻骨联合侧 1 cm。腹直肌内收长肌腱膜处信号强度增加，表明该部位有撕裂（箭头）

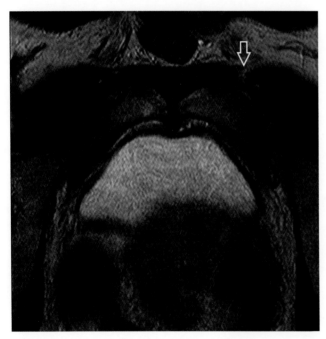

图 34.20 MRI T2 序列在轴斜平面内在右侧腱膜处可见正常的腱膜外观，表现为耻骨联合前方信号强度降低的横线。左侧的块状箭头刚好在耻骨联合的外侧，表示腱膜的损伤增加并出现水肿

没有适当的平面内序列采集，将不可能在手术前确定其病理学诊断。虽然许多问题与手术的时机、恢复和适应证有关，但希望通过这些病例向读者说明将运动耻骨痛纳入髋关节功能障碍的鉴别诊断的重要性。

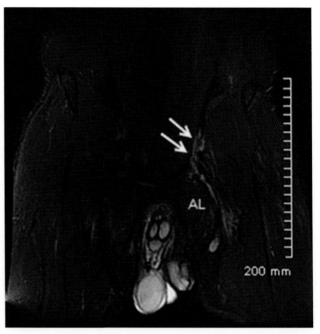

图 34.21 冠状位 MRI T2 序列显示腹直肌、腱膜和长收肌水肿

参考文献

1. Taylor DC, Meyers WC, Moylan JA, Lohnes J, Bassett FH, Garrett Jr WE. Abdominal musculature abnormalities as a cause of groin pain in athletes. Inguinal hernias and pubalgia. Am J Sports Med. 1991;19(3):239–42.
2. Puig PL, Trouve P, Savalli L. Pubalgia: from diagnosis to return to the sports field. Ann Readapt Med Phys. 2004;47(6):356–64.
3. Litwin DE, Sneider EB, McEnaney PM, Busconi BD. Athletic pubalgia (sports hernia). Clin Sports Med. 2011;30(2):417–34.
4. Nam A, Brody F. Management and therapy for sports hernia. J Am Coll Surg. 2008;206(1):154–64.
5. LeBlanc KE, LeBlanc KA. Groin pain in athletes. Hernia. 2003;7:68–71.
6. Farber AJ, Wilckens JH. Sports hernia: diagnosis and therapeutic approach. J Am Acad Orthop Surg. 2007;15(8):507–14.
7. Hackney RG. The sports hernia: a cause of chronic groin pain. Br J Sports Med. 1993;27:58–62.
8. Barton C, Salineros MJ, Rakhra KS, Beaule PE. Validity of the alpha angle measurement on plain radiographs in the evaluation of cam-type femoroacetabular impingement. Clin Orthop Relat Res. 2011;469(2):464–9.
9. Albers SL, Spritzer CE, Garrett Jr WE, Meyers WC. MR findings in athletes with pubalgia. Skelet Radiol. 2001;30(5):270–7.
10. Lischuk AW, Dorantes TM, Wong W, Haims AH. Imaging of sports-related hip and groin injuries. Sports Health. 2010;2(3):252–61.
11. Patel K, Wallace R, Busconi BD. Radiology. Clin Sports Med. 2011;30(2):239–83.
12. Robinson P, Bhat V, English B. Imaging in the assessment and management of athletic pubalgia. Semin Musculoskelet Radiol. 2011;15(1):14–26.
13. Zoga AC, Meyers WC. Magnetic resonance imaging for pain after surgical treatment for athletic pubalgia and the "sports hernia". Semin Musculoskelet Radiol. 2011;15(4):372–82.

14. Zoga AC, Mullens FE, Meyers WC. The spectrum of MR imaging in athletic pubalgia. Radiol Clin N Am. 2010;48(6):1179–97.

15. Silvis ML, Mosher TJ, Smetana BS, Chinchilli VM, Flemming DJ, Walker EA, Black KP. High prevalence of pelvic and hip magnetic resonance imaging findings in asymptomatic collegiate and professional hockey players. Am J Sports Med. 2011;39(4):715–21.

16. Omar IM, Zoga AC, Kavanagh MD, Koulouris G, Bergin D, Gopez AG, Morrison WB, Meyers WC. Athletic pubalgia and "sports hernia": optimal MR imaging technique and findings. Radiographics. 2008;28:1415–38.

17. Robinson P, Barron DA, Parsons W, Grainger AJ, Schilders EM, O'Connor PJ. Adductor-related groin pain in athletes: correlation of MR imaging with clinical findings. Skelet Radiol. 2004;33:451–7.

18. Cunningham PM, Brennan D, O'Connell M, MacMahon P, O'Neill P, Eustace S. Patterns of bone and soft-tissue injury at the symphysis pubic in soccer players: observations at MRI. AJR J Roentgenol. 2007;188:W291–6.

19. Hegedus EJ, Stern B, Reiman MP, Tarara D, Wright AA. A suggested model for physical examination and conservative treatment of athletic pubalgia. Phys Ther Sport. 2013;14(1):3–16.

20. Kachingwe AF, Grech S. Proposed algorithm for the management of athletes with athletic pubalgia (sports hernia): a case series. J Orthop Sports Phys Ther. 2008;38(12):768–81.

21. Ahumada LA, Ashruf S, Espinosa-de-los-Monteros A, Long JN, de la Torre JI, Garth WP, Vasconez LO. Athletic pubalgia: definition and surgical treatment. Ann Plast Surg. 2005;55(4):393–6.

22. Meyers WC, Foley DP, Garrett WE, Lohnes JH, Mandlebaum BR. Management of severe lower abdominal or inguinal pain in high-performance athletes. PAIN (Performing Athletes with Abdominal or Inguinal Neuromuscular Pain Study Group). Am J Sports Med. 2000;28(1):2–8.

23. Muschaweck U, Berger L. Minimal repair technique of sportsmen's groin: an innovative open-suture repair to treat chronic inguinal pain. Hernia. 2010;14(1):27–33.

24. Paajanen H, Brinck T, Hermunen H, Airo I. Laparoscopic surgery for chronic groin pain in athletes is more effective than nonoperative treatment: a randomized clinical trial with magnetic resonance imaging of 60 patients with sportsman's hernia (athletic pubalgia). Surgery. 2011;150(1):99–107.

25. Srinivasan A, Schuricht A. Long-term follow-up of laparoscopic preperitoneal hernia repair in professional athletes. J Laparoendosc Adv Surg Tech A. 2002;12(2):101–6.

髋关节镜再手术

35

John J. Christoforetti，Michael J. Palmer，Bojan Zoric 和 Marc J. Philippon 著

刘之晨 杨 拓 译 高曙光 刘伟杰 校

概述

每年髋关节关节镜手术的适应证都在扩展，导致每年髋关节关节镜手术量都在上升[1-6]。这也使得医师需要了解和关心那些髋关节关节镜手术失败的患者[7]。关于髋关节镜手术失败和（或）关节镜髋关节手术翻修的文献报道很少，因此有待进一步研究。本章将首先简单回顾目前关于髋关节镜翻修手术（revision hip arthroscopy）的适应证和疗效的最新证据。接下来，本文将介绍对于髋关节镜手术后有持续症状的患者，采用 MRI 技术进行评估和处理的策略。选择的病例都是为了特别介绍翻修的临床经验和 MRI 诊断的有效作用。鉴于从诊断和技术上的局限性到医疗保险覆盖范围等各种挑战，应谨慎选择髋关节镜翻修手术。

J.J. Christoforetti, MD (✉)
Department of Orthopedic Surgery, Sports Medicine Division,
Allegheny Health Network, West Penn Hospital,
Pittsburgh, PA, USA
e-mail: John.christoforetti@gmail.com

M.J. Palmer, MD
88th Medical Group, Surgical Operations Squadron,
Wright Patterson Air Force Base, Wright Patterson AFB, OH,
USA
e-mail: Michael.palmer.30@us.af.mil

B. Zoric, MD
Sports Medicine North, Peabody, MA, USA
e-mail: Bzoric7@gmail.com

M.J. Philippon, MD
The Steadman Clinic and Steadman Philippon Research Institute,
Vail, CO, USA
e-mail: drphilippon@sprivail.org

髋关节镜翻修的现有证据

开放性手术和关节镜手术有时治疗非关节炎性髋关节疼痛不能使患者的症状消失，使得医生和患者不得不寻求进一步治疗。已发表的关于诊断过程的证据是有局限的。在所有已发表的证据中，选择合适的病例进行手术得到了一定的改进。

存在证据支持通过额外的关节镜手术来改进关节镜翻修手术。资深作者（MJP）已经对失败的关节镜行翻修手术的结果进行了研究[8]。在这项对 37 例关节镜髋关节翻修手术的回顾性研究中，36 例患者表现出未解决或未充分解决的股骨髋臼撞击。报道中 34 名患者在之前的手术后有未解决的髋关节疼痛。12 名患者有逐渐加重的疼痛，8 名患者有非创伤引起的逐渐加重的剧烈疼痛，另外 17 名患者有伴随创伤性事件的急性恶化的疼痛。疼痛的位置（侧位、后位和腹股沟）与修复手术治疗的时间无关。在另一项对 23 名患者的 24 例回顾性研究中，Heyworth 等发现 100% 的患者出现腹股沟疼痛并伴有活动后恶化[9]。13 名患者报告在髋关节镜手术后症状没有改善。症状复发的平均时间为术后 6.1 个月（0～39 个月）。他们确定了 19 例未处理或者未完全确定位置的骨性撞击的病例。在 8 个病例中发现因盂唇再撕裂或缝合锚栓松动而导致盂唇修复失败。在 7 个病例中确定并处理了腰大肌撞击。多种伴随的关节内/关节外病理在这两个系列的患者的翻修手术过程中被识别和处理。病理结果包括头颈异常凸起和钳形病变、滑膜炎、粘连、唇侧磨损/撕裂、软骨缺损、囊袋松弛、腰大肌撞击、韧带撕裂、体部

S.F. Brockmeier (ed.), *MRI-Arthroscopy Correlations: A Case-Based Atlas of the Knee, Shoulder, Elbow and Hip*,
DOI 10.1007/978-1-4939-2645-9_35, © Springer Science+Business Media New York 2015

松散、复发性色素绒毛结节性滑膜炎、髂胫束弹响和转子滑囊炎。

同时有证据表明，在开放髋关节保留修复术后的髋关节镜翻修术可以取得一定疗效[10]。对开放性保髋手术后患者进行髋关节检查结果进行回顾性分析，结果显示有适度但显著的改善。同样，在成功治疗的病例中最常见的是可治疗的残余股骨髋臼撞击（66% 的病例存在）。可治疗的节段性上唇缺陷和有症状的异位骨化，也是预后改善的预测因素。

同样，最近的证据表明，开放保髋手术可以有效改善髋关节镜手术后令人失望的结局。在挽救开放手术治疗中，发现严重的关节外撞击、关节内后位撞击、中重度的髋关节发育不良都是髋关节镜术后效果不佳的常见特征。已有研究证明用于矫正未经治疗的中度至重度髋发育不良的髋臼周围截骨术是挽救失败的关节镜手术的有效手段[11]。

鉴于目前所有研究中可供回顾研究的患者人数较少[12-13]，在评分不足以支持行关节镜检查时，选择髋关节镜检查仍然是一个重要的临床决定。从研究视角来确定髋关节保留手术失败的原因总是存在明显的观察者偏倚。随着新的和潜在影响诊断的知识的增长，研究人员无疑将找出目前尚未探明的失败的原因。

表 35.1 分享了笔者在翻修髋关节镜手术中对患者选择的建议（循证医学证据水平：5）；表 35.2 展示了作者关于髋关节镜翻修缺乏适应证情况下的经验（循证医学证据水平：5）。

髋关节镜术后持续性功能障碍患者的临床评估

在评估关节镜手术失败的患者时，详细记录十分重要。确定导致第一次手术的疼痛的特征和术后疼痛的时间细节十分重要。弄清楚疼痛的性质或强度是否不同，髋关节是否有新的创伤，或者疼痛是否消失是很重要的。了解患者的期望，同时洞察他们的问题所在是一门经验艺术，这对患者的建议与教育来说至关重要。

表 35.1　作者关于髋关节镜翻修术患者选择的技巧（循证医学证据等级：5）

手术成功的强大潜力	手术成功的相对潜力
通过病史 / 检查 / 关节内注射确诊的持续性髋关节疼痛	首次手术需要植入不可吸收植入物
存在或未解决髋关节撞击综合征	MRI 显示先前预定修复失败的迹象
轻度退行性髋关节疾病	既往未治疗区域新发不同的疼痛
髋臼盂唇完好无损，之前未进行过修复或修复已愈合	
合理的期望	持续性关节囊功能不全（医源性）
无需使用麻醉药品	持续的不稳定感
不存在严重发育不良或关节外撞击形态	MRI 可见关节囊增厚或粘连
	持续疼痛性腰大肌弹响
	持续性"机械症状"

表 35.2　作者关于髋关节镜翻修手术不良适应证的经验（循证医学证据水平：5）

客观	主观
进行性和重度退行性关节病变	疼痛部位与髋关节病理不符
重度髋关节发育不良	既往治疗不完全或无缓解
体查或 X 线片上未发现异常髋关节表现	无并发症且无外科植入物
关节镜难以接近的区域出现严重骨畸形	在持续性髋关节区域疼痛的情况下，缺乏明显不同的手术目标
	外科医师的经验

体格检查应该包括全面评估髋部疼痛的所有可能原因。包括多位置肌肉骨骼检查，以评估步态、站姿、肌肉力量、腰骶脊柱病理、精确定位最大压痛面积、髋关节活动范围、激发性动作、无力以及异常感觉或反射。同时应该包括基本的腹部检查，以排除髋关节非肌肉骨骼疼痛的原因。对于女性盆腔检查，但如果有任何关于髋关节或腹股沟疼痛的泌尿生殖器原因的问题，则转诊给妇科医师。对该患者群体的病史和体格检查进行综合回顾超出了本文的范围，但作者认为这些考虑是为该患者群体选择适当治疗的最佳指南。

髋关节术后的成像

术后改变可能使影像学研究的解释复杂化。保留的植入物会导致 MRI 成像失真，从而降低研究质量。难以从术后髋关节上找到重要的临床新发现。

标准的放射影像学检查应包括骨盆正位、髋关节正位和髋关节的侧位（青蛙腿或十字桌）[14]。应对这些图像进行病理学检查，包括凸起和钳形病变、髋关节炎、骨折、发育不良、骶髂关节炎和腰椎管狭窄。手术前的原始图像以用于比较。

MRI 关节造影应作为髋关节术后关节内软组织病理学检查的首选方法。Blankenbaker 等对 20 名患者进行了回顾性研究，这些患者最初接受了盂唇清理术，后因复发盂唇撕裂而接受了髋关节镜翻修手术[15]。原始和术后的 MRI 关节造影以及翻修手术的手术记录都可用于评估。所有的 MRI 关节造影都是在同一机构使用相同的方案获得的。19 例患者术中诊断为复发性盂唇撕裂。通过对病例的 MRI 关节造影进行回顾研究，共发现 14 处撕裂（12 例高强度线至唇面，2 例唇侧畸形和旁囊肿形成），另外 5 名患者仅发现盂唇短缩。他们得出的结论是，在 MRI 造影图上可以观察到新的高强度线直达唇侧表面、扩大或扭曲的盂唇或新的旁囊肿来诊断复发性盂唇撕裂。

McCarthy 和 Glassner 在修订版中显示了关节造影和关节镜之间在翻修中有相关性[16]。当标准 X 线片没有显示完整的诊断时，目前使用 MRI 和 MRI 关节造影的组合来评估髋关节镜术后的患者。图 35.1

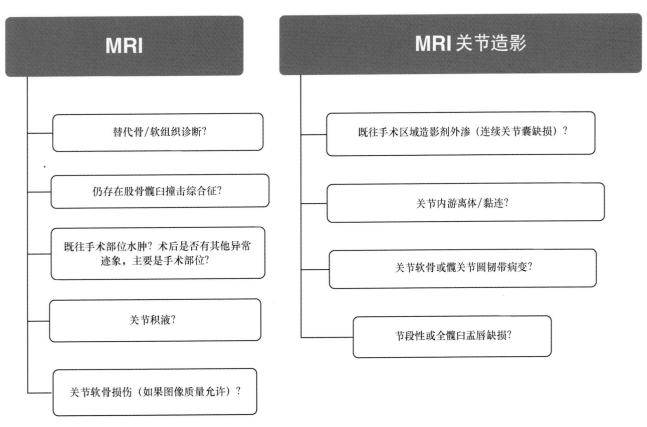

图 35.1 在翻修术前复查髋关节 MRI 和 MRI 关节造影的手术考虑

提供了这两项研究最常见用途的总结。

病例

病例1：术后黏连

病史，临床表现，体格检查

32岁的女性于8个月前在关节镜下行盂唇清创术和软骨缺损的微骨折后，症状未能得到任何明显的缓解，患者提出了第二次诊治诉求。手术记录显示，在股骨头微骨折手术中进行了前髋臼最小的盂唇清创术。该患者表示，患者在Index手术前最初的主诉是在体力活动6个月期间和之后的腹股沟疼痛。

患者第一次手术之后唯一的疼痛明显缓解时期是一次关节内注射类固醇后。根据Index程序，患者的康复方案还包括6周的拐杖保护期。物理运动治疗从第8周开始。

体格检查时患者屈伸、内收、内旋时感到疼痛。对比未受伤侧，其能移动的弧度也有所下降。屈曲、外展、外旋（flexion abduction and external rotation, FABER）和表外扩展测试再次产生疼痛。髋关节前方有压痛，无感染迹象，切口愈合良好。

影像学

X线片显示没有残余股骨髋臼撞击征或关节炎变化。得到的MRI关节造影显示存在手术后黏连、关节囊结构的正常损耗以及没有任何明显的病理改变（图35.2）。

治疗

在讨论了风险和获益之后，患者选择髋关节镜翻修术。在髋关节镜下，之前清创术区域的上盂唇已经愈合，且不存在节段性损失。黏着物沿前唇填充了髋臼上的空间（图35.3）。前囊切开区与股骨头微骨折区直接形成瘢痕连接（图35.4）。手术治疗包括机械裂解和热裂解连接处以及修复之前关节囊切开术导致的缺损。

术后护理，指导患者使用2周髋关节矫形器。可以在支具保护下立即开始20磅左右的负重训练。使用持续被动运动机2周，每天6小时，而且在家庭监护人监督下练习被动回转运动。

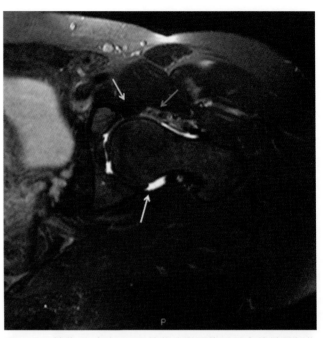

图35.2 轴位T2加权MRI关节造影图像显示术前暴露部位关节内对比剂的低信号中断（蓝色箭头）。其前方，正常的髋臼上隐窝消失，表现为上盂唇和关节囊之间缺乏对比度（黄色箭头）。后方，在远离之前手术区域的部位显示了正常的髋臼上隐窝有造影剂填充对比（白色箭头）

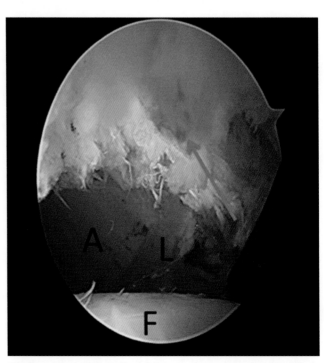

图35.3 髋关节镜图像对应图35.2的MRI关节造影图像中髋臼缘水平。术后，区域中已清除黏连的髋臼上隐窝（蓝色箭头）。A：髋臼；F：股骨头；L：上盂唇

术后1年，患者恢复到受伤前的活动水平，包括户外跑步和参加健身班。

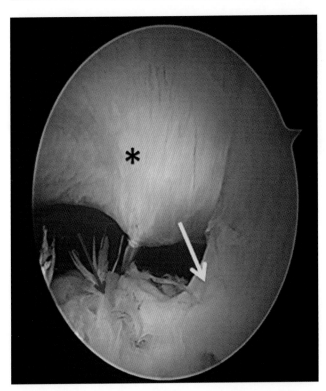

图 35.4　外围空间的髋关节镜图像，对应 MRI 关节造影图像关节囊股骨头连接处水平线位置。正常关节囊（星号）；粘连（黄色区域）从先前关节囊切开处一直延续到之前的微骨折区域的股骨头处（红色箭头）

讨论

此病例展示了恰当的髋关节镜翻修手术的最基本形式。该术式可能有助于术后粘连的松解，而这一粘连即便是合适的手术护理也会发生。特别是，当 Index 程序由另一个医疗中心实施时，注意术后粘连帮助提供补救的可能性。

临床表现中有一些共同点可以对这种临床情况提出一些质疑。在一些手术治疗过程中，如骨软骨成形术或微骨折术等刺激愈合反应的操作，延迟康复会导致粘连。完整关节囊切除等手术步骤中使原始骨表面和屈肌软组织接触也可能导致粘连。在 Index 程序中，没有明显结构病理漏诊的患者，他们对关节内注射有良好反应且活动受限，在没有放射学结果表明关节炎进展的情况下，也应怀疑有粘连[17]。

正如此病例所示，MRI 关节影像通过排除其他可能的诊断如缺血性坏死或应力性骨折，从而证实了临床猜测。其次，关节造影能用于评估手术治疗区域的正常关节腔损失。这些通常是能够通过简单的粘连松解术翻修成功的关键标志。

由于没有现存研究将简单清除粘连和更先进修复技术之间进行比较，目前不清楚翻修术中粘连松解对整体恢复的贡献程度。

病例 2：术后关节囊缺损和微不稳

病史，临床表现，体格检查

22 岁的女性 Division I 赛艇运动员表示在一家外部机构进行了关节镜上盂唇修复和骨软骨成形术后，右侧髋部持续疼痛 2 年。

Index 程序尝试缓解划船相关腹股沟疼痛和弹响，以及进行经关节囊腰肌松解，尽管关节囊处理并未在手术记录中提及。

尽管早期开始康复且取得良好进展，但是患者在术后 6 周开始感觉髋关节前方疼痛。随着训练强度加大，患者的疼痛感每月都在增加。由于疼痛，患者不能进行手术前原有水平的活动，甚至还说有一种手术后新出现的砰砰声的感觉。

在体格检查中，患者在屈曲内收和旋转时感到疼痛，但是可移动幅度和力量与未受伤侧没有区别。在腿伸直状态下前举 30° 和 FABER 测试时都会感到疼痛。手术侧的肌肉力量和平衡性都有减弱，但未受伤侧仍保持正常水平。

影像学

X 射线片显示没有残余撞击、异位骨或发育不良的征象。

MRI 关节造影显示有液体溢出物流入前部软组织，没有发现复发性上盂唇撕裂或残余撞击的迹象（图 35.5）。

治疗

行髋关节镜翻修术，术中显示上盂唇组织在之前修复区域愈合；无复发或者残留撞击征象，而且股骨头和髋臼关节软骨均正常。有一个（2×2）cm 的关节囊持续缺陷存在，通过其可在与 MRI 关节造影确认的关节囊外渗区域看见腰肌（图 35.6）。

采用关节镜缝合技术来闭合关节囊缺口，恢复手术前的正常关节囊状态。术后为患者安排了一个特殊的康复方案，重点是早期运动和保护极端范围的伸展和外展或外旋。

术后 8 周，患者表示疼痛完全缓解。在最后 2

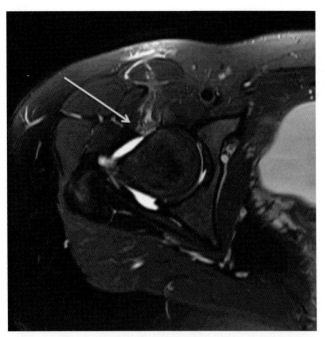

图 35.5 轴位 T2 加权 MRI 关节造影显示造影剂外渗进入前部软组织

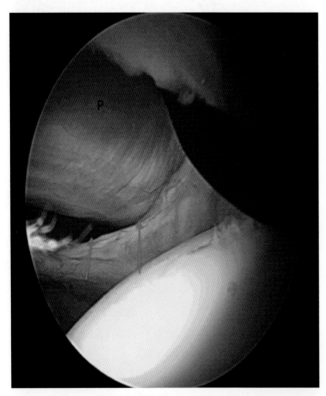

图 35.6 髋关节前膜缺损的关节镜图与 MRI 关节造影剂泄漏区相对应。透过关节囊的缺陷（箭头）可看到腰肌暴露在外

年的随访中，患者未再感到疼痛，积极参加休闲运动，但是仍没有恢复完全的赛艇运动。

讨论

此病例揭示了在制订翻修计划时需要有更复杂的考虑。不像前述第 1 个病例，MRI 成像显示在之前的手术干预区域前部软组织的信号增加。并非黏结占据了原有的空间，而是关节囊外观不可见。

将在 index 程序中腰肌松解的技术层面理解与 MRI 的发现相匹配，患者关于活动时髋关节前方疼痛就可以理解了。术后治疗失败超过 2 年，在缺乏新的或者修正骨校正的情况下，翻修手术用来评估上盂唇愈合情况并解决 MRI 确认的关节囊缺陷是十分有效的。

对于此类病例，技术上的考虑要比简单的松解粘连更深入。对这种病理学的认知需要了解近端髋关节囊的正常外形和关节囊缺如的情况[18]。需要更先进的关节镜缝合技术设备和关节囊管理策略来避免缝合过紧或进一步损伤。最终，需要更小心的康复以避免关节囊再次撕裂和提高疗效。

病例 3：未处理的髋股撞击征和节段性上唇缺损

病史，临床表现，体格检查

33 岁男性患者诉在进行高强度拳击跳练习时，右侧臀部和腹股沟发生急性疼痛。此症状发生在 4 年前，患者在一家外院就诊，在未进行股骨头颈增生成型的情况下接受了关节镜盂唇清创术。MR 成像显示，存在前上盂唇的反复撕裂，撕裂处附近关节软骨变薄。通过向关节内注射去甲肾上腺素、非甾体抗炎药和物理治疗后，患者症状有短暂缓解。患者持续感到臀部和腹股沟疼痛，特别是在爬楼梯、坐下或穿鞋时。体查示 FADIR 测试阳性。

影像学

X 线片（无图）显示有大 Cam 畸形、上髋臼骨囊肿和关节间隙尚存。

MRI 成像显示连续的关节囊缺损、髋臼上方囊肿、上唇撕裂和持续的 Cam 病变（图 35.7 a,b）。

治疗

髋关节镜修复内容包括粘连松解术、关节囊闭合术、股骨骨软骨成形术和使用同种异体半腱肌移植重建上盂唇。见图 35.8 a,b。术后恢复遵循关节镜

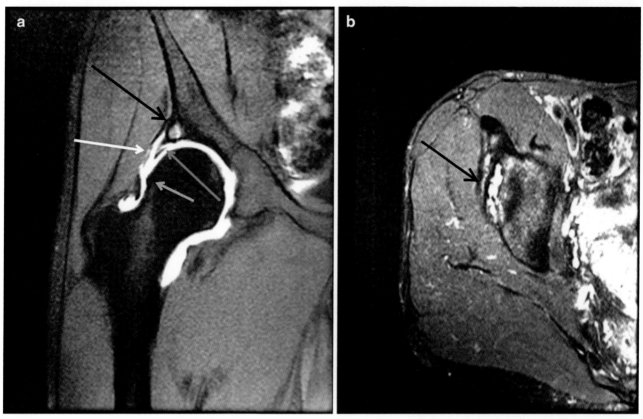

图 35.7 受影响的髋关节 MRI 成像，T2 加权冠状位像（a）和轴位像（b）。上髋臼囊肿（黑色箭头），连续关节囊缺损（白色箭头），上盂唇撕裂，髋臼软骨损伤（蓝色箭头），和股骨头 Cam 病变（绿色箭头）

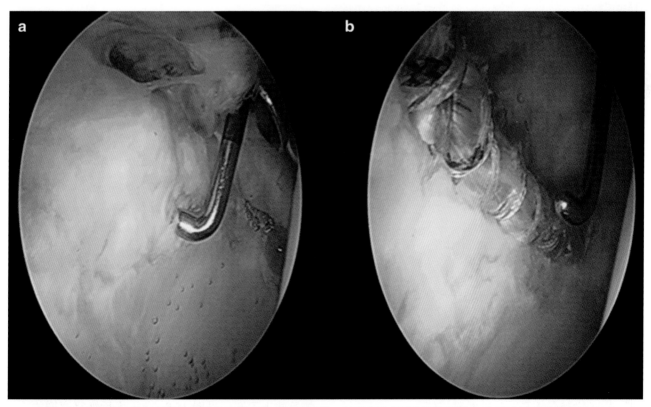

图 35.8 关节镜图像显示前上唇缺失和髋臼关节软骨损伤，对应非重点部位撞击区域（a）和上唇重植修复后（b）

撞击校正的特定恢复方案。术后 1 年，患者仍表示进行剧烈体育运动后髋关节前部仍会疼痛，但是日常运动中，症状大大改善。

讨论

此病例比前两个病例更加突出显示未处理病变（髋臼撞击综合征）和挽救损害组织（重植上唇、关节囊关闭和松解粘连）的治疗需求。MRI 关节成像揭示了未处理撞击区域中度关节炎损伤的存在和上唇与关节囊持续异常。关于撞击校正技术和术中放射学监测的正式讨论不在本章的讨论范围。最后一个病例是最新公布的最有效翻修步骤的典型病例，也提醒读者，未处理的撞击是髋关节镜修正手术最常见的适应证。

总结

髋关节镜翻修术对外科医生来说是一项困难的任务，且是患者不情愿的需求。详细了解临床特征和评估放射学参数能为患者做出最合适的选择。这种情况下，MRI 和 MRI 关节造影仍是评估术后髋部骨骼和软组织的重要手段。髋关节镜翻修的技术要求可以从基本操作技术到最全面操作技术，所以外科医师在进行手术前必须要准确评估自己的能力。

参考文献

1. McCarthy JC, Lee J. Hip arthroscopy: indications, outcomes and complications. Instr Course Lect. 2006;55:301–8.
2. Smart LR, Oetgen M, Noonan B, Medvecky M. Beginning hip arthroscopy: indications, positioning, portals, basic techniques, and complications. Arthroscopy. 2007;23:1348–53.
3. Chen AF, Wright V. Hip arthroscopy: current indications and setup. Oper Tech Orthop. 2010;20:212–6.
4. Kelly BT, Williams RJ, Philippon MJ. Hip arthroscopy: current indications, treatment options, and management issues. Am J Sports Med. 2003;31:1020–37.
5. McCarthy JC, Jibodh SR, Lee J-A. The role of arthroscopy in evaluation of painful hip arthroplasty. Clin Orthop Relat Res. 2009; 467:174–80.
6. Colivin AC, Harrast J, Harner C. Trends in hip arthroscopy. J Bone Joint Surg Am. 2012;94(4):e23.
7. Bogunovic L, Gottlieb M, Pashos G, Baca G, Clohisy JC. Why do hip arthroscopy procedures fail? Clin Orthop Relat Res. 2013; 471:2523–9.
8. Philippon MJ, Schenker MK, Briggs KK, Kupersmith DA, Maxwell RB, Stubbs AJ. Revision hip arthroscopy. Am J Sports Med. 2007; 35:1918–21.
9. Heyworth BE, Shindle MK, Voos JE, Rudzki JR, Kelly BT. Radiologic and intraoperative findings in revision hip arthroscopy. Arthroscopy. 2007;23:1295–302.
10. Domb BG, Stake CE, Lindner D, El-Bitar Y, Jackson TJ. Revision hip preservation surgery with hip arthroscopy: clinical outcomes. Arthroscopy. 2014;30(5):581–7.
11. Ross JR, Clohisy JC, et al. Patient and disease characteristics associated with hip arthroscopy failure in acetabular dysplasia. J Arthroplasty. 2014;29(9 Suppl):160–3.
12. Aprato A, Jayasekera N, Villar RN. Revision hip arthroscopic surgery: outcome at three years. Knee Surg Sports Traumatol Arthrosc. 2014;22(4):932–7. Available from http://www.ncbi.nlm.nih.gov/pubmed/23328987.
13. Ward JP, Rogers P, Youm T. Failed hip arthroscopy: causes and treatment options. Orthopedics. 2012;35:612–7. Available from http://www.ncbi.nlm.nih.gov/pubmed/22784891.
14. Clohisy JC, Carlisle JC, Beaule PE, Kime Y-J, Trousdale RT, Sierra RJ. A systematic approach to plain radiographic evaluation of the young adult hip. J Bone Joint Surg. 2008;90 Suppl 4:47–66.
15. Blankenbaker DG, Keene JS, DeSmet AA. MR arthrographic appearance of the postoperative acetabular labrum in patients with suspected recurrent labral tears. Am J Roentgenol. 2011;197: 1118–22.
16. McCarthy JC, Glassner PJ. Correlation of magnetic resonance arthrography with revision hip arthroscopy. Clin Orthop Relat Res. 2013;471(12):4006–11. Available from http://www.ncbi.nlm.nih.gov/pubmed/23637056.
17. Byrd JWT, Jones KS. Adhesive capsulitis of the hip. Arthroscopy. 2006;22:89–94.
18. McCormick F, Slikker W, Harris JD, Gupta AK, Abrams GD, Frank J, et al. Evidence of capsular defect following hip arthroscopy. Knee Surg Sports Traumatol Arthrosc. 2014;22(4):902–5. Available from http://www.ncbi.nlm.nih.gov/pubmed/23851921.

索　引